ROBERT A. CONVISSAR, DDS, FAGD

Director, Laser Dentistry
New York Hospital Queens
Private Practice
New York, New York

PRINCÍPIOS E PRÁTICAS DO

Laser na Odontologia

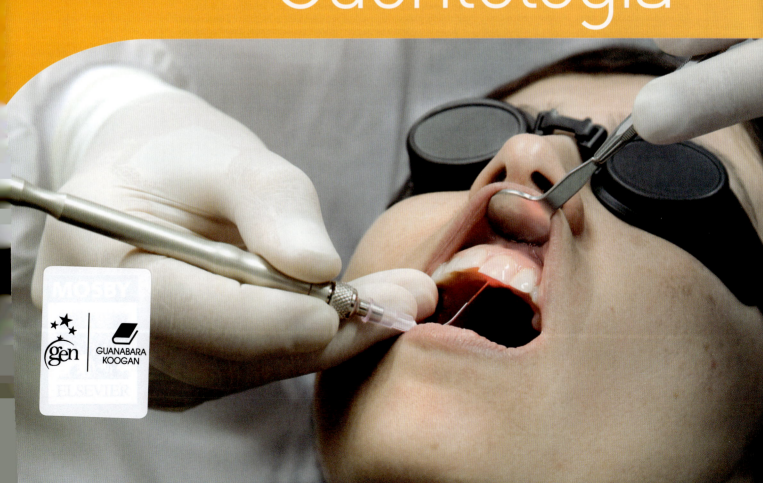

© 2011 Elsevier Editora Ltda.
Tradução autorizada do idioma inglês da edição publicada por Mosby – um selo editorial Elsevier Inc.
Todos os direitos reservados e protegidos pela Lei 9.610 de 19/02/1998.
Nenhuma parte deste livro, sem autorização prévia por escrito da editora, poderá ser reproduzida ou transmitida sejam quais forem os meios empregados: eletrônicos, mecânicos, fotográficos, gravação ou quaisquer outros.
ISBN: 978-85-352-4431-1

Copyright © 2011 by Mosby, Inc., an affiliate of Elsevier Inc
2011 Principles and Practice of Laser Dentistry. Published by Elsevier Inc.

This edition of Principles and Practice of Laser Dentistry, 1st edition by Robert A. Convissar is published by arrangement with Elsevier Inc.
ISBN: 978-0-323-06206-0

Capa
Folio Design

Editoração Eletrônica
Rosane Guedes

Elsevier Editora Ltda.
Conhecimento sem Fronteiras

Rua Sete de Setembro, nº 111 – 16º andar
20050-006 – Centro – Rio de Janeiro – RJ

Rua Quintana, nº 753 – 8º andar
04569-011 – Brooklin – São Paulo – SP

Serviço de Atendimento ao Cliente
0800 026 53 40
sac@elsevier.com.br

Preencha a ficha de cadastro no final deste livro e receba gratuitamente informações sobre os lançamentos e promoções da Elsevier.
Consulte também nosso catálogo completo, os últimos lançamentos e os serviços exclusivos no site www.elsevier.com.br

---

NOTA
O conhecimento médico está em permanente mudança. Os cuidados normais de segurança devem ser seguidos, mas, como as novas pesquisas e a experiência clínica ampliam nosso conhecimento, alterações no tratamento e terapia à base de fármacos podem ser necessárias ou apropriadas. Os leitores são aconselhados a checar informações mais atuais dos produtos, fornecidas pelos fabricantes de cada fármaco a ser administrado, para verificar a dose recomendada, o método e a duração da administração e as contraindicações. É responsabilidade do médico, com base na experiência e contando com o conhecimento do paciente, determinar as dosagens e o melhor tratamento para cada um individualmente. Nem o editor nem o autor assumem qualquer responsabilidade por eventual dano ou perda a pessoas ou a propriedade originado por esta publicação.
O Editor

CIP-BRASIL. CATALOGAÇÃO NA FONTE
SINDICATO NACIONAL DOS EDITORES DE LIVROS, RJ

C783p

Convissar, Robert A.
  Princípios e práticas do laser na odontologia / Robert A. Convissar ; [tradução Thiago da Silva Torres... et al.].
- Rio de Janeiro : Elsevier, 2011.
  il.

  Tradução de: Principles and practice of laser dentistry 1/E
  Contém glossário
  Inclui bibliografia
  ISBN 978-85-352-4431-1

  1. Lasers em odontologia. 2. Lasers - Uso terapêutico. 3. Lasers em cirurgia. I. Título.

11-0816.   CDD: 617.60028
                  CDU: 616.314-7

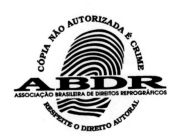

Revisão Científica e Tradução

REVISORA CIENTÍFICA

Ana Cecilia Corrêa Aranha
Mestre em Clínica Odontológica (Dentística) pela Faculdade de Odontologia de Piracicaba da Universidade Estadual de Campinas (FOP-UNICAMP) São Paulo – SP
Doutora em Odontologia (Dentística) pela Faculdade de Odontologia da Universidade de São Paulo (FOUSP) São Paulo – SP
Professora Doutora do Departamento de Dentística da Faculdade de Odontologia da Universidade de São Paulo (FOUSP) São Paulo – SP
Vice-Coordenadora do Laboratório Especial de Laser em Odontologia (LELO)

TRADUTORES

Ana Carolina Valinoti da Costa (Caps. 12, 13)
Especialista em Odontopediatria pela Universidade Federal do Rio de Janeiro (UFRJ) Rio de Janeiro – RJ
Mestre em Odontopediatria pela Universidade Federal do Rio de Janeiro (UFRJ) Rio de Janeiro – RJ

Cinthia Ferraro (Glossário e índice)
Mestre em Patologia Bucodental pela Universidade Federal Fluminense (UFF) Niterói – RJ

Danielle Resende Camisasca Barroso (Cap. 15)
Especialista em Estomatologia pela Universidade Federal do Rio de Janeiro (UFRJ) Rio de Janeiro – RJ
Mestre e Doutora em Patologia (Bucodental) pela Universidade Federal Fluminense (UFF) Niterói – RJ
Professora Adjunta da Faculdade de Odontologia da Universidade Federal Fluminense (UFF) Nova Friburgo – RJ

Eline Barbosa (Cap. 6)
Especialista em Implantodontia pela Odontoclínica Central do Exército (OCEx)
Mestre e Doutora em Microbiologia Oral pela Universidade Federal do Rio de Janeiro (UFRJ) Rio de Janeiro – RJ
Mestre e Doutora em Microbiologia Oral pela Universidade de Rochester (NY, EUA)

Letícia Moro Bins Ely (Caps. 4 e 7)
Graduada em Odontologia pela Universidade Federal de Santa Catarina (UFSC) – Santa Catarina – SC
Especialização em Implantodontia pelo Instituto Carioca de Odontologia 25 (INCO 25)

Mariana Alves de Sá Siqueira (Cap. 3)
Especialista em Periodontia pela Universidade Veiga de Almeida (UVA) Rio de Janeiro – RJ
Mestre em Ciências pela Universidade do Estado do Rio de Janeiro (UERJ) Rio de Janeiro – RJ
Doutoranda em Periodontia pela Universidade do Estado do Rio de Janeiro (UERJ) Rio de Janeiro – RJ

Monica Israel (Cap. 14)
Especialista em Estomatologia pela Universidade Federal do Rio de Janeiro (UFRJ) Rio de Janeiro – RJ
Mestre e Doutora em Patologia Bucal pela Universidade Federal Fluminense (UFF) Niterói – RJ
Professora de Patologia da Faculdade São José, Rio de Janeiro – RJ
Professora de Estomatologia da Universidade do Estado do Rio de Janeiro (UERJ) Rio de Janeiro – RJ

Natália Rodrigues Pereira (Cap. 5)
Especialista em Nutrição Clínica pela Universidade Federal Fluminense (UFF) Niterói – RJ
Mestre em Ciências – Fisiopatologia Clínica e Experimental pela Universidade do Estado do Rio de Janeiro (UERJ) Rio de Janeiro – RJ
Doutoranda em Ciências – Fisiopatologia Clínica e Experimental pela Universidade do Estado do Rio de Janeiro (UERJ) Rio de Janeiro – RJ

Thiago da Silva Torres (Caps. 10, 11, 16, 17)
Professor Substituto do Departamento de Anatomia Humana do Instituto de Biologia Roberto Alcantara Gomes da Universidade do Estado do Rio de Janeiro (UERJ) Rio de Janeiro – RJ
Doutorando em Biologia Humana e Experimental pela Universidade do Estado do Rio de Janeiro (UERJ) Rio de Janeiro – RJ
Mestre em Morfologia pela Universidade do Estado do Rio de Janeiro (UERJ) Rio de Janeiro – RJ

Vagner Gonçalves Bernardo (Caps. 1 e 2)
Mestre em Patologia pela Universidade Federal Fluminense (UFF) Niterói – RJ
Doutorando em Oncologia pelo Instituto Nacional de Câncer (INCA) Rio de Janeiro – RJ

Vinicius Farias Ferreira (Caps. 8 e 9)
Especialista em Prótese Dentária pela Pontifícia Universidade Católica (PUC) Rio de Janeiro – RJ
Mestre em Clínica Odontológica (Periodontia) pela Universidade Federal Fluminense (UFF) Niterói – RJ

*Para minha esposa, companheira,
fonte de inspiração não somente na odontologia,
mas na vida:*
Dra. Ellen Goldstein Convissar

Colaboradores

Eugenia Anagnostaki, DDS, FALD, SOLA Master
Private Practice
Rethymno, Greece

Ana Cecilia Corrêa Aranha, DDS, MSc, PhD
Assistant Professor, Department of Restorative Dentistry
Special Laboratory of Lasers in Dentistry (LELO)
School of Dentistry, University of São Paulo
São Paulo, Brazil

Per Hugo Beck-Kristensen, DDS
Board Member, Nordic Laser Dental Society
Main lecturer to the educational courses for the SOLA Academy
Vienna, Austria
Frederikberggårdens Tandklinik
Frederiksberg C, Denmark

Marina Stella Bello-Silva, DDS
PhD Student, Department of Restorative Dentistry
Special Laboratory of Lasers in Dentistry (LELO)
School of Dentistry, University of São Paulo
São Paulo, Brazil

Louis G. Chmura, DDS, MS
Owner and Director, Laser Training-Egghead Ortho
Private Practice
Marshall, Michigan

Michael Coleman, DDS
Chief Surgical Resident
Department of Oral and Maxillofacial Surgery
Virginia Commonwealth University Medical Center
Richmond, Virginia

Donald J. Coluzzi, DDS, FACD
Associate Clinical Professor
University of California San Francisco School of Dentistry
San Francisco, California

Robert A. Convissar, DDS, FAGD
Director, Laser Dentistry
New York Hospital Queens
Private Practice
New York, New York

James C. Downs, DMD
Clinical Director, Cosmetic and Restorative Dentistry, Dr. Dick Barnes Group
Sandy, Utah
Private Practice
Denver, Colorado

Carlos de Paula Eduardo, DDS, MSc, PhD
Full Professor, Department of Restorative Dentistry
Chairman, Special Laboratory of Lasers in Dentistry (LELO)
School of Dentistry, University of São Paulo
São Paulo, Brazil

Patricia Moreira de Freitas, DDS, MSc, PhD
Assistant Professor, Department of Restorative Dentistry
Special Laboratory of Lasers in Dentistry (LELO)
School of Dentistry, University of São Paulo
São Paulo, Brazil

Jon Julian, DDS
Private Practice
CEO, North Star Dental Education
McPherson, Kansas

Lawrence Kotlow, DDS
Board Certified Specialist in Pediatric Dentistry
Private Practice
Albany, New York

Samuel B. Low, DDS, MS, MEd
Professor, Periodontics
College of Dentistry, University of Florida
Gainesville, Florida

viii Colaboradores

Erica Krohn Jany Migliorati, DDS
Laboratório Experimental de Laser em Odontologia (LELO)
School of Dentistry, University of São Paulo
São Paulo, Brazil

Joshua Moshonov, DMD
Clinical Associate Professor, Acting Chair
Department of Endodontics
Hebrew University-Hadassah School of Dental Medicine
Founded by the Alpha Omega Fraternity
Jerusalem, Israel

Steven Parker, BDS, LDS RCS, MFGDP
Master of Academy of Laser Dentistry
Past President, Academy of Laser Dentistry
Associate Editor, Journal of Lasers in Medical Science
Visiting Professor, Faculty of Medicine and Dentistry
University of Genoa, Italy
Private Practice
Harrogate, United Kingdom

Karen Muller Ramalho, DDS, MSc
PhD Student, Department of Restorative Dentistry
Special Laboratory of Lasers in Dentistry (LELO)
School of Dentistry, University of São Paulo
São Paulo, Brazil

Daniel Simões de Almeida Rosa, DDS
Laboratório Experimental de Laser em Odontologia (LELO)
School of Dentistry, University of São Paulo
São Paulo, Brazil

David M. Roshkind, DMD, MBA, FAGD
Adjunct Professor
Nova Southeastern University
Certified Dental Laser Educator
Master of the Academy of Laser Dentistry
Private Practice
Gainesville, Florida

Sharonit Sahar-Helft, DMD
Clinical Instructor, Department of Endodontics
Hebrew University-Hadassah School of Dental Medicine
Founded by the Alpha Omega Fraternity
Jerusalem, Israel

Todd J. Sawisch, DDS
Diplomate, American Board of Oral and Maxillofacial Surgery
Voluntary Associate Professor of Surgery
University of Miami School of Medicine
Miami, Florida
Private Practice
Fort Lauderdale, Florida

Mary Lynn Smith, RDH, BM, AAS
McPherson Dental Care
McPherson, Kansas

Adam Stabholz, DMD
Dean, Professor and Chairman
Department of Endodontics
Hebrew University-Hadassah School of Dental Medicine
Founded by the Alpha Omega Fraternity
Jerusalem, Israel

Robert A. Strauss, DDS, MD
Professor of Surgery
Director, Residency Training Program
Department of Oral and Maxillofacial Surgery
Virginia Commonwealth University Medical Center
Richmond, Virginia

John G. Sulewski, MA
Director of Education and Training
The Institute for Advanced Dental Technologies
Bloomfield Hills, Michigan

Grace Sun, DDS
Accredited Fellow, American Academy of Cosmetic Dentistry
Master of Academy of General Dentistry
Master and Educator of Academy of Laser Dentistry
Fellow of International Congress of Implantologists
Director, Sun Dental Group
West Hollywood, California

Jan Tunér, DDS
Secretary, World Association for Laser Therapy
Vice President, Swedish Laser Medical Society
Lecturer at European Master Degree on Oral Laser's Applications
Grangesberg, Sweden

Prefácio

Laser – a palavra por si só tem a capacidade de conjugar sentimentos marcantes como entusiasmo, admiração, e até mesmo ira. O conceito de luz como fonte de energia que pode penetrar, cortar, cauterizar e, cirurgicamente, mudar os seres humanos imediatamente atrai o interesse tanto de clínicos quanto de pacientes. Pacientes subitamente ficam dispostos a serem submetidos a cirurgias necessárias que anteriormente temiam e rejeitavam. Isso transforma os lasers em uma ferramenta poderosa. Mas este fascínio é justificado? Como se compara a cirurgia com laser com a cirurgia convencional a bisturi ou eletrocirurgia? Os lasers justificam seus altos custos? E por que muitos dos lasers são volumosos e desajeitados para se utilizar? Existe um lugar para os lasers na odontologia da mesma forma que existe na oftalmologia?

Robert Convissar, dentista, sentiu admiração, entusiasmo, e até mesmo ira, visto que ele foi pioneiro do uso de lasers na prática odontológica em seu consultório particular nos últimos 20 anos. Ele foi um dos primeiros dentistas nos Estados Unidos a utilizar ativamente os lasers na clínica geral. Ele aprendeu em primeira mão o que lasers podem e não podem fazer, e como os diferentes comprimentos de onda podem e não podem servir à odontologia. Ele publicou trabalhos em revistas especializadas, e viajou voluntariamente e com entusiasmo pelo mundo para compartilhar suas descobertas e ensinar técnicas por 20 anos. Como um veterano de todos os comprimentos de onda e como um inovador de técnicas aplicadas a cada uma, ele é bem qualificado para nos aconselhar e nos mostrar o que fazer e o que não fazer. Ele está preparado para responder as perguntas indicadas anteriormente.

Eu gosto do fato de o Dr. Bob ser um dentista em atividade. Ele teve que adaptar seu interesse em lasers para os estresses do mundo real que se mostram presentes no ambiente de trabalho onde prognóstico, tempo de trabalho, ergonomia e prática econômica devem ser levados em consideração. Se lasers não podem produzir um resultado clínico final favorável consistente e previsível, seu aproveitamento na prática odontológica é questionável.

Neste livro, o Dr. Robert Convissar escala autores de todas as áreas da odontologia para combinar sua experiência ao mesmo tempo que demonstra o potencial de diferentes comprimentos de onda de laser em diferentes procedimentos, variando de prótese, periodontia, ortodontia, cirurgia oral, implantes, endodontia, pediatria e clínica geral. Existe inclusive um capítulo demonstrando como utilizar os procedimentos com laser na prática odontológica. Estes profissionais experientes estão ansiosos para ensinar o que eles aprenderam com resultados que podem ser consistentes e previsíveis. Com este livro, os autores proporcionam aos novos usuários uma fonte de informação a que eles podem sistematicamente recorrer para consulta enquanto aprendem e desenvolvem suas habilidades.

Meu laboratório tem se mostrado interessado em microbiologia associada ao tratamento com laser. Nós descobrimos que diversos organismos são significativamente reduzidos depois do uso do laser. As áreas de aplicação não são esterilizadas, mas são significativamente desinfetadas. Nós estamos descobrindo que quando a desinfecção é combinada no local com antibióticos sistêmicos e lavagem com água, alterações positivas importantes nos tecidos moles podem ser observadas. Estas observações necessitam de mais estudos, porém seu potencial clínico em periodontia e outras cirurgias de tecidos moles é marcante.

Hemostasia excelente, remoção tecidual controlada e mínima dor pós-operatória são marca registrada da cirurgia com laser. Estas características reduzem significativamente as dificuldades de cirurgia nos lábios, bochechas e áreas sublinguais onde sangramento eminente e tecido esponjoso tornam os procedimentos cirúrgicos desafiadores. Além disso, onde quer que haja necessidade de pequenos ajustes em tecidos moles, o laser proporciona ajuda não disponível da mesma forma com o uso de outros instrumentos.

O que foi mencionado anteriormente trata apenas de poucas sugestões referentes ao potencial dos lasers em odontologia. Existem definitivamente nichos para lasers onde eles podem ser comparáveis ou superiores em relação a outros instrumentos utilizados em odontologia. Este livro pode abrir os olhos do dentista clínico para novas abordagens. Tudo o que é necessário é uma mente aberta.

Dra. Rella Christensen, Dentista, PhD

Apresentação

Apesar do primeiro trabalho descrevendo o uso do laser na cavidade oral ter sido publicado em 1977, o campo do laser na odontologia começou de fato em 1989 com a autorização da Food and Drug Administration (FDA) americana do primeiro laser designado especialmente para os dentistas clínicos gerais: o laser odontológico americano Neodímio-Ítrio-Alumínio-Granada de 3 watts (Nd:YAG). A partir deste momento, os chamados "pioneiros do laser" avançaram a prática do laser na odontologia e em muitos casos anteriores houve um número suficiente de pesquisa científica para validar o seu uso. Muitos críticos dos lasers descartaram estes equipamentos iniciais por considerarem "instrumentos em busca de procedimentos". Nos mais de 20 anos desde então, o dentista clínico geral viu um grande número de comprimentos de onda disponíveis aumentando de um (Nd:YAG) a nove (diodo de 810 nm, diodo de 940 nm, diodo de 980 nm, diodo de 1064 nm, dióxido de carbono, érbio YAG, érbio cromo YSGG, neodímio YAG e KTP). Alguns comprimentos de onda promovidos nos primeiros anos da década de 1990 como comprimentos de onda ideais para o dentista clínico geral, mais notadamente os de argônio de 488 nm e 515 nm, chegaram e sumiram, enquanto outros, como o hólmio YAG encontraram seu espaço na cirurgia oral e maxilofacial para artroscopia de ATM.

Embora ainda exista uma grande quantidade de propaganda de fabricantes de laser, uma quantidade abundante de estudos bem desenhados e revisados claramente valida o uso de lasers de tecidos moles e duros na prática diária da odontologia. Até mesmo organizações outrora céticas em relação ao uso do laser examinaram a literatura e concluíram que o laser tem um papel significativo em avanços de saúde pública no século XXI. Até o Comitê de Pesquisa, Ciência e Terapêutica da Academia Americana de Periodontia, em um relatório de um painel Blue Ribbon, afirmou que "o laser de CO_2 tem demonstrado melhorar o tratamento periodontal. E quando os lasers de CO_2 são utilizados para desepitelizar o retalho mucoperiosteal durante uma cirurgia, eles têm aumentado a redução de profundidade de bolsas periodontais."[1] Este fato foi sucedido pela revisão de lasers na odontologia da Academia Americana de Periodontia que afirmou "que para muitos procedimentos cirúrgicos de tecidos moles intraorais, o laser é uma alternativa viável ao bisturi".[2]

Princípios e Prática do Laser na Odontologia foi escrito tanto para clínicos que queiram aprender como usar um laser na sua prática clínica quanto para os usuários que queiram expandir o uso desse equipamento em suas práticas. Todo e qualquer procedimento descrito neste livro é apresentado com embasamento na literatura especializada que valida a sua utilização. Procedimentos que não são sustentados pela literatura e não são confirmados por bases biológicas não são apresentados nesse livro. Cada um dos capítulos é escrito por profissionais atuantes e experientes na área do laser. Praticamente cada procedimento está totalmente documentado com fotografias pré, trans e pós-operatório. Sugestões e dicas clínicas são destacadas em todos os capítulos, tornando as informações mais pertinentes disponíveis para o clínico.

Um livro-texto como esse não poderia ser escrito sem a dedicação de várias pessoas. Devo agradecer a cada autor-colaborador, que dedicou meses de valioso trabalho neste projeto. Agradeço também ao Dr. Randy Lunenfeld pela sua revisão minuciosa do manuscrito e ao Dr. Matthew Perry pela sua revisão sobre o tema implantes dentários. Agradeço também à melhor equipe na publicação de livros odontológicos: Brian Loehr (Developmental Editor), Sarah Wunderly (Senior Project Manager) e John Dolan (Executive Editor). Finalmente, este livro nunca teria sido possível sem o amor, estímulo e apoio da minha esposa e sócia, a Dra. Ellen Goldstein, e nossos filhos Craig, Alex e Dana.

Robert Convissar

Referências Bibliográficas

1. Rossmann J: Lasers in periodontics, *J Perio* 73:1231-1239, 2002.
2. Cobb CM: Lasers in periodontics: a review of the literature, *J Perio* 2006:77:545-564, 2006.

Sumário

1. **"A Luz Esplêndida" de Einstein: Origens e Aplicações em Odontologia,** *1*
John G. Sulewski, MA

Primeiras Teorias Publicadas sobre a Luz, *1*
Desenvolvimento da Teoria Quântica, *1*
Masers e lasers, *5*
Lasers em Odontologia e em Cirurgia Oral, *7*
Conclusão, *8*

2. **Fundamentos do Laser,** *12*
Donald J. Coluzzi, DDS, Robert A. Convissar, DDS

Luz, *12*
Amplificação, *13*
Emissão Estimulada, *13*
Radiação, *14*
Sistemas de Entrega do Feixe Laser, *16*
    Tamanho do Feixe Laser, *18*
    Modos de Emissão, *18*
Efeitos do Laser sobre o Tecido, *19*
    Temperatura Tecidual, *20*
    Absorção da Energia Laser pelos Tecidos Dentários, *22*
    Resumo da Interação Laser-Tecido, *23*
Segurança no Uso do Laser, *23*
    Agências Regulatórias do Uso do Laser, *24*
Benefícios e Desvantagens dos Lasers Odontológicos, *25*
Lasers em Odontologia: Agora e no Futuro, *25*
Conclusão, *25*

3. **Terapia Periodontal Não Cirúrgica Associada ao Laser,** *27*
Mary Lynn Smith, RDH

Doença Periodontal, *27*
Benefícios da Terapia Laser, *28*
Tipos de Laser, *28*
    Laser de Argônio, *29*

Laser de Diodo, 29
Laser de Neodímio-YAG, 29
Laser de CO_2 de Pulso Curto, 29
Lasers da Família do Érbio, 30

Fundamentos Físicos do Laser, 30

Objetivos do Tratamento com Laser em Tecidos Moles, 30

Debridamento Sulcular com Laser de Fibra Óptica, 31
Debridamento Sulcular com Laser de CO_2, 32
Cuidados Pós-operatórios, 33

Cicatrização Reabilitação Tecidual, 34

Complicações e Reações Adversas, 34

Documentação, 36

Quimioterápicos Adjuntos, 36

Segurança do Laser, 37

Nuvem do Laser, 37

Aspectos Técnicos de Ajuste do do Laser, 37

Fibra, 37
Fibras Acopladas a Peças de Mão, 40
Cânulas, 40
Patência da Fibra, 40
Esterilização, 40

Tratamento de Mucosite Peri-implantar e Peri-implantite, 41

Diagnóstico, 41

Plano de Tratamento, 42

Considerações no Plano de Tratamento, 42
Diretrizes para o Planejamento das Consultas, 42
Elementos Básicos para Todas as Consultas, 43

Gengivite, 43

Debridamento de Toda a Boca, 43

Periodontite, 43

Terapia de Desinfecção da Cavidade Oral, 43
Tratamento da Infecção Periodontal Extensa, 44

Tratamento com Sedação (Intravenosa ou Consciente), 48

Consultas para Debridamento, 48

Consultas para Descontaminação com Laser, 48

Consulta para Avaliação de Reinfecção (Opcional), 49

Reavaliação (Final do Tratamento), 49

Terapia Periodontal de Suporte, 49

Conclusão, 49

Agradecimentos, 50

4. Laser na Cirurgia Periodontal, 52
Samuel B. Low, DDS

Vantagens da Cirurgia com Laser, 52
Aplicações Não Cirúrgicas, 54
Gengivectomia, 54
Frenectomia, 56
Cirurgia Mucogengival, 57
Aumento de Coroa Clínica, 58
Periodontite, 61
  Cirurgia Periodontal, 61
  Instruções Pós-operatórias, 64
  Regeneração, 65
Lasers nos Procedimentos com Retalho, 65
Lasers no Tratamento de Perda de Implantes, 66
Conclusão, 66

5. Terapia Periodontal Regenerativa com Laser, 69
Erica Krohn Jany Migliorati, DDS, Daniel Simões de Almeida Rosa, DDS

Objetivos do Tratamento Periodontal, 69
Terapia Inicial, 70
Cirurgia Periodontal, 70
  Fundamento Lógico, 70
  Cirurgia Ressectiva, 70
Terapia Periodontal Regenerativa, 70
  Estudos Iniciais e Objetivos, 71
  Tipos de Laser, 71
Biomodificação da Superfície Radicular, 72
Comparação de Quatro Lasers: Efeitos na Superfície Radicular e na Cicatrização da Ferida, 73
  Laser de Dióxido de Carbono, 77
  Laser de Neodímio:YAG, 78
  Laser de Diodo, 80
  Lasers da Família Érbio, 82
Peri-implantite, 85
Conclusão, 85

6. Cirurgia Oral para o Clínico Geral, 91
Todd J. Sawisch, DDS

Lasers Intraorais, 91
  Laser de Diodo (805 – 1064 nm), 91
  Laser de Neodímio:YAG (1064 nm), 91

Laser de Érbio (2.780 – 2.940 nm), *92*

Laser de Dióxido de Carbono (10.600 nm), *92*

Vantagens e Desvantagens da Cirurgia a Laser, *93*

Benefícios, *93*

Desvantagens, *93*

Técnicas e Procedimentos com Laser, *93*

Técnicas e Procedimentos de Incisão/Excisão, *96*

Procedimento de Biópsia, *96*

Outros Procedimentos de Incisão/Excisão, *98*

Técnicas e Procedimentos de Ablação /Vaporização, *99*

Técnica de Vaporização, *99*

Tratamento da Lesão, *99*

Técnica da Ablação, *99*

Condições Inflamatórias, *101*

Implantes Dentais, *101*

Casos Clínicos, *101*

Técnicas e Procedimentos de Hemostasia /Coagulação, *105*

Hemangioma, *106*

Extrações Dentais, *106*

Apicectomia, *108*

Conclusão, *109*

7. Lasers na Implantodontia Odontológica, *112*

Jon Julian, DDS

Comprimentos de Onda dos Lasers, *112*

Lasers de Diodo, *112*

Lasers Neodímio:YAG, *113*

Lasers de Dióxido de Carbono, *113*

Lasers de Érbio, *114*

Aplicação do Laser na Prática Clínica, *114*

Frenectomia Pré-operatória e Ablação do Tecido, *114*

Preparo do Sítio Cirúrgico, *114*

Descontaminação e Instalação do Implante, *117*

Osteotomia, *117*

Procedimento de Enxerto em Bloco, *121*

Reabertura dos Implantes, *123*

Mucosite e Peri-implantite, *124*

Terapia Convencional, *126*

Terapia Assistida com Laser, *126*

O Futuro dos Lasers na Implantodontia, *132*

Conclusão, *132*

8. Lasers em Prótese Fixa e Reconstruções Estéticas, 136
James Downs, DDS, Robert A. Convissar, DDS, Eugenia Anagnostaki, DDS, Grace Sun, DDS

Comprimentos de Onda para Procedimentos Estéticos-Protéticos, *136*
- Laser de Dióxido de Carbono, *136*
- Laser de Érbio, *136*
- Laser de Diodo, *137*
- Laser de Neodímio:YAG, *137*

Espaço Biológico, *137*

Afastamento dos Tecidos Moles com ou sem Gengivoplastia, *138*
- Técnicas Convencionais, *138*
- Afastamento com Laser, *138*

Procedimentos para Aumento de Coroa, *139*
- Tecido Mole, *141*
- Tecido Duro, *141*

Perfil de Emergência, *141*
- Dilema do Perfil de Emergência Avançado, *143*

Desenho do Pôntico Oval, *144*
- Formação do Sítio do Pôntico Oval em Tecido Duro, *145*

Despigmentação com Laser, *146*

Clareamento com Laser, *146*
- Protocolo Geral, *149*

Conclusão, *152*

9. Reabilitações Protéticas Removíveis Auxiliadas com o Uso do Laser, 154
Robert A. Convissar, DDS, Todd J. Sawisch, DDS, Robert A. Strauss, DDS, MD

Excisão de Epúlide Fissurada, *154*
- Remoção Típica de Epúlide Fissurada com Laser, *155*

Vestibuloplastia, *156*
- Técnica com Laser, *156*

Redução da Tuberosidade com Laser, *156*
- Redução da Tuberosidade com Laser, *157*
- Redução de Tórus com Laser, *159*
- Anormalidades de Rebordo Alveolar, *159*

Anormalidades de Tecido Mole, *159*

Conclusão, *161*

10. Laser em Endodontia, 163
Adam Stabholz, DMD, Sharonit Sahar-Helft, DMD, Joshua Moshonov, DMD

Diagnóstico Pulpar (Fluxometria por Laser-Doppler), *163*

Capeamento Pulpar e Pulpotomia, *164*

Limpeza e Desinfecção do Sistema do Canal Radicular, *166*

Obturação do Sistema do Canal Radicular, *168*
Retratamento Endodôntico, *171*
Cirurgia Apical, *171*
Conclusão, *173*

11. Lasers na Odontologia Restauradora, *177*
Steven Parker, BDS

Remoção de Cáries: Fundamentos e Debate, *177*
    Instrumentação e Lasers, *177*
Interação da Energia Fotônica do Laser em Tecido Duro, *178*
Uso do Laser *Versus* Instrumentação Convencional, *183*
Uso do Laser no Preparo Cavitário, *183*
Analgesia com Laser, *188*
Uso do Laser no Diagnóstico de Cáries, *190*
Prevenção de Cáries com Laser, *192*
Conclusão, *192*

12. Lasers em Odontopediatria, *197*
Lawrence Kotlow, DDS

Tipos de Laser, *197*
    Família dos Lasers de Érbio, *197*
    Lasers para Tecidos Moles, *197*
Lasers de Baixa Potência, *197*
    Auxiliares e Benefícios, *198*
Lasers na Prática da Odontopediatria, *198*
Procedimentos em Tecido Duro, *199*
    Analgesia para Colocação de Selantes e Remoção de Cáries, *199*
    Remoção de Cáries com o Laser de Érbio, *200*
Procedimentos em Tecidos Moles, *201*
    Correção do Freio, *201*
    Tecido Gengival Hiperplásico, *205*
    Remoção de Lesão e Biópsia, *205*
    Herpes Labial e Úlcera Aftosa, *205*
    Pericoronarite (Operculitis), *205*
    Consolidação de Tecidos com Laser, *206*
    Mesiodentes Impactados, *206*
    Lesões Vasculares no Lábio Inferior, *206*
    Exposição Dental para Bandagem Ortodôntica, *207*
    Pulpotomia e Pulpectomia, *209*
    Procedimentos Combinados, *210*

Terapia com Laser de Baixa Potência (Fotobioestimulação), *210*
- Efeito Analgésico, *211*
- Dentes Anteriores Permanentes e Decíduos Traumatizados, *212*
- Herpes Primária Intraoral, *214*
- Tratamento Ortodôntico ou Desconforto da Articulação Temporomandibular, *214*
- Traumatismos Faciais, *216*
- Redução da Ânsia de Vômito, *216*

Conclusão, *217*

13. Lasers de Tecidos Moles na Ortodontia, *219*
Louis G. Chmura, DDS

A Escolha de um Laser para Ortodontia, *219*

Passos do Procedimento, *220*
- Preparo do Paciente, *220*
- Preparo do Laser, *220*
- Fornecer Instruções Pós-operatórias, *224*
- Tipos de Procedimentos Ortodônticos, *224*
- Gengivectomias: Região do Espaço Biológico, *224*
- Gengivectomias de Acesso, *225*
- Forma e Contorno Gengival, *228*
- Proporções Dentais, *228*

Plano de Tratamento para Estética Anterior, *228*
- Situações Diretas e Simples, *228*
- Situações Complicadas, *230*
- Dicas Técnicas, *231*

Outros Procedimentos Ortodônticos, *232*
- Remoção de Freio Labial, *233*
- Remoção de Freio Lingual, *233*
- Alívio da Dor Devido à Úlcera Aftosa, *233*
- Fibrotomia Circunferencial, *233*

Treinamento no Uso do Laser, *237*

Conclusão, *235*

14. O Uso de Laser na Cirurgia Oral Maior e Maxilofacial, *236*
Robert A. Strauss, DDS, MD, Michael Coleman, DDS

Escolhendo um Laser Cirúrgico, *236*

Considerações sobre Anestesia e Segurança , *237*

Cirurgia de Ressecção de Tumor (Excisão *Versus* Ablação), *238*
- Excisão, *238*
- Ablação, *239*

Lesões Cancerizáveis, *240*

Lesões Malignas e Lesões Benignas Agressivas, *241*
Lesões Vasculares, *242*
Ronco e Apneia do Sono, *243*
- Uvulopalatoplastia Assistida por Laser, *243*
- Uvulopalatofaringoplastia Assistida com Laser, *244*

Cirurgia da Articulação Temporomandibular, *245*
Cirurgia Plástica Facial, *247*
- Procedimentos Cirúrgicos Invasivos, *247*
- Tecnicas de Ablação, *249*

Conclusão, *253*

15. Lasers de Baixa Potência na Odontologia, *255*
Jan Tunér, DDS, Per Hugo Beck-Kristensen, DDS

Lasers Terapêuticos, *255*
- Mecanismos, *255*
- Dosagens, *255*
- Estimulação/Inibição, *256*
- Condições Agudas *Versus* às Crônicas, *256*
- Luz Pulsada, *257*
- Número de Sessões, *257*
- Efeitos Colaterais e Contraindicações, *258*
- Documentação, *258*

Segurança do Laser, *259*
Escolhendo o Laser "Certo", *259*
- Potência e Tempo, *259*
- Higiene, *259*
- Bioestimulação, *259*
- Terapia Fotodinâmica Antimicrobiana, *260*
- Fotopolimerização, *260*
- Luz Não Coerente, *260*

Acupuntura, *261*
Indicações Odontológicas, *261*
- Anestesia, *261*
- Úlceras Aftosas, *261*
- Edema, *261*
- Endodontia, *261*
- Exodontias, *262*
- Vírus Herpes Simples, *262*
- Implantodontia, *262*
- Inflamação, *263*
- Lesões em Mucosas, *265*

    Mucosite, *266*

    Ortodontia, *266*

    Dor, *267*

    Parestesias, *268*

    Tratamento Pediátrico, *268*

    Pericoronite, *269*

    Proteção Pulpar, *270*

    Periodontia, *270*

    Regeneração Óssea, *270*

    Hipersensibilidade Dentinária, *270*

    Sinusite, *271*

    Zumbido Somatossensório, *271*

    Desordens Temporomandibulares, *272*

    Cicatrização de Feridas, *272*

    Herpes-Zóster e Neuralgia Pós-herpética, *273*

Conclusão, *273*

16. Introdução dos Lasers na Prática Odontológica, *279*
David M. Roshkind, DMD,   Robert A. Convissar, DDS

Abordagem da Equipe, *279*

Prática Geral, *279*

Especialidade Prática, *280*

Custo da Aquisição de um Laser, *280*

Laser como um Centro Gerenciador de Lucro, *281*

    Retorno no Investimento, *281*

    Monitoramento, *282*

    Proposta Única de Venda, *282*

    Vantagens e Influência, *283*

Determinação de Taxas, *283*

    Planilha de Taxas UHR Odontológica, *283*

Preparando a Equipe, *283*

Preparando os Pacientes, *284*

    Propaganda Interna e Educação do Paciente, *284*

    Propaganda Externa, *286*

Propaganda para Outros Profissionais, *288*

    Especialistas, *288*

    Médicos, *290*

Outras Considerações, *290*

    Consentimento Informado, *290*

    Manutenção dos Registros, *292*

    Organização Operatória, *292*

Manutenção do Laser, *292*
Oficial de Segurança do Laser, *292*
Mecanismos de Comunicação Adversos, *293*
Registro do Laser, *293*
Educação Continuada, *293*

Conclusão, *293*

17. Pesquisa Odontológica com Laser, *295*

Carlos de Paula Eduardo, DDS, Ana Cecília Corrêa Aranha, DDS, Karen Muller Ramalho, DDS, Marina Stella Bello-Silva, DDS, Patricia Moreira de Freitas, DDS

Tomografia de Coerência Óptica, *295*
Laser de Alexandrita, *297*
Desinfecção Fotoativada e Redução Microbiana, *299*
Influência da Duração de Pulso na Aplicação do Laser de Alta Potência, *299*
Lasers de Dióxido de Carbono, *300*
Tipos de Lasers e Aplicações na Odontologia, *300*
Conclusão, *303*

Glossário, *307*

Donald J. Coluzzi, DDS

Índice, *311*

A "Luz Esplêndida" de Einstein: Origens e Aplicações em Odontologia

John G. Sulewski, MA

O fascínio da humanidade pelas propriedades da luz e suas aplicações na medicina podem ser remontadas a tempos distantes. Avanços da física no início do século XX lançaram as bases para a formulação da teoria do laser, postulada por Albert Einstein, culminando com a invenção dessa forma especial de luz em 1960. Pouco tempo depois, pesquisadores começaram a explorar as possíveis aplicações da tecnologia laser em tratamentos médicos e odontológicos.

O uso medicinal da luz com propósitos de tratamento e diagnóstico vem desde a antiguidade. A luz permitiu aos médicos da antiguidade observar a cor da pele, inspecionar feridas e escolher a intervenção terapêutica apropriada. O calor proveniente da luz do sol ou de fogueiras de acampamentos foi utilizado em tratamentos. Gregos e romanos tomavam banhos diários de sol e solários foram incorporados a várias casas romanas.[1] Os antigos egípcios, chineses e indianos usaram luz para tratar raquitismo, psoríase, câncer de pele e até mesmo psicose.[2]

Os antigos egípcios, indianos e gregos também utilizaram a luz natural do sol para repigmentar pacientes com vitiligo pela ativação do fotossensibilizador *psoralen*, existente naturalmente na salsinha e em outras plantas.[3-5] Nos séculos XVIII e XIX, médicos europeus utilizaram a luz do sol e a luz artificial para tratar tuberculose cutânea, psoríase, eczema e micose fungoide.[3] Essas e outras aplicações da luz foram precursoras da invenção e do uso subsequente de uma forma especial de luz — lasers — no campo da medicina ao longo das últimas quatro décadas e meia.

O presente capítulo examina os esforços de seletos pioneiros do laser na odontologia e resume as atuais aplicações clínicas intraorais dos lasers.

PRIMEIRAS TEORIAS PUBLICADAS SOBRE A LUZ

Filósofos e cientistas desde há muito tempo ponderaram sobre a natureza da luz: seria ela composta de partículas, ondas, pressão ou alguma outra substância ou força?

Em seu *Livro de Óptica*, publicado em 1021, o matemático, cientista e filósofo persa Ibn al-Haytham descreveu a luz como composta de um fluxo de finas partículas que se movem em linhas retas, que batem sobre os objetos em que incidem.[6]

Pierre Gassendi, filósofo, cientista, astrônomo e matemático francês, descreveu sua teoria corpuscular da luz (publicada postumamente em 1658 em Lyon, França, como parte dos seis volumes da coletânea de seus trabalhos, a *Opera Omnia*), de forma a introduzir aos acadêmicos europeus a visão atomística do universo identificada pelo antigo filósofo grego Epicuro (341-270 a.C.)[7] (Fig. 1-1).

O trabalho de Gassendi influenciou o físico inglês *Sir* Isaac Newton (1642-1727), que descreveu a luz como "corpúsculos" ou partículas de matéria que "foram emitidas em todas as direções a partir de uma fonte"[8,9] (Fig. 1-2). Newton propôs a teoria da dinâmica de partículas, que posteriormente seria elaborada para descrever o comportamento de partículas que reagem à influência de forças arbitrárias.[10] A sua visão sobre a natureza particulada da luz diferia daquela do filósofo e cientista francês René Descartes, que em seu *Discurso* de 1637 viu a luz como um tipo de "pressão", um prenúncio da postulação da teoria ondulatória da luz[11] (Fig. 1-3).

Em 1665, o cientista inglês Robert Hooke sugeriu sua teoria ondulatória da luz, comparando a difusão das ondas luminosas às ondas na água: "cada pulso ou vibração de um corpo luminoso gerará uma esfera, que irá aumentar continuamente, e tornar-se maior, exatamente da mesma maneira (apesar de infinitamente mais rápido) que as ondas ou anéis concêntricos sobre a superfície da água aumentam de tamanho em círculos maiores e maiores a partir de um único ponto".[12] O conceito da luz como onda foi subsequentemente comprovado de forma experimental pelo físico escocês James Clerk Maxwell, que em 1865 propôs a teoria da luz como ondas eletromagnéticas e demonstrou que ondas eletromagnéticas moviam-se precisamente à velocidade da luz.[13]

DESENVOLVIMENTO DA TEORIA QUÂNTICA

As teorias prévias, úteis como poderiam ser antes de 1900, não descreviam satisfatória ou inteiramente as características da luz observadas pela comunidade científica; a luz se comportava como partícula em alguns casos e como ondas em outros. Esse contexto de indagação levou ao campo da teoria quântica.

No dia 14 de dezembro de 1900, o físico alemão Max Planck proferiu uma palestra para a Sociedade de Física Alemã (*Deutsche Physikalische Gesellschaft*) na qual teorizava que a luz era composta de unidades discretas e indivisíveis de energia radiante que denominou de *quanta*. Ele descreveu o que no final tornou-se conhecido como a unidade elementar da energia (E), de modo que E = hv, onde *h* é uma constante com dimensão de ação (= energia × tempo, $6,626 \times 10^{-34}$ joule por segundo), subsequentemente denominada constante de Planck, e *v* é a frequência da radiação. A teoria de Planck foi publicada ao final de 1900.[14-16] Onze anos depois, o físico britânico Ernest Rutherford contribuiu para a teoria quântica quando postulou o modelo planetário do átomo com base em suas observações experimentais da dispersão de partículas alfa pelos átomos. Em seu ponto de vista, um átomo é composto por uma carga central circundada por uma distribuição de elétrons que orbitam no interior de uma esfera.[17]

O físico dinamarquês Niels Bohr uniu o modelo atômico de Rutherford com a hipótese quântica de Planck (Fig. 1-4). Em uma série de artigos publicados em 1913, Bohr propôs uma teoria na qual os elétrons giram em órbitas específicas em redor do núcleo sem emitir energia radiante. Ele descreveu o estado fundamental "basal" de um átomo, quando todos os seus elétrons estão em seu mais baixo nível de energia. Bohr também teorizou que um elétron poderia rápida e inesperadamente pular de um nível orbital específico para um nível maior; para tal, o elétron teria de ganhar energia. De modo contrário, um elétron precisa perder energia para se mover de um nível mais alto de energia para um mais baixo. Dessa forma, um elétron pode mover-se de um nível de energia para outro pela absorção ou pela emissão de energia radiante ou luz.[18,19]

Foi nesse cenário de rápido crescimento da nascente teoria quântica que Albert Einstein fez três contribuições significativas. Primeiramente, em 1905, Einstein desenvolveu sua teoria quântica da luz: "Durante a propagação de um raio de luz emitido por uma fonte puntiforme, a energia não está distribuída continuamente ao longo de volumes de espaço continuamente crescentes, porém é composta por um finito número de quanta de energia localizado em pontos do espaço que se movem sem se dividir e podem ser absorvidos ou gerados

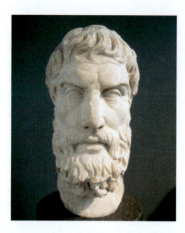

FIGURA 1-1 • Filósofo grego Epicuro (341-270 a.C.).

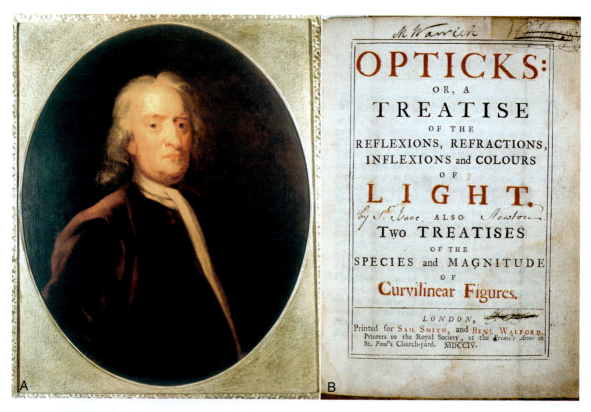

FIGURA 1-2 • **A**, *Sir* Isaac Newton (1642-1727). **B**, Capa do trabalho de Newton *Opticks*, 1704.

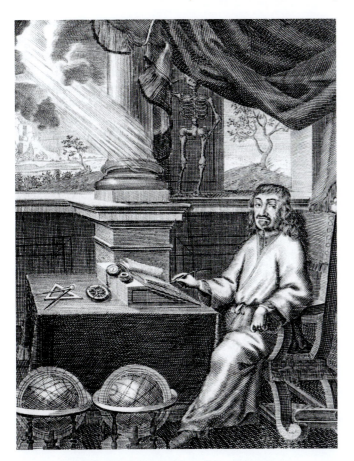

FIGURA 1-3 • René Descartes (1596-1650).

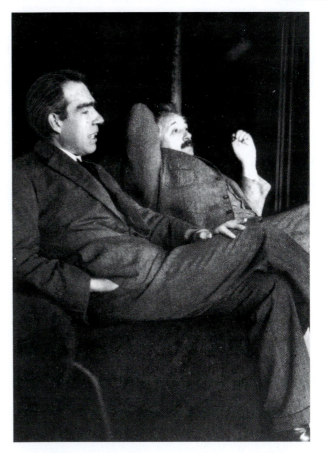

FIGURA 1-4 • Niels Bohr e Albert Einstein em 1925.

como unidades completas".[20] Singh[21] menciona que esse artigo sobre o efeito fotoelétrico foi o primeiro que Einstein publicou durante o seu *annus mirablis* (ano extraordinário), no jornal científico *Annalen der Physik*, em 1905; seus outros artigos desse ano tratam do movimento Browniano, teoria especial da relatividade e sobre a equivalência entre matéria e energia ($E=mc^2$). De modo notável, o próprio Einstein considerava seu artigo sobre a teoria quântica da luz como o "mais revolucionário" dentre os que publicou em 1905. Ele recebeu o Prêmio Nobel de Física de 1921 por esse artigo. Hallmark e Horn[22] afirmam que a teoria quântica da luz de Einstein foi tão radical quando comparada as outras teorias contemporâneas sobre a luz que não foi aceita pela maioria das pessoas até que o físico americano Robert A. Millikan realizou experimentos adicionais em 1916 para sustentá-la.

O artigo de 1905 de Einstein aborda a natureza particulada da luz. Em 1909, Einstein fez sua segunda contribuição significativa para a teoria do laser ao publicar a primeira referência em física à *dualidade onda-partícula* da radiação luminosa, utilizando a equação da radiação de Planck. Einstein afirmou: "É a minha opinião que a próxima fase no desenvolvimento da física teórica nos trará uma teoria da luz, que possa ser interpretada como um tipo de fusão da teoria da onda com a teoria da emissão... Estrutura de onda e estrutura quântica... não são para se interpretar como mutuamente incompatíveis... Nós teremos que modificar nossas teorias atuais, não abandoná-las completamente.[21,23] Em 1916-1917, Einstein fez sua terceira contribuição importante para a teoria do laser ao prover uma nova derivação da lei da radiação de Planck,[24-26] com amplas implicações. Como escreveu para seu amigo Michele Angelo Besso em 1916, "uma luz esplêndida tem me feito começar a compreender a absorção e a emissão da radiação".[21] Além disso, sua nova idéia propiciou a base para o subsequente desenvolvimento do laser.

Com base na teoria quântica, dois processos fundamentais da radiação associados à luz e à matéria eram bem conhecidos antes das novas derivações de Einstein: (1) *absorção estimulada*, um processo pelo qual um átomo pode ser excitado a um estado superior de energia por meios tais como aquecimento, interação com luz ou interação com partícula; e (2) *emissão espontânea*, o processo pelo qual um átomo excitado decai para um estado mais baixo de energia espontaneamente, ou seja, por si mesmo. A descoberta de Einstein foi a adição de uma terceira alternativa: *emissão estimulada*, o reverso do processo de absorção estimulada. Na presença de outra radiação incidente de mesma frequência, átomos excitados são estimulados a fazer uma transição para um estado energético mais baixo — mais rapidamente que na emissão espontânea — e no processo liberam energia luminosa idêntica à forma de luz incidente. A luz emitida possui a mesma frequência e está *em fase* (ou seja, coerente) com a onda de radiação estimulante. A emissão estimulada ocorre quando há mais átomos excitados do que não excitados (ou seja, mais átomos no nível mais acima do que no nível mais abaixo, considerando-se dois níveis de energia consecutivos), uma condição denominada *inversão de população*. Einstein também demonstrou que o processo de emissão estimulada ocorre com a mesma probabilidade, como a absorção a partir de um estado mais baixo.[27-30] Hey e colaboradores[31] resumiram a importância da percepção de Einstein da seguinte forma:

> Por 35 anos esse processo de emissão estimulada dificilmente recebeu mais do que um breve comentário em livros texto de mecânica quântica, uma vez que parecia não ter aplicação prática. O que não recebeu a devida atenção, contudo, foi a natureza especial da luz que é emitida dessa forma. Os fótons que são emitidos possuem exatamente a mesma fase daqueles fótons que induziram a transição. Isso ocorre porque os campos elétricos diferentes da onda luminosa aplicada fazem com que a distribuição da carga do átomo excitado oscile em fase com essa radiação. Os fótons emitidos estão todos em fase — são coerentes — e, além disso, movem-se na mesma direção que o fóton indutor.

Nesse momento em particular, deve ser esclarecido que o termo *fóton* não foi utilizado por Planck, Bohr ou Einstein na época dos artigos de 1916-1917. O químico americano Gilbert Lewis[32] foi aparentemente o primeiro a utilizar o termo quando questionou, em uma carta ao editor da revista *Nature* em 1926, a necessidade de uma nova nomenclatura para descrever unidades discretas de energia radiante:

> "Seria inapropriado mencionar uma dessas hipotéticas entidades como uma partícula de luz, um corpúsculo de luz, um *quantum* de luz ou um *quant* de luz, se assumirmos que gasta apenas uma pequena fração de sua existência como carreador de energia radiante, enquanto no restante do tempo permanece como um importante elemento estrutural no interior do átomo. Também causaria confusão denominá-lo meramente um *quantum*, uma vez que posteriormente seria necessário distinguir entre o número dessas entidades presentes no interior de um átomo e o denominado número quântico. Dessa forma, tomo a liberdade para propor para esse novo átomo hipotético, que não é luz, mas desempenha um papel essencial em qualquer processo de radiação, o nome fóton".

A seguinte definição aceita para o termo fóton aparece no dicionário *American Heritage*:

> **Fóton** s. *Física*. O quantum da energia eletromagnética, considerada uma partícula discreta que possui massa igual a zero, sem carga elétrica e uma existência infinitamente longa.

Décadas se seguiram após os artigos de 1916-1917 de Einstein sobre emissão estimulada antes que progresso significativo fosse feito no desenvolvimento do laser, tanto em termos teóricos como em termos práticos, nos anos 1950 e 1960, parcialmente devido ao ponto de vista contemporâneo e ao treinamento dos físicos daquela época, como sugerido pelo físico americano Arthur L. Schawlow e observadores posteriores do seu trabalho. Treinados na ideia de que um "equilíbrio termodinâmico", um estado de balanço energético, era a condição normal da matéria por todo o universo, eles tendiam a acreditar que a inversão de população era meramente um evento incomum ou uma permutação fugaz, mas nada particularmente significativo.[34,35]

Contudo, os anos de 1920 e 1930 não foram completamente desprovidos de descobertas e percepção. Em 1928, o físico alemão Rudolf Ladenburg indiretamente observou emissão estimulada enquanto estudava as propriedades óticas do gás néon em comprimentos de onda próximos à transição, onde o gás absorvia e emitia luz. Essa foi a primeira evidência de que a emissão estimulada existia.[34,36] Em sua tese de doutorado de 1939, o físico soviético Valentin A. Fabrikant tinha antevisto uma maneira de produzir uma inversão de população, escrevendo que "tal razão de populações é em princípio atingível. ... Sob tais condições poderíamos obter uma liberação de radiação maior do que a da radiação incidente".[34,35,37]

Porém, os trabalhos de Ladenburg e Fabrikant foram incidentes isolados. Outro impedimento para o desenvolvimento do laser após Einstein foram as duas grandes guerras, embora a Segunda Guerra Mundial tenha na verdade acelerado a pesquisa. Esforços de físicos foram desviados da realização da pesquisa básica para auxiliar a impulsionar a tecnologia, que ajudaria a vencer a guerra. Posteriormente, o sofisticado equipamento desenvolvido para o esforço de guerra tornou-se excedente militar e físicos acostumados a baixos orçamentos receberam alguns desses equipamentos na medida em que retomaram suas pesquisas.

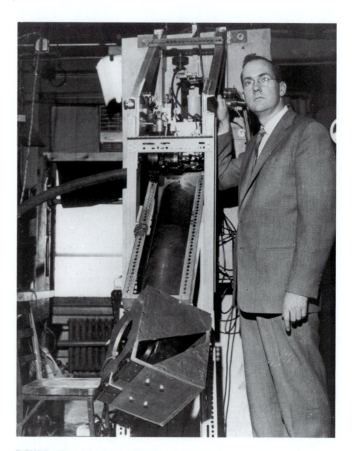

FIGURA 1-5 • Charles H. Townes com um amplificador micro-ondas maser de rubi desenvolvido para radioastronomia em 1957. (Cortesia de Alcatel-Lucent EUA.)

MASERS E LASERS

O impacto dessa situação sobre o desenvolvimento do laser é exemplificado pelo trabalho do físico americano Charles H. Townes na Bell Telephone Laboratories em Manhattan e posteriormente na Universidade de Columbia, a qual se filiou em 1948 (Fig. 1-5). Em 1941, Townes foi contratado para trabalhar no projeto de um radar militar. O radar moderno, um sistema que utiliza ondas de rádio transmitidas e refletidas para a detecção de um objeto, capaz de refleti-las, com o objetivo de determinar sua direção, distância, altitude ou velocidade, foi desenvolvido na década de 1930, quando ondas de rádio de cerca de um metro de comprimento eram usadas por esses sistemas e não eram capazes de discriminar estruturas em muitos detalhes. Durante a guerra, as forças armadas estavam interessadas em desenvolver um sistema de radar que utilizasse frequências de rádio muito mais altas a fim de ganhar maior sensibilidade, feixes de rádio mais compactos e antenas de transmissão pequenas o suficiente para serem colocadas em um avião. Townes começou a trabalhar em frequências de micro-ondas de 3, 10 e 24 gigahertz (GHz).[34] Embora nenhum desses sistemas tenha sido utilizado em batalha, sua experiência com o sistema de 24-GHz, seu interesse em espectroscopia de micro-ondas e o uso de equipamento excedente guiou Townes em direção a desenvolvimento subsequente.

Em 1951, durante o encontro de primavera da Sociedade de Física Norte-Americana, em Washington, DC, Townes propôs o conceito de um *maser*, um acrônimo que ele e seus alunos cunharam para m*icrowave a*mplification *by s*timulated *e*mission *of r*adiation (emissão estimulada de radiação por amplificação através de micro-ondas). Ele mencionou que o "objetivo principal do trabalho que deu origem ao maser era obter comprimentos de ondas mais curtos, de tal forma que pudessem fazer uma melhor espectroscopia, em uma nova região espectral."[38] Townes explicou em 26 de abril de 1951: "Eu fiz um rascunho e calculei os requisitos para um sistema de feixe molecular separar moléculas de alta energia daquelas de menor [energia] e enviá-las através de uma cavidade que conteria a radiação eletromagnética [fótons] a fim de estimular emissão adicional a partir das moléculas, dessa forma propiciando retorno e oscilação contínua".[39] Em 11 de maio, Townes rascunhou a ideia em seu caderno de experimentos do laboratório, datou e assinou "Chas. H. Townes". Em fevereiro de 1952, seu colega e cunhado Arthur L. Schawlow também assinou a página.[34,35]

Em seu retorno à Universidade de Columbia após a conferência de abril de 1951, Townes e o igualmente pós-doutor Herbert J. Zeiger, juntamente com o estudante de doutorado James P. Gordon, iniciaram o trabalho da construção de um maser. Eles iniciaram os experimentos com um feixe de moléculas de amônia, um composto familiar a Townes a partir do seu trabalho no sistema de radar de 24-GHz. Era conhecido que as moléculas de amônia absorvem as micro-ondas a uma frequência de 24-GHz, fazendo com que o átomo de nitrogênio dessa molécula vibre. Sucesso inicial foi obtido no final de 1953, quando Gordon observou evidências de emissão estimulada e amplificação a partir do seu dispositivo; então, no início de abril de 1954, eles obtiveram a oscilação desejada[34]. Eles relataram seu sucesso em um artigo apresentado próximo ao final do encontro da Sociedade de Física Norte-Americana em primeiro de maio, e então em um curto artigo no periódico *Physical Review*.[40]

Durante o seu ano sabático na Universidade de Columbia em 1955, Townes trabalhou com o físico francês Alfred Kastler na *École Normale Supérieure* em Paris. Kastler desenvolveu a técnica do "bombeamento óptico", um processo no qual luz é utilizada para elevar (ou bombear) elétrons de um estado mais baixo de energia para um mais alto, como uma nova maneira de excitar materiais para espectroscopia de micro-ondas.[34] Townes reconheceu que o bombeamento óptico poderia induzir os níveis ópticos de energia necessários para um maser óptico. No outono de 1957, Townes e Schawlow, um outro pós-doutor hierarquicamente abaixo de Townes em Columbia até a sua contratação pelos laboratórios Bell em 1951, propôs estender os princípios do maser para a região infravermelha e para a região visível do espectro eletromagnético.[35,38] Os mesmos publicaram subsequentemente o seu influente artigo na *Physical Review* em 1958.[41]

Enquanto isso, outro físico americano, Gordon Gould, um estudante de graduação da Universidade de Columbia em 1957, questionava se o bombeamento óptico poderia excitar a emissão de luz. Ele registrou suas ideias em nove páginas escritas à mão de um caderno de experimentos de laboratório, com a primeira página intitulada: "Alguns cálculos aproximados sobre a possibilidade de construção de um LASER: *Light Amplification by Stimulated Emission of Radiation* (Amplificação de Luz por Emissão Estimulada de Radiação)", a primeira vez que o termo *laser* foi utilizado. Gould teve essas notas registradas em cartório em 13 de novembro de 1957, quando observou ser esse um passo necessário para a requisição de uma patente. Seus esforços para a defesa da patente foram finalmente reconhecidos após 30 anos de atrasos, disputas, retardos, desafios e litígio judicial.[34,38,42]

O artigo de Schawlow e Townes levou um grande número de organizações a conduzir pesquisa adicional sobre masers ópticos, como descrito a seguir[34]:

- Em setembro de 1958, Townes e a Universidade de Columbia recebem fomento do Escritório de Pesquisa Científica da Força Aérea dos EUA a fim de conduzir investigação em um laser de vapor de potássio.

- Schawlow começa a trabalhar com cristais (incluindo o rubi rosa sintético, composto de óxido de alumínio dopado a átomos de cromo) nos Laboratórios Bell, que estavam interessados no desenvolvimento de tecnologia para expandir a capacidade de transmissão da rede de comunicações da Bell.

- Ali Javan e William R. Bennett, Jr., também na Bell, trabalham no emprego de um tubo de descarga elétrica preenchido com gás hélio e gás néon.

- Gould se integra ao Grupo Técnico de Pesquisa – "*Technical Research Group*" *(TRG)* em Manhatan, um contratante militar que assegurava financiamento do pentágono para pesquisa e potenciais aplicações militares de um laser, incluindo comunicações, marcação de alvos para armas e mensuração do raio de alcance para alvos. O

grupo de Gould explorou o potencial de um laser utilizando vapores de metais alcalinos.
- Os laboratórios de pesquisa Westinghouse em Pittsburgh tiveram um contrato da Força Aérea para examinar masers de micro-ondas a estado sólido. Irwin Wieder e Bruce McAvoy exploraram as características do rubi utilizando lâmpadas de tungstênio extremamente brilhantes e (sem sucesso) fontes luminosas em regime pulsado.
- A IBM entrou na corrida do laser com Peter Sorokin e Mirek Stevenson no Centro de Pesquisa T.J. Watson em Yorktown Heights, NY.

Numerosas outras companhias também se inseriram na questão de construir o primeiro laser, incluindo a companhia aeroespacial Hughes Research Laboratories na Califórnia, que estava sob um contrato de desenvolvimento de maser com a U.S. Army Signal Corps. A Corps ficou interessada no desenvolvimento de uma versão mais prática do maser de micro-ondas com rubi em estado sólido previamente desenvolvido, que poderia ser empregado como um amplificador de micro-ondas de baixo ruído a ser utilizado em aviões. O físico americano Theodore H. Maiman, que se junta a Hughes em 1956, e seu assistente, Irnee D'Haenens, foram incumbidos do projeto. Sua tarefa foi desencorajadora; o dispositivo de mesa existente pesava 2,5 toneladas. Eles tiveram sucesso no desenvolvimento de uma versão de 1,8 kg, mas a contínua necessidade de incorporar refrigeração criogênica ao dispositivo limitou sua praticidade.

Maiman, porém, utilizou essa experiência com o rubi em seu trabalho posterior sobre o laser. Alguns pesquisadores, incluindo Wieder e Westinghouse, bem com Schawlow e outros nos laboratórios Bell, tinham descartado o rubi, considerando-o como um material inapropriado e ineficiente de laser, porém seus cálculos estavam baseados em dados inadequados. Maiman conduziu sua própria investigação e descobriu que o rubi poderia de fato ser apropriado, se fosse opticamente bombeado por uma fonte de luz intensamente brilhante. Seus cálculos mostraram que uma lâmpada para flash em regime pulsado poderia proporcionar luz suficiente para excitar um laser de rubi. Seu projeto experimental de laser ao final foi bastante elegante e poderia se ajustar à palma de uma mão: um bastão de rubi de um centímetro de diâmetro e de dois de comprimento posicionado internamente às molas de uma pequena lâmpada para flash, e um cilindro de alumínio com superfície interior reflexiva que circundava a lâmpada para refletir a luz em direção ao bastão de rubi. As extremidades do bastão foram polidas de forma plana, perpendiculares ao comprimento do bastão e paralelas entre si. Maiman aplicou um revestimento com base em prata reflexivo em ambas as extremidades, então removeu a prata do centro de uma das extremidades, a fim de permitir uma abertura transparente para o escape do feixe de laser e sua posterior detecção. O aparato foi conectado a uma fonte de energia em separado.[34]

Em 16 de maio de 1960, Maiman e D'Haenens direcionaram o cilindro de laser em direção a um cavalete com fundo branco. Começaram a ligar a lâmpada com pulsos de 500 volts (V), gradualmente aumentando a voltagem para produzir flashes de luz progressivamente mais intensos, e mediram a emissão do laser pelo traçado de um osciloscópio. Finalmente, com a fonte de energia ajustada acima de 950V, o traço do osciloscópio surgiu, um fulgor vermelho preencheu a sala e um ponto vermelho brilhante surgiu no cavalete. Após nove meses de esforço intenso, Maiman alcançou seu objetivo, e o laser havia nascido. Ao fazer isso, ele derrotou os laboratórios Bell, a TRG, a Westinghouse, a IBM, a Siemens, os Laboratórios RCA, o Laboratório Lincoln do Instituto de Tecnologia de Massachusetts, a General Electric e todos os outros.[34,35,38,43] Maiman submeteu um artigo que relatava suas evidências sobre um laser de rubi para o periódico *Physical Review Letters*, o periódico mais importante dos EUA na publicação de novas pesquisas em Física. O editor da revista, Samuel Goudsmit, rejeitou o manuscrito, e aparentemente não valorizou a descoberta que Maiman havia feito, talvez por acreditar erroneamente que fosse apenas o seguimento de um trabalho previamente publicado sobre masers. Maiman então submeteu seu relato para o periódico semanal britânico *Nature*, que o aceitou imediatamente e o publicou em 6 de agosto de 1960.[44,45]

Outros tipos de laser então se seguiram:[35,38,45]
- Sorokin e Stevenson demonstraram o laser de urânio em estado sólido em novembro de 1960.[46]
- Javan, Bennett e Herriott demonstraram o primeiro laser de gás, um laser hélio-néon (HeNe), emitindo a 1,15 micrômetros (mícrons) em dezembro de 1960 no laboratório da Bell em Murray Hill, NJ.[47]
- Em 1961, Johnson e Nassau, nos laboratórios Bell, demonstraram um laser de 1,06 micrômetro a partir de íons de neodímio (Nd) em um cristal hospedeiro de tungstato de cálcio.[48]
- Também em 1961, Snitzer da American Optical (Southbridge, Massachusetts) construiu um laser de Nd em vidro óptico.[49]
- White e Rigden desenvolveram o laser de HeNe 632,8-nm nos laboratórios Bell em 1962.[50]
- Também em 1962, Rabinowitz, Jacobs e Gould demonstraram o laser de césio por bombeamento óptico na TRG.[51]
- Ainda em 1962, Hall e colaboradores do Centro de Pesquisa da *General Electric* (Schenectady, Nova York) desenvolveram um laser semicondutor de gálio-arsênio (GaAs) criogenicamente refrigerado.[52]
- O ano de 1964 foi marcado pela demonstração do laser de neodímio dopado com ítrio-alumínio-granada (Nd:YAG) por Geusic, Marcos, e van Uitert nos laboratórios da Bell.[53]
- Patel desenvolveu o laser de dióxido de carbono (CO_2) nos laboratórios da Bell em 1964.[54]
- Também em 1964, Bridges, dos laboratórios de pesquisa Hughes, desenvolveu o laser de íon argônio.[55]
- Silfvast e colaboradores na Universidade de Utah conduziram extensa pesquisa em lasers de vapor de metal na metade da década de 1960.[56]
- Sorokin e Lankard desenvolveram o laser de corante na metade da década de 1960.[57,58]

- Ewing e Brau do Laboratório de Pesquisa Avco Everett (Everett, Massachusetts) foram os primeiros a demonstrar três lasers excímeros: fluoreto de criptônio, fluoreto de xenônio e cloreto de xenônio.[59]
- Madey da Universidade de Stanford demonstrou o laser de elétrons livres em 7 de janeiro de 1975.[60]
- Schawlow e um de seus estudantes até mesmo prepararam um laser de gelatina ao dispararem um laser de rubi no interior de uma tigela de gelatina com corante orgânico rodamina 6G.[34,38]

Durante uma conferência de imprensa em 7 de julho de 1960, anunciando seu feito, Maiman identificou cinco potenciais usos para o laser:

1. A primeira amplificação da luz real.
2. Uma ferramenta para testar matéria em pesquisa básica.
3. Feixes de alta potência para comunicações espaciais.
4. Aumentar o número de canais de comunicação disponíveis.
5. Concentrar luz para indústria, química e medicina.

A precisão de sua visão foi confirmada em descobertas posteriores a aplicações; apenas a sua terceira predição não tem sido colocada em uso regular.[34] Uns poucos anos depois, ao comentar as perspectivas das aplicações médicas do laser, Maiman anteviu o uso do dispositivo como uma ferramenta para cirurgias "sem sangramento", no tratamento de tumores malignos e como as brocas das canetas de alta rotação dos dentistas.[61] Ele citou a anastomose de vasos sanguíneos a fim de aliviar obstruções arteriais como um exemplo de experiência bem-sucedida. Ele também discutiu sobre equipamentos laser microcirúrgicos capazes de destruir hemácias sanguíneas de forma individualizada, bem como do laser destruir genes individuais ou outras pequenas massas, praticamente sem efeitos sobre os tecidos circunjacentes.[62]

LASERS EM ODONTOLOGIA E EM CIRURGIA ORAL

Logo após a sua invenção ter sido demonstrada, os pesquisadores começaram a examinar a visão de Maiman sobre o laser como um instrumento útil para a medicina. Seus esforços lançaram as bases para a fundação da atual utilização clínica dos lasers em oftalmologia, neurocirurgia, urologia, ginecologia, gastroenterologia, cirurgia geral, cirurgia cardiovascular, ortopedia, cirurgia estética/dermatológica/plástica, otorrinolaringologia, cirurgia oral/dentística e medicina veterinária. Essa seção brevemente delineia esforços pioneiros na aplicação da tecnologia laser à odontologia e cirurgia oral e então resume os tipos de laser e o atual espectro de aplicações clínicas intraorais. (Consulte também o Cap. 2.)

Com o objetivo de descobrir novos e efetivos meios de remover cáries, investigações pioneiras sobre as interações entre a energia do laser de rubi com a estrutura dentária foram relatadas em meados da década de 1960.[63-71] Os pesquisadores descobriram que o laser de rubi poderia vaporizar cáries, porém as altas densidades de energia causaram alterações necróticas irreversíveis nos tecidos pulpares. Anos depois, o desenvolvimento de comprimentos de onda do laser de érbio (Er), melhor ajustado às necessidades clínicas para preparo cavitário e sem os efeitos deletérios sobre a polpa, levaram a investigações adicionais.[72-77]

As primeiras pesquisas em tecidos moles intraorais foram conduzidas com a utilização do laser de rubi.[70,78,79] O desenvolvimento do laser de CO_2 e sua habilidade para remover tecido mole com hemorragia mínima levaram a estudos em cirurgia oral.[80-89] Outros grupos seguiram com estudos em tecido mole que envolviam o laser de Nd:YAG.[90-93]

Outros pesquisadores examinaram a fotopolimerização de resinas compostas odontológicas[94-96] com o laser de argônio, o possível uso de lasers de Nd:YAG na fundição de aparelhos protéticos e ligas de ouro[97-100] e vários lasers em endodontia[101-103]. Uma extensa investigação da pesquisa científica e relatos clínicos publicados sobre o uso do laser em odontologia discute o primeiro uso experimental em 1964 até as numerosas aplicações clínicas em 2000.[104]

Otorrinolaringologistas, cirurgiões bucomaxilofaciais e periodontistas estão entre os primeiros profissionais a utilizar lasers médicos no interior da cavidade oral para realizar uma variedade de aplicações cirúrgicas em tecido mole. Em 3 de maio de 1990, o primeiro laser projetado especificamente para odontologia em geral, o laser dLase 300 Nd:YAG, desenvolvido por Myers e Myers, foi lançado nos EUA.[105] Esse evento marcou o início do uso clínico dos lasers por dentistas, um desenvolvimento antecipado por um pioneiro da cirurgia a laser Leon Goldman (1905-1997).

Goldman tinha regularmente publicado sobre aspectos biomédicos na utilização do laser desde 1963 e publicou achados sobre o efeito do laser sobre a cárie, dentes e outros tecidos como parte da sua fase inicial de pesquisas. Com relação às possibilidades de aplicações do laser em odontologia, Goldman[106] escreveu em 1967:

> Embora as possibilidades do desenvolvimento da odontologia a laser nos pareçam excelentes, existe muito pouco interesse dos clínicos e dos grupos de pesquisa... Esses estudos no presente momento então indicam que uma porção significativa das pesquisas laboratoriais com laser deveriam ser direcionadas para o campo da odontologia. Ao contrário de vários dentistas, sentimos que essa é uma área recompensadora para a pesquisa, especialmente no tratamento de cáries e talvez até mesmo de cálculos. O dentista e especialmente o histopatologista oral e o microscopista especializado em microscopia eletrônica devem trabalhar em conjunto com os biólogos, médicos e engenheiros engajados na pesquisa do laser. O objetivo desse estudo cooperativo é desenvolver um laser flexível, efetivo e seguro para a instrumentação requerida na odontologia a laser. Os dentistas devem ter papel ativo nesse programa e não esperar até que outras disciplinas trabalhem para eles.

Quase duas décadas depois, um profissional da odontologia atendeu ao chamado do Dr. Goldman para desenvolver o que se tornou o primeiro laser projetado especificamente para a odontologia em geral. O dentista nativo de Michigan Dr. Terry D. Myers associou-se ao seu irmão oftalmologista Dr. William D. Myers, ele mesmo entre os primeiros a incorporar o laser em sua prática oftalmológica a fim de explorar os avanços em lasers, eletrônica e ótica e produzir um dispositivo apropriado para os procedimentos operatórios da odontologia.

Ao contrário de um laser médico adaptado ao uso odontológico, seu instrumento seria projetado para as necessidades específicas do cirurgião-dentista. Ele disporia de um painel de controle de fácil utilização, que selecionava parâmetros operacionais efetivos e seguros para as numerosas indicações clínicas dos lasers. Ele seria portátil, com um sistema de refrigeração embutido, não necessitando de conexões elétricas especiais e seria simples de ser ajustado e de fácil manutenção. Teria inclusa uma ferramenta de autodiagnóstico, os componentes seriam autoclaváveis ou descartáveis, e um sistema para a liberação de energia flexível, de fibra ótica, a fim de facilitar o acesso intraoral e propiciar o retorno tátil necessário para os profissionais da odontologia.

Atualmente, um grande número de lasers com diferentes comprimentos de onda são utilizados em cirurgia oral e odontologia, incluindo CO_2, Nd:YAG, argônio, vários comprimentos de onda de diodo, dois comprimentos de onda de érbio e fosfato de potássio titanil (KTP). As aplicações incluem as seguintes:[107-111]

- Procedimentos em tecidos moles: gengivectomia/gengivoplastia, uvulopalatoplastia, excisão de tumores/lesões, biópsias incisionais/excisionais, frenectomia, remoção de tecido hiperplásico/de granulação, segunda fase cirúrgica em implantodontia, regeneração óssea guiada, tratamento de doença periodontal, úlceras aftosas, lesões herpéticas, leucoplasia, carcinoma verrucoso.
- Controle de sangramento em lesões vasculares.
- Cirurgia artroscópica da articulação temporomandibular.
- Diagnóstico e remoção de cáries.
- Polimerização de resinas compostas.
- Ativação de géis clareadores no clareamento dentário.

Várias sociedades profissionais são dedicadas ao uso de lasers em medicina e odontologia (Tabela 1-1). Todas possuem representação internacional e algumas possuem *links* eletrônicos para as sociedades que as compõem ou para as representações em cada país. Periódicos afiliados de interesse para o dentista que utiliza lasers em sua prática incluem os seguintes:

Journal of Biomedical Optics

Um dos vários jornais publicados pela SPIE; informações sobre assinaturas em: www.spie.org.

Journal of Laser Applications

O jornal oficial da *Laser Institute of America* (Instituto do Laser da América); informações sobre assinaturas em: www.laserinstitute.org.

Journal of Laser Dentistry

O jornal oficial da *Academy of Laser Dentistry* (Academia da Laser em Odontologia); informações sobre assinaturas em: www.laserdentistry.org.

Journal of Oral Laser Applications

O jornal oficial da *Society for Oral Laser Applications* (Sociedade para Aplicações Orais do Laser); informações sobre assinaturas: acesse www.Quintpub.com e clique em "journals."

Lasers in Medical Science

O jornal oficial da *World Federation for Laser Dentistry* (Federação Mundial de Laser em Odontologia); informações sobre assinaturas em: www.springer.com/medicine/Journal/10103.

Lasers in Surgery and Medicine

O jornal oficial da *American Society for Laser Medicine and Surgery* (Sociedade Americana para a Medicina e Cirurgia a Laser); informações sobre assinaturas em: www.aslms.org.

Photomedicine and Laser Surgery

O jornal oficial da *World Association for Laser Therapy* (Associação Mundial para a Terapia a Laser); informações sobre assinaturas em: www.liebertpub.com.

CONCLUSÃO

Quarenta e cinco anos após os experimentos iniciais do uso em odontologia e quase 20 anos após a introdução prática na rotina operatória odontológica, os lasers estão se tornando mais comuns e até mesmo rotineiros, seja como coadjuvantes

Tabela 1-1 Sociedades Profissionais Dedicadas ao Uso dos Lasers em Medicina e Odontologia

Organização	Endereço na Internet	Fundação
Academy of Laser Dentistry	www.laserdentistry.org	1993
American Society for Laser Medicine and Surgery	www.aslms.org	1981
Society for Oral Laser Applications	www.sola-int.org	ca. 2000
Laser Institute of America	www.laserinstitute.org	1968
SPIE (sociedade internacional para ótica e fotônica)	www.spie.org	1955
World Association for Laser Therapy	www.walt.nu	1994
World Federation for Laser Dentistry	www.wfld-org.info	1988

no tratamento ou como equipamento único nos diversos já utilizados em odontologia. Os pesquisadores continuam a investigar novos comprimentos de onda de laser, aplicações clínicas e sua inserção na odontologia, estendendo a visão de Maiman e de outros pioneiros. O crescente número de profissionais que utilizam o laser na odontologia, impulsionados pelo crescente conjunto de evidências com relação à segurança, à efetividade e ao uso apropriado dos lasers em odontologia continuará no avanço da aplicação da "luz esplêndida" de Einstein em seus consultórios para benefício dos pacientes e também do profissional.

Referências

1. Katzir A: *Lasers and optical fibers in medicine,* San Diego, 1993, Academic Press.
2. Daniell MD, Hill JS: A history of photodynamic therapy, *Aust NZ J Surg* 61(5):340-348, 1991.
3. Wheeland RG: History of lasers in dermatology, *Clin Dermatol* 13(1):3-10, 1995.
4. Fitzpatrick TB, Pathak MA: Historical aspects of methoxsalen and other furocoumarins, *J Invest Dermatol* 32(2, pt 2):229-231, 1959.
5. Kalka K, Merk H, Mukhtar H: Photodynamic therapy in dermatology, *J Am Acad Dermatol* 42(3):389-413, 414-416 (quiz), 2000; errata, 43(4):609, 2000, and 44(1):150, 2001.
6. Gribbin JR: *Q is for quantum: an encyclopedia of particle physics,* New York, 2000, Touchstone.
7. *Opera omnia … haetenus edita auctor ante obitum recensuit … posthuma vero, totius naturae explicationem complectentia, in lucem nunc primum proderunt ex bibliotheca … Henrici-Ludovici-Haberti Mon-Morii …* [*Accesit Samuelis Sorberii praefatio, in qua de vita et moribus Petri Gassendi disseritur*], Lyon, 1658, Laurent Anisson and Jean Baptiste Devenet, I, pp 422a-432b.
8. Newton I: Correspondence. Isaac Newton to Henry Oldenburg, Cambridge, Dec 7, 1675. In Turnbull HW, Scott JP, Hall AR, Tilling L, editors: *The correspondence of Isaac Newton* (5 vols, continuing), Cambridge, UK, 1959, Royal Society at the University Press, vol I, pp 362-389.
9. Newton I: *Opticks: or, a treatise of the reflexions, refractions, inflexions and colours of light. Also two treatises of the species and magnitude of curvilinear figures,* London, 1704, Smith and Walford, printers to the Royal Society.
10. Mehra J, Rechenberg H: *The historical development of quantum theory. Vol 5. Erwin Schrödinger and the rise of wave mechanics. Part 1. Schrodinger in Vienna and Zurich 1887-1925,* New York, 1987, Springer-Verlag.
11. Descartes R: *Discours de la méthode pour bien conduir sa raison et chercher la vérité dans les sciences plus la dioptrique, les meteores, et la geometrie, qui sont des essais de cete methode* [*Discourse on the method for properly conducting reason and searching for truth in the sciences, as well as the dioptrics, the meteors, and the geometry, which are essays in this method*], 1637. In Cottingham J, Stoothoff R, Murdoch D, translators-editors: *The philosophical writings of Descartes,* vol 1, Cambridge, UK, 1985, Cambridge University Press.
12. Hooke R: *Micrographia; or, some physiological descriptions of minute bodies made by magnifying glasses with observations and inquiries thereupon,* London, 1665, Martyn & Allestry.
13. Maxwell JC: A dynamical theory of the electromagnetic field, *Philos Trans R Soc Lond* 155:459-512, 1865.
14. Planck M: Zur theorie des gesetzes der energieverteilung im normalspektrum, *Verh Dtsch Phys Ges* 2:237-245, 1900.
15. Van der Waerden BL, editor: *Sources of quantum mechanics,* Amsterdam, 1967, North-Holland Publishing.
16. Torretti R: *The philosophy of physics,* Cambridge, UK, 1999, Cambridge University Press.
17. Rutherford E: The scattering of α and β particles by matter and the structure of the atom, *Philos Mag,* Series 6, 21:669-688, 1911.
18. Bohr N: On the constitution of atoms and molecules. Parts I-III, *Lond Edinb Dublin Philos Mag J Sci,* Sixth Series 26(151):1-25, (153):476-501, (155):857-875, 1913.
19. Billings CW: *Lasers: the new technology of light,* New York, 1992, Facts on File.
20. Einstein A: Über einen die erzeugnung und verwandlung des lichtes betreffenden heuristichen geischtpunkt [On a heuristic point of view concerning the generalization and transformation of light], *Ann Phys* 17:132-148, 1905.
21. Singh V: Einstein and the quantum. In Wadia SR, editor: *The legacy of Albert Einstein: a collection of essays in celebration of the year of physics,* Singapore, 2007, World Scientific Publishing.
22. Hallmark CL, Horn DT: *Lasers: the light fantastic,* ed 2, Blue Ridge Summit, Pa, 1987, TAB Books.
23. Einstein A: Über die Entwickelung unserer Anschauungen über das Wesen und die Konstitution der Strahlung [On the evolution of our vision on the nature and constitution of radiation], *Phys Z* 10(22):817-826, 1909.
24. Einstein A: Strahlungs-emission und -absorption nach der quantentheorie, *Verh Dtsch Phys Ges* 18(13-14):318-323, 1916.
25. Einstein A: Zur quantentheorie der strahlung [On the quantum theory of radiation], *Mitt Phys Ges Zurich* 18:47-62, 1916.
26. Einstein A: Zur quantentheorie der strahlung. [On the quantum theory of radiation], *Phys Z* 18:121-128, 1917 (same as 1916 paper, with a minor correction).
27. Schilling BW: Lasers. In Driggers RG, editor: *Encyclopedia of optical engineering,* vol 2, New York, 2003, Marcel Dekker.
28. Institute for Advanced Dental Technologies: The laser course. Laser dentistry: a clinical training seminar, Southfield, Mich, 1999, The Institute, III.6.
29. *The photonics dictionary,* int'l ed 46, Pittsfield, Mass, 2000, Laurin Publishing, D-111.
30. Carruth JAS, McKenzie AL: *Medical lasers: science and clinical practice,* Bristol, UK, 1986, Adam Hilger.
31. Hey AJG, Hey T, Walters P: Quantum co-operation and superfluids. *In The new quantum universe,* Cambridge, UK, 2003, Cambridge University Press.
32. Lewis GN: The conservation of photons, *Nature* 118(2):874-875, 1926.
33. *American Heritage dictionary of the English language,* ed 4, Boston, 2006, Houghton Mifflin.
34. Hecht J: *Beam: the race to make the laser,* New York, 2005, Oxford University Press.
35. Hecht J: *Laser pioneers,* rev ed, Boston, 1992, Academic Press.
36. Ladenburg R: Untersuchungen über die anomale Dispersion angeregter Gase. I. Teil. Zur Prüfung der quantentheoretischen Dispersionsformel [Research on the anomalous dispersion of gases], *Z Phys A* 48(1-2):15-25, 1928.
37. Bertolotti M: *Masers and lasers: an historical approach,* Bristol, England, 1983, Adam Hilger.
38. *Laser pioneer interviews* (with an introduction to laser history by Jeff Hecht), Torrance, Calif, 1985, High Tech Publications.
39. Townes CH: The laser's roots: Townes recalls the early days, *Laser Focus* 14(8):52, 1978.
40. Gordon JP, Zeiger HJ, Townes CH: Molecular microwave oscillator and new hyperfine structure in the microwave spectrum of NH_3, *Phys Rev* 95(1):282-284, 1954.

41. Schawlow AL, Townes CH: Infrared and optical masers, *Phys Rev* 112(6):1940-1949, 1958.
42. Bromberg JL: Amazing light, *Invention & Technology Magazine* 7(4):[~8 pp], 1992 [serial on Internet]. http://www.americanheritage.com/articles/magazine/it/1992/4/1992_4_18.shtml. Accessed January 2009.
43. Friedman G: Inventing the light fantastic: Ted Maiman and the world's first laser, *OE Rep* (200):5-6, August 2000. Also available as: Lasers & sources. Inventing … laser. Greg Friedman. [website]. DOI: 10.1117/2.6200705.0001. SPIE. c2009. [~5 pp]. http://spie.org/x13999.xml. Accessed January 2009.
44. Maiman TH: Stimulated optical radiation in ruby, *Nature* 187(4736):493-494, 1960.
45. Townes CH: *How the laser happened: adventures of a scientist,* New York, 1999, Oxford University Press.
46. Sorokin PP, Stevenson MJ: Stimulated infrared emission from trivalent uranium. *Phys Rev Lett* 5(12):557-559, 1960.
47. Javan A, Bennett WR Jr, Herriott DR: Population inversion and continuous optical maser oscillation in a gas discharge containing a He-Ne mixture, *Phys Rev Lett* 6(3):106-110, 1961.
48. Johnson LF, Nassau K: Infrared fluorescence and stimulated emission of Nd+3 in CaWO, *Proc Inst Radio Eng* 49(12):1704, 1961.
49. Snitzer E: Optical maser action of Nd+3 in a barium crown glass, *Phys Rev Lett* 7(12):444-446, 1961.
50. White AD, Rigden JD: Continuous gas maser operation in the visible, *Proc Inst Radio Eng* 50(7):1697, 1962.
51. Rabinowitz P, Jacobs S, Gould G: Continuous optically pumped Cs laser, *Appl Opt* 1(4):513-516, 1962.
52. Hall RN, Fenner GE, Kingsley JD, et al: Coherent light emission from GaAs junctions, *Phys Rev Lett* 9(9):366-368, 1962.
53. Geusic JE, Marcos HM, Van Uitert LG: Laser oscillations in Nd-doped yttrium aluminum, yttrium gallium, and gadolinium garnets, *Appl Phys Lett* 4(10):182-184, 1954.
54. Patel CKN: Continuous-wave laser action on vibrational-rotational transitions of CO_2, *Phys Rev A* 136(5):1187-1193, 1964.
55. Bridges WB: Laser oscillation in singly ionized argon in the visible spectrum, *Appl Phys Lett* 4(7):128-130, erratum 5(2):39, 1964.
56. Silfvast WT, Fowles GR, Hopkins BD: Laser action in singly ionized Ge, Sn, Pb, In, Cd and Zn, *Appl Phys Lett* 8(12):318-319, 1966.
57. Sorokin PP, Lankard JR: Stimulated emission observed from an organic dye, chloro-aluminum phthalocyanine, *IBM J Res Dev* 10(2):162-163, 1966.
58. Sorokin PP, Lankard JR: Flashlamp excitation of organic dye lasers: a short communication, *IBM J Res Dev* 11(2):148, 1967.
59. Ewing JJ, Brau CA: Laser action on the $^2\Sigma^+_{1/2} \to {}^2\Sigma^+_{1/2}$ bands of KrF and XeCl, *Appl Phys Lett* 27(6):350-352, 1975.
60. Madey JMJ: Stimulated emission of bremsstrahlung in a periodic magnetic field, *J Appl Phys* 42(5):1906-1913, 1971.
61. Maiman comments on his precocious five-year old (editorial), *Laser Focus* 1(9):2-4, 1965.
62. Maiman TH: A look at things to come: biomedical lasers evolve toward clinical applications, *Hosp Manage* 101(4):39-41, 1966.
63. Stern RH, Sognnaes RF: Laser beam effect on dental hard tissues, *J Dent Res* 43(5):873 (abstract 307), 1964.
64. Kinersly T, Jarabak JP, Phatak NM, Dement J: Laser effects on tissue and materials related to dentistry, *J Am Dent Assoc* 70(3):593-600, 1965.
65. Goldman L, Gray J, Goldman J, et al: Effect of the laser beam impacts on teeth, *J Am Dent Assoc* 70(3):601-606, 1965.
66. Goldman L, Hornby P, Meyer R, Goldman B: Impact of the laser on dental caries, *Nature* 203(4943):417, 1964.
67. Gordon TE Jr: Laser interactions with extracted human teeth: a preliminary report, *Dent Digest* 72(4):154-158, 1966.
68. Gordon TE: Some effects of laser impacts on extracted teeth, *J Dent Res* 45(2):372-375, 1966.
69. Lobene RR, Fine S: Interaction of laser radiation with oral hard tissues, *J Prosthet Dent* 16(3):589-597, 1966.
70. Taylor R, Shklar G, Roeber F: The effects of laser radiation on teeth, dental pulp, and oral mucosa of experimental animals, *Oral Surg Oral Med Oral Pathol* 19(6):786-795, 1965.
71. Adrian JC, Bernier JL, Sprague WG: Laser and the dental pulp, *J Am Dent Assoc* 83(1):113-117, 1971.
72. Paghdiwala AF: Application of the erbium:YAG laser on hard dental tissues: measurement of the temperature changes and depths of cut. In Profio AE, editor: *Laser research in medicine, dentistry and surgery,* vol 64, ICALEO; 1988, Santa Clara, Calif, *Proceedings,* Toledo, Ohio, 1988, Laser Institute of America, pp 192-201.
73. Dostálová T, Jelínková H, Kucerová H, et al: Clinical evaluation of Er-YAG laser caries treatment. In Wigdor HA, Featherstone JDB, Rechman P, editors: *Lasers in dentistry III,* San Jose, Calif, 1997, Proc SPIE 2973, Bellingham, Wash, 1997, International Society for Optical Engineering, pp 85-91.
74. Matsumoto K, Nakamura Y, Mazeki K, Kimura Y: Clinical dental application of Er:YAG laser class V cavity preparation, *J Clin Laser Med Surg* 14(3):123-127, 1996.
75. Sonntag KD, Klitzman B, Burkes EJ, et al: Pulpal response to cavity preparation with the Er:YAG and Mark III free electron lasers, *Oral Surg Oral Med Oral Pathol Oral Radiol Endod* 81(6):695-702, 1996.
76. Eversole LR, Rizoiu I, Kimmel AI: Pulpal response to cavity preparation by an erbium, chromium: YSGG laser-powered hydrokinetic system, *J Am Dent Assoc* 128(8):1099-1106, 1997.
77. Pellagalli J, Gimbel CB, Hansen RT, et al: Investigational study {of the use of Er:YAG laser versus dental drill for caries removal and cavity preparation—phase I, *J Clin Laser Med Surg* 15(3):109-115, 1997.
78. Yamamoto H, Okabe H, Ooya K, et al: Laser effect on vital oral tissues: a preliminary investigation, *J Oral Pathol* 1(5):256-264, 1972.
79. Tanaka H: [Effect of ruby-laser irradiation on gingiva], *Shigaku [Odontol]* 63(4):355-364, 1975.
80. Schafir R, Slutzki S, Bornstein LA: Excision of buccal hemangioma by carbon dioxide laser beam, *Oral Surg Oral Med Oral Pathol* 44(3):347-350, 1977.
81. Adrian JC: Effects of carbon dioxide laser radiation on oral soft tissues: an initial report, *Mil Med* 144(2):83-89, 1979.
82. Strong MS, Vaughan CW, Jako GJ, Polanyi T: Transoral resection of cancer of the oral cavity: the role of the CO_2 laser, *Otolaryngol Clin North Am* 12(1):207-218, 1979.
83. Tuffin JR, Carruth JAS: The carbon dioxide surgical laser, *Br Dent J* 149(9):255-258, 1980.
84. Horch HH, Gerlach KL: CO_2 laser treatment of oral dysplastic precancerous lesions: a preliminary report, *Lasers Surg Med* 2(2):179-185, 1982.
85. Horch HH, Gerlach KL, Schaefer HE: CO_2 laser surgery of oral premalignant lesions, *Int J Oral Maxillofac Surg* 15(1):19-24, 1986.
86. Frame JW: Carbon dioxide laser surgery for benign oral lesions, *Br Dent J* 158(4):125-128, 1985.
87. Frame JW: Removal of oral soft tissue pathology with the CO_2 laser, *J Oral Maxillofac Surg* 43(11):850-855, 1985.
88. Frame JW, Das Gupta AR, Dalton GA, Rhys Evans PH: Use of the carbon dioxide laser in the management of premalignant lesions of the oral mucosa, *J Laryngol Otol* 98(12):1251-1260, 1984.
89. Kamami YV: Outpatient treatment of sleep apnea syndrome with CO_2 laser, LAUP: laser-assisted UPPP results on 46 patients, *J Clin Laser Med Surg* 12(4):215-219, 1994.

90. Myers TD, Myers WD, Stone RM: First soft tissue study utilizing a pulsed Nd:YAG dental laser, *Northwest Dent* 68(2):14-17, 1989.
91. White JM, Goodis HE, Rose CL: Use of the pulsed Nd:YAG laser for intraoral soft tissue surgery, *Lasers Surg Med* 11(5):455-461, 1991.
92. Neill ME, Mellonig JT: Clinical efficacy of the Nd:YAG laser for combination periodontitis therapy, *Pract Periodont Aesthet Dent* 9(6 suppl):1-5, 1997.
93. Yukna RA, Carr RL, Evans GH: Histologic evaluation of an Nd:YAG laser-assisted new attachment procedure in humans, *Int J Periodont Restorative Dent* 27(6):577-587, 2007.
94. Benedicenti A, Daneo M, Verrando M, et al: Valutazione dell'assorbimento d'acqua di un composito, il Durafill, polimerizzato in luce laser argon rispetto alla normale polimeriizzazione [Evaluation of water absorption by a composite: Durafill, polymerized with argon laser light, in relation to normal polymerization], *Parodontol Stomatol (Nuova)* 23(3):27-29, 1984.
95. Séverin C: Apport du rayonnement laser-argon à la polymerization des photocomposites: collage des verrous orthodontiques [The effect of argon laser radiation on the polymerization of photocomposites: bonding of orthodontic brackets], *J Biomater Dent* 1(2):111-112, 161-165, 1985.
96. Séverin C, Maquin M: Argon ion laser beam as composite resin light curing agent. In Yamamoto H, Atsumi K, Kusakari H, editors: *Lasers in dentistry: proceedings of the International Congress of Laser in Dentistry,* Tokyo, 1988, Amsterdam, 1989, Excerpta Medica, pp 241-246.
97. Gordon TE, Smith DL: Laser welding of prostheses: an initial report, *J Prosthet Dent* 24(4):472-476, 1970.
98. Smith DL, Burnett AP, Gordon TE Jr: Laser welding of gold alloys, *J Dent Res* 51(1):161-167, 1972.
99. Huling JS, Clark RE: Comparative distortion in three-unit fixed prostheses joined by laser welding, conventional soldering, or casting in one piece, *J Dent Res* 56(2):128-134, 1977.
100. Apotheker H, Nishimura I, Seerattan C: Laser-welded vs soldered nonprecious alloy dental bridges: a comparative study. *Lasers Surg Med* 4(2):207-213, 1984.
101. Weichman JA, Johnson FM: Laser use in endodontics: a preliminary investigation, *Oral Surg Oral Med Oral Pathol* 31(3):416-420, 1971.
102. Dederich DN, Zakariasen KL, Tulip J: Scanning electron microscopic analysis of canal wall dentin following neodymium-aluminum-garnet laser irradiation, *J Endod* 10(9):428-431, 1984.
103. Yamazaki R, Goya C, Yu DG, et al: Effects of erbium, chromium:YSGG laser irradiation on root canal walls: a scanning electron microscopic and thermographic study, *J Endod* 27(1):9-12, 2001.
104. Sulewski JG: Historical survey of laser dentistry, *Dent Clin North Am* 44(4):717-752, 2000.
105. Myers TD: The future of lasers in dentistry, *Dent Clin North Am* 44(4):971-980, 2000.
106. Goldman L: Dental applications of the laser. In Goldman L: *Biomedical aspects of the laser: the introduction of laser applications into biology and medicine,* New York, 1967, Springer-Verlag.
107. Ball KA: *Lasers: the perioperative challenge,* ed 3, Denver, 2004, AORN.
108. Catone GA, Alling CC III: *Laser applications in oral and maxillofacial surgery,* Philadelphia, 1997, Saunders.
109. Clayman L, editor: *Oral Maxillofac Surg Clin North Am* 9(1):1-131, 1997.
110. Joffe SN: Lasers in medicine. In Driggers RG, editor: *Encyclopedia of optical engineering,* vol 2, New York, 2003, Marcel Dekker.
111. Sulewski JG: Selected US FDA marketing clearances. Academy of Laser Dentistry 15th Annual Conference and Exhibition, San Diego, 2008.

2 Fundamentos do Laser

Donald J. Coluzzi, DDS • Robert A. Convissar, DDS

A palavra *laser* é um acrônimo para *l*ight *a*mplification by *s*timulated *e*mission of *r*adiation (amplificação de luz por emissão estimulada de radiação). Uma breve descrição desses cinco termos ajudará a explicar as qualidades únicas de um equipamento laser, desse modo propiciando base para descrever os usos dos lasers em odontologia.

LUZ

A luz é uma forma de energia eletromagnética que existe como uma partícula que se desloca em ondas a uma velocidade constante. A unidade básica dessa energia radiante é denominada de *fóton*.[1] As ondas de fótons deslocam-se à velocidade da luz e podem ser definidas por duas propriedades básicas: amplitude e comprimento de onda (Fig. 2-1). *Amplitude* é definida como a altura vertical de uma onda, desde o eixo zero até seu pico, à medida em que se move em torno do seu eixo. Isso se correlaciona com a grandeza da intensidade dentro da onda: quanto maior a amplitude, maior a quantidade de trabalho potencial que pode ser realizado. Para uma onda sonora, a amplitude se correlaciona com a *intensidade sonora*. Para uma onda que emite luz, a amplitude se correlaciona com o *brilho*. Um joule (J) é uma unidade de energia; uma quantidade útil para a odontologia é um *milijoule* (mJ), ou um milésimo (10^{-3}) de um joule ($1/1000$ J; 0,001 J).

A segunda propriedade de uma onda é o *comprimento de onda* (λ), a distância horizontal entre quaisquer dois pontos correspondentes de uma onda. Essa medida é importante tanto para verificar como a luz laser é liberada quanto para saber como a mesma reage com o tecido. O comprimento de onda é medido em metros (m). Lasers odontológicos possuem comprimentos de onda da ordem de unidades muito menores, usando a terminologia de um *nanômetro* (nm), um bilionésimo de metro (10^{-9}) ou *micrômetro* (também *mícron*, [μ ou μm]), um milionésimo (10^{-6}) de um metro.

À medida que as ondas se deslocam, as mesmas rotacionam em torno do eixo zero um certo número de vezes por segundo; isso é denominado *oscilação*. O número de oscilações por unidade de tempo é denominado *frequência*. A frequência é medida em hertz (Hz); um Hz é igual a uma oscilação por segundo. A frequência é inversamente proporcional ao comprimento de onda: quanto menor o comprimento de onda, maior será a frequência e vice-versa. Embora hertz seja um termo comumente encontrado em Física, é também utilizado para descrever o número de pulsos por segundo da energia laser emitida.

A luz comum, tal como a produzida por uma luminária de mesa, é geralmente de cor branca, e quente. A cor branca observada pelo olho humano é na verdade a soma de várias cores do espectro visível: vermelho, amarelo, verde, azul e violeta. A luz é geralmente difusa, não focada. A luz laser distingue-se da luz comum por duas propriedades. A luz laser é monocromática pois gera um feixe de uma única cor, que é invisível se seu comprimento de onda se situa fora da porção visível do espectro. Além disso, cada onda de luz laser é coerente, ou idêntica em tamanho físico ou forma. Isso significa que a amplitude e a frequência de todas as ondas de fótons são idênticas. Isso resulta na produção de uma forma específica de energia eletromagnética focada.

Os feixes laser emitidos a partir de alguns instrumentos são *colimados* (todas as ondas paralelas entre si) ao longo de uma grande distância, porém feixes produzidos a partir de fibras ópticas (p. ex., em lasers de Nd:YAG e diodo) geralmente são divergentes na ponta. Todos podem ser precisamente focados e esse feixe de energia luminosa monocromática e coerente pode ser utilizado para se alcançar o objetivo do tratamento.

Escolhendo-se uma situação doméstica como exemplo, uma lâmpada de 100 watts produzirá uma quantidade moderada de luz para a área de um quarto, com algum calor. Por outro lado, dois watts (2W) de luz laser podem ser utilizados para a precisa excisão de um fibroma ao mesmo tempo em que propiciam adequada hemostasia no leito cirúrgico, sem comprometimento do tecido circunvizinho.[2]

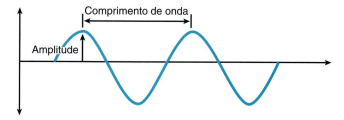

FIGURA 2-1 • Propriedades das ondas eletromagnéticas. Amplitude é a altura de uma onda a partir do eixo zero até o seu pico. Comprimento de onda é a distância horizontal entre duas partes adjacentes de uma onda.

AMPLIFICAÇÃO

Amplificação é a parte desse processo que ocorre no interior do laser. A identificação dos componentes de um equipamento laser mostra como a luz laser é produzida. O centro do laser é denominado cavidade do laser. Os três componentes a seguir compõem a cavidade do laser:

- Meio ativo.
- Mecanismo de bombeamento.
- Ressonador óptico.

O *meio ativo* é composto de elementos químicos, moléculas ou compostos. Os lasers são genericamente denominados de acordo com o material do meio ativo, que podem ser (1) um recipiente de gás, tal como um reservatório de gás de dióxido de carbono (CO_2) em um laser de CO_2; (2) um cristal sólido, tal como um cristal de ítrio, alumínio e granada (YAG) em um laser de érbio (Er) YAG ou de neodímio (Nd) YAG; (3) um semicondutor em estado sólido, tal como os semicondutores encontrados em lasers de diodo; ou (4) um líquido, tal como encontrado em alguns dispositivos lasers de uso médico.

Ao redor desse meio ativo está uma fonte excitatória, tal como um dispositivo de lâmpada flash, um circuito elétrico, uma mola elétrica ou uma fonte similar de energia que bombeia energia para o interior do meio ativo. Quando esse *mecanismo de bombeamento* bombeia energia para o interior do meio ativo, a energia é absorvida pelos elétrons do orbital mais externo dos átomos do meio ativo. Esses elétrons absorvem uma quantidade específica de energia para alcançar o próximo orbital além do núcleo, que está em um nível energético maior. Uma "inversão de população" ocorre quando mais elétrons do meio ativo estão em um orbital com nível de energia maior, mais distante do núcleo, do que em seu estado fundamental (Fig. 2-2). Os elétrons nesse estado excitado então liberam espontaneamente essa energia na forma de um fóton (Fig. 2-3). Isso é chamado de *emissão espontânea* (Fig. 2-4).

Completando a cavidade do laser estão dois espelhos, um em cada extremidade da cavidade óptica, posicionados paralelamente; ou no caso de um semicondutor, duas superfícies polidas em cada extremidade. Esses espelhos ou superfícies polidas atuam como *ressonadores ópticos*, que refletem as ondas para frente e para trás e ajudam a colimar e amplificar o feixe em formação. Um sistema de refrigeração, lentes de focalização e outros mecanismos de controle completam os componentes mecânicos. A Figura 2-5 mostra o esquema de um laser de meio ativo a gás ou sólido (p. ex., CO_2, Nd:YAG). A Figura 2-6 mostra o esquema de um dispositivo semicondutor diodo.

EMISSÃO ESTIMULADA

A emissão estimulada é o processo pelo qual os feixes laser são produzidos no interior da cavidade do laser. A teoria da emissão estimulada foi postulada por Albert Einstein em 1916.[3] Ele baseou seu trabalho em alguns trabalhos anteriores de físicos da Alemanha (Max Planck) e Dinamarca (Niels Bohr), que

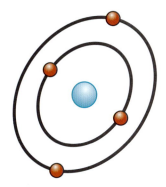

FIGURA 2-2 • Um átomo de um meio ativo em estado fundamental.

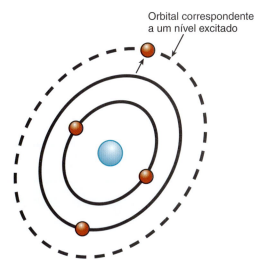

FIGURA 2-3 • Um átomo de um meio ativo em estado excitado.

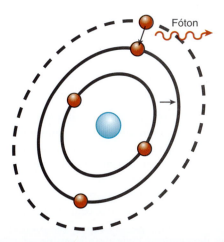

FIGURA 2-4 • Um átomo de um meio ativo espontaneamente emite um fóton e retorna para um orbital fundamental, liberando a energia que acabou de absorver, de acordo com o princípio da Conservação de Energia.

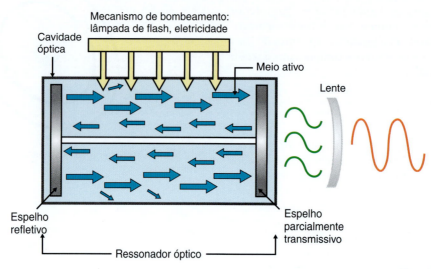

FIGURA 2-5 • Ilustração de um meio ativo de laser, gás ou sólido, tal como um laser de dióxido de carbono (CO_2) ou neodímio:ítrio-alumínio-granada (Nd:YAG).

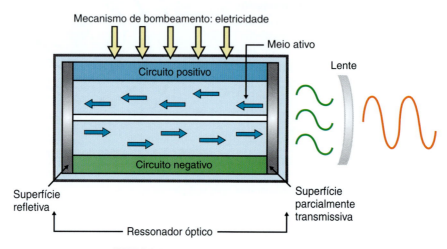

FIGURA 2-6 • Dispositivo diodo semiconductor.

teorizaram o modelo de um átomo bem como a teoria quântica da física, que descreveu um *quantum* como a menor unidade de energia emitida a partir de um átomo.[4,5] Einstein utilizou esse conceito e teorizou novamente que um *quantum* adicional de energia pode ser absorvido por um átomo já energizado e resultaria na liberação de dois *quanta* (Fig. 2-7). Essa energia é emitida, ou *radiada*, como fótons idênticos, que se deslocam como uma onda coerente. Esses fótons por sua vez são capazes de energizar mais átomos em progressão geométrica, que causa outra emissão de fótons adicionais idênticos e resulta em uma amplificação da energia luminosa que, dessa forma, produz um feixe laser (Fig. 2-8).

RADIAÇÃO

As ondas luminosas produzidas pelo laser são uma forma específica de radiação ou energia eletromagnética.[6] O *espectro eletromagnético* é uma coleção completa de energia ondulatória, que varia de raios gama, com comprimentos de onda de 10 a 10^{-12} m, a ondas de rádio, com comprimentos de onda de milhares de metros. Todos os equipamentos lasers odontológicos atuais disponíveis possuem comprimentos de onda de emissão de aproximadamente 0,5 μ, ou 500 nm, a 10,6 μ ou 10.600 nm, que os coloca localizados na região visível ou na invisível não ionizante do espectro eletromagnético, como

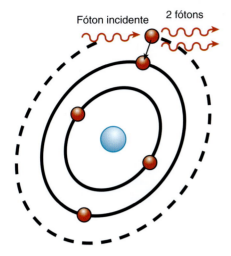

FIGURA 2-7 • Um átomo de um meio ativo mostra emissão estimulada, liberando dois fótons idênticos antes de retornar ao estado fundamental.

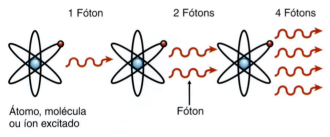

FIGURA 2-8 • Amplificação de luz por emissão estimulada de radiação.

mostrado na Figura 2-9. É importante observar que a linha divisória entre a porção do espectro ionizante e mutagênica do DNA celular e a porção não ionizante está localizada na junção de ultravioleta e luz violeta visível. Dessa forma, todos os lasers odontológicos emitem em um comprimento de onda em luz visível ou em um comprimento de onda em luz infravermelha na porção não ionizante do espectro denominado *radiação térmica*.[7]

Os quatro equipamentos lasers odontológicos listados a seguir emitem luz visível:

- Laser de Argônio: comprimento de onda azul de 488 nm.
- Laser de Argônio: comprimento de onda azul-verde de 514 nm.
- Laser de neodímio dopado com ítrio-alumínio-granada (Nd:YAG) de frequência duplicada, também chamado de laser fosfato de potássio titanil (KTP): comprimento de onda verde de 532 nm.
- Lasers de baixa potência: comprimentos de onda não cirúrgicos vermelho de 635 nm (para fotobiomodulação) e 655 nm (para detecção de cáries).

Os lasers de argônio não são mais produzidos como instrumentos cirúrgicos odontológicos, embora ainda sejam utilizados para procedimentos médicos.

Outros lasers odontológicos emitem luz laser invisível nas porções próxima, média e distante do infravermelho, dentro do espectro eletromagnético. Estes equipamentos incluem dispositivos de fotobiomodulação entre 800 e 900 nm, bem como equipamentos cirúrgicos, como descritos a seguir:

- Lasers de Diodo: vários comprimentos de onda entre 800 e 1.064 nm que utilizam um meio ativo semicondutor de gálio e arsênio; alguns dispositivos adicionam alumínio ou índio.

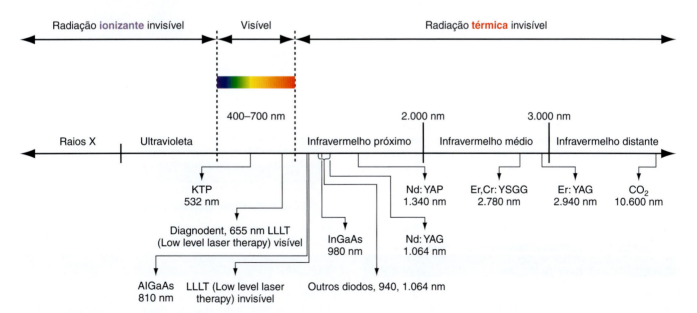

FIGURA 2-9 • Parte do espectro eletromagnético mostra a divisão entre as porções ionizante, visível e não ionizante.

- Laser de Nd:YAG: 1.064 nm.
- Laser de érbio-cromo dopado com ítrio-escândio-gálio-granada (Er,Cr:YSGG): 2.780 nm.
- Laser de Er:YAG: 2.940 nm.
- Laser de CO_2: 10.600 nm.

SISTEMAS DE ENTREGA DO FEIXE LASER

A energia laser deve ser entregue ao leito cirúrgico por um método ergonômico e preciso.[8] Equipamentos com comprimentos de onda mais curtos (p. ex., KTP, diodo, Nd:YAG) possuem sistemas de fibra óptica flexíveis e pequenos com fibras de vidro sem revestimentos externos que liberam energia laser para o tecido alvo (Fig. 2-10). Pelo fato de os comprimentos de onda dos lasers de érbio e CO_2 serem absorvidos pela água, o principal componente das fibras de vidro convencionais, tais comprimentos de onda não podem passar através dessas fibras. Dispositivos de érbio e CO_2, dessa forma, são construídos com fibras especiais capazes de transmitir esses comprimentos de onda, com guias de onda ocos semiflexíveis para as ondas, ou com braços articulados (Fig. 2-11). Alguns desses sistemas empregam pequenas pontas de quartzo ou safira que se encaixam ao equipamento laser para contato com o tecido alvo; outros empregam pontas que não fazem contato (Fig. 2-12). Além disso, os lasers de érbio empregam um jato de água para refrigerar os tecidos duros. Os lasers podem ter diferentes diâmetros de fibras, canetas emissoras e ponteiras (Fig. 2-13). O diâmetro de fibras, canetas emissoras e ponteiras desempenha papel significativo na entrega de energia (Fig. 2-14).

Todos os instrumentos odontológicos convencionais, sejam manuais ou rotatórios, precisam fisicamente tocar o tecido a ser tratado, dando ao operador sensação de retorno tátil instantânea. Como mencionado, os lasers odontológicos podem ser usados em contato ou sem contato. A ponta da fibra pode facilmente ser inserida no interior da bolsa periodontal a fim de remover pequenas quantidades de tecido de granulação (Figs. 2-15 a 2-17). No uso sem contato, o feixe é posicionado a alguma distância do alvo (Fig. 2-18). Essa modalidade é útil quando se quer seguir os variados contornos que o tecido pode ter; porém, com a perda da sensação tátil, o cirurgião precisa manter bastante atenção à interação do tecido com a energia laser. Todos os lasers odontológicos que utilizam luz invisível (Nd:YAG, CO_2, diodo, érbio) estão equipados com feixes guia em separado, que pode ser um outro laser ou uma luz convencional. O feixe guia é liberado coaxialmente ao longo da fibra e mostra ao operador o ponto exato no qual onde a energia laser contacta o tecido.

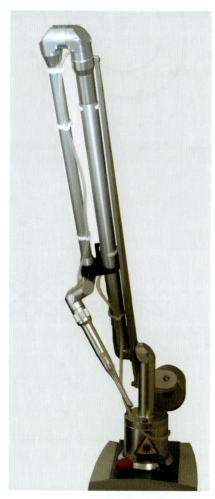

FIGURA 2-11 • Sistema de entrega de energia por braço articulado, típico de lasers CO_2 e de alguns dispositivos laser de érbio.

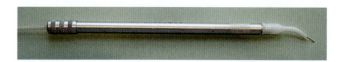

FIGURA 2-10 • Sistema de laser montado, cuja energia é transmitida por fibra óptica que consiste em fibra sem revestimento, uma peça de mão e uma ponteira descartável.

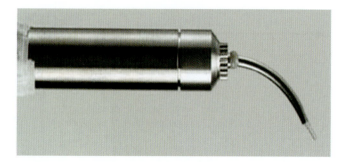

FIGURA 2-12 • Ponteira de quartzo montada na extremidade de uma peça de mão de um laser de érbio cuja energia é transmitida por fibra óptica.

Fundamentos do Laser ••• **CAPÍTULO 2** 17

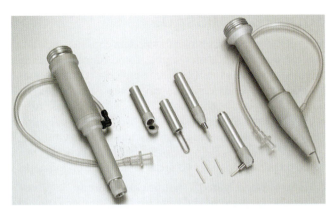

FIGURA 2-13 • A variedade de peças de mão disponíveis para a maioria dos sistemas de laser de CO_2 oferece uma variedade de tamanhos do feixe laser (*spot size*) e distâncias focais.

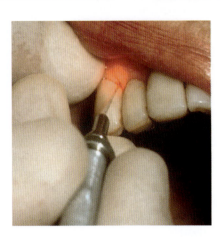

FIGURA 2-16 • Fibra de um laser de Nd:YAG penetra em uma bolsa periodontal.

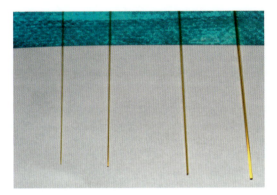

FIGURA 2-14 • Diâmetros de fibras para lasers de Nd:YAG e diodo, permitindo diferentes tamanhos do feixe de laser.

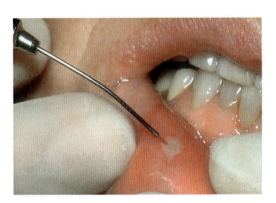

FIGURA 2-17 • Fibra de um laser de Nd:YAG em contato com uma úlcera aftosa.

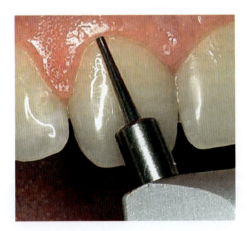

FIGURA 2-15 • Ponta periodontal em laser de CO_2 trata uma bolsa periodontal.

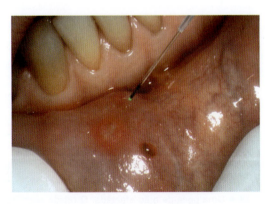

FIGURA 2-18 • Fibra de um laser de Nd:YAG fora de contato trata uma úlcera aftosa.

TAMANHO DO FEIXE LASER

O feixe ativo é focalizado por lentes. Com sistemas de liberação com guias de onda ocos para as ondas ou em braço articulado, existe uma ponto circular preciso no local em que a energia é a maior. Esse *ponto focal* é utilizado para incisão e para cirurgias excisionais. Para sistemas de entrega por fibra óptica, o ponto focal está localizado na ou próximo à ponta da fibra, ponto esse que novamente possui a maior energia. Para lasers de CO_2, que são utilizados sem contato com o tecido, o ponto focal pode estar em qualquer lugar entre 1 mm e 12 mm de distância da superfície, dependendo da peça de mão utilizada (Fig. 2-19). Quando ela é afastada do tecido e do seu ponto focal o feixe é *desfocado* (fica fora de foco), torna-se mais divergente e, portanto, libera menos energia ao leito cirúrgico (Fig. 2-20). Com uma distância de divergência pequena, o feixe pode recobrir uma área mais ampla, que pode ser útil na obtenção de hemostasia. A uma distância maior, o feixe perderá sua eficiência, uma vez que a energia será dissipada.

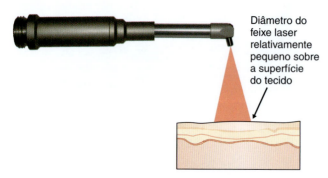

FIGURA 2-19 • Uma peça de mão em distância correta a fim de manter o tecido "em foco".

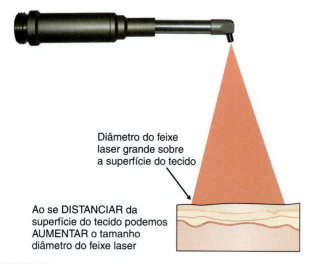

FIGURA 2-20 • Uma peça de mão afastada. O tecido está "fora de foco", resultando em um maior tamanho do feixe laser e menor fluência. O modo desfocado é excelente para hemostasia.

MODOS DE EMISSÃO

Equipamentos laser odontológicos podem emitir energia luminosa em duas modalidades, ambas como funções do tempo: (1) emissão contínua ou (2) regime pulsado.[8] Os lasers pulsados podem ser ainda divididos em modos gated e "free-running" na liberação de energia para o tecido alvo. Dessa forma, os três diferentes modos de emissão estão descritos a seguir:

1. **Modo de onda contínua**, significa que o feixe é emitido em apenas um nível de potência por todo o período em que o operador mantém o pedal de controle pressionado

2. **Modo pulsado "gated"**, significa que ocorrem alternâncias periódicas da energia laser, similar a uma luz piscante. Essa modalidade é obtida pela abertura e fechamento de um obturador mecânico em frente ao trajeto do feixe de uma emissão em modo de onda contínua. Todos os equipamentos cirúrgicos que operam em onda contínua possuem essa característica de pulso. Alguns instrumentos podem produzir pulsos tão curtos quanto microssegundos (μs) ou milissegundos (ms). Picos de potência de cerca de 10 a 50 vezes maior do que a observada na modalidade de onda contínua são produzidos e a carbonização do tecido pode ser reduzida. As unidades mais avançadas possuem obturadores controlados por computador que possibilitam esses pulsos bastante curtos. Os fabricantes cunharam vários termos para descrever esses pulsos de curta duração, incluindo "superpulso" e "ultravelocidade".

3. **Modo pulsado "free-running"**, algumas vezes denominado como um modo verdadeiramente pulsado, ou "normal mode". Essa emissão é única pelo fato de grandes picos de energia de luz laser serem emitidos, usualmente por microssegundos, seguidos por um período relativamente longo em que o laser fica desativado. Por exemplo, um laser pulsado "free-running" com duração de pulso de 100 μseg e pulsos liberados a 10 por segundo significa que a energia no leito cirúrgico está presente por um milésimo de segundo e ausente por 99,9% do tempo daquele segundo. Equipamentos pulsados "free-running" possuem um rápido movimento da lâmpada de flash que bombeia o meio ativo. Com cada pulso, altos picos de potência de centenas ou milhares de watts são gerados. Contudo, pelo fato de a duração do pulso ser curta, a potência média que o tecido recebe é pequena. Equipamentos pulsados "free-running" não podem ter emissão de onda contínua ou em pulso. Lasers verdadeiramente pulsados o são como resultado da ação de um mecanismo de bombeamento no interior da cavidade do laser. Lasers pulsados são resultado da ação de um obturador localizado exteriormente à cavidade do laser. Equipamentos laser médicos e científicos estão disponíveis com durações de pulso em nanossegundos (um bilionésimo de segundo), picossegundos (um trilionésimo de segundo) e limites de variação menores. Esses dispositivos podem gerar picos de potência tremendos, porém as energias calculadas por pulso são pequenas e permitem precisão cirúrgica aumentada. Alguns equipamentos podem ser controlados para emitir um único pulso.

EFEITOS DO LASER SOBRE O TECIDO

Dependendo das propriedades ópticas do tecido, a energia luminosa de um laser pode ter quatro diferentes interações com o tecido alvo (Fig. 2-21), descritas a seguir[9]:
- Reflexão.
- Transmissão.
- Dispersão/Espalhamento.
- Absorção.

Reflexão é simplesmente o feixe ser redirecionado para fora da superfície, sem efeito sobre o tecido alvo. A luz refletida pode manter sua colimação em um feixe compacto ou pode tornar-se mais difusa. Como mencionado anteriormente, o feixe laser geralmente se torna mais divergente à medida que a distância da peça de mão aumenta. Contudo, o feixe de alguns lasers ainda pode ter energia adequada a distâncias maiores que três metros. De qualquer forma, essa reflexão pode ser perigosa, uma vez que a energia poderia ser redirecionada para um alvo não intencional, tal como os olhos. Essa é a maior preocupação de segurança durante a operação de um equipamento laser, e a razão para que todas as pessoas no consultório odontológico usem obrigatoriamente óculos de proteção específicos para o comprimento de onda do laser com adequadas proteções nas suas laterais. Um exemplo de reflexão seria a interação entre um laser de CO_2 e implantes de titânio. A energia do laser de CO_2 é refletida pelos implantes e poderia ser redirecionada para os olhos do dentista.

A segunda interação com o tecido é a *transmissão* da energia laser diretamente através dele, sem efeito sobre o tecido alvo (Fig. 2-22). Esse efeito também é altamente dependente do comprimento de onda da luz laser. A água, por exemplo, é relativamente "transparente" (não absorve) aos comprimentos de onda dos lasers de diodo e de Nd:YAG, enquanto fluidos teciduais prontamente absorvem érbio e CO_2 na superfície, de modo que uma quantidade mínima de energia é transmitida para os tecidos adjacentes. Os comprimentos de onda dos lasers de diodo e de Nd:YAG são transmitidos através da esclera, do cristalino, da íris, da córnea, do humor vítreo e do humor aquoso do olho antes de absorvidos pela retina.

A terceira interação com o tecido é a *dispersão ou espalhamento* da luz laser, que enfraquece a energia que se deseja liberar sobre o tecido. Dispersão é um evento predominante em lasers próximos ao infravermelho em tecido mole saudável. A dispersão faz com que haja uma mudança na direção dos fótons, o que leva a uma absorção aumentada por causa das chances aumentadas de interação com o cromóforo predominante para tais comprimentos de onda. A dispersão do feixe laser poderia também causar transferência de calor para o tecido adjacente ao leito cirúrgico e dano indesejado poderia ocorrer. Contudo, um feixe disperso, ou defletido em diferentes direções, poderia ser útil na polimerização de uma resina composta.

A *absorção* da energia laser pelo tecido alvo planejado é usualmente o efeito desejado. A quantidade de energia absorvida pelo tecido depende das características do tecido, tais como pigmentação e conteúdo em água, e do comprimento de onda do laser. Dessa forma, o objetivo principal e benéfico da energia laser é a absorção da luz laser pelo tecido biológico desejado. Os seguintes efeitos fotobiológicos são possíveis quando da utilização de um laser odontológico:[10]

- A principal interação laser-tecido é *fototérmica*, o que significa que a energia laser é transformada em calor. As três principais interações fototérmicas laser-tecido são (1) incisão/excisão, (2) ablação/vaporização e (3) hemostasia/coagulação. Ao se alterar os vários parâmetros do tamanho do feixe laser (chamado de *spot size*), energia e tempo, os lasers podem ser ajustados para realizar quaisquer uma dentre as três interações fototérmicas:

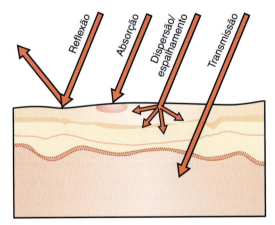

FIGURA 2-21 • Quatro potenciais interações laser-tecido.

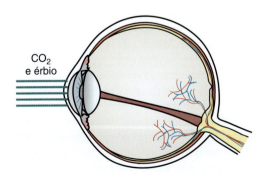
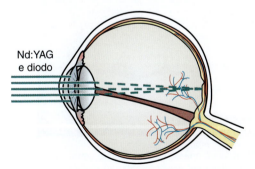

FIGURA 2-22 • Diagrama de um olho mostra os efeitos de diferentes comprimentos de onda sobre vários tipos de tecido. Em geral, lasers de CO_2 e de érbio interagem com a córnea e o cristalino, enquanto lasers de Nd:YAG e de diodo penetram até a retina.

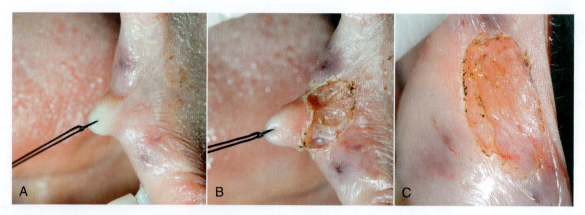

FIGURA 2-23 • Biópsia excisional com laser. **A,** Sutura para tração em posição imediatamente anterior ao procedimento. **B,** Início da excisão com laser da lesão. **C,** Visão imediata pós-operatória do leito cirúrgico após a excisão. Observe a completa ausência de sangramento no leito cirúrgico, uma das várias vantagens da cirurgia com laser sobre as técnicas convencionais.

1. Feixe laser focado com um pequeno *spot size* é utilizado para procedimentos de incisão/excisão (Fig. 2-23).
2. Feixe laser com um *spot size* mais amplo irá interagir com o tecido ao longo de uma área mais ampla, porém mais superficialmente, produzindo uma ablação superficial (Fig. 2-24).
3. Feixe laser desfocado produzirá hemostasia/coagulação (Fig. 2-25).

- Efeitos *fotoquímicos* ocorrem quando o laser é utilizado para estimular reações químicas, tais como a polimerização de uma resina composta. A quebra de ligações químicas, tais como na utilização de compostos fotossensíveis à exposição da energia laser, pode produzir o radical oxigênio singlete para a desinfecção de bolsas periodontais e canais endodônticos.

- Certos pigmentos biológicos, quando absorvem luz laser de um comprimento de onda específico, podem *fluorescer*, o que pode ser utilizado para a detecção de cáries nas superfícies oclusais de dentes. Mais informações sobre a utilização de fluorescência a laser para a detecção de cáries pode ser encontrada no capítulo sobre lasers em dentística.

- O laser pode ser utilizado em modalidade não cirúrgica para *bioestimulação*, a fim de acelerar a cicatrização de feridas, aliviar a dor, aumentar a produção de colágeno e para um efeito anti-inflamatório geral. Mais informações sobre esse tópico pode ser encontrada no capítulo sobre terapia com laser de baixa potência.

- A energia de um pulso de laser sobre tecidos dentários duros pode produzir uma onda de choque, um exemplo de efeito *foto-acústico* da luz laser. Esse processo é frequentemente denominado *ablação*. Mais informações sobre ablação pode ser encontrada no capítulo sobre dentística.

As duas próximas seções abordam o efeito fototérmico de lasers odontológicos; dessa forma, o objetivo principal do tratamento é cirúrgico, ou seja, a remoção do tecido *versus* fluorescência ou bioestimulação.

TEMPERATURA TECIDUAL

O efeito térmico da energia laser sobre o tecido envolve principalmente o conteúdo de água do tecido e o aumento de temperatura do tecido. A Tabela 2-1 mostra que, quando o tecido alvo que contém água é elevado a uma temperatura de 100°C, ocorre a vaporização da água no interior do tecido; esse processo é chamado de *ablação*.[11] Pelo fato de o tecido mole ser composto de uma porcentagem de água muito alta, a excisão/incisão do tecido se inicia nessa temperatura. Em temperaturas abaixo de 100°C e acima de aproximadamente 60°C, as proteínas começam a se desnaturar sem qualquer vaporização do tecido subjacente. Esse fenômeno é útil na remoção de tecido granulomatoso em processos patológicos, sem afetar tecido sadio, desde que a temperatura tecidual possa ser controlada[12]. De 70°C a

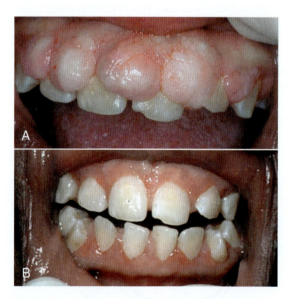

FIGURA 2-24 • Ablação com laser em hiperplasia gengival induzida por ciclosporina. **A,** Visão pré-operatória de um paciente adolescente transplantado renal. **B,** Visão em uma semana de pós-operatório da área em que foi feita a ablação com laser.

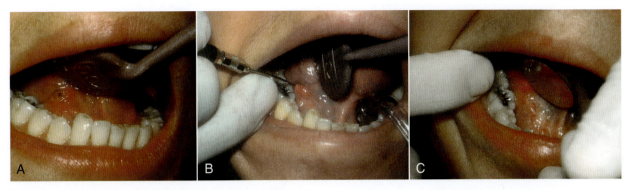

FIGURA 2-25 • Coagulação com laser de uma úlcera aftosa em assoalho de boca. **A**, Visão pré-operatória. **B**, Irradiação da energia laser sobre a lesão. **C**, Visão imediata pós-operatória do leito cirúrgico.

Tabela 2-1 — Energia Laser e Efeitos Térmicos sobre Tecido Dentário Cariado

Temperatura Tecidual (°C)	Efeito Observado
37-50	Hipertermia; inativação bacteriana
>60	Coagulação; desnaturação proteica
70-90	União das bordas de tecido mole das feridas
100-150	Vaporização
>200	Carbonização tecidual

80°C, as bordas de tecido mole podem ser unidas entre si sem necessidade de sutura.[13]

Inversamente, se a temperatura do tecido é elevada a cerca de 200°C, o mesmo é desidratado e então carbonizado; e o carbono é o produto final. O carbono é um grande absorvedor de todos os comprimentos de onda, de forma que pode tornar-se uma "pia de drenagem do calor" à medida que o uso do laser continua.[14] A condução de calor causará então extenso trauma térmico colateral, denominado *carbonização tecidual*. A carbonização tecidual ocorre quando parâmetros impróprios do laser são utilizados.

Para utilização em tecidos duros, a interação principal ocorre a 100°C, quando a água é convertida em vapor, cujo aumento de volume causa a expansão explosiva e a remoção de tal tecido.[15]

Os modos de emissão de laser desempenham um importante papel no aumento da temperatura tecidual. O importante princípio em qualquer modo de emissão de laser é que a energia luminosa incide sobre o tecido durante certo intervalo de tempo, produzindo interação térmica.[16] Se o laser é utilizado no modo pulsado, o tecido alvo provavelmente terá tempo para reduzir a sua temperatura antes do próximo pulso de energia ser emitido. No modo de onda contínua, o operador deve cessar a emissão do laser manualmente, de tal forma que o relaxamento térmico do tecido possa ocorrer. O tecido mole, delgado ou frágil, por exemplo, deve ser tratado no modo pulsado, de tal forma que a quantidade e a taxa de remoção de tecido sejam mais lentas, porém a chance de dano térmico irreversível ao tecido alvo e ao tecido adjacente não alvo seja mínima. Intervalos maiores entre os pulsos também podem auxiliar a evitar a transferência de calor para os tecidos circunjacentes. Além disso, um jato de ar brando ou ar corrente de uma bomba de sucção de alta potência auxilia a manter a área mais fria. De maneira similar, quando da utilização de lasers para tecido duro, um jato de água auxilia a prevenir microfratura das estruturas cristalinas e reduz a possibilidade de carbonização. De modo contrário, o tecido fibroso, espesso, denso, requer mais energia para a remoção. Pela mesma razão, o esmalte dentário, com maior conteúdo mineral, requer mais potência do que tecido carioso, mais macio e mais hidratado. Em ambos os casos, se demasiada energia térmica for utilizada, a cicatrização pode ser retardada e maior desconforto pós-operatório pode ocorrer.

Os lasers possuem uma grande variabilidade nos ajustes dos parâmetros do pulso (Fig. 2-26). Para permitir o resfriamento do tecido, alguns lasers permitem que o cirurgião altere a quantidade de tempo em que o equipamento emite o feixe laser em cada pulso, denominado *largura de pulso*. Outros lasers permitem que o cirurgião controle a quantidade de tempo em que o equipamento fica sem emitir laser entre os pulsos. Ao variar a quantidade de tempo em que o laser emite ou não emite energia, o cirurgião é mais bem capacitado para tratar diferentes tipos de tecido. O comprador de um equipamento laser deve avaliar a quantidade de variações de ajuste que cada unidade permite. Algumas unidades possuem larguras de pulso fixas que não podem ser alteradas. Isso limita a possibilidade de o cirurgião modificar ajustes de modo a permitir uma melhor intervenção terapêutica em diferentes tipos de tecido.

Ciclo de trabalho, também denominado *ciclo de emissão*, é o termo utilizado para descrever a quantidade de tempo em que o equipamento laser emite e deixa de emitir luz. Um ciclo de trabalho de 10% significa que o laser está emitindo (ligado) 10% do tempo e desligado 90% do tempo. Um ciclo de trabalho de 50% significa que o laser está metade do tempo ligado e metade desligado. Tecidos finos e friáveis devem ser tratados com ciclos de trabalho pequenos, enquanto tecidos mais

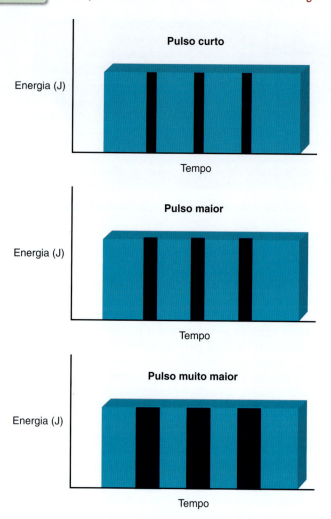

FIGURA 2-26 • Vários parâmetros de pulso.

ABSORÇÃO DA ENERGIA LASER PELOS TECIDOS DENTÁRIOS

Diferentes comprimentos de onda laser apresentam diferentes coeficientes de absorção com relação aos principais componentes do tecido oral – água, pigmento, conteúdo sanguíneo e minerais (Fig. 2-27). Dessa forma, a energia laser pode ser transmitida, absorvida, espalhada ou refletida dependendo da composição do tecido alvo. Os componentes principais são denominados *cromóforos*, substâncias que absorvem a energia laser específica.[7,17] A água, presente em todos os tecidos biológicos, absorve de forma máxima os dois comprimentos de onda do érbio, seguido pelo comprimento de onda do CO_2. De modo contrário, a água permite a transmissão de lasers com comprimentos de onda mais curtos (p. ex., diodo, Nd:YAG). O esmalte dentário é composto por hidroxiapatita carbonatada e água. O cristal de apatita prontamente absorve o comprimento de onda do CO_2 e interage em menor grau com comprimentos de onda do érbio. Esse tecido não interage com comprimentos de onda mais curtos. Hemoglobina e outros constituintes do sangue, além de pigmentos tais como a melanina, absorvem diodo e Nd:YAG em quantidades variáveis.

Tecidos dentários humanos são constituídos por uma combinação de compostos, logo o clínico precisa escolher o laser mais adequado para cada tratamento.[18] Para tratamento de tecidos moles, o cirurgião pode utilizar qualquer comprimento de onda disponível, uma vez que todos os lasers odontológicos são absorvidos por um ou mais componentes dos tecidos moles. Para tecido duro, contudo, os lasers de érbio com

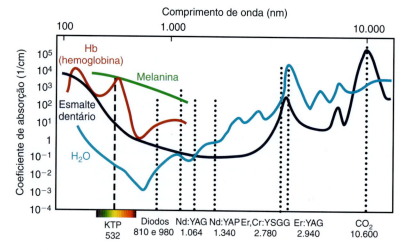

FIGURA 2-27 • Curvas de absorção aproximadas dos principais cromóforos orais.

durações de pulso muito curtas facilmente fazem ablação de camadas de tecido calcificado com mínimos efeitos térmicos. De modo interessante, os lasers com comprimentos de onda curtos (p. ex., diodo, Nd:YAG) são essencialmente não reativos com o esmalte dentário sadio. O recontorno do tecido gengival pode ser feito sem intercorrências ao se utilizar esses comprimentos de onda. De modo contrário, se o tecido mole está invadindo o interior de uma lesão cariosa, um laser de érbio pode remover a lesão e o tecido mole muito eficientemente, na medida em que ajustes adequados sejam utilizados para cada tipo de tecido.

Além das propriedades ópticas absortivas únicas, todos os comprimentos de onda possuem diferentes profundidades de *penetração* no tecido. Os lasers de érbio e de CO_2 são tão bem absorvidos por tecido com um alto conteúdo de água (p. ex., mucosa) que esses comprimentos de onda penetram apenas de uns poucos a vários micrômetros de profundidade no interior do tecido alvo, enquanto lasers de diodo e de Nd:YAG podem alcançar alguns milímetros de profundidade. É importante compreender que, em virtude da penetração relativa dos vários comprimentos de onda no interior da mucosa, a interação com o tecido poderia continuar em profundidade, além do leito cirúrgico. Isso poderia ocasionar necrose térmica do tecido subjacente em profundidade e osteonecrose do osso.

Comprimento de destruição é definido como a espessura de uma substância na qual 98% da energia de um laser é absorvida.[19] Um pequeno comprimento de *destruição* significa que a energia laser é maximamente absorvida pelo tecido, sem penetração profunda e, dessa forma, com possibilidade mínima de dano térmico em profundidade. Um comprimento de *destruição* alto significa que a energia laser penetra profundamente em tal tecido. Pelo fato de que os lasers de CO_2 e de érbio são os dois comprimentos de onda mais bem absorvidos pelo tecido com um alto conteúdo de água, esses comprimentos de onda possuem o menor comprimento de *destruição* em mucosa e são os menos propensos a causar dano térmico em profundidade, na medida em que parâmetros de operação adequados sejam utilizados. O comprimento de *destruição* para lasers de CO_2 em mucosa, por exemplo, é 0,03mm. Lasers com comprimento de *destruição* longos em mucosa, tais como Nd:YAG (1-3 mm), e lasers de diodo também são seguros para utilização, desde que parâmetros corretos de operação sejam seguidos. De forma inversa, operadores com treinamento inadequado no uso desses comprimentos de onda arriscam-se a gerar dano térmico ao tecido subjacente.

RESUMO DA INTERAÇÃO LASER-TECIDO

A fim de determinar as interações teciduais associadas a um equipamento laser em particular, os seguintes fatores precisam ser considerados[20]:

1. Cada comprimento de onda laser afetará os componentes do tecido alvo, que estão inter-relacionados: conteúdo de água, coloração do tecido, vascularidade e composição química.
2. O diâmetro do feixe laser sobre o tecido, ou *spot size*, se liberado em contato ou na ausência de contato com o tecido, criará certa quantidade de energia por milímetro quadrado de tecido. Isso é denominado *densidade de energia*, ou *fluência*. Um relacionamento inverso ocorre entre o *spot size* e a fluência; quanto menor o *spot size* maior a fluência (Fig. 2-28). Por exemplo, um feixe de diâmetro 200 µm comparado a um feixe de diâmetro 300 µm, ambos com o mesmo ajuste de emissão, possuirá mais do que o dobro de densidade de energia. O resultado da utilização de um tamanho do feixe menor dessa forma aumenta grandemente a transferência térmica do laser para o tecido, com um aumento correspondente na absorção de calor naquela área menor. Se o feixe possui divergência, o seu afastamento do tecido aumentará seu diâmetro e, dessa forma, diminuirá sua densidade de energia.
3. A quantidade de tempo em que se permite que o feixe atue sobre o tecido afetará a taxa de aumento de temperatura no tecido. Esse tempo pode ser regulado da seguinte forma:
   a. A taxa de repetição do modo de emissão de laser pulsado: quantas repetições do pulso por segundo. A taxa de repetição é medida em hertz.
   b. Velocidade da mão do operador: a velocidade da movimentação do laser ao longo do tecido. Um movimento rápido do laser ao longo do leito cirúrgico poderá não permitir a absorção adequada da energia pelo tecido. De modo inverso, a movimentação do laser ao longo do leito cirúrgico de forma muito lenta provavelmente resultará em demasiado dano térmico ao tecido (Fig. 2-29).
4. A utilização de jato de água ou de ar também pode refrigerar o tecido, o que afeta a taxa de vaporização.

O usuário do laser precisa estar ciente desses fatores antes de iniciar o tratamento. Se possível, o operador pode então escolher o comprimento de onda adequado, o diâmetro do feixe (*spot size*), a distância focalizada ou desfocada, troca de repetição e a quantidade e o tipo de refrigeração do tecido. A combinação correta de todos esses parâmetros deve garantir um tratamento eficiente e benéfico para o paciente. O treinamento na utilização do laser é um passo de importância crítica na determinação da forma de manipulação dos parâmetros. Isso será discutido em mais detalhes no capítulo sobre a conduta clínica.

SEGURANÇA NO USO DO LASER

Todos os equipamentos laser possuem instruções completas de segurança. Todos os operadores do laser devem conhecer determinados fundamentos, porém a responsabilidade primária para a operação eficiente e segura do laser é designação do especialista em segurança.[21,22] Essa pessoa provê todas as informações necessárias, inspeciona e faz a manutenção do laser e seus acessórios e garante que todos os procedimentos de segurança sejam implementados. Mais informações sobre especialistas em segurança de lasers poderão ser encontradas no capítulo sobre conduta clínica dos lasers.

Aparato ocular de proteção apropriado precisará ser utilizado pelo paciente e pela equipe cirúrgica quando o laser estiver em operação, a fim de prevenir danos provenientes de

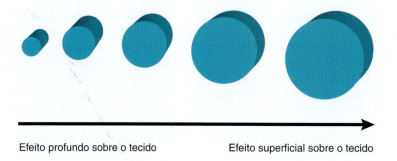

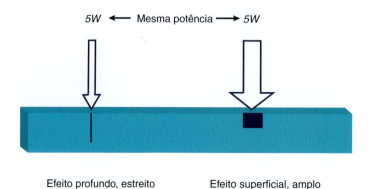

FIGURA 2-28 • Uma representação gráfica entre diâmetro do feixe e fluência. Os mesmos comprimentos de onda e potência foram utilizados, porém o diâmetro do feixe foi modificado. À esquerda, a incisão é estreita e profunda com um menor diâmetro do feixe; à direita, a incisão é ampla e superficial com um maior diâmetro do feixe.

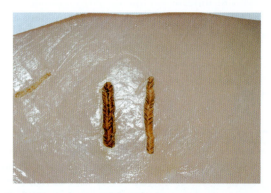

FIGURA 2-29 • Efeito da velocidade da mão sobre as incisões. Ambas as incisões foram feitas com a mesma peça de mão e diâmetro do feixe. A incisão da esquerda foi realizada com uma velocidade da mão muito lenta enquanto a incisão da direita foi realizada com uma velocidade da mão mais rápida.

qualquer energia refletida. A sala de procedimentos deverá ter um aviso de alerta colado e o acesso a essa sala deve ser limitado. Uma bomba de sucção de alta potência deverá ser utilizada para eliminar a névoa formada pela ablação do tecido e um protocolo de prevenção de disseminação de infecção normal deverá ser seguido. O laser em si deverá estar em perfeitas condições de funcionamento, de modo que os dispositivos de segurança existentes no equipamento previnam a exposição acidental ao laser. As máscaras precisam ter capacidade de filtragem adequada a fim de prevenir a inalação da névoa do laser. A maioria dos procedimentos com laser deve ser realizada com o cirurgião utilizando uma máscara com capacidade de filtragem de partículas de 0,1μm. A *névoa do laser* resulta dos subprodutos em aerossol da interação laser-tecido, que provavelmente conterão partículas orgânicas e matéria inorgânica (p. ex., vírus, gases tóxicos, substâncias químicas) que provavelmente serão infecciosas e/ou carcinogênicas.

AGÊNCIAS REGULATÓRIAS DO USO DO LASER

Na maioria dos países, agências regulatórias controlam tanto o usuário do laser quanto o seu fabricante, e padrões são estritamente cumpridos. Nos Estados Unidos, o *American National Standards Institute* (ANSI) provê guias para o uso seguro de sistemas laser ao definir especificamente medidas de controle para lasers.[23] O *Occupational Safety and Health Administration* (OSHA) está preocupado principalmente com um ambiente de trabalho seguro e existem numerosos requisitos para protocolos de uso do laser. O *Center for Devices and Radiological Health* (CDRH) é um departamento dentro da *Food and Drug Administration* (FDA) cujo objetivo é padronizar a fabricação de equipamentos laser e a adesão ao cumprimento da legislação que trata dos dispositivos médicos.[22] Todos os fabricantes de laser precisam obter permissão do CDRH para produzir e distribuir cada dispositivo destinado a um propósito específico; essa *liberação ao mercado* significa que a FDA está satisfeita e que o laser é tanto seguro quanto efetivo para o propósito a que se destina. O manual do proprietário então instrui o operador a utilizar o equipamento para o procedimento em particular regulado pela CDRH.

Em países e jurisdições fora dos Estados Unidos, padrões similares e regulamentações são promulgados pela *International Electrotechnical Commission* (IEC), sediada em Genebra, na Suíça.

No presente momento, existem cerca de duas dúzias de indicações para certos lasers odontológicos. Todos os comprimentos de onda e equipamentos de potência adequada podem ser utilizados para qualquer aspecto da cirurgia intraoral em tecidos moles. Os lasers de Er,Cr:YSGG e Er:YAG podem ser utilizados para a remoção de lesões cariosas, preparo cavitário, endodontia e procedimentos ósseos. Alguns equipamentos possuem liberações específicas para procedimentos tais como debridamento sulcular e clareamento dentário. O cirurgião dentista provavelmente usará o laser para outras técnicas além das indicações liberadas de uso, uma vez que a FDA não regula a prática odontológica; contudo, utilizar o laser para um procedimento não liberado pela FDA provavelmente terá ramificações legais no caso de um processo relacionado à imperícia.

Hospitais e instituições possuem seus próprios programas de treinamento para o uso de lasers em suas instalações, e um normativo curricular publicado estabeleceu padrões para a educação no laser em odontologia. O escopo da prática (como definida pela legislação que rege a prática odontológica em cada estado ou jurisdição), o treinamento e a experiência clínica do operador do laser odontológico são os principais fatores que devem determinar como o equipamento é utilizado.

BENEFÍCIOS E DESVANTAGENS DOS LASERS ODONTOLÓGICOS

Um dos principais benefícios do uso dos lasers odontológicos é a habilidade para interagir precisa e seletivamente com os tecidos doentes. Os lasers também permitem ao clínico reduzir a quantidade de bactérias e outros patógenos em um leito cirúrgico e, no caso de procedimentos em tecido mole, obter boa hemostasia com redução da necessidade de suturas.[24-27] Vários pesquisadores têm demonstrado que a habilidade dos lasers para selar vasos sanguíneos e canais linfáticos resulta em edema pós-operatório menor, que por sua vez resulta em menor desconforto pós-operatório.[28]

Equipamentos laser para tecidos duros podem seletivamente remover estrutura dentária comprometida pelo fato de que uma lesão cariosa apresenta conteúdo de água muito maior do que o tecido sadio e a água é o principal absorvedor de tal comprimento de onda de energia laser.[15,29-31] Esses mesmos equipamentos mostram vantagens sobre as canetas de alta rotação convencionais ao interagirem com a estrutura dentária; por exemplo, a dentina irradiada com laser não apresenta lama dentinária e o preparo cavitário é descontaminado por causa da natureza bactericida da luz laser.[32]

As desvantagens dos equipamentos odontológicos laser atuais são o seu relativo alto custo e o treinamento necessário.[33] Pelo fato de a maioria dos instrumentos odontológicos apresentarem corte na lateral e em sua ponta, uma modificação da técnica clínica é necessária quando da utilização do laser, que são quase exclusivamente de ação na ponta. O clínico precisa prevenir o aquecimento excessivo do tecido e resguardar contra embolia de ar causada pela pressão excessiva de ar e ao jato de água durante os procedimentos com laser. Outra desvantagem dos lasers de érbio é a inabilidade para remover restaurações metálicas. Além disso, apesar de os fabricantes afirmarem o contrário, nenhum comprimento de onda isolado será capaz de tratar otimamente todas as doenças odontológicas.[34]

Essa é uma razão pela qual o treinamento adequado em laser é crítico na decisão de qual comprimento de onda utilizar e de qual fabricante adquirir o equipamento.[35] Alguns fabricantes propiciam excelente treinamento prático, tanto por seminários quanto em consultório, enquanto outros fornecem ao comprador nada além de um CD e um manual. Isso é discutido em mais detalhes no capítulo de considerações sobre a conduta clínica em odontologia com laser.

LASERS EM ODONTOLOGIA: AGORA E NO FUTURO

Como mencionado, todos os lasers odontológicos cirúrgicos atualmente disponíveis são projetados para procedimentos em tecidos moles; somente os dois comprimentos de onda do érbio são seguros e eficientes para dentes e osso. Lasers terapêuticos, ou de fotobiomodulação, mostram resultados benéficos para cicatrização, embora a maioria dos relatos sejam anedóticos. Os resultados clínicos iniciais de descontaminação fotoativada também mostram ser aplicações promissoras no controle de doenças. Mais informações sobre desinfecção fotoativada e terapia laser de baixa potência poderão ser encontradas no capítulo sobre lasers de baixa potência em odontologia.

O futuro traz a promessa de mais aplicações para o laser. A tomografia de coerência óptica que utiliza laser para criar uma imagem tridimensional será um grande avanço para o diagnóstico odontológico, e instrumentos Doppler a laser serão capazes de medir taxas de fluxo sanguíneo para avaliar inflamações. Ablação seletiva de cálculo e bactérias e fortalecimento do esmalte para resistência ácida à cárie são exemplos de novos procedimentos em desenvolvimento.[36,37] Os fabricantes continuam a desenvolver tecnologias, com permissão ainda pendente para uso em outras aplicações clínicas e de outros comprimentos de onda. Mais informação sobre o que podemos esperar sobre o futuro dos lasers em odontologia poderá ser encontrado no capítulo sobre pesquisa em laser.

CONCLUSÃO

O cirurgião dentista que utiliza lasers precisa conhecer suas bases científicas e efeitos no tecido, precisa receber treinamento adequado e precisa ter experiência clínica. Dessa forma o clínico pode escolher o(s) laser(s) adequado(s) para a aplicação clínica planejada. Embora os tipos de interação com o tecido se sobreponham um pouco, cada comprimento de onda possui qualidades específicas que irão realizar um objetivo específico de tratamento. A energia laser requer alguns procedimentos para ser realizada, de forma muito diferente da instrumentação convencional, porém as indicações para o seu uso continuam a se expandir e a trazer benefícios adicionais aos pacientes.

Referências

1. *The photonics dictionary,* ed 43, Pittsfield, Mass, 1997, Laurin Publishing.
2. Myers TD: Lasers in dentistry: their application in clinical practice, *J Am Dent Assoc* 122:46-50, 1991.
3. Einstein A: Zur Quantum Theorie Der Stralung, *Verk Deutsch Phys Ges* 18:318, 1916.
4. *Dictionary of scientific biography,* New York, 1971, Charles Scribner's Sons.
5. Bohr N: *The theory of spectra and atomic constitution,* ed 2, Cambridge, Mass, 1922, Cambridge University Press.
6. *The Columbia electronic encyclopedia,* New York, 2003, Columbia University Press. Available at http://www.encyclopedia.com. Accessed July 30, 2008.
7. Manni JG: *Dental applications of advanced lasers,* Burlington, Mass, 2004, JGM Associates.
8. Coluzzi DJ, Convissar RA: *Atlas of laser applications in dentistry,* Hanover Park, Ill, 2007, Quintessence.
9. Miserendino LJ, Levy G, Miserendino CA: Laser interaction with biologic tissues. In Miserendino LJ, Pick RM, editors: *Lasers in dentistry,* Chicago, 1995, Quintessence.
10. Niemz MH: *Laser-tissue interaction: fundamentals and applications,* ed 3 (enlarged), Berlin, 2007, Springer.
11. McKenzie AL: Physics of thermal processes in laser-tissue interaction, *Phys Med Biol,* 35(9):1175-1209, 1990.
12. Knappe V, Frank F, Rohde E: Principles of lasers and biophotonic effects, *Photomed Laser Surg* 22(5):411-417, 2004.
13. Springer TA, Welch AJ: Temperature control during tissue welding, *Appl Optics* 32(4):517-525, 1993.
14. Bornstein E: Near-infrared dental diode lasers: scientific and photobiologic principles and applications, *Dent Today* 23(3):102-104, 106-108, 2004.
15. Rechmann P, Goldin DS, Hennig T: Er:YAG lasers in dentistry: an overview. In: Featherstone JDB, Rechmann P, Fried DS, editors: Lasers in dentistry IV, January 25-26, 1998, San Jose, Calif. *Proc. SPIE 3248,* Bellingham, Wash, 1998, SPIE—The International Society for Optical Engineering.
16. White JM, Goodis HE, Kudler JJ, Tran KT: Photothermal laser effects on intraoral soft tissue, teeth and bone in vitro. Proceedings of the ISLD Third International Congress on Lasers in Dentistry, Salt Lake City, 1992, University of Utah.
17. Goldman L: Chromophores in tissue for laser medicine and laser surgery, *Lasers Med Sci* 5(3):289-292, 1990.
18. Coluzzi DJ: Fundamentals of lasers in dentistry: basic science, tissue interaction, and instrumentation, *J Laser Dent* 16(Spec. Issue):4-10, 2008.
19. Hale GM, Querry MR: Optical constants of water in the 200-nm to 200-µm wavelength region, *Appl Opt* 12(3):555-563, 1973.
20. Parker S: *Lasers in dentistry,* London, 2007, British Dental Association London.
21. Sliney DH, Trokel SL: *Medical lasers and their safe use,* New York, 1993, Springer-Verlag.
22. Piccione PJ: Dental laser safety, *Dent Clin North Am* 48:795-807, 2004.
23. American National Standards Institute: *American national standard for safe use of lasers in health care facilities,* Orlando, Fla, 1996, The Laser Institute of America.
24. Ando Y, Aoki A, Watanabe H, Ishikawa I: Bactericidal effect of erbium YAG laser on periodontopathic bacteria, *Lasers Surg Med* 19:190-200, 1996.
25. Moritz A, Gutknecht N, Doertbudak O, Goharkhay K, et al: Bacterial reduction in periodontal pockets through irradiation with a diode laser, *J Clin Laser Med Surg* 15(1):33-37, 1997.
26. Raffetto N, Gutierrez T: Lasers in periodontal therapy, a five-year retrospective, *Journal of the California Dental Hygiene Association* 16:17-20, 2001.
27. Coleton S: The use of lasers in periodontal therapy, *Gen Dent* 56(7):612-617, 2008.
28. White JM, Goodis HE, Rose CL: Use of the pulsed Nd:YAG laser for intraoral soft tissue surgery, *Lasers Surg Med* 11(5):455-461, 1991.
29. Dostalova T, Jelínkova H, Kucerova H, et al: Noncontact Er:YAG laser ablation: clinical evaluation, *J Clin Laser Med Surg* 16(5):273-282, 1998.
30. Eversole LR, Rizoiu IM, Kimmel AI: Pulpal response to cavity preparation of an Erbium, Chromium:YSGG laser-powered hydrokinetic system, *J Am Dent Assoc* 128(8):1099-1106, 1997.
31. Hossain M, Nakamura Y, Yamada Y, et al: Effects of Er, Cr:YSGG laser irradiation in human enamel and dentin: ablation and morphological studies, *J Clin Laser Med Surg* 17(4):155-159, 1999.
32. Aoki A, Ishikawa I, Yamada T, et al: A comparison of conventional handpiece versus Erbium:YAG laser for caries in vitro, *J Dent Res* 77(6):1404-1414, 1998.
33. Weiner GP: Laser dentistry practice management, *Dent Clin N Am* 48:1105-1126, 2004.
34. Coluzzi DJ, Rice JH, Coleton S: The coming of age of lasers in dentistry, *Dent Today* 17(10):64-71, 1998.
35. Myers TD, Sulewski JG: Evaluating dental lasers: what the clinician should know, *Dent Clin North Am* 48:1127-1144, 2004.
36. Rechmann P: Dental laser research: selective ablation of caries, calculus, and microbial plaque: from the idea to the first in vivo investigation, *Dent Clin North Am* 48(4):1077-1104, 2004.
37. Featherstone JDB, Fried D, McCormack S, Seka W: Effect of pulse duration and repetition rate on CO2 laser inhibition of caries progression. In Wigdor H, Featherstone JDB, White J, Neev J, editors: *Lasers in dentistry II*, January 28, 1996, San Jose, Calif, *Proc SPIE 2672,* Bellingham, Wash, 1996, SPIE—The International Society for Optical Engineering. 1996:79-87.

Terapia Periodontal não Cirúrgica Associada ao Laser

Mary Lynn Smith, RDH

A doença periodontal afeta 80% da população adulta nos Estados Unidos.[1] Estudos recentes sugerem que bactérias associadas à doença periodontal estão também associadas a um risco maior de doença cardíaca, diabetes, acidente vascular cerebral, partos prematuros[2,3] e infecção respiratória em indivíduos susceptíveis.[4,5] Embora a doença periodontal devesse ser uma das condições mais frequentemente tratadas na odontologia, terapias tradicionais têm sido pobremente recebidas, até temida e são vistas por muitos pacientes como uma "experiência ruim". Pacientes relutam em procurar tratamento periodontal inicial e até mais em procurar tratamento quando ocorre a progressão da doença.

Esse capítulo discute o uso e os benefícios do laser no plano de tratamento e na realização de procedimentos periodontais não cirúrgicos, bem como a eficiência e eficácia desses procedimentos associados ao laser. O uso do laser é amplamente aceito na oftalmologia, na dermatologia e em muitas outras especialidades médicas. A odontologia também deveria adotar a tecnologia, um método provado de tratamento de pacientes de forma segura e eficiente com excelentes resultados.

Em muitos estados americanos, a terapia periodontal não cirúrgica é realizada por técnicos em higiene dental. Em outros estados, apenas os dentistas são autorizados a utilizar o laser. Em alguns estados, o uso odontológico requer certificação dos dentistas e técnicos de higiene dental através da conclusão bem-sucedida do Curso de Certificação da Academia Americana de Laser em Odontologia, antes da realização de procedimentos associados. Outros estados não possuem nenhuma exigência de treinamento. Procedimentos executados por profissionais de saúde, seja o dentista ou o técnico em higiene dental, devem estar dentro do escopo da prática do clínico e de acordo com as leis do exercício da odontologia de um determinado estado ou país.

DOENÇA PERIODONTAL

As doenças periodontais são condições inflamatórias iniciadas pelo biofilme que tem impacto em indivíduos susceptíveis.[6] A *gengivite*, o primeiro estágio da doença periodontal, é definida como uma "inflamação gengival sem perda de tecido de inserção."[7] A periodontite é definida como a seguir:

Presença de inflamação gengival em locais nos quais tenha ocorrido perda de inserção de fibras colágenas do cemento e o epitélio juncional tenha migrado apicalmente.[7] Além disso, eventos inflamatórios associados à perda de inserção de tecido conjuntivo também levam à reabsorção das porções coronárias do osso alveolar de suporte dentário.

Definições similares estão associadas à mucosite peri-implantar e à peri-implantite, respectivamente. O processo de doença é interrompido pela resistência do hospedeiro através do tratamento ou das defesas naturais.[8]

A organização e a atividade do biofilme são importantes porque o biofilme é o primeiro componente da doença periodontal considerado alvo no tratamento. O *biofilme* é uma complexa comunidade de micro-organismos protegida por uma substância polimérica extracelular secretada. Conforme se torna mais maduro, os micro-organismos usam a comunicação molecular, *quorum sensing*, para criar uma infraestrutura altamente organizada e adaptada. Os diversos micro-organismos dentro do biofilme se comportam de modo a preservar toda a comunidade e se tornam um organismo vivo.[9]

Como o biofilme responde ao seu ambiente, sua adaptação proporciona resistência a tais fatores como luz ultravioleta (UV), bacteriófagos, biocidas, antibióticos, respostas do sistema imune e estresses ambientais.[10] Manor *et al.*[11] encontraram que o biofilme penetra no epitélio e no tecido conjuntivo subjacente, possivelmente a uma profundidade de 500 mícrons (μ; ou micrômetros, m). O biofilme foi observado penetrando em tecidos do trajeto dos capilares. Através de diversos meios, incluindo a estimulação das vias inflamatórias do hospedeiro, o biofilme pode controlar a produção de transudato para efetuar a sua alimentação.[12] Isso demonstra a natureza parasítica do biofilme nos tecidos.

Como o corpo responde à invasão do biofilme, citocinas pró-inflamatórias, prostanoides e enzimas proteolíticas são sintetizadas e liberadas. Há um aumento do fluido dentro dos tecidos, a circulação torna-se estagnada, observa-se edema e os produtos metabólicos se acumulam. Enzimas, tais como colagenase, gelatinase, elastase e fibrinolisina,[3] então instrumento no estágio inicial de cicatrização, permanecem no local, destruindo a trama de matriz de cicatrização necessária para formar o tecido conjuntivo. O tecido inflamado é incapaz de avançar da fase de granulação para a fase de cicatrização, devido ao insulto contínuo com atividades patogênicas e adicional proliferação do biofilme.[13] O local é agora uma lesão crônica repleta de biofilme[14] e, se não tratada, irá muito provavelmente progredir, criar uma destruição localizada e afetar a saúde sistêmica.

Todos os termos seguintes usados ao longo desse capítulo se referem ao tratamento do tecido mole da bolsa periodontal:

- Terapia periodontal não cirúrgica.
- Debridamento sulcular.
- Fase I da terapia periodontal ativa.
- *Descontaminação com laser* refere-se especificamente à redução do biofilme na bolsa, usualmente significando que está contido dentro do tecido doente.
- *Coagulação com laser* se refere especificamente ao selamento dos capilares e vasos linfáticos após descontaminação com laser dentro da parede do tecido.

BENEFÍCIOS DA TERAPIA LASER

A vantagem do laser é afetar a bactéria diretamente e proporcionar suporte à resposta de cicatrização corporal. A incorporação do laser nas terapias convencionais ajuda na obtenção completa dos objetivos do tratamento. A terapia periodontal não cirúrgica é dirigida ao debridamento de bactérias, endotoxinas e de depósitos duros das áreas da estrutura dentária para restaurar a saúde gengival.[8] A instrumentação é centrada na estrutura dentária e mais frequentemente realizada através da raspagem manual ou com ultrassom. No futuro, o laser também deverá ser usado para o debridamento radicular.

Conforme esse autor, a U.S. Food and Drug Administration (FDA) ainda não autorizou a remoção de depósitos e biofilme da estrutura dentária com o auxílio do laser. Entretanto, Aoki et al.[13] determinaram que os depósitos e o biofilme são mais perfeitamente removidos e que uma superfície mais biocompatível é criada para a reinserção quando utilizado um laser de érbio (Er) em comparação aos métodos convencionais.[16] O laser de alexandrita também tem sido desenvolvido para a remoção seletiva de cálculo da estrutura radicular.[17] O laser de dióxido de carbono (CO_2) tem mostrado aumentar a aderência dos fibroblastos às superfícies radiculares, e a aderência dos fibroblastos é superior àquela das técnicas convencionais, tanto na quantidade de fibroblastos aderidos quanto na qualidade da inserção.[18]

Independentemente do instrumental usado, é essencial que os contaminantes sejam completamente removidos da estrutura radicular em qualquer terapia periodontal. Métodos atuais associados ao laser são dirigidos à parede do tecido e complementam os métodos convencionais que são direcionados para a superfície radicular. É essencial observar que o tratamento com laser é um *adjunto* ao tratamento periodontal convencional, e não um substituto do mesmo.

Tanto estudos *in vivo* quanto *in vitro* mostram que o laser é bactericida.[19-22] Embora inespecíficos para determinada bactéria, os lasers de argônio (Ar), de neodímio-ítrio-alumínio-garnet (Nd:YAG) e de diodo apresentam forte absorção por bactérias pigmentadas de negro, causando um efeito direto aumentado em bactérias dos complexos vermelho e laranja associadas à periodontite.[23] O laser de CO_2 também possui excelentes propriedades bactericidas.[24,25] Os lasers de CO_2 e de érbio agem sobre os patógenos pelo aquecimento dos fluidos intracelulares e causam o colapso dos micro-organismos.[26,27] A absorção da energia do laser pelos tecidos produz um efeito fototérmico. Com os parâmetros apropriados, a maioria das bactérias não esporuladas, incluindo anaeróbios, são prontamente inativadas a 50º C.[28,29]

Na fase I da terapia periodontal ativa associada ao laser, os tecidos contaminados por biofilme das bolsas periodontais são debridados. Trabalhando dentro dos parâmetros recomendados de 60º C,[30] o tecido saudável abaixo da camada de tecido de granulação não é afetado pela baixa energia. Como observado previamente, o biofilme pode penetrar nos tecidos moles. A remoção da "carga microbiana" da ferida tem um impacto significativo no preparo do leito da ferida e na cicatrização da mesma.[31] Steed *et al.*[32] mostraram que maior debridamento resultou em melhor cicatrização de forma mais frequente do que o menor debridamento. Moritz *et al.*[19] relataram que o índice de sangramento melhorou em 96,9% dos pacientes tratados com a terapia periodontal associada ao laser após terapia convencional, comparado com 66,7% dos pacientes tratados de maneira convencional sem laser. Os autores concluíram que "a terapia periodontal associada ao laser de diodo proporcionou efeito bactericida, reduziu a inflamação e deu suporte à cicatrização da bolsa periodontal através da eliminação da bactéria."[19] A administração da energia do laser aos tecidos afetados em intervalos específicos e repetidos é o segredo para afetar o biofilme durante a terapia periodontal.

Os lasers também possuem a habilidade de selar os capilares e vasos linfáticos, o que reduz o edema nos locais tratados e minimiza o desconforto pós-operatório.[33]

Outro benefício dos procedimentos associados ao laser é o estímulo à cicatrização em nível celular.[34] Medrado *et al.*[35] encontraram que o tratamento com laser de baixa potência inibiu a fase oxidativa, enquanto aumentou os processos proliferativos durante a inflamação crônica e aguda. A *fotobiomodulação* com laser pode ativar a circulação sanguínea local e estimular a proliferação de células endoteliais.[36,37] A cicatrização da ferida é auxiliada pelo reduzido edema, neutrófilos polimorfonucleares (leucócitos, PMN), aumento dos fibroblastos, maior e mais bem organizada rede de colágeno.[38] Karu[39] sugeriu que esses efeitos são causados por um aumento na síntese mitocondrial. O ligeiro espalhamento que ocorre com energia absorvida mais profundamente de certos lasers pode ter efeitos de fotobiomodulação mais distantes que a irradiação direta. O feixe de luz dos lasers também pode ter um efeito fotobiomodulador (Cap. 15). Mais pesquisas precisam ser desenvolvidas nessa área.

TIPOS DE LASER

Os comprimentos de onda dos lasers usados na fase I da terapia periodontal ativa incluem os lasers de diodo, Nd:YAG, CO_2 e érbio. O Capítulo 2 proporciona informação adicional sobre cada comprimento de onda.

LASER DE ARGÔNIO

O laser de argônio, que emite um comprimento de onda de 514 nm, foi autorizado pelo FDA para o debridamento sulcular em 1991. A energia é entregue através de um sistema de fibra óptica com ou sem contato, dependendo do tipo de procedimento. Esses comprimentos de onda são altamente absorvidos pela hemoglobina e pela melanina e têm demonstrado propriedades bactericidas, particularmente para *Prevotella* e *Porphyromonas*.[23,40] Entretanto, os lasers de argônio já não são mais comercializados para dentistas.

LASER DE DIODO

Os lasers semicondutores de diodo estão disponíveis em quatro comprimentos de onda diferentes, conforme a seguir:
- 810 a 830 nm.
- 940 nm.
- 980 nm.
- 1.064 nm.

Tanto os comprimentos de onda de 810 a 830 nm como o de 980 nm podem ser usados na terapia periodontal não cirúrgica e são embasados pela literatura. Até o momento, nenhum estudo avaliou o uso ou as vantagens do comprimento de onda de 940 nm.

Assim como os lasers de argônio, os diodos também usam fibras ópticas para entregar a energia com ou sem contato, dependendo do procedimento. Os diodos nessa variação de comprimento de onda são absorvidos pela hemoglobina e pigmentos (p. ex., melanina). Esses *cromóforos*, ou compostos orgânicos que absorvem luz numa frequência específica, estão presentes em elevadas concentrações dentro das bolsas periodontais com atividade, o que torna esses comprimentos de onda aplicáveis para o debridamento.

O comprimento de onda de 980 nm possui maior absorção na água que os outros três comprimentos de onda de diodo, que pode ser um benefício adicional para a interação do laser dentro da bolsa. Entretanto, nenhum estudo conclusivo mostrou ainda que a absorção superior na água leva a resultados clínicos superiores comparados com os outros comprimentos de onda de diodo. Os lasers de diodo são bactericidas[19,41,42] e auxiliam na coagulação.

Os lasers de diodo podem ser operados no modo contínuo (energia emitida como um feixe de luz constante), com protocolos de irradiação mais baixos e num pequeno período de irradiação, ou no modo pulsado (energia constante, mas interrupta ou pulso em intervalos específicos), com protocolos de irradiação mais altos e maior tempo de irradiação. O laser mais novo no comprimento de onda de 980 nm oferece controles de tempo *on/off* específicos, permite maior potência para ser aplicado em tecidos em durações de pulso menores e tempo *off* muito maiores, o que possibilita o resfriamento adequado do tecido antes de receber outro pulso de energia. Essa diminuição no acúmulo de calor reduz o efeito colateral térmico. Menos efeito colateral significa menor desconforto pós-operatório para o paciente. Alguns lasers de diodo incorporam irrigação de água coaxial para o resfriamento e a irrigação do tecido como uma opção durante o uso.

LASER DE NEODÍMIO-YAG

O Nd:YAG é um laser pulsado. A energia do laser é produzida pela explosão da energia fotônica e não por feixe de luz contínuo. Esse laser também usa um sistema de entrega por fibra óptica para procedimentos com ou sem contato. O comprimento de onda de 1.064 nm é mais altamente absorvido pela melanina, menos absorvido pela hemoglobina e levemente absorvido na água. O Nd:YAG também é bactericida[20] e proporciona excelente hemostasia. Por ser um laser pulsado, o Nd:YAG emite potências de picos elevados, mas permite o resfriamento do tecido durante os períodos de tempo *off*. Quando da escolha dos protocolos para o tratamento, maiores quantidades de energia em milijoules (mJ) com menores taxas de repetição por segundo (hertz, Hz) auxiliam na coagulação, enquanto menores energias (mJ) com maiores taxas de repetição (Hz) são geralmente usadas para descontaminação.

Dica Clínica: Um joule (J) é a mensuração da energia disponível para realizar o trabalho em odontologia; profissionais de odontologia trabalham com milijoules (mJ).

LASER DE CO_2 DE PULSO CURTO

Os laser de CO_2 de pulso curto de 10.600 nm incorporam a mais nova tecnologia disponível para produção de energia de laser de CO_2. A entrega por um braço articulado no modo não contato facilita o tratamento. Um suplemento específico com uma ponta de desfocalização é usado para entregar a energia do laser dentro da bolsa periodontal. Esse comprimento de onda interage com a água e com a hidroxiapatita e tem uma profundidade de penetração de 0,5 mm. O tecido inflamado possui elevado conteúdo de água e é, portanto, afetado pela energia do laser, assim como os fluidos crevicular e intracelular. Os fluidos são fototermicamente aquecidos, então evaporados, com colapso das membranas celulares. As bactérias são inativadas,[24,25] e ocorre desidratação conforme a energia é aplicada.

Lasers de CO_2 antigos emitiam energia no modo contínuo e, depois de melhorados, também podem ser pulsados, mas apenas com pulsos mais longos e maiores energias (mJ). A tecnologia menos sofisticada daquelas unidades aumentava o dano térmico nos tecidos adjacentes, o que frequentemente resultava em carbonização, e não podiam ser usadas dentro da bolsa periodontal. Os lasers de CO_2 mais novos de pulso curto proporcionam maior controle da energia e tornam a sua irradiação segura e efetiva dentro da bolsa periodontal. Esses lasers permitem um pico de energia para durações de pulso ultracurtos, com períodos *off* mais longos. Isso possibilita um relaxamento térmico máximo, reduzindo os efeitos colaterais e o desconforto. Os ajustes de mJ são amplamente reduzidos no debridamento sulcular em comparação às tecnologias de CO_2 pulsado. A técnica requer o mesmo cuidado para qualquer irradiação com laser em tecidos moles: direcionar a energia do laser para longe da estrutura dentária.

LASERS DA FAMÍLIA DO ÉRBIO

Os lasers de érbio são autorizados pelo FDA tanto para irradiação em tecidos duros quanto para tecidos moles, e alguns lasers de érbio são liberados pelo FDA para debridamento sulcular. É importante checar com o fabricante de um determinado equipamento laser se este é autorizado pelo FDA para o uso desejado. Os lasers de Er:YAG de 2.940 nm e érbio, cromo ítrio-escândio-gálio-garnet (Er, Cr:YSGG) são lasers pulsados mais altamente absorvidos na água, acompanhada de uma alta absorção pela hidroxiapatita e pobre absorção pela hemoglobina. A energia do laser tem uma profundidade de penetração de 5 μ. O aumento da temperatura nas camadas superficiais de tecido é mínimo e menor ainda com simultânea irradiação de sprays de água durante o uso do laser. Isso limita a hemostasia e a coagulação dentro da bolsa. Embora alguns vejam o sangramento como um obstáculo quando utilizam esses lasers, um benefício desse comprimento de onda é quase nenhum desconforto operatório e pós-operatório. A cicatrização mais rápida também é uma vantagem desses comprimentos de onda.[16,43] Estudos têm demonstrado significante redução da população dos patógenos periodontais *Porphyromonas gingivalis* e *Actinobacillus (Aggregatibacter) actinomycetemcomitans*, bem como resultados clínicos a longo prazo positivos no ganho de inserção.[16,21,26]

FUNDAMENTOS FÍSICOS DO LASER

A compreensão básica da física do laser é importante para realizar os ajustes necessários quando se utiliza o laser no tratamento odontológico. Em procedimentos associados ao laser, a energia do laser é absorvida pelo cromóforo e transformada em energia fototérmica. Observar a interação laser-tecido é crítico. Os tecidos contêm diferentes concentrações de cromóforos para comprimentos de onda específicos, que irão exigir diferentes parâmetros.

O conforto do paciente também é importante. Muitas vezes, uma área tratada é completamente anestesiada no debridamento inicial e emprego do laser, mas exige apenas anestésico tópico ou nenhum anestésico para consultas subsequentes de irradiação. A realização de ajustes irá melhorar o conforto do paciente enquanto se alcança o objetivo do tratamento.

O objetivo do tratamento da terapia periodontal não cirúrgica é a descontaminação e a coagulação, e não a incisão. Os procedimentos são realizados através do controle da temperatura tecidual. Os fatores que afetam a temperatura do tecido são os ajustes de energia (mJ) e taxa de repetição (Hz), velocidade na qual o feixe de luz do laser se move ao longo do tecido-alvo (velocidade manual), e fatores de resfriamento, tais como pulso de "tempo *off*", sucção de alta potência e irradiação com água.

Alguns lasers permitem maior controle desses parâmetros que outros. Para laser pulsados, tais como o Nd:YAG, elevada quantidade de energia (mJ) com baixa taxa de repetição (Hz) significa mais energia por pulso, *mas* maior tempo de relaxamento térmico entre os pulsos. Geralmente, isso irá melhorar a hemostasia. Se menor quantidade de energia (mJ) é selecionada com maior taxa de repetição (Hz), há menos energia em cada repetição, mas também menor tempo de relaxamento térmico porque mais pulsos são emitidos no interior do tecido a cada segundo. Isso pode causar até maior absorção térmica. Diodos são operados tanto no modo contínuo quanto em modo pulsado; ondas contínuas não permitem qualquer relaxamento térmico. Ajustes de energia para um nível mais baixo devem ser escolhidos para prevenir aumento da temperatura para além do objetivo do tratamento de descontaminação/coagulação. Se o modo pulsado é escolhido, uma maior energia pode ser exigida para aumentar a temperatura do tecido com cada pulso. O modo pulsado permite o resfriamento do tecido antes do pulso subsequente.

Todos os tecidos possuem um *limiar de absorção*; o tecido pode absorver apenas tal quantidade de energia antes de ser sobrecarregado pela energia, se torna dolorido e é danificado. Imagine-se sentado na praia e adquirindo um bonito bronzeado. Seu tecido (pele) absorveu certa quantidade de energia (luz solar). Imagine-se novamente sentado na praia e absorvendo muito mais energia. Seu tecido (pele) ficou sobrecarregado com tamanha energia (luz solar) e o resultado é dor e carbonização do tecido (queimadura por sol). A dor ocorre quando mais energia é entregue sobre o tecido-alvo que o mesmo pode absorver.

Quando o paciente sente desconforto, os seguintes ajustes podem ser feitos sem alterar a quantidade de energia entregue mJ ou a taxa de repetição (Hz):

- Mova a fibra do laser mais rapidamente (ajuste manual da velocidade), diminuindo a exposição total de energia.
- Mova o sugador para mais próximo do local operatório de modo que o ar circulante diminua o acúmulo de temperatura.
- Adicione um leve spray de ar para diminuir o acúmulo de temperatura.

Esses ajustes funcionam bem com todos os comprimentos de onda. Entretanto, uma vez que o comprimento de onda do CO_2 é mais absorvido na água, o excesso de água poderá inibir a interação com o tecido, enquanto uma quantidade insuficiente irá gerar desconforto.

De modo oposto, se o tecido não está respondendo, alterações são necessárias. Primeiro, avalie os ajustes, então inspecione o feixe de luz principal, assegurando integridade óptica. Se os parâmetros estão corretos, teste a luz do laser num cromóforo apropriado, movimente o laser mais lentamente. Se os resultados ainda forem negativos, altere os protocolos gradualmente até que ocorra interação. Se for necessário um grande aumento, o laser provavelmente tem um problema técnico e deve ser inspecionado por um técnico autorizado. O clínico deve compreender que o comprimento de onda empregado deve proporcionar benefício máximo no tratamento com laser.

OBJETIVOS DO TRATAMENTO COM LASER EM TECIDOS MOLES

O objetivo da fase I da terapia periodontal ativa é remover biofilme e depósitos acima da margem gengival e dentro da bolsa periodontal, sobre a estrutura radicular, nas paredes do tecido mole ou no fluido crevicular. Tal terapia auxilia a resposta de cicatrização corporal. Isso é realizado através da raspagem e alisamento radicular convencionais, bem como com o debridamento sulcular associado ao laser. O debridamento sulcular é dirigido à parede da bolsa para profunda descontaminação e selamento dos capilares e vasos linfáticos através da coagulação.

DEBRIDAMENTO SULCULAR COM LASER DE FIBRA ÓPTICA

Descontaminação Pré-operatória

A descontaminação pré-operatória é uma irradiação com laser feita antes de qualquer instrumentação, mesmo sondagem. Os objetivos são afetar as bactérias dentro dos sulcos, reduzindo o risco de bacteremia causada pela instrumentação e para diminuir a contagem de micro-organismos nos aerossóis criados durante a instrumentação ultrassônica.[44] A técnica aplica energia muito baixa. A fibra é posicionada dentro do sulco e é arrastada vertical e horizontalmente contra a parede do tecido, sem contato com o dente, com movimento suave e contínuo, por sete a oito segundos na face lingual, e então na face vestibular da parede tecidual de cada dente. Os benefícios da descontaminação pré-operatória são observados no reduzido deslocamento microbiano através do sistema circulatório.

Descontaminação

Assim como na raspagem radicular convencional remove-se o biofilme e os acúmulos da superfície dentária, a descontaminação com laser remove biofilme do interior do tecido necrótico da parede da bolsa. A energia do laser interage fortemente com os componentes do tecido inflamado (preferencialmente pelos cromóforos, que são mais abundantes nos tecidos doentes) e menos fortemente com os tecidos saudáveis. Essa terapia não cirúrgica utiliza parâmetros baixos e descontamina em vez de cortar o tecido.[28]

A realização da descontaminação com laser requer uma compreensão da topografia da bolsa periodontal atual, proficiência na técnica e reconhecimento das interações laser-tecido para determinar o momento de finalizar a terapia. Uma ficha periodontal atualizada é necessária para servir de referência ao longo da terapia. Com o debridamento convencional realizado um pouco antes da descontaminação com laser, as bolsas periodontais podem precisar ser ressondadas para precisão do tratamento com laser. A terapia com laser deveria ser dirigida aos locais com inflamação /ou bolsa de 4 mm ou mais. Ele é útil para facilitar a visualização da área de superfície a ser tratada. Por exemplo, o conteúdo da bolsa com doença que exige tratamento num caso com 50% de perda óssea generalizada tem uma área de superfície de tecido estimada de 40 cm^2 (6,2 in^2), e num caso com bolsas generalizadas de quatro a cinco mm, 20 cm^2 (3,1 in^2).[45] Sabendo a profundidade e a disposição das bolsas e a área a ser tratada, permite-se que o clínico seja tecnicamente eficiente.

Com a técnica de fibra óptica, a ponta da fibra é empregada em cada milímetro da parede do tecido que corresponde aos locais marcados no periograma. Para começar, calibre a fibra exposta para mensurar um mm a menos que a profundidade da bolsa (Fig. 3-1). Comece a irradiação laser com a fibra posicionada exatamente no interior da margem gengival, progredindo apicalmente, *ou* posicionando a fibra um mm a menos que a profundidade da bolsa, trabalhando coronalmente (Fig. 3-2). A margem da cânula indica a profundidade do tratamento da bolsa ser alcançado. Faça um movimento multidirecional de rápido deslizamento com a ponta da fibra em contato constante com a parede da bolsa. Os movimentos devem ser direcionados a pequenas seções e devem ser constantemente sobrepostos. É útil dividir a bolsa em partes afetadas, tal como interproximal à linha do ângulo, superfície bucal ou ligual direta e linha do ângulo a área interproximal. Continuamente, inspecione a ponta da fibra e remova qualquer acúmulo de debris (Fig. 3-3) com gaze embebida em água.

Quando estiver saindo da bolsa, tenha o cuidado de desligar o laser, prevenindo a superexposição do fino tecido da margem gengival. Se a ponta da fibra tornar-se irreversivelmente coberta (Fig. 3-4), clive a fibra, calibre o comprimento da bolsa e continue o procedimento.

A completa descontaminação com laser é determinada pelos parâmetros do laser usado, do tempo de irradiação e dos sinais clínicos. A descontaminação é realizada com menor quantidade de energia (mJ) e maiores taxas de repetição (Hz) que aqueles

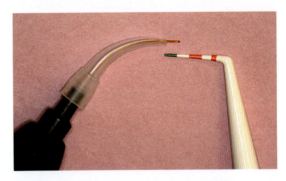

FIGURA 3-1 • Calibrando o comprimento da fibra com uma sonda periodontal.

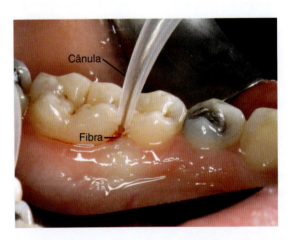

FIGURA 3-2 • Fibra do laser na bolsa periodontal.

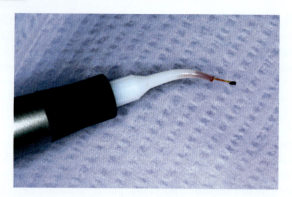

FIGURA 3-3 • Pequena quantidade de debris de tecido de granulação na ponta da fibra.

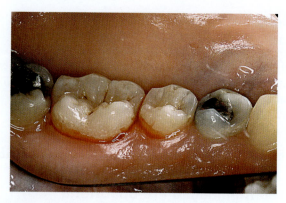

FIGURA 3-5 • Tecido gengival imediatamente após o tratamento com laser com fibra mostra sangramento vivo da bolsa.

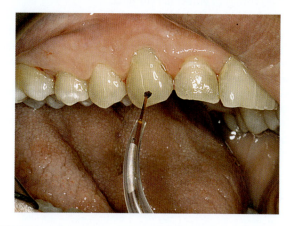

FIGURA 3-4 • Quantidade excessiva de debris na fibra. Nesse estágio, a fibra deveria ser clivada e recalibrada.

para coagulação. Uma bolsa periodontal mais inflamada pode exigir menor energia média, por causa da concentração aumentada de cromóforos preferidos pelo laser. Ao se trabalhar com uma fibra introduzida e parâmetros mais baixos no modo contínuo, a interação é concentrada e irá exigir menor tempo de tratamento que uma fibra não introduzida com parâmetros mais altos no modo pulsado. Uma bolsa profunda exigirá maior tempo de tratamento por causa de uma maior área de superfície. Com o decorrer da terapia laser na área, cada vez menos debris devem ser coletados pela fibra. Entretanto, sangramento vivo deverá ocorrer quando a parede da bolsa estiver completamente descontaminada e debridada (Fig. 3-5). Mantenha em mente os parâmetros do laser e o tempo de irradiação. A observação da interação do tecido é essencial na determinação de o quanto o local doente deve ser tratado.

Coagulação

Quando o biofilme tiver sido removido, o segundo objetivo na fase I da terapia periodontal ativa é a coagulação, selamento dos capilares e vasos linfáticos dos tecidos saudáveis. Como previamente observado, o biofilme tende a continuar sua invasão do tecido do hospedeiro através dos vasos. A coagulação pode inibir a progressão do biofilme. Isso também pode neutralizar o edema que ocorre com o processo inflamatório. A coagulação é realizada com maiores quantidades de energia (mJ) e taxas de repetição (Hz) menores, comparados com a descontaminação. A coagulação também exige menor tempo dentro da bolsa e não é direcionada a cada milímetro do tecido.

Uma nova fibra clivada é movida para trás e para frente através da bolsa, aplicando a energia do laser além do final da fibra no interior do tecido. A irradiação aumenta a temperatura no interior da bolsa suavemente, para promover a desnaturação de proteínas e o selamento dos vasos. Se ocorrer hemorragia contínua ao ser removida a bolsa, a fibra deve ser usada sem contato para coagular a margem gengival, mantendo a energia do laser direcionada para longe da superfície dentária.

Após a coagulação, pressão digital firme nas áreas de bolsas profundas deve ser aplicada para readaptação do tecido ao dente e reinserção adicional. A coagulação auxilia os primeiros estágios de cicatrização após o debridamento.

DEBRIDAMENTO SULCULAR COM LASER DE CO_2

Enquanto os lasers de argônio, diodo e Nd:YAG empregam a técnica de contato para debridamento sulcular, o laser de CO_2 de 10.600 nm usa a técnica sem contato desfocada. A desidratação marginal e a descontaminação da bolsa são duas etapas realizadas na terapia com laser de CO_2. Uma vez que o comprimento de onda do laser de CO_2 é absorvido pelo fluido

> **EXERCÍCIO:** Para ilustrar a técnica com laser, tente realizar esse exercício de simulação. Num papel, desenhe uma área que mede 20 cm² (um retângulo de 2,5 x 7,5 cm). Use uma lapiseira com grafite fino (0,5 mm) para colorir a área com movimentos multidirecionais, metódicos, sobrepostos e contínuos, e não deixe nenhuma área sem ser colorida. A fibra do laser tem apenas 0,4 ou 0,3 mm, mas essa atividade reflete o tempo e a profundidade necessários ao tratamento dentro da bolsa.

crevicular e pelo conteúdo de água na parede do tecido doente, é importante direcionar a energia do laser paralelamente à superfície dentária e contra o tecido.

Inicia-se pela irradiação laser na porção coronária da margem gengival. Segure a ponta perpendicularmente ao tecido a uma distância de aproximadamente 1 mm. A interação com o tecido é observada pela "cristalização" da superfície (Fig. 3-6). A desidratação da margem gengival irá melhorar a entrada da ponta e afastar suavemente o tecido da estrutura dentária. O epitélio estará inibido por essa irradiação. Essa é a primeira etapa antes da descontaminação da bolsa.

A técnica para descontaminação envolve o posicionamento da ponta desfocada do laser de 1 a 2 mm no interior da bolsa periodontal (apenas 1 mm para bolsas com até 6 mm de profundidade; apenas 2 mm para bolsas >6 mm). O tratamento deve incluir a completa circunferência de cada dente que apresente doença. Ative o laser como se a ponta estivesse desenhando através do espaço crevicular num mesmo movimento lento, trabalhando da face distal para a face mesial no lado vestibular e novamente no lado lingual do dente. A ponta do laser é mantida paralela ao longo eixo do dente (Fig. 3-7).

O tempo de tratamento é de no *máximo* 16 segundos para cada superfície vestibular e lingual. A duração do tempo de irradiação depende da extensão da doença e da área de superfície; dentes maiores como os molares são tratados por um tempo maior que dentes menores como os anteriores.[46] A ponta deve ser mantida aberta e livre de coágulo para eficiente fluxo de energia. Ao se manter o tecido suavemente úmido e trabalhar numa direção única, a eficiência do laser é alcançada. Movimentos verticais para cima e para baixo ou empurrando a ponta contra os tecidos podem causar a obstrução da ponta. Se a ponta ficar ocluída, a ponta e os detritos no interior da mesma irão continuar a absorver a energia e aquecer a ponta excessivamente. A coagulação ocorre simultaneamente com a descontaminação. Nenhuma etapa adicional é necessária na irradiação com laser de CO_2. A Figura 3-8 mostra o tecido gengival após a irradiação.

CUIDADOS PÓS-OPERATÓRIOS

A consulta terapêutica é concluída com diversas etapas pós-operatórias. Após a irradiação com o laser, permita que o paciente lave a boca com água ou com um enxaguatório bucal sem álcool para refrescá-la e umedecê-la. Um agente tópico como óleo da vitamina E ou Aloe Vera podem ser aplicados com o dedo com luva ou com cotonete estéril nas áreas tratadas. Pressão digital pode auxiliar na adesão da fibrina entre o tecido e o dente, particularmente para bolsas mais profundas.

A irrigação pós-laser é um assunto para discussão. Embora a irrigação com clorexidina ou outras soluções seja usada no tratamento convencional como uma etapa final da descontaminação da bolsa periodontal, o autor acredita que a irrigação pós-laser é desnecessária. Na verdade, Mariotti e Rumpf[47] descobriram que soluções de clorexidina (≤0,12%) em contato com os locais doentes, até mesmo por pequeno período de tempo, podem apresentar efeitos tóxicos sérios sobre os fibroblastos gengivais. Outros estudos relatam que a irrigação subgengival não produziu nenhum efeito adicional na recuperação.[48-50]

Quando a irradiação com o laser é encerrada, todos os benefícios da descontaminação e da coagulação profundas foram alcançados. A manipulação adicional dos tecidos reintroduz instrumentos contaminados no interior da bolsa e rompe o coágulo de fibrina.

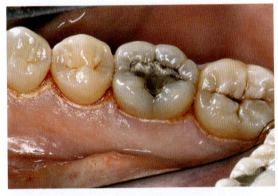

FIGURA 3-6 • Desidratação marginal com laser do tecido gengival imediatamente anterior ao debridamento e descontaminação com laser de dióxido de carbono (CO_2).

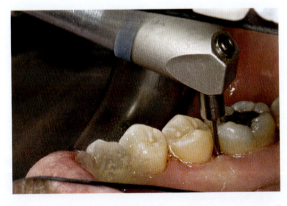

FIGURA 3-7 • Ponta do laser de CO_2 na bolsa periodontal. Observe o paralelismo da ponta em relação à superfície radicular.

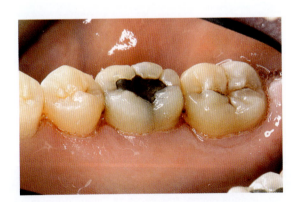

FIGURA 3-8 • Tecido gengival imediatamente após o tratamento com laser de CO_2.

A etapa final nos cuidados pós-operatórios é orientar o paciente sobre o esperado, direcionar as preocupações adicionais e discutir o autocuidado continuado. Explique ao paciente que um desconforto moderado pode ser possível nas primeiras 24 a 48 horas. Com a terapia peridontal associada ao laser, o desconforto está geralmente mais associado ao procedimento de raspagem do que à terapia. Dor excessiva pode ter outra causa e deve ser investigada. O paciente deve evitar alimentos apimentados, ácidos e crocantes nas primeira 24 horas para evitar desconforto ou trauma. Sementes e cascas podem se alojar entre a gengiva e o dente, e devem ser evitadas. O risco de um corpo estranho impedir a recuperação é maior nos primeiros dias, mas o risco pode persistir se o caso for mais grave. Estimule o paciente a ser persistente na colaboração com o processo de recuperação por meio de uma higienização diária completa e adequada. Os pacientes valorizam instruções por escrito das orientações feitas oralmente (Quadro 3-1).

CICATRIZAÇÃO E REABILITAÇÃO TECIDUAL

Geralmente, a recuperação ocorre sem complicações se o organismo responde à terapia. Ao longo das primeiras 24 a 72 horas, o paciente pode sentir sensibilidade e ter sangramento durante a alimentação e higienização; após a raspagem e descontaminação dos tecidos, o epitélio começa a se regenerar 24 horas depois, então progride 1 mm por dia, protegendo a parede tecidual. Dentro de uma semana, a superfície da ferida está coberta. A proliferação de tecido conjuntivo se inicia até o quinto dia. Uma vez que os procedimentos de descontaminação se repetem em intervalos de 10 dias, o epitélio fica prejudicado durante a redução do biofilme com o laser. Isso permite que os fibroblastos continuem a se organizar no aparato de inserção do tecido conjuntivo. A inserção continuará a se desenvolver por 12 meses.[8] Uma vez que essa inserção pode ser facilmente rompida, apenas pressão de sondagem suave é recomendada após vários meses, e sondagem normal seis meses após a terapia.[51]

Sinais clássicos de recuperação tecidual incluem melhora na cor, consistência, textura, pontilhado e contorno. Esses sinais, bem como uma diminuição ou eliminação da hemorragia durante a manipulação suave do tecido e uma redução da profundidade de bolsa, são indicações desejáveis de recuperação tecidual. A Figura 3-9 mostra a sondagem peridontal inicial, antes do tratamento, e a sondagem periodontal seis meses após o tratamento. A Figura 3-10 mostra três grupos de sondagem: sondagem inicial, oito semanas após o tratamento e cinco meses após o tratamento. A análise dos resultados de sondagem mostra uma eliminação de 86% de locais com sangramento à sondagem, uma redução de 86% dos locais com bolsa e uma diminuição de 58% no número de dentes que exibem doença periodontal.

COMPLICAÇÕES E REAÇÕES ADVERSAS

A recuperação pode ser complicada por fatores microbianos, imunológicos e traumáticos. A rápida reinfecção da bolsa periodontal ocorre quando há remoção insuficiente do biofilme subgengival, inadequado controle de placa supragengival ou condições restauradoras incorretas. Um paciente com o sistema imune deficiente pode apresentar uma resposta tardia ou menos adequada; entretanto, com o auxílio dos benefícios do laser, o paciente pode se recuperar de forma melhor do que a esperada.

Fatores traumáticos, tais como trauma excessivo da instrumentação e aumento do dano ao colágeno por causa da superexposição ao laser, podem resultar em desconforto tecidual e dor. Doenças sistêmicas tais como diabetes irão retardar a cicatrização. Também é importante a avaliação do estresse oclusal.

Em estados americanos nos quais os técnicos de higiene dental são autorizados a realizar terapia laser, é função do técnico ter certeza de que o dentista tenha realizado uma completa avaliação oclusal e correção/equilíbrio da dentição. A oclusão é um fator de risco e, assim, o tratamento oclusal deve ser considerado como parte do tratamento da doença periodontal.[52] O trauma da oclusão constitui um fator de risco adicional para a progressão e severidade da doença periodontal. Uma compreensão do efeito do trauma da oclusão

---

QUADRO 3-1 — Instruções de Cuidados do Paciente após Terapia Periodontal Associada ao Laser

1. Não comer até que o efeito da anestesia tenha passado.
2. [Pacientes fumantes] O fumo compromete o processo de recuperação; evitar, ao máximo, fumar (ou preferivelmente oportunidade para parar de fumar).
3. Evitar alimentos apimentados, ácidos, crocantes nas primeiras 24 horas.
4. Evite produtos que contenham álcool nas primeiras 24 horas.
5. Evite sementes ou cascas por três a cinco dias (conforme indicado).
6. Lave com água com sal (uma colher de chá em 236,5 mL de água morna) três vezes ao dia até o tecido não estar mais dolorido.
7. Qualquer substância para alívio de dor pode ser usado conforme indicado para aliviar o desconforto leve.
8. Dor mais intensa deve ser avaliada pelo dentista.
9. Completa mas suave limpeza é essencial para o processo de cicatrização. Nas áreas tratadas, use uma escova de dentes extra-macia por um a três dias e use o fio dental com cuidado em todas as outras regiões.
10. A irrigação oral pode ser usada após 24 horas. Ajuste a potência em baixo-médio e direcione o jato de água num ângulo de 90° graus com o dente — *não* dentro da bolsa. A irrigação subgengival está contra indicada até avaliação adicional.

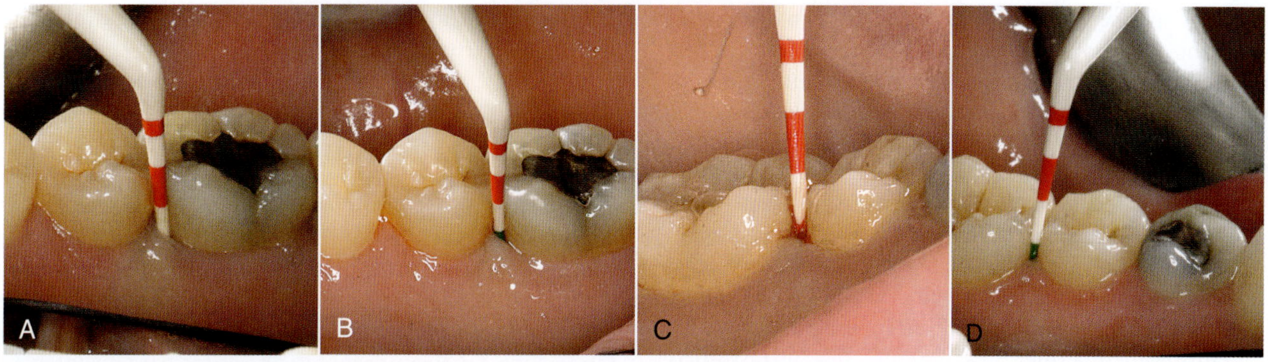

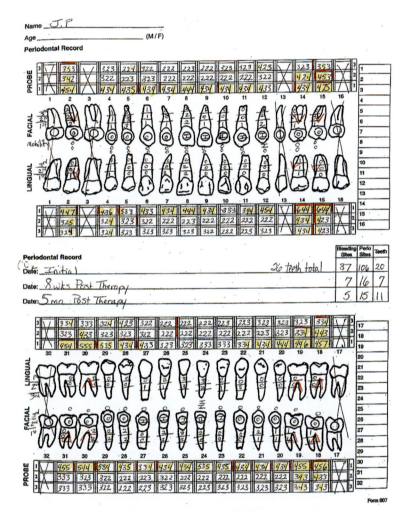

FIGURA 3-9 • A, Profundidade da bolsa periodontal antes do tratamento com laser de CO_2. B, Profundidade da bolsa periodontal seis meses após tratamento com laser de CO_2. C, Profundidade de bolsa periodontal antes do tratamento com laser com fibra. D, Profundidade de bolsa periodontal seis meses após o tratamento a laser com fibra.

FIGURA 3-10 • Ficha periodontal mostra profundidades de bolsa inicialmente e oito semanas e cinco meses após o tratamento a laser.

no periodonto é necessária no tratamento clínico dos problemas periodontais.[53]

As reações adversas são um resultado da irradiação inapropriada do laser: comprimento de onda para o tecido-alvo, parâmetros ou duração de irradiação incorretos. Alguns lasers interagem com o metal, o que resulta em reação à percussão e geração imediata de aquecimento. Isso poderia transferir calor para um nervo ou estrutura vizinha. Portanto, a energia do laser não deve ser direcionada diretamente contra términos de coroas metálicas ou restaurações metálicas nas margens gengivais. A energia do laser diretamente contra o dente pode causar dano irreversível ao mesmo, tais como fratura, pigmentações, derretimento, queimaduras. O acúmulo de calor excessivo pode causar danos ao osso subjacente. Superexposição intensa à energia do laser no tecido resulta em tecido carbonizado.

As complicações no período de cicatrização e as reações adversas são minimizadas por protocolos adequados. A compreensão dos ajustes do laser e a observação das interações tecido-laser durante a irradiação são cruciais. O clínico deve ter conhecimento adequado e certificação sempre que realizar tratamento com qualquer instrumento, seja ultrassônico, manual ou com laser. Todos esses pontos são extremamente benéficos quando utilizados corretamente.

DOCUMENTAÇÃO

A documentação do paciente em uma ficha serve para descrever as condições, o diagnóstico e os tratamentos específicos realizados. Registros por escrito sobre o uso do laser deveriam incluir o seguinte:

- O comprimento de onda e o tipo de laser (p. ex., diodo de 980 nm).
- Tamanho da ponta (tamanho da fibra, ponta ou abertura da ponta).
- Os protocolos (p. ex., energia mJ, taxa de repetição Hz e potência watts).
- Modo de irradiação (contínuo ou pulso de onda).
- Duração da irradiação.
- Irradiação com ou sem spray de água.
- Tipo de anestesia usada (tópica ou injeção [número de tubetes]).

A documentação também deveria (1) confirmar o uso de óculos de proteção para o comprimento de onda específico do laser, (2) descrever quaisquer reações adversas e como as mesmas foram tratadas e (3) registrar que as instruções pós-operatórias foram dadas. A documentação completa deveria responder a qualquer questão que o paciente pergunte sobre o tratamento (Quadro 3-2).

QUIMIOTERÁPICOS ADJUNTOS

A ideia de se incluir antibióticos em alguns casos é a melhor supressão do biofilme com terapias concomitantes. Se o tratamento requer múltiplas estratégias, quimioterápicos podem ser usados em conjunto com o tratamento convencional ou com laser. Antibióticos, tais como a doxiciclina, tetraciclina e metronidazol são prescritos para o controle sistêmico de patógenos. Baixas doses de hiclato de doxiciclina (Periostat®) suprimem a atividade enzimática da colagenase associada à doença. Arestin®, Atridox® e Periochip® são utilizados para o controle localizado do crescimento de patógenos.

O biofilme é mais susceptível a quimioterápicos quando é interrompido agressivamente através do debridamento do dente e do tecido. Um antibiótico sistêmico deveria ser iniciado no começo do tratamento para auxiliar o organismo à medida que o tratamento progride. Um antibiótico local pode ser aplicado após a última sessão de laserterapia no local, para permitir outra irradiação do local sem alterar o tecido, pois ele atua por várias semanas. Antibióticos administrados localmente *não* devem ser usados entre as consultas de terapia com laser.

É prudente avaliar a composição do biofilme e a susceptibilidade aos patógenos antes da administração de quimioterápicos. Muitos tipos de cultura não testam antibióticos contra os mecanismos protetores no biofilme e, então, não refletem o meio *in vivo*. A reação em cadeia da polimerase (PCR), sequenciamentos 454 e outros testes moleculares dão uma melhor visão dos organismos que co-habitam o interior do biofilme. Essa informação pode determinar qual(ais) medicação(ões) pode(m) ser mais benéfica(s), por quanto tempo deve(m) ser usada(s) e se uma segunda fase com teste é necessária. Lesões crônicas não deveriam ser controladas meramente com terapia antibiótica.

QUADRO 3-2 — Exemplo de Ficha e Documentação para Terapia Periodontal com Laser

11/10/2009: Pt apresentado para tratamento da infecção periodontal (TIP) Hemiarco superior direito

Revisão da história de saúde, nenhuma contraindicação para o tratamento.

Administração de anestésico tópico de benzocaína a 20%, seguida por anestesia local com lidocaína 2%, com epi 1:100.000, 1,8 mL para os dentes 17-14

Exposição da região de 13-11 e instrução sobre as técnicas de remoção diária do biofilme. Recomendação: técnica de Bass duas vezes ao dia e uso diário de fio dental. Revisar as técnicas de uso de fio dental na próxima consulta.

Descontaminação com laser como pré-procedimentos com laser de diodo de 980 nm e fibra de 300 mícrons, com potência de 0,4 watts modo contínuo, por aproximadamente por 16 segundos por cada dente.

Remoção completa de biofilme supragengival com ultrassom. Debridamento definitivo de 17-14 manual e com ultrassom.

Descontaminação de 17-14 com o mesmo laser e fibra, 2,0 watts no modo pulsado de 25 ms/50 ms *off* para uma potência média de 0,7 W, por aproximadamente 20 segundos por local.

Óculos específicos para laser foram utilizados pelo paciente e pelo profissional durante os procedimentos com laser. Nenhuma reação adversa. Instruções pós-operatórias dadas tanto na forma verbal quanto escrita.

Próxima visita: TIP por área superior/inferior.

SEGURANÇA DO LASER

O órgão designado para a segurança do laser é responsável por educar a equipe odontológica sobre o uso seguro do laser, bem como para a execução de práticas seguras, conforme visto a seguir:

1. A segurança do operador ao limitar o acesso ao consultório e afixar alertas de "laser em uso".
2. Utilizar funções de segurança, tais como colocação do laser em modo de segurança quando não estiver em uso.
3. Uso obrigatório de protetores oculares específicos para o comprimento de onda na área de tratamento.
4. Utilização de sucção de alta potência para remover aerossóis e a pluma formada pelo laser.
5. Utilizar máscaras de filtração de partículas de elevada eficiência (eficiência de filtração de partículas de 99,75% a 0,1 μ).

O acionamento do laser antes do atendimento do paciente é outra medida de segurança e preparação para o procedimento. O teste de acionamento do laser permite avaliar se a energia do laser está emitida conforme esperado. Como medida de segurança local, colocar a extremidade terminal do laser distante do paciente. Selecione um cromóforo adequado (argônio, Nd:YAG e diodo: materiais escuros; CO_2: papel úmido; érbio: água), ative o laser e mantenha-o de 1 a 2 mm do material escolhido. À medida que a energia é absorvida, a interação será observada, tal como uma marca e a pluma ou água borbulhando ou evaporando. Isso não é o mesmo que iniciar a fibra, mas simplesmente uma avaliação da interação entre o laser e um cromóforo adequado, para assegurar que o laser está funcionando conforme esperado.

PLUMA DO LASER

Embora não exista nenhuma configuração padrão, fortes recomendações chamam a atenção sobre a remoção da pluma decorrente do laser. A sucção de alta potência está indicada para a redução de aerossóis durante a instrumentação ultrassônica,[54] bem como para a remoção da pluma durante a utilização do laser. A pluma é composta de 95% de água e 5% de partículas, orgânicas e inorgânicas e micro-organismos.[55] Substâncias químicas orgânicas como o benzeno, o tolueno, o formaldeído e o cianeto têm sido isoladas dentro da pluma; substâncias químicas inorgânicas incluem o monóxido de carbono, compostos sulfurados e nitrogenados.[56] A análise dos micro-organismos mostra bactérias, microbactérias, fungos, vírus e DNA intacto do vírus da imunodeficiência humana (HIV), o vírus da hepatite B (HBV) e vírus do papiloma humano (HPV).[57] Muitas partículas possuem de 0,3 a 0,5 μ de tamanho, 90% das quais são provavelmente inaladas e depositadas nos tecidos do alvéolo pulmonar.[58] A máscara comum filtra apenas partículas de 0,5 μ, o que proporciona uma filtração inadequada. A máscara que filtra partículas de 0,1 μ é a recomendada.[55]

A combinação da sucção de alta potência e máscara de filtração de elevada eficiência diminui o risco associado aos procedimentos ultrassônicos e ao laser. Essas máscaras estão disponíveis nos modelos de amarrar e com elástico em lojas de materiais odontológicos.

> **Dica Clínica:** Como uma alternativa, as máscaras para tuberculose (TB) podem ser utilizadas.

ASPECTOS TÉCNICOS DE AJUSTE DO LASER

Os objetivos do tratamento, o tamanho da fibra e a concentração de cromóforo existente deveriam ser considerados ao se escolher as opções de ajuste do laser para um procedimento periodontal não cirúrgico. Para aplicações de higienização auxiliada pelo laser, parâmetros mais baixos são necessários para a profunda descontaminação dos tecidos. O tamanho da fibra pode ter um impacto direto na quantidade de energia que o alvo recebe com um protocolo específico. Uma fibra de 320 μ possui um pequeno diâmetro da saída do feixe que aumenta a densidade de energia no alvo, comparada à fibra de 400 μ. Com o mesmo protocolo, a fibra de 400 μ entrega apenas 64% da densidade de energia entregue pela fibra de 320 μ.

A concentração do cromóforo presente no tecido-alvo também afeta os parâmetros. Tecidos doentes apresentam uma quantidade aumentada de hemoglobina e respondem melhor a certos comprimentos de onda, o que requer menos energia. Tecidos fibrosados, com vascularização e hemoglobina reduzidas, necessitam de menos energia, comparativamente.

Parâmetros fornecidos pelos fabricantes do laser apenas orientam o tratamento. A observação da interação com o tecido é o segredo para reconhecer se os protocolos estão adequados ou se devem ser alterados. O padrão ouro é utilizar o mínimo de energia para alcançar a terapia necessária. Referências para protocolos foram adicionadas por conveniência para os parâmetros sugeridos na Tabela 3-1. Embora cada um dos lasers listados possa ser usado no tratamento periodontal não cirúrgico, alguns são mais eficientes que outros. Um laser utilizado no tratamento pode exigir mais ou menos tempo que outro, o que afeta o plano de tratamento. A Tabela 3-2 compara o tempo de irradiação necessário de três tipos de laser. O paciente tratado exibia 87 locais com "sangramento à sondagem", 106 locais com profundidade de bolsa igual ou maior que 4 mm e envolvimento de 20 dentes. Devido ao protocolo de tratamento, os laser de Nd:YAG e de diodo refletem o tratamento de cada local que exibia doença, enquanto o laser de CO_2 está representado em tratamento por dente.

FIBRA

As fibras usadas com lasers de argônio, diodo e Nd:YAG são constituídas de forma semelhante e fabricadas em diferentes diâmetros, e as fibras de 300 a 400 μ são as mais frequentemente utilizadas nos procedimentos de higienização auxiliada pelo laser. A fibra possui quatro partes: sobrecapa, revestimento, fibra e engate. A *sobrecapa* é uma cobertura espessa de látex, translúcida ou transparente e flexível ou um plástico fino resistente que protege a fibra. O *revestimento* é uma cobertura externa da fibra que é reflexiva internamente, colimando o

| Tabela 3-1 | Parâmetros de Laser Sugeridos para Terapia Periodontal não Cirúrgica* |

Tipo de Laser	Diâmetro da Fibra	Descontaminação antes dos Procedimentos	Debridamento	Coagulação
Argônio	300 mícrons (μ; ou micrômetros, μm)	Nenhum parâmetro sugerido na literatura	0,5 watt (W), duração do pulso de 0,05 segundo, 0,2 segundo entre os pulsos†	0,7-0,8 W, duração do pulso de 0,05 s, 0,2 s entre os pulsos†
Diodo (810 nm)	300 μ (introduzida)	1,0 W, fibra não introduzida, pulsado 50% de ciclo, 15 s por dente[43]	0,4 W, modo contínuo, 20 s por local†	0,8 W, modo contínuo, 10 s por local
Nd:YAG (1.064 nm)	300 μ	Nenhum parâmetro sugerido na literatura	30 mJ e 60 Hz, 1,8 W, 40 s por local†	100 mJ e 20 Hz, 2,0 W, 20 s por local†
Diodo (980 nm)	300 μ	Nenhum parâmetro sugerido na literatura	2,0 W, pulso de 25 ms *on*/50 ms *off* para uma média de 20 s/sítio *ou* 0,4-0,6 W, irradiados continuamente 20 s/local[57]	0,8 W irradiados continuamente 10 s/local
Micropulso de CO_2	Diâmetro da periotip: 0,5 mm	Nenhum parâmetro sugerido na literatura	80 mJ (nível 4), 50 Hz, 1,8-2,0 W, média de 24 s *por dente*[47] 28 mJ, 30 Hz, 1W, 350 μs de duração de pulso, 0,31 ms *off*; méd de 24 s por dente[60]	N/A
Er:YAG	Diâmetro da ponta: 0,6 mm	Nenhum parâmetro sugerido na literatura	80 mJ, 30 Hz, 2,4 W de potência média com sprays de água[21]	N/A
Er, Cr:YSGG	Diâmetro da ponta: 0,6 mm	Nenhum parâmetro sugerido na literatura	1,0 W (50 mJ/pulso)[61]	N/A

N/A, não aplicável; *méd*, média.
*Esta tabela apenas proporciona uma *sugestão* de parâmetros. Avaliar o manual do fabricante de um laser específico em uso para uma informação mais completa com respeito aos ajustes.
†Resultados de Raffetto N: Laser para terapia periodontal inicial. Em Colizzi DJ, Convissar RA: *Lasers in clinical dentistry*, Filadélfia, 2004, Saunders.

| Tabela 3-2 | Exemplo de Casos de Tempo de Irradiações com Três Lasers |

Laser (nanômetros)	Aplicação (segundos)	Número de Locais Tratados	Aplicação do Laser (minutos)
Nd:YAG (1.064 nm)	40 s/local*	106	71
	20 s/local*	106	35 total de 35:106
Diodo (810 nm)	20 s/local*	106	35
	10 s/local*	106	18 total de 18:53
CO_2 (10.600 nm)	26 s/dente	20 dentes	total:8,6

*Dados baseados nos parâmetros sugeridos por Raffetto N: Laser para terapia periodontal inicial. Em Coluzzi DJ, Convissar RA: *Lasers in clinical dentistry*, Filadélfia, 2004, Saunders.

cilindro do laser completamente até a extremidade terminal da fibra. A fibra por si mesma é feita de quartzo e é uma estrutura cristalina. O *engate* conecta a fibra ao laser.

O manuseio correto é essencial para uma entrega ótima de energia. O restante da fibra deveria ser enrolado frouxamente e assegurado longe dos rolamentos das cadeiras ou dos locais de possível emaranhamento. Os fabricantes produzem acessórios para auxiliar o manuseio do restante da fibra. Quando for preparar a fibra para a peça de mão, remova o mínimo possível da sobrecapa. A fibra deve estar exposta através de uma cânula, mas não onde se prende a peça de mão. Pode ocorrer dano ao revestimento pelo uso de uma ferramenta de tamanho inadequado para descobrir a fibra. O fechamento excessivo da fibra durante a sua exposição irá provocar uma fenda no revestimento. Se o revestimento for rachado, a energia do laser é perdida por este local, o que reduz a potência na entrega final do feixe pela fibra óptica. Inspecione a fibra em busca de escapes de luz do feixe principal antes de inseri-la no interior da peça de mão. Se houver perda de luz, exponha a fibra mais para trás e parta a fibra imediatamente após o ponto no qual a luz visível é detectada.

> **CUIDADO**
>
> **Cuidado:** Se o revestimento for danificado, mas a fibra não for quebrada, o feixe principal continuará visível na extremidade final, mas a energia do feixe de trabalho será reduzida, algumas vezes de forma significativa.

A fratura da fibra pode ocorrer se a mesma for enrolada muito apertada ou se armazenada incorretamente em um estojo. A ruptura também pode ocorrer quando usada na bolsa. Se uma cânula de metal estiver em uso, a lateral da fibra pode ser friccionada contra a borda da cânula, desgastar a fibra inadvertidamente e provocar a fratura da mesma. Se não detectada, exposição indesejável à energia do laser pode ocorrer. A perda da integridade da fibra pode gastar considerável tempo de tratamento, diminuição da energia necessária ao tratamento e constituir um perigo.

Iniciando a Fibra

A iniciação da fibra é útil em alguns casos de procedimentos de higienização associada ao laser, mas não desejável em outros. A iniciação da ponta da fibra é acompanhada pela ativação do laser enquanto se encosta a fibra em um cromóforo escuro, como um papel de articulação preto. Isso cobre 1 a 2 mm da extremidade da fibra. O objetivo é *concentrar a energia na superfície da fibra*, aumentar as interações fototérmicas com o tecido e acelerar o debridamento.

A iniciação é usada em lasers de baixa fluência, particularmente de diodo, em procedimentos de descontaminação. Uma vez que a introdução da fibra concentra a energia no ponto de contato com o tecido, o calor pode ser acumulado no interior do tecido rapidamente. O tempo de irradiação deveria ser limitado para minimizar o dano colateral aos tecidos vizinhos. Protocolos mais baixos são usados no modo contínuo para uma menor duração para perfeita descontaminação da parede da bolsa. Além disso, a iniciação é útil quando se trabalha com tecido fibrosado, exibindo menor concentração de cromóforo.

Se o objetivo for *a penetração da energia do laser* no tecido além da fibra, a fibra *não* deve ser iniciada. A não iniciação é usada antes de procedimentos de descontaminação e coagulação. O Nd:YAG, um laser pulsado, não requer iniciação da fibra porque o pico de luz fornece energia e interação imediata com o tecido. Os lasers de argônio e de diodo podem ser usados pulsados ou em modo contínuo, com a fibra não iniciada antes dos procedimentos de descontaminação e coagulação. O modo contínuo requer menos energia e menor tempo de irradiação para minimizar o acúmulo de calor dentro do tecido. O modo pulsado pode ser usado com protocolos mais altos e com tempos de tratamento um pouco maiores. O intervalo entre os pulsos permite a dissipação do calor dentro do tecido.

O clínico deve possuir uma clara compreensão dos efeitos do laser com a fibra iniciada e não iniciada e ser capaz de interpretar a interação laser-tecido.

Clivagem da Fibra

Sistemas de fibras ópticas requerem clivagem para um fornecimento máximo de energia. A *clivagem* refere-se à criação de um plano de 90 graus com a superfície na extremidade terminal da fibra. Isso assegura um fornecimento máximo de energia para as fibras ópticas. Ferramentas para clivagem incluem "canetas" de carbono ou diamante mantidas em 90 graus, azulejo de cerâmica cortado com 2,5 cm mantido num ângulo de 45 graus e tesouras, todos utilizados para incisionar a fibra, não para cortá-la (Fig. 3-11).

Para clivar a fibra, apoie-a numa superfície plana, firme e segure a fibra com a mão não dominante. Oriente o instrumento que irá clivar a fibra apropriadamente a 2 mm da extremidade dela. Mova o instrumento de clivagem através da fibra *uma* vez para clivar o quartzo. Quando uma tesoura for utilizada, posicione a fibra a 90 graus entre as lâminas, permitindo que a fibra escape das lâminas enquanto estas se

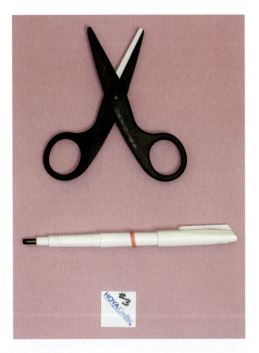

FIGURA 3-11 • Três tipos de instrumentos para clivagem. *A partir do topo,* Tesoura, Caneta para clivagem de vidro e azulejo de cerâmica.

fecham. Com uma clivagem adequada criada com qualquer um desses instrumentos, um feixe de luz deve estar visível e a fibra não revestida.

Quando checar a fibra com relação à perfeita clivagem, segure a fibra perpendicularmente a 1 cm de uma superfície lisa de cor clara (Fig. 3-12). O feixe principal visível deve se apresentar como um círculo sólido bem definido. Uma clivagem inadequada cria margem irregular ou difusa e pode apresentar uma "cauda de cometa". Uma clivagem imperfeita diminui a quantidade de energia do laser emitida ao tecido-alvo e causa trauma quando em contato com o tecido. A técnica para clivagem deveria ser controlada para conservar o comprimento da fibra e proporcionar emissão de laser com energia suficiente durante o tratamento.

Observe os cuidados de segurança para uso do laser. Nunca olhe diretamente para a luz. *Não acione o laser* enquanto estiver avaliando a clivagem da fibra, embora ela deva estar no modo pronto. A porção clivada da fibra, contaminada ou não, é considerada uma "lâmina", e é necessário o armazenamento num recipiente para lâminas.

FIBRAS ACOPLADAS A PEÇAS DE MÃO

Uma variedade de peças de mão pode ser utilizada com sistemas de emissão de fibra óptica. Entretanto, é importante que elas sejam compatíveis com a fibra selecionada. O desenho das peças de mão inclui diferentes tamanhos de cilindro, texturas e pesos (Fig. 3-13). O clínico deveria considerar esses fatores para conforto e ergonomia de trabalho.

Componentes de tamanho adequado no interior da peça de mão irão prevenir que a fibra escorregue durante o tratamento. Muitas peças de mão são desenhadas com um mandril que aperta a fibra ao seu redor com uma bucha interna. A bucha aperta a sobrecapa da fibra e a mantém no lugar. Algumas buchas aceitam apenas um tamanho de sobrecapa de fibra, enquanto outros podem ser ajustados. Se a sobrecapa for removida, o que permite que a bucha seja apertada contra a fibra descoberta, o revestimento pode ser danificado e resultar em perda da potência do laser.

CÂNULAS

Uma vez que estrutura cristalina da fibra não permitirá curvaturas acentuadas, o desenho da cânula é essencial para orientar a fibra no local de tratamento. As cânulas também podem ter diferentes formatos; algumas são de metal e outras de plástico claro ou translúcido (Fig. 3-13). Algumas se aparafusam na peça de mão, enquanto outros são retidos por tensão. Algumas cânulas são multiuso e esterilizáveis; outras são usadas apenas uma vez e descartáveis. Algumas podem ser moldadas num arco suave, enquanto outras possuem uma forma predefinida. Ao selecionar a melhor cânula para ter acesso ao local a ser tratado de forma eficiente e eficaz, a terapia periodontal será facilitada.

PATÊNCIA DA FIBRA

Antes de conectar a fibra ao laser, avalie a patência da fibra ou abertura. Segure a extremidade terminal da fibra para a fonte de luz e olhe para final do conector. Ela deve apresentar uma luz clara, que representa o diâmetro total da fibra no conector. Várias condições podem prevenir a obstrução da fibra. A fibra unida ao conector pode ser ocluída com óleo da esterilização ou manualmente. Isso pode ser corrigido pela limpeza do conector, de acordo com as instruções do fabricante. Além disso, a fibra pode estar quebrada. Avalie através da instalação da fibra e use o feixe principal para localizar o "escape de luz". Remova a sobrecapa e clive a fibra.

> **CUIDADO**
>
> Cuidado: Não instale e ative a fibra até que critérios para obstrução sejam preenchidos.

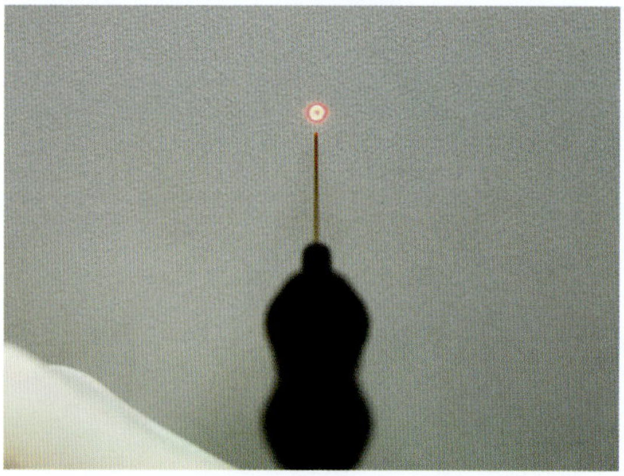

FIGURA 3-12 • Exemplo de clivagem da fibra óptica. Observe a luz de círculo sólido, bem definido. Uma clivagem inferior à ideal poderia evidenciar um aspecto da luz oval ou "cauda de cometa".

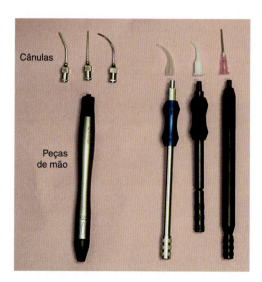

FIGURA 3-13 • Várias peças de mão e cânulas.

ESTERILIZAÇÃO

Assegurar a integridade da fibra, da peça de mão e da cânula através de procedimentos de esterilização e instalação requer cuidados específicos. As recomendações do fabricante deveriam ser seguidas para a correta manutenção. Evite esterilizar fibras em autoclaves usadas para esterilizar peças de mão com óleo. O óleo pode se acumular no conector e causar dano ao laser quando ativado. As peças de mão necessitam de mínima manutenção, precisando de limpeza e esterilização. Ocasionalmente, buchas de plástico quebram com o calor ou tratamento químico e devem ser substituídas. Cânulas esterilizáveis podem ficar entupidas por debris durante os procedimentos. A porção interna deve ser limpa com fios ou com um instrumento para limpeza com diâmetro ligeiramente menor, água quente e depois esterilizada. Proteja cânulas de metal do dano quando não estiver em uso. A esterilização e o manuseio adequados da fibra, da peça de mão e da cânula irão eliminar a contaminação cruzada e aumentar a longevidade dos componentes.

TRATAMENTO DA MUCOSITE PERI-IMPLANTAR E DA PERI-IMPLANTITE

O tratamento da mucosite peri-implantar e da peri-implantite é similar ao discutido anteriormente para a gengivite e para a periodontite. O objetivo é preservar a inserção e recuperá-la, pela remoção de patógenos e pelo suporte à cicatrização. A fixação do tecido ao implante ocorre a partir de uma matriz glicoproteica que se adere ao titânio. Quando o selamento biológico é rompido pela inflamação ou pelo trauma, existe uma via de acesso ao suporte ósseo do implante.

A mucosite peri-implantar é frequentemente descrita como uma patologia do implante caracterizada por inflamação, mas sem perda óssea. A condição permite tratamento para reverter o processo inflamatório, preservando o máximo possível a inserção do tecido e o osso. Conforme discutido no tratamento da gengivite, é essencial remover o biofilme ao redor do implante e da coroa, com o uso de instrumental adequado para o tratamento de implantes. O tecido peri-implantar é então descontaminado com o laser por meio dos protocolos recomendados previamente. O tratamento deveria envolver, no mínimo, duas sessões com 10 dias de intervalo. Reavaliações no mesmo intervalo devem ser feitas até que o problema seja solucionado.

Se o implante for diagnosticado como "deficiente", no qual existe ainda metade do suporte do implante com osso e nenhuma mobilidade, outros tratamento são necessários. A terapia com laser pode proporcionar descontaminação imediata do tecido adjacente como um preparo para procedimentos cirúrgicos. A terapia não cirúrgica é limitada por causa da impossibilidade do completo acesso ao biofime na complexa estrutura do implante.

Lasers com aplicações em tecido mole podem ser utilizados no tratamento da mucosite peri-implantar e da peri-implantite. A técnica de irradiação não cirúrgica não objetiva que a energia do laser seja emitida diretamente no implante. Apenas se deseja descontaminar o tecido mole. Os parâmetros do laser para uso não-cirúrgico são bem inferiores que aqueles utilizados em procedimentos cirúrgicos. Alguns comprimentos de onda requerem mais atenção que outros; por exemplo, um comprimento de onda absorvido por cromóforos escuros tem maior potencial para o aquecimento e transferência de calor. Quando coberta por sangue, a superfície do implante poderia acumular calor, que poderia ser dissipado através do corpo do implante até o osso. Um implante coberto por hidroxiapatita poderia absorver outro comprimento de onda, resultando numa superfície modificada.[62] Existe elevado risco de alteração da superfície com o laser de Nd:YAG. Existe risco muito menor com os comprimentos de onda dos lasers de CO_2, Er:YAG, e Er,Cr:YSGG. O uso do laser de CO_2 no tratamento peri-implantar é bem documentado na literatura.[63,64] A eficiência do tratamento com a família do érbio é contraditória. A eficácia com diodos também é contraditória em todos os comprimentos de onda (Cap. 7).

O diagnóstico precoce da doença e um bom planejamento com tratamento adequado podem resultar numa excelente resolução da inflamação no tecido peri-implantar. O objetivo do tratamento deve ser claro para se alcançar os resultados esperados. Mesmo quando cuidados mais avançados são necessários, o tratamento não cirúrgico com laser pode preparar o local, pela redução do processo inflamatório e da carga patogênica. Terapia peri-implantar associada ao laser é um tratamento de grande valor.

DIAGNÓSTICO

O diagnóstico e a classificação da doença atual do paciente dependem de uma avaliação cuidadosa. A primeira consulta do paciente proporciona a história geral da doença; investigação de câncer bucal; avaliação dos tecidos duros, da oclusão e da articulação temporomandibular (ATM); avaliação periodontal e radiográfica completa; e teste bacteriano. A avaliação do risco a partir dos dados coletados ajuda a determinar o diagnóstico de saúde ou a gravidade da doença.

Uma vez que a doença periodontal seja detectada, a classificação e o tipo de caso são necessários para o planejamento do tratamento. A classificação de acordo com o Workshop Mundial de Periodontia de 1999 inclui o seguinte:

- Gengivite.
- Periodontite crônica.*
- Periodontite agressiva.*
- Periodontite como manifestação de doença sistêmica.
- Doenças periodontais necrotizantes.
- Abscessos periodontais.
- Periodontite associada a lesões endodônticas.

Essas classificações são usadas para o diagnóstico, juntamente com os seguintes tipos de caso da Associação Dentária Americana (ADA):[65]

Saúde — sulco gengival com 3 mm e ausência de sangramento ou inflamação.

---

*Definidas adicionalmente como *localizada* (<30% dos dentes afetados) e *generalizada* (>30%)

Tipo I: *Gengivite* — sulco gengival com 3 mm ou menos, sangramento à sondagem, inflamação e possivelmente alguns cálculos presentes supragengivalmente.

Tipo II: *Periodontite leve* — bolsas de 4 a 6 mm com leve perda óssea, sangramento à sondagem, inflamação e cálculos presentes subgengivalmente.

Tipo III: *Periodontite moderada* — bolsas de 6 a 7 mm com perda óssea, sangramento à sondagem, inflamação e presença de cálculo subgengivalmente, com alguma mobilidade e possível envolvimento de furca.

Tipo IV: *Periodontite avançada* — bolsas de 7 mm ou mais com grande sangramento à sondagem, inflamação e supuração e presença de cálculo supra e subgengivalmente, com mobilidade e envolvimento de furca.

Tipo V: *Periodontite refratária* — inflamação e bolsas de 4 mm ou mais no periodonto previamente tratado para doença periodontal.

A gravidade é também baseada na *perda de inserção*, como a seguir:
- 1 a 2 mm = leve.
- 3 a 4 mm = moderada.
- 5 mm ou mais = severa.

PLANO DE TRATAMENTO

O plano de tratamento pode incluir muitas estratégias diferentes, baseadas nas necessidades do paciente. Uma vez que cada caso é único, as seguintes considerações e diretrizes são úteis para desenvolver um plano de tratamento individualizado, em vez de incluir cada caso num protocolo fixo, predefinido.

As necessidades do tratamento são evidenciadas durante a coleta de dados e diagnóstico. O planejamento deve incluir desde os sinais óbvios de doença periodontal a problemas oclusais, e estratégias para modificação de comportamento. Fatores como o comprimento de onda a ser usado no tratamento e os níveis clínicos de tratamento e especialidades também influenciam o plano de tratamento. Os seguintes planos de tratamento são sugestões baseadas na experiência do autor com o uso dos lasers de Nd:YAG, diodo e CO_2 no tratamento periodontal desde 1999.

CONSIDERAÇÕES NO PLANO DE TRATAMENTO

1. Quais são as limitações do paciente em termos de tolerância física que limitam o tempo de tratamento, como problemas na articulação temporomandibular (ATM) ou coluna?
2. O paciente apresenta ansiedade de moderada a intensa?
3. As consultas serão realizadas sob sedação consciente ou sedação intravenosa?
4. Será necessária anestesia local ou somente anestésico tópico?
5. Existe algum ponto dos dados registrados a ser reavaliado (ficha periodontal ou radiografias)?
6. Tratamentos restauradores serão realizados na mesma consulta?
7. Qual é a severidade da doença? Ela é localizada ou generalizada?
8. O biofilme e os depósitos são leves, moderados ou intensos e qual é a consistência?
9. Qual é a extensão da área a ser debridada e descontaminada (ambas superfícies, tecidual e dentária)?
10. O quanto o paciente está motivado e capaz no que se refere aos cuidados diários?
11. Existem problemas oclusais que exacerbam a doença periodontal que necessitam ser tratados?

Cada sessão de tratamento envolve muito mais que instrumentação. As respostas às perguntas anteriores irão influenciar o tempo, bem como a programação das consultas necessárias para o tratamento. É necessário enfatizar que o tratamento com laser não irá superar uma inadequada higienização diária. Independentemente do grau de doença periodontal, cuidados caseiros são um elemento ainda essencial no plano de tratamento.

DIRETRIZES PARA O PLANEJAMENTO DAS CONSULTAS

1. Apenas foque naquilo que pode ser concluído no tempo de consulta programado. Isso inclui a motivação e a capacitação do paciente, completo e adequado debridamento, irradiação com o laser e instruções pós-operatórias.
2. Quanto mais severo for o caso, mais tempo é necessário por dente, durante tratamento.
3. Inclua o tempo para o gerenciamento da relação profissional-paciente.
4. A quantidade de tempo necessário para a terapia laser nos tecidos da bolsa depende do laser usado no tratamento, da extensão da doença e da interação laser-tecido.
5. Para cada milímetro de ganho de inserção idealmente desejada, uma sessão de laser é necessária após o tratamento convencional.

Exemplo: uma bolsa de 6 mm deveria ser reduzida para 3 mm.
- Primeira sessão: debridamento do dente e irradiação com o laser no tecido.
- Segunda sessão: remoção ultrassônica do biofilme do terço cervical e irradiação com o laser.
- Terceira sessão: raspagem com ultrassom e irradiação com laser.
- Quarta sessão: raspagem com ultrassom e irradiação com laser.

6. Iniciar o tratamento pelas bolsas mais profundas.[51] Isso permite o retratamento das bolsa mais profundas enquanto as bolsas rasas serão retratadas nas consultas seguintes.
7. Nas consultas subsequentes, as áreas tratadas previamente serão reavaliadas na região cervical de cada dente, com remoção do biofilme com ultrassom da mesma. À medida que os cuidados diários do paciente melhoram, menos tempo é perdido na avaliação do biofilme e na instrução de higiene e, consequentemente, mais tempo é destinado à irradiação com laser.

O tratamento repetido é dirigido à infecção por biofilme localizada e para auxiliar na regeneração de uma inserção tecidual firme. Através da descontaminação dos locais periodontais infectados em intervalos frequentes, a estrutura do biofilme é enfraquecida continuamente, com cada vez menos remanescente deixados para se reconstruírem. Isso otimiza a capacidade do organismo em responder. O organismo irá começar a se recuperar, quando o hospedeiro for menos desafiado pelo biofilme, que estimula a resposta inflamatória. (Um caso refratário não irá responder porque a resposta do hospedeiro está prejudicada.) O epitélio cobre a superfície da ferida em 7 a 10 dias.[8] O tecido conjuntivo começa a se regenerar no 5º dia aproximadamente, matura em 12 dias e ainda continua por 1 ano.

Auxiliar o organismo no equilíbrio da proliferação desses tipos de tecidos é o fundamento para os protocolos a seguir.

ELEMENTOS BÁSICOS PARA TODAS AS CONSULTAS

1. Revisão da história de saúde.
2. Preocupações do paciente.
3. Avaliação da saúde oral:
   - Investigação de câncer bucal.
   - Avaliação da ATM.
   - Avaliação oclusal.
   - Pesquisa radiográfica, quando necessária.
   - Ficha periodontal (seis pontos de sondagem, recessão, mobilidade e furcas).
   - Avaliação dos debris, biofilme e cálculo existentes.
   - Descrição da rotina de cuidados diários do paciente.
   - Avaliação da necessidade de restaurações.
4. Diagnóstico.
5. Tratamento.
6. Cuidados de suporte, retratamento ou encaminhamento.

GENGIVITE

A gengivite envolve apenas os tecidos gengivais, sem a perda de osso. Os tecidos podem exibir os sinais clássicos de eritema, edema, sangramento, aumento das papilas e pseudobolsas. O objetivo da terapia é ensinar ao paciente a higienizar diariamente e remover profissionalmente os fatores localizados iniciadores da resposta inflamatória. Isso inclui a completa remoção do biofilme e dos depósitos na estrutura dentária e a irradiação com laser para descontaminação do sulco.

No mínimo duas consultas são necessárias nos casos de gengivite (Estudo de Caso 3-1). A primeira consulta permite o diagnóstico, o desenvolvimento das habilidades para cuidados diários com o uso de instrumentos e técnicas apropriadas para remoção do biofilme, o aconselhamento nutricional, a raspagem e a descontaminação com laser. A segunda consulta dá continuidade ao aperfeiçoamento das técnicas de higiene, a raspagem e a descontaminação com laser.

DEBRIDAMENTO DE TODA A BOCA

O debridamento de toda a boca está indicado quando o excesso de cálculo impede a sondagem ou quando a inflamação e o desconforto impedem o acesso aos tecidos periodontais. Esse procedimento proporciona a remoção dos cálculos grosseiros, mas não é considerado um tratamento definitivo. O paciente deveria ser remarcado em duas ou quatro semanas para uma adequada reavaliação e determinação de tratamento adicional.

PERIODONTITE

A periodontite é um processo inflamatório iniciado pela presença de biofilme, com destruição das estruturas de suporte do dente, incluindo o osso. A perda de inserção clínica se torna aparente através da presença de bolsa sem recessão, pela recessão sem bolsa ou pela presença de bolsa e recessão.

Mais uma vez, o objetivo da terapia é ensinar ao paciente as técnicas para prevenir ou minimizar o acúmulo de biofilme na cavidade oral. Profissionalmente, o tratamento deve ser direcionado ao controle da doença nas estruturas dentárias e nas paredes dos tecidos que formam a bolsa. Isso é realizado através das raspagens supra e subgengivais, para debridamento das estruturas dentárias acompanhado pelo debridamento sulcular.

As diversas consultas podem ser organizadas de várias maneiras. Alguns casos podem ser tratados com a terapia tradicional de metade da boca ou quadrante; entretanto, uma desinfecção de toda a boca ou uma terapia para infecção periodontal extensa pode oferecer melhor tratamento para certos pacientes. Todas as terapias deveriam ser dirigidas pela severidade da doença e pela susceptibilidade contínua à doença como uma prioridade quando se determinam os intervalos da terapia ativa, a avaliação e os cuidados continuados.

TERAPIA DE DESINFECÇÃO DA CAVIDADE ORAL

A terapia de desinfecção de toda cavidade oral inclui completo debridamento com irrigação subgengival contínua dentro de 24 horas (Estudo de Caso 3-2). Ela também é dirigida à redução do biofilme de toda a cavidade oral com um regime de utilização de fio dental duas vez ao dia, escovação dos dentes, bem como de toda a mucosa oral acessível, raspagem da

Estudo de Caso 3-1

Gengivite Moderada/Grave

Diagnóstico das condições: Achados negativos para investigação de câncer oral; função da ATM está normal; radiografias não mostram perdas ósseas ou cárie dental. Não há mobilidade e a oclusão está sem interferências. Condição periodontal mostra gengivite de moderada a severa, moderado sangramento generalizado, pseudobolsas e cálculo supra e subgengival.

Consulta 1

1. Controlar o desconforto do paciente com anestesia tópica ou local, se necessária.
2. Abordar as necessidades diárias de higienização com instrumentos e técnicas adequados.
3. Iniciar debridamento das estruturas dentárias, direcionado para o que for possível nessa consulta.
4. Fio dental para remover biofilme adicional e cálculos soltos.
5. Irradiação com laser em áreas que exibem sinais de inflamação.
6. Dar as instruções pós-operatórias e remarcar para 10 dias.

Consulta 2

1. Controlar o desconforto do paciente.
2. Revisar a rotina de higienização diária e refiná-la de acordo com as necessidades apresentadas.
3. Completar o debridamento, ou proporcionar remoção total do biofilme se o debridamento já estiver sido finalizado.
4. Fio dental.
5. Irradiação com laser nas áreas que ainda apresentam inflamação.
6. Revisar as instruções pós-operatórias.

Continuar remarcando em intervalos de 10 dias até que a higienização realizada diariamente pelo paciente seja capaz de proporcionar saúde e a inflamação ser solucionada. Se questões sobre a saúde sistêmica são uma preocupação, encaminhar o paciente para um médico.

Cuidado Continuado

Esse paciente é susceptível à recorrência da doença. Uma vez que a inflamação tenha sido solucionada, remarcar o paciente em intervalos de três meses para monitorar e manter a saúde. Conforme a saúde estiver estabilizada por um período maior, os intervalos podem ser aumentados de duas a quatro semanas em cada visita. Se ocorrer reinfecção, os intervalos devem ser reduzidos.

Gengivite ulcerativa necrotizante (GUN) pode ser abordada com a mesma terapia descrita. Considere o intenso desconforto que o paciente deve sentir; a consulta inicial pode não permitir o exame periodontal e a instrumentação. Radiografias e exame visual para diagnóstico podem ser somente os procedimentos realizados na visita inicial. O paciente pode necessitar de antibioticoterapia sistêmica, bem como analgésicos. Remarcar o paciente para dentro de 5 a 10 dias a fim de iniciar o tratamento da gengivite.

---

língua, bochechos e sprays de garganta com clorexidina.[66] O modelo de tratamento para a desinfecção de toda a boca requer poucas consultas, porém mais longas.

Vantagens

- Redução mais rápida de toda carga microbiana.
- Conclusão da parte do tratamento mais difícil.
- Mais eficiente para consultas com sedação.
- Restaurações podem ser realizadas na mesma sessão.

Desvantagens

- Limitada oportunidade em trabalhar com o paciente nas instruções para higiene oral (com pacientes sedados, não há oportunidade).
- Cansaço do paciente.
- Pressão psicológica para o paciente.
- Desconforto pós-operatório aumentado em virtude do tratamento de todas as regiões.
- Cansaço do clínico e diminuição da efetividade da instrumentação.
- Consultas de acompanhamento são necessárias para tratar a recorrência de biofilme num intervalo em torno de 10 dias.
- Perda de grande quantidade de tempo de trabalho se o tratamento for interrompido.

> **Dica clínica:** O tratamento de toda a cavidade oral poderia empregar o mesmo planejamento do tratamento básico sem adicionar um antimicrobiano, tal como a clorexidina.

TRATAMENTO DA INFECÇÃO PERIODONTAL EXTENSA

O planejamento da terapia extensiva para infecção periodontal leva em consideração a *gravidade* da doença a ser tratada. O plano de tratamento tem a flexibilidade de tratar todos os locais dos dentes na boca ou caso localizado, ou regiões muito pequenas dos dentes em casos avançados. Essa estratégia é organizada com mais consultas com menor duração (Estudo de Caso 3-3).

Estudo de Caso 3-2

Periodontite Tipo IV

Diagnóstico das condições: Achados negativos para investigação de câncer oral; função da ATM normal; radiografias mostram perda óssea horizontal, não há cárie dental.

Condição periodontal: Doença periodontal crônica, com perda óssea moderada generalizada (caso tipo III), com gengivite de moderada a severa; sangramento generalizado moderado; placa e cálculo supra e subgengival, perda óssea horizontal na região posterior, com perda óssea vertical no dente 15 e envolvimento de furca nos dentes 17 e 36. Mobilidade grau 1 dos dentes anteriores. A oclusão exibe interferências (Figs. 3-14 e 3-15).

Plano de Tratamento para Terapia de Desinfecção de Toda Boca no Prazo de 24 Horas (Fig. 3-16)

- Cinco horas planejadas para debridamento dentário e descontaminação com laser.
- Duas horas de descontaminação (quatro consultas de 30 min).
- Trinta minutos para avaliar reinfeções (opcional).
- Sessenta minutos para reavaliação (final do tratamento).

Consulta 1: Arcadas Superior/Inferior Esquerda (SE/IE) (2,5 horas)

1. Administração de anestesia local do lado esquerdo.
2. Evidenciação da área do lado esquerdo, recomendar instrumentos e técnicas de higienização diária.
3. Remoção do biofilme com raspagem total com ultrassom.
4. Debridamento das estruturas dentárias definitivamente com raspagem manual e ultrassônica, e irrigação abundante.
5. Fio dental.
6. Laser.
7. Proporcionar cuidados pós-operatórios paliativos (p. ex., óleo de vitamina E).
8. Dar as instruções pós-operatórias.
9. Confirmar a consulta para o próximo dia.

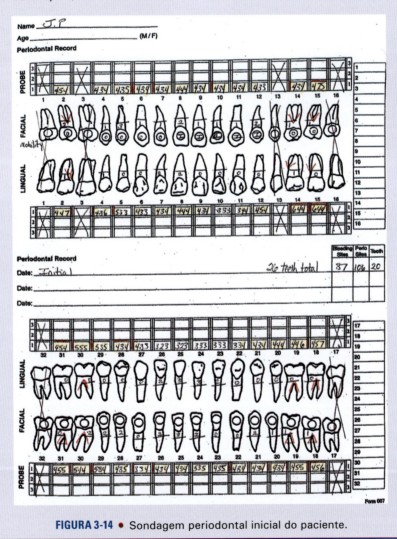

FIGURA 3-14 • Sondagem periodontal inicial do paciente.

Continua

Estudo de Caso 3-2

Periodontite Tipo IV — *cont.*

Consulta 2: Arcadas Superior/Inferior Direita (SD/ID) (2,5 h)

1. Administração de anestesia local do lado direito.
2. Evidenciação da área do lado direito, recomendar instrumentos e técnicas de higienização diária.
3. Remoção do biofilme com raspagem total com ultrassom.
4. Debridamento das estruturas dentárias com raspagem manual e ultrassônica, e irrigação abundante.
5. Fio dental.
6. Laser (apenas no lado direito porque não se passaram sete dias).
7. Proporcionar cuidados pós-operatórios paliativos (p. ex., óleo de vitamina E).
8. Dar as instruções pós-operatórias.
9. Confirmar a consulta em 10 dias.

Consultas de 3 a 6: Descontaminação com Laser

1. Planejar 60 minutos para abranger todas as áreas, menos tempo pode ser necessário para menor número de locais de tratamento.
2. Evidenciar uma região que necessite de melhora nos cuidados diários ou uma área para demonstrar bom controle diário.
3. Remover biofilme na porção cervical dos dentes.
4. Fio dental.
5. Irradiar novamente com laser em todas as áreas previamente observadas com doença.
6. Proporcionar cuidados e instruções pós-operatórias.
7. Confirmar a próxima consulta em 10 dias.

As consultas de descontaminação com laser continuam até que as bolsas profundas tenham tempo de tratamento suficiente para minimizar o biofilme e a atividade inflamatória, e possibilite a reinserção de tecido conjuntivo.

Consulta 7

Realizar avaliação de reinfecção seis semanas depois da descontaminação com laser (opcional).

Consulta 10

Realizar reavaliação do final do tratamento de 8-12 semanas após a descontaminação com laser.

Consulta 9

Efetuar terapia periodontal de suporte, retratamento ou encaminhamento.

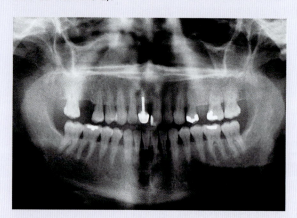

FIGURA 3-15 • Radiografia panorâmica do paciente.

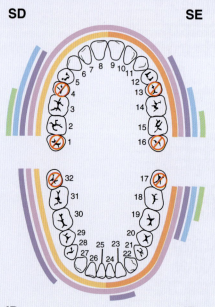

	Consulta 1	Consulta 2	Consulta 3	Consulta 4	Consulta 5	Consulta 6 debridamento +laser
Consulta 1 SE/IE	Todas as bolsas SD/ID		Áreas de 4+mm	Áreas de 5+mm	Áreas de 6+mm	Áreas de 7 mm
Consulta 2 SD/ID debridamento +laser	———	Todas as bolsas SE/IE				
Consulta 3 laser	———	———	4+mm			
Consulta 4 laser	———	———	———	5+mm		
Consulta 5 laser	———	———	———	———	6+mm	
Consulta 6 laser	———	———	———	———	———	7+mm

FIGURA 3-16 • Representação gráfica do plano de tratamento periodontal não cirúrgico com laser de toda cavidade oral. As cores na ficha correspondem àquelas dos dentes no esquema à esquerda.

Terapia Periodontal não Cirúrgica Associada ao Laser ••• **CAPÍTULO 3** | **47**

Estudo de Caso 3-3

Plano de Tratamento para Infecção Periodontal Extensa (Fig. 3-17)

- Planejar cinco horas para debridamento e descontaminação com laser.
- Trinta minutos para descontaminação com laser final.
- Trinta minutos para avaliar reinfecção (opcional).
- Sessenta minutos para reavaliação após o término do tratamento periodontal.

Consulta 1: Dentes Superiores Direito 17-15, 11

1. Administrar anestesia local na área selecionada.
2. Evidenciar uma área e recomendar os instrumentos e as técnicas para cuidados diários.
3. Remover biofilme com raspagem ultrassônica total.
4. Debridamento das estruturas dentárias definitivamente com raspagem manual e ultrassônica.
5. Fio dental.
6. Laser.
7. Proporcionar cuidados paliativos (p.ex., óleo de vitamina E).
8. Dar as instruções pós-operatórias.
9. Confirmar a próxima consulta em aproximadamente 10 dias

Consulta 2: Dentes Inferiores Esquerdo 37-34

1. Repetir as etapas de 1 a 6 anteriores.
2. Nessa consulta, irradiar novamente os dentes 17, 15, 14, 13, 12 e 11.

Consulta 3: Dentes Superiores Esquerdo 21, 22-24, 26, 27

1. Repetir as etapas de 1 a 6 anteriores.
2. Nessa consulta irradiar novamente os dentes 37-34, 17, 15, 14 da arcada SD.

Consulta 4: Dentes Inferiores Direito 44-47

1. Repetir as etapas de 1 a 6 anteriores.
2. Nessa consulta, irradiar novamente os dentes 21, 22-24, 26, 27 e 17, 15 e 26.

Consulta 5: Dentes Inferiores Direito /Inferior Esquerdo 33-43

1. Repetir as etapas de 1 a 6 anteriores.
2. Nessa consulta, irradiar novamente os dentes 44-47, 17, 26, 27, 37, 36.

Consulta 6: Descontaminação com Laser

1. Planejar 30 minutos para tratar os locais remanescentes que necessitam de cuidado.
2. Nessa consulta, irradiar novamente os dentes 33-43 e em qualquer área que exiba inflamação.

As consultas para terapia de descontaminação com laser continuam até que as bolsas mais profundas tenham recebido tempo de tratamento suficiente para minimizar o biofilme e a atividade inflamatória e para garantir reinserção de tecido conjuntivo.

Consulta 7

Realizar reavaliação da reinfecção seis semanas depois da descontaminação com o laser (opcional).

Consulta 8

Realizar reavaliação após término do tratamento periodontal de 8-12 semanas após a descontaminação com laser.

Consulta 9

Realizar terapia periodontal de suporte, retratamento ou encaminhamento.

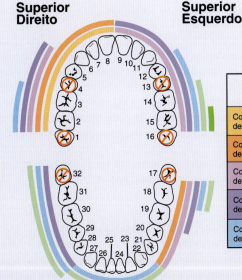

	Consulta 1	Consulta 2	Consulta 3	Consulta 4	Consulta 5	Consulta 6 Descontaminação a laser	Consulta 7 Descontaminação a laser
Consulta 1 SD debridamento+laser	17,15-11	Áreas de 4+mm	Áreas de 5+mm	Áreas de 6+mm	Áreas de 7+mm	---------	---------
Consulta 2 IE debridamento+laser	---------	37-34	4+mm	5+mm	6+mm	7+mm	---------
Consulta 3 debridamento+laser	---------	---------	21-24, 26, 27	4+mm	5+mm	6+mm	7+mm
Consulta 4 debridamento+laser	---------	---------	------	44-47	4+mm	5+mm	---------
Consulta 5 ID/IE debridamento+laser	---------	---------	------	------	48-43	4+mm	5+mm

FIGURA 3-17 • Representação gráfica do plano de tratamento periodontal de toda cavidade oral com laser. As cores no quadro ao lado direito correspondem àquelas do esquema do lado esquerdo.

Vantagens

- Repetida redução da carga microbiana dentro da bolsa.
- Suporte ao processo de cicatrização pelo retardo da epitelização, o que permite o crescimento de tecido conjuntivo.
- Avaliação continuada e aperfeiçoamentos das orientações para higiene oral diária (trabalhando para formar bons hábitos de autocuidado).
- Desconforto pós-operatório diminuído porque pequenas regiões são tratadas.
- Aumento da efetividade da instrumentação (menor cansaço do clínico).
- Menor cansaço para o paciente.
- Restaurações podem ser realizadas na mesma consulta.
- Remoção repetida do biofilme da porção cervical dos dentes.
- Menor perda de tempo de trabalho se o tratamento for interrompido.

Desvantagens

- Mais consultas, o que requer compatibilidade entre paciente e profissional.
- Não é útil para consultas com sedação.

Apatzidou e Kinane[67] encontraram que ambas as estratégias de tratamento, de toda a boca ou expandida, são efetivas e sugeriram que a modalidade de tratamento deve ser baseada em considerações práticas relacionadas à preferência do paciente e à carga de trabalho do profissional.

TRATAMENTO COM SEDAÇÃO (INTRAVENOSA OU CONSCIENTE)

Terapias com sedação requerem variação no planejamento do tratamento, organizando a realização os procedimentos durante a sedação. Pacientes sedados irão, frequentemente, receber tratamento restaurador e periodontal na mesma sessão. Uma vez que a doença periodontal afeta o suporte dos dentes, é prudente dar maior prioridade ao seu tratamento na sequência de tratamento.

O tratamento da infecção periodontal ativa com sedação foca apenas o debridamento definitivo dos dentes e a descontaminação dos tecidos. O planejamento do tratamento deve considerar o tempo necessário para o perfeito tratamento dentro de um intervalo de tempo viável. O clínico deveria trabalhar para completar as sessões, de forma que, se uma complicação imprevista forçar a conclusão do tratamento, cada sessão de tratamento tenha um benefício completo na terapia.

A terapia da infecção periodontal ativa também envolve ensinar ao paciente com técnicas individualizadas as ferramentas necessárias para a remoção diária do biofilme de maneira efetiva. Uma vez que isso não pode ser feito com o paciente sedado, é útil realizar uma consulta direcionada a técnicas de controle do biofilme antes da consulta sob sedação, bem como consultas adicionais para "ensino" adicional em intervalos após a sedação. A recuperação do tecido é ótima se o paciente autorizar procedimentos de "descontaminação com laser", incluindo a remoção do biofilme com ultrassom e laser em intervalos de 10 dias. Se o paciente não aceitar essas consultas, a próxima opção é a marcação de várias consultas em intervalos de duas semanas até o paciente demonstrar controle efetivo do biofilme.

O tratamento seguinte à(s) consulta(s), sob sedação, depende da tolerância do paciente. Se o biofilme não for continuamente removido e o processo de recuperação não acompanhado, a reabilitação dos tecidos não será tão efetiva como a terapia em várias consultas.

CONSULTAS PARA DEBRIDAMENTO

A consulta para debridamento inclui a remoção definitiva do cálculo e das endotoxinas das superfícies dentárias juntamente com a primeira irradiação com laser para descontaminação das paredes da bolsa com doença. O objetivo é reduzir extensamente a carga microbiana na área instrumentada. O número de dentes selecionados e o tempo de tratamento para cada consulta de debridamento dependem da severidade do caso e do planejamento do tratamento.

CONSULTA PARA DESCONTAMINAÇÃO COM LASER

A consulta de descontaminação com laser é realizada após o completo debridamento da estrutura dentária, quando a descontaminação das paredes do tecido, a diminuição da epitelização e a maturação do tecido conjuntivo são necessárias. As consultas de descontaminação com laser continuam até cada bolsa ter recebido tratamento suficiente para dar suporte à recuperação para resolução ideal.

Novamente, para cada milímetro de ganho de inserção desejado, uma sessão de laser adicional deveria ser realizada. Essas sessões são agendadas em aproximadamente 10 dias depois da última consulta de debridamento mais sessão de laser. As sessões podem ter de 30 a 60 minutos de duração, dependendo do número de locais e de bolsas profundas a serem tratados. Após a finalização da consulta de descontaminação com laser, a consulta para terapia definitiva deveria ser agendada para seis, oito e 12 semanas (um intervalo maior permite o amadurecimento da inserção).

CONSULTA PARA AVALIAÇÃO DE REINFECÇÃO (OPCIONAL)

O objetivo da consulta para reavaliação de reinfecção é avaliar a recuperação do tecido, reforçar as instruções para remoção do biofilme e manter a motivação do paciente. Ela não inclui sondagem ou instrumentação, a não ser que áreas apresentem inflamação. A habilidade do paciente para higienização diária é avaliada e instruções e motivação adicionais são fornecidas para prevenir a reinfecção. A remoção do biofilme na porção cervical de cada dente é realizada com ultrassom. Em uma área que necessite de instrumentação adicional, a irradiação com laser é indicada como uma etapa final da desinfecção.

A consulta para avaliação de reinfecção deveria ser agendada com 30 minutos de duração e deveria ser seguida pela última sessão de descontaminação com laser por cerca de seis semanas.

> **Dica Clínica:** A consulta para avaliação de reinfecção é utilizada quando a consulta final do tratamento é agendada para 12 semanas ou mais e o paciente tem risco moderado de reinfecção.

REAVALIAÇÃO (FINAL DO TRATAMENTO)

A consulta final do tratamento marca a conclusão da fase I da terapia ativa da infecção periodontal e proporciona procedimentos de avaliação e terapêuticos. Essa consulta acompanha a última sessão de descontaminação com laser por volta de seis a 12 semanas e inclui a avaliação contínua dos procedimentos de higienização diários. O estado periodontal é reavaliado e documenta seis pontos de sondagem, recessão e mobilidade. Esses dados são comparados com aqueles do início do tratamento para determinar a extensão da recuperação. Estresses oclusais e necessidades restauradoras também são avaliados, e proporcionam informação importante para as recomendações do tratamento indicado.

A manutenção dos locais saudáveis é auxiliada por cuidados apropriados bem como durante essa consulta. O tratamento inclui a remoção completa do biofilme, instrumentação onde cálculo estiver presente e, em áreas não solucionadas, debridamento adicional com instrumentos manual ou ultrassônico. A descontaminação com laser nas áreas de inflamação e bolsas persistentes completa o processo para a consulta de finalização do tratamento (reavaliação).

O clínico deve determinar se as áreas não resolvidas podem ser tratadas durante a consulta ou se as necessidades periodontais são maiores. Isso irá depender do número de áreas que apresentam inflamação e bolsas, além dos fatores de risco. Com um número limitado de locais com doença ativa, as superfícies radiculares podem ser debridadas e a descontaminação com laser realizada. O paciente deve ser remarcado em um intervalo apropriado para terapia periodontal de suporte.

Necessidades mais extensas podem incluir várias sessões de debridamento radicular e de descontaminação com laser, avançando com tratamento restaurador ou cirúrgico (convencional ou associado ao laser). Alguns pacientes podem necessitar de encaminhamento para avaliação sistêmica. Em qualquer momento durante o tratamento do paciente, é o julgamento do clínico, baseado no conhecimento e na habilidade pessoal, que determina se irá continuar na fase I da terapia ativa da infecção periodontal ou se irá encaminhar o paciente para um especialista.

TERAPIA PERIODONTAL DE SUPORTE

As consultas da terapia periodontal de suporte mantêm o equilíbrio da saúde oral pela eliminação ou redução dos fatores microbiológicos locais.[8] Clinicamente, isso envolve a preservação do nível de inserção clínico, a manutenção da altura do osso alveolar, a eliminação da inflamação e a garantia de uma função adequada. O paciente em manutenção pode ser tratado como previamente discutido na consulta de reavaliação (finalização do tratamento) e pode ser remarcado em intervalos de tempo ideais.

O diagrama de Venn na Figura 3-18 reforça o conceito de que a saúde é mantida quando os cuidados diários e os procedimentos periodontais necessários são realizados. Se os cuidados diários ou profissionais são diminuídos, a saúde pode ser afetada.

Frequentemente, os pacientes acreditam que a doença periodontal é "estática", como a recuperação de um braço quebrado. Eles deveriam ser informados de que a doença é crônica, com episódios de atividade e remissão, e necessita de avaliação adequada em intervalos de tempo curtos e tratada de acordo com a atividade. Quando o paciente apresenta locais com reinfecção, tratamento adicional é necessário, como discutido na consulta de conclusão de tratamento.

Determine se as necessidades do paciente podem ser atendidas durante esta mesma consulta. Se o caso exigir mais tratamento, lembre que apenas uma consulta de retratamento é em geral insuficiente para a remoção do biofilme do interior da bolsa ou para estimular a reinserção de tecido conjuntivo.

CONCLUSÃO

Existem poucas contraindicações ao tratamento com laser. Não há nenhuma preocupação quanto ao surgimento de resistência bacteriana ou reações alérgicas. O laser pode ser usado em crianças, gestantes e pacientes imunologicamente comprometidos. Quando usado dentro dos parâmetros

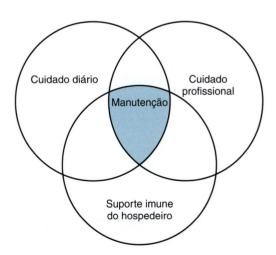

FIGURA 3-18 • Diagrama de Venn de manutenção periodontal com os cuidados diários e recomendados.

apropriados, lasers proporcionam uma suave, mas profunda, descontaminação do local-alvo e promovem a cicatrização. Eles são um excelente adjunto ao adequado debridamento e à recuperação tecidual. A compreensão das aplicações e das técnicas de segurança da terapia periodontal associada ao laser proporciona um tratamento de padrão mais elevado.

Considerando várias tendências na saúde oral, tais como o envelhecimento populacional no qual os dentes são retidos por mais tempo, o aumento do risco de diabetes e outras doenças crônicas em todas as idades e a dieta de pobre valor nutricional na população em geral, a prevalência da doença periodontal provavelmente irá aumentar. A menos que os pacientes sejam mais bem-educados e recebam tratamentos mais positivos, o aumento da doença periodontal continuará a ser uma tendência. A terapia com o laser é um avanço nas modalidades terapêuticas convencionais. Ela é menos invasiva e mais eficiente, diminuindo o tempo gasto no tratamento e a necessidade de cirurgia. À medida que a ciência e os estudos clínicos revelam mais aspectos da doença periodontal, as modalidades de tratamento continuarão a evoluir para proporcionar prevenção e recuperação mais bem-sucedidas.

AGRADECIMENTOS

O autor agradece aos Doutores Akira Aoki, Don Coluzzi, Robert Convissar, Jon Julian e Randall Wolcott pelo apoio e assistência com pesquisa e informação. Gratidão também é estendida à University of Missouri — Kansas City (UMKC) School of Dentistry Library, Sra Corey e equipe pela assistência na busca por dados de pesquisa.

Referências

1. American Academy of Periodontology: Epidemiology of periodontal diseases (AAP position paper), *J Periodontol* 76:1406-1419, 2005.
2. Lin D, Moss K, Beck JD, et al: Persistently high levels of periodontal pathogens associated with preterm pregnancy outcome, *J Periodontol* 78(5):833-841, 2007.
3. Zambon JJ: Periodontal diseases: microbial factors, *Ann Periodontol* 1:879-925, 1996.
4. Paju S, Scannapieco FA: Oral biofilms, periodontitis, and pulmonary infections, *Oral Dis* 13(6):508-512, 2007.
5. Scannapieco FA: Role of oral bacteria in respiratory infection, *J Periodontol* 70(7):793-802, 1999.
6. Hujoel PP, Bergstrom J, del Aguila MA, DeRouen TA: A hidden periodontitis epidemic during the 20th century? *Community Dent Oral Epidemiol* 31:1-6, 2003.
7. Armitage GC: Clinical evaluation of periodontal diseases, *Periodontol 2000* 7:39-53, 1995.
8. Perry D, Beemsterboer P, Taggart E: *Periodontology for the dental hygienist*, ed 2, Philadelphia, 2001, Saunders.
9. Fux CA, Costerton JW, Stewart PS, Stoodley P: Survival strategies of infectious biofilms, *Trends Microbiol* 13:34-40, 2005.
10. Donlan RM, Costerton JW: Biofilms: survival mechanisms of clinically relevant microorganisms, *Clin Microbiol Rev* 15:167-193, 2002.
11. Manor A, Lebendiger M, Shiffer A, Tovel H: Bacterial invasion of periodontal tissues in advanced periodontitis in humans, *J Periodontol* 55(10)567-573, 1984.
12. Rumbaugh K, et al: *Pseudomonas aeruginosa* forms biofilms in acute infection independently of cell-to-cell signaling, 2006, Personal communication (in *Wound care practice*, Chapter 29).
13. Wolcott R: Biofilm-based wound care. In Fife CE, Sheffield PJ, editors: *Wound care practice,* ed 2, Flagstaff, Ariz, 2007, Best Publishing.
14. Mertz PM: Cutaneous biofilms: friend or foe? *Wounds Compend Clin Res Pract* 15:1-9, 2003.
15. Aoki A, Sasaki KM, Watanabe H, Ishikawa I: Lasers in nonsurgical periodontal therapy, *Periodontol 2000* 36:59-97, 2004.
16. Schwarz F, Sculean A, Berakdar M, et al: In vivo and in vitro effects of an Er:YAG laser, a GaAlAs diode laser and scaling and root planing on periodontally diseased root surfaces: a comparative histologic study, *Lasers Surg Med* 32:359-366, 2003.
17. Rechmann P, Henning T: Selective ablation of subgingival calculus. In Loh HS, editor: *4th International Congress on Lasers in Dentistry,* Bologna, 1995, Monduzzi Editore, pp 159-162.
18. Crespi R, Barone A, Covanin U, et al: Effects of CO_2 laser treatment on fibroblast attachment to root surfaces: an SEM analysis, *J Periodontol* 73:1308-1312, 2002.
19. Moritz A, Schoop U, Goharkhay K, et al: Treatment of periodontal pockets with a diode laser. Department of Conservative Dentistry, Dental School of the University of Vienna, Austria, *Lasers Surg Med* 22(5):302-311, 1998.
20. Neill ME, Mellonig JT: Clinical efficacy of the Nd:YAG laser for combination periodontitis therapy, *Pract Periodont Aesthet Dent* 9:1-95, 1997.
21. Ando Y, Aoki A, Watanabe H, Ishikawa I: Bactericidal effects of erbium YAG laser on periodontopathic bacteria, *Lasers Surg Med* 19:190-200, 1996.
22. Walsh LJ: Utilization of a carbon dioxide laser for periodontal surgery: a three-year longitudinal study, *Periodontol 2000* 16:3-7, 1995.
23. Finkbeiner RL: The results of 1328 periodontal pockets treated with the argon laser: selective pocket thermolysis, *J Clin Laser Med Surg* 13:273-281, 1995.
24. Crespi R, Barone A, Covani U: Histologic evaluation of three methods of periodontal root surface treatment in humans, *J Periodontol* 76(3):476-481, 2005.
25. Kojima T, Shimada K, Iwasaki H, Ito K: Inhibitory effects of a super pulsed carbon dioxide laser at low energy density on periodontopathic bacteria and lipopolysaccharide in vitro. *J Periodont Res* 40(6):469-473, 2005.
26. Kreisler M, Kohnen W, Marinello C, et al: Bactericidal effect of the Er:YAG laser radiation on dental implant surfaces: an in vitro study, *J Periodontol* 73(11):1292-1298, 2002.
27. Alling C, Catone G: *Laser applications in oral and maxillofacial surgery,* Philadelphia, 1997, Saunders.
28. Coluzzi DJ, Convissar RA: *Atlas of laser applications in dentistry,* Chicago, 2007, Quintessence.
29. Cobb CM: Non-surgical pocket therapy: mechanical, *Ann Periodontol* 1:443-490, 1996.
30. Manni JG: *Dental applications of advanced lasers,* Burlington, Mass, 2004, JGM Associates.
31. Sibbald RG, et al: Preparing the wound bed: debridement, bacterial balance, and moisture balance, *Ostomy Wound Manage* 46:14-18, 30, 2000.
32. Steed DL, Donohoe D, Webster MW, Lindsley L: Effect of extensive debridement and treatment on the healing of diabetic foot ulcers, Diabetic Ulcer Study Group, *J Am Coll Surg* 183:61-64, 1996.

33. Gans SL, Austin E: The use of lasers in pediatric surgery, *J Pediatr Surg* 23(8):695-704, 1988.
34. Jia YL, Guo ZY: Effect of low-power He-Ne laser irradiation on rabbit articular chondrocytes in vitro, *Lasers Surg Med* 34(4):323-328, 2004.
35. Medrado AP, Soares AP, Santos ET, et al: Influence of laser photobiomodulation upon connective tissue remodeling during wound healing, *J Photochem Photobiol Biol* 92:144-152, 2008.
36. Schindl A, Schindl M, Schindl L, et al: Increased dermal angiogenesis after low-intensity laser therapy for a chronic radiation ulcer determined by a video measuring system, *J Am Acad Dermatol* 40(3):481-484, 1999.
37. Garavello I, Baranauskas V, da Cruz-Hofling MA: The effects of low laser irradiation on angiogenesis in injured rat tibiae, *Histol Histopathol* 19(1):43-48, 2004.
38. Reis SR, Medrado AP, Marchionni AM, et al: Effect of 670-nm laser therapy and dexamethasone on tissue repair: a histological and ultrastructural study, *Photomed Laser Surg* 26(4):305-311, 2008.
39. Karu T: Photobiological fundamentals of low-power laser therapy, *J Quant Elect* 23:1704-1717, 1987.
40. Henry CA, Judy M, Dyer B, et al: Sensitivity of **Porphyromonas** and **Prevotella** species in liquid media to argon laser, *Photochem Photobiol* 61:410-413, 1995.
41. Gutknecht N, Franzen R, Schippers M, Lampert F: Bactericidal effect of a 980-nm diode laser in the root canal wall dentin of bovine teeth, *J Clin Laser Med Surg* 22(1):9-13, 2004.
42. Sennhenn-Kirchner S, Klaue S, Wolff N, et al: Decontamination of rough titanium surfaces with diode lasers: microbiological findings on in vivo grown biofilms, *Clin Oral Implants Res* 18(1):126-132, 2007.
43. Watanabe H, Ishikawa I, Suzuki M, Hasegawa K: Clinical assessments of the erbium:YAG for soft tissue surgery and scaling, *J Clin Laser Med Surg* 14:67-75, 1996.
44. Assaf M, Yilmaz S, Kuru B, et al: Effect of the diode laser on the bacteremia associated with dental ultrasonic scaling: a clinical and microbiological study, *Photomed Laser Surg* 25(4):250-256, 2007.
45. Scannapieco FA: Periodontal inflammation: from gingivitis to systemic disease? *Compend Contin Educ Dent* 25(7 suppl 1):16-25, 2004.
46. UltraSpeed CO_2 Smart US20 D and PerioPulse Dental Hygiene Laser, DEKA, Ft Lauderdale, Fla.
47. Mariotti AJ, Rumpf DA: Chlorhexidine-induced changes to human gingival fibroblast collagen and non-collagen protein production, *J Periodontol* 70:1443-1448, 1999.
48. Guarnelli ME, Fanceschetti G, Manfrini R, Trombelli L: Adjunctive effect of chlorhexidine in ultrasonic instrumentation of aggressive periodontitis patients: a pilot study, *J Clin Periodont* 35(4):333-341, 2008.
49. Lee MK, Ide M, Coward PY, Wilson RF: Effect of ultrasonic debridement using a chlorhexidine irrigant on circulating levels of lipopolysaccharides and interleukin-6, *J Clin Periodont* 35(5):415-419, 2008.
50. Hoang T, Jorgensen MG, Keim RG, et al: Povidone-iodine as a periodontal pocket disinfectant, *J Periodont Res* 38(3):311-317, 2003.
51. Raffetto N: Lasers for initial periodontal therapy. In Coluzzi DJ, Convissar RA, editors: *Lasers in clinical dentistry,* Philadelphia, 2004, Saunders, pp 923-936.
52. Wilson TG, Kornman KS: *Fundamentals of periodontics,* ed 2, Chicago, 2003, Quintessence.
53. Newman MG, Takei H, Carranza FA, Klokkevold PR: *Carranza's clinical periodontology,* ed 9, Philadelphia, 2002, Saunders.
54. Harrel SK, Molinari J: Aerosols and splatter in dentistry: a brief review of the literature and infection control implications, *J Am Dent Assoc* 135:429-437, 2004.
55. Douglas OH: Laparoscopic hazards of smoke, *Surg Serv Manage AORN* 3(3), 1997.
56. Ulmer B: Air quality in the operating room, *Surg Serv Manage AORN* 3(3), 1997.
57. Garden J: Viral disease transmitted by laser-generated plume (aerosol), *Arch Dermatol*, October 2002, p 138.
58. Albrecht H, Wasche W: *Evaluation of potential health hazards caused by laser and RF-surgery: analysis of gaseous, vaporized and particulate debris produced during medical treatment.* Eureka Project, EU 642, Stilmed, 1995, German Federal Ministry for Education, Science, Research and Technology (BMBF), European BIOS.
59. KaVoGENTLEray 980 Classic and Premium, KaVo Dental, Lake Zurich, Ill. info.us@kavo.com.
60. Spectra Denta CO_2 laser, Lutronic, Princeton Junction, NJ. office@lutronic.com.
61. Ting CC, Fukuda M, Watanabe T, et al: Effects of Er,Cr:YSGG laser irradiation on the root surface: morphoogic analysis and efficiency of calculus removal, *J Periodontol* 78(11):2156-2164, 2007.
62. Kreisler M, Gotz H, Duschner H: Effect of Nd:YAG, Ho:YAG, Er:YAG, CO_2, and GaAIAs laser irradiation on surface properties of endosseous dental implants, *Int J Oral Maxillofac Implants* 17(2)202-211, 2002.
63. Stubinger S, Henke J, Deppe H: Bone regeneration after peri-implant care with the CO_2 laser: a fluorescence microscopy study, *Int J Oral Maxillofac Implants* 20(2):203-210, 2005.
64. Deppe H, Horch H, Henke J, Donath K: Peri-implant care of ailing implants with the CO_2 laser, *Int J Oral Maxillofac Implants* 16:659-667, 2001.
65. Armitage GC: Development of a classification system for periodontal diseases and conditions, *Ann Periodontol* 4:1-6, 1999.
66. Lyle DM: Full-mouth disinfection: a treatment option, *J Pract Hygiene*, Sept/Oct 2001, pp 22-24.
67. Apatzidou DA, Kinane DF: Quadrant root planing versus same-day full-mouth root planing. I. Clinical findings, *J Clin Periodontol* 31(2):132-140, 2004.

4 Laser na Cirurgia Periodontal

Samuel B. Low, DDS

VANTAGENS DA CIRURGIA COM LASER

A terapia com laser possui inúmeras aplicações na Cirurgia Periodontal. Vantagens do uso do laser *versus* Cirurgia Periodontal convencional nas seis principais áreas.

1. **Efeito colateral mínimo acarreta baixo dano tecidual e, assim, auxilia a cicatrização**

   Embora as configurações do laser possam ser um fator importante na cicatrização, se o clínico respeitar o tecido utilizando as configurações ideais para o procedimento indicado, a terapia laser resultará em cicatrização igual ou acelerada (Fig. 4-1). Estudos sobre a cicatrização de incisões com laser (p. ex., Nd:YAG, diodo, CO_2) em comparação com as feitas com bisturi geralmente apresentam um atraso inicial no processo de cicatrização dos tecidos moles, mas há equivalência dentro de duas semanas na observação pós-operatória.[1,2] Muitos destes estudos foram realizados há mais de uma década, com unidades que emitiam fluências muito maiores do que os lasers atuais. Estudos realizados com equipamentos mais modernos e por pesquisadores mais experientes podem mostrar a equivalência na cicatrização de incisões entre o bisturi e o laser nas primeiras 24 horas da intervenção.

   Os resultados obtidos devem ser discutidos na base comprimento de onda por comprimento de onda, os resultados dos estudos com uso de dióxido de carbono (CO_2) não podem ser extrapolados para Nd:YAG, diodo, ou comprimentos de onda de érbio. Como em todos os aparelhos e instrumentos *"high-tech"*, grande parte dos resultados depende do profissional receber o melhor treinamento possível (Cap. 16) e saber como ajustar os watts (W), joules (mJ), hertz (Hz), ciclo de trabalho, largura de pulso, velocidade da mão e outros parâmetros (Cap. 2).

2. **Conforto do paciente pode ser melhorado**

   Muitos procedimentos com laser evitam o rebatimento extensivo do retalho e traumas significativos nesta área. Portanto, com o preparo do local minimamente invasivo, a resposta inflamatória diminui, resultando em maior conforto para o paciente. A diminuição da dor e do inchaço resulta no vedamento dos vasos linfáticos e das terminações nervosas causadas pelo uso do laser.[3,4] A bioestimulação da área da lesão e da área cicatrizada também pode ocorrer (Cap. 15).

3. **Hemostasia e coagulação são possíveis, tornando o laser essencial para pacientes comprometidos sistemicamente**

   Os lasers de neodímio dopados com ítrio-alumínio-granada (Nd:YAG) e de diodo emitem comprimentos de onda que são mais facilmente absorvidos nos tecidos pigmentados, como tecidos com alta concentração de hemoglobina. O uso desses lasers, entretanto, cria um ambiente hemostático durante e imediatamente após a cirurgia, pois a energia do laser é absorvida pela hemoglobina.[7] Laser de dióxido de carbono (CO_2) cria hemostasia por meio de um mecanismo diferente. Quando o colágeno nas paredes dos vasos sanguíneos absorve o comprimento de onda do CO_2, o polímero de colágeno helicoidal se desfaz, resultando em contração das fibras colágenas, e fazendo com que o lúmen dos vasos sanguíneos se encolham, criando hemostasia.[3]

   Por isso, uma hemostasia significativa pode ser alcançada com procedimentos com laser, principalmente em pacientes comprometidos sistemicamente (Fig. 4-2). Atualmente, os relatos médicos refletem a extensiva intervenção farmacêutica no uso de anticoagulantes, incluindo o uso profilático de aspirina e inibidores de agregação plaquetária. Os pacientes também podem estar usando outros medicamentos homeopáticos "naturais" e outras medicações que podem interferir na coagulação e podem não incluir o uso dessas substâncias sem prescrição médica no seu histórico. Alguns compostos como curry, pimenta caiena, canela e outras ervas e especiarias são ricas em conteúdo de salicilato e podem afetar a coagulação. Ginkgo biloba, vitamina E e outras preparações disponíveis em lojas de produtos naturais e farmácias também podem afetar a coagulação.

   Quando os procedimentos com bisturi precisarem ser evitados em um paciente com problemas de coagulação, os lasers permitem ao clínico prosseguir sem comprometer a saúde geral do paciente. No passado, a terapia anticoagulante teria sido modificada e extensivamente monitorada. No entanto, com o laser, a terapia anticoagulante não é problema para o tratamento.

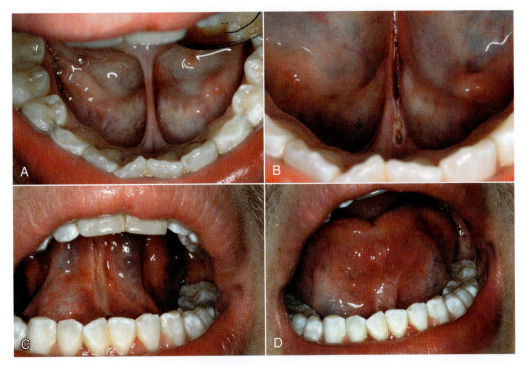

FIGURA 4-1 • **A,** Visão pré-cirúrgica de um freio lingual firme. O paciente foi encaminhado ao cirurgião-dentista por um fonoaudiólogo. **B,** Início da incisão do freio lingual com laser de CO_2. Notar excelente hemostasia e incisão conservadora. **C,** Vista do pós-operatório imediato da frenectomia lingual. **D,** Frenectomia lingual completa três dias após a cirurgia. Notar excelente e rápida cicatrização.

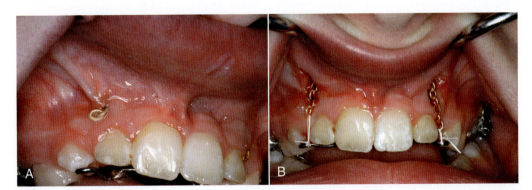

FIGURA 4-2 • **A,** Visão pré-cirúrgica de dispositivo ortodôntico colocado sob o tecido gengival em paciente sistemicamente comprometido recebendo terapia anticoagulante. **B,** Vista do pós-operatório imediato da exposição com laser do dispositivo ortodôntico. A ponta do laser foi movida em direção apical, enquanto a tensão foi colocada no dispositivo. Com hemorragia mínima, o clínico tem acesso claro à área da ferida. A corrente pode ser agora incorporada com sucesso no aparelho ortodôntico.

4. **Alguns procedimentos podem ser realizados apenas com anestesia tópica**

   Alguns procedimentos superficiais nos tecidos moles podem ser realizados com anestésicos tópicos comercialmente disponíveis, tais como os que contêm lidocaína e prilocaína. Pacientes ortodônticos e pediátricos que requerem frenectomia e gengivoplastia ou gengivectomia são candidatos especialmente adequados para procedimentos com laser com anestesia tópica (Caps. 12 e 13).

5. **O conceito de odontologia minimamente invasiva (OMI) pode ser alcançado**

   Com a utilização de lentes de aumento com ampliação de pelo menos 3×, os procedimentos sulculares podem ser realizados com lasers de pontas com diâmetro reduzido, sem o rebatimento do retalho gengival. Isso pode ser aplicado em procedimentos como debridamento sulcular e em alguns de aumento de coroa clínica.

6. **Os lasers são seguros na utilização por clínicos que respeitem os protocolos**

O conhecimento da física do laser é um pré-requisito e, geralmente, é adquirido através de cursos de certificação. Saber as propriedades de cada comprimento de onda permite ao clínico compreender o significado da profundidade de penetração destes comprimentos, e, assim, maximizar o tratamento com laser de qualidade. Protocolos de segurança são obrigatórios na terapia com laser. Aula sobre o uso do laser com segurança para todos os membros da equipe é uma exigência, incluindo a designação de um oficial de segurança em qualquer consultório onde um laser é usado.

APLICAÇÕES NÃO CIRÚRGICAS

A maioria das terapias com laser apresenta propriedades antimicrobianas. Os lasers de Nd:YAG e de diodo são absorvidos pelas bactérias, especialmente aquelas com pigmentação, reduzindo, por conseguinte, a colonização. A diminuição da quantidade de bactérias na ferida, em tecido mole, pode melhorar a cicatrização e proporcionar menos desconforto pós-operatório. Comprimentos de onda do laser de CO_2 e érbio são absorvidos pela água contida nas células, causando vaporização celular quando a temperatura da água intracelular exceder a 100º C.

Embora o uso de lasers na terapia periodontal inicial tenha vantagens significativas, deve-se enfatizar que a utilização do laser é um adjunto à terapia convencional, mais do que um substituto desta terapia. Por exemplo, quando o clínico considera procedimentos não cirúrgicos-padrões, como raspagem e alisamento radicular, as metas incluem redução da placa bacteriana, remoção de cemento necrótico e cálculo subgengival e reepitelização do sulco. Raspagem e alisamento radicular devem resultar em diminuição da inflamação, diminuição da profundidade de sondagem e ganho do nível de inserção por meio da fixação do epitélio juncional longo.[10] Laser não remove cemento necrótico ou cálculo subgengival, mas ajuda na redução do biofilme e na reepitelização do tecido mais rapidamente e facilmente do que as técnicas convencionais. Rossmann et al.[11] enfatizam que os lasers de CO_2 podem ser usados para retardar o crescimento apical do epitélio, e que este procedimento é menos exigente tecnicamente e mais eficiente do que outros.

Os lasers de Nd:YAG e de diodo apresentam uso limitado no tratamento do tecido duro radicular como o debridamento da raiz, porque são considerados lasers de tecidos moles. Em contraste, o laser de érbio demonstra capacidade de debridamento radicular, com redução das endotoxinas, por seu efeito sobre o cálculo e cemento necrótico.[14,15] Evidências indicam que esses efeitos podem aumentar o nível de inserção sobre a área da raspagem e do alisamento radicular. No entanto, revisões sistemáticas (especialmente as baseadas em evidências) demonstram diferenças mínimas nos resultados de tratamentos não cirúrgicos entre a terapia laser e a terapia convencional. Outras evidências mostram também que a curetagem do tecido mole não contribui para ganhos adicionais em nível de inserção quando comparada ao alisamento radicular periodontal meticuloso na periodontite crônica em adultos. Portanto, os lasers de tecidos moles como o Nd:YAG e o diodo, com sua capacidade de reepitelização do sulco gengival e algumas propriedades antibacterianas, podem ter aplicação limitada para a terapia periodontal não cirúrgica. O laser de érbio, além do uso em tecidos moles, pode ser o equipamento necessário para a remoção de cálculos e na descontaminação dos tecidos duros, criando uma superfície biocompatível para fixação do epitélio ou tecido conjuntivo.[16] Usando o comprimento de onda do CO2, Crespi et al.[17] descobriram que podiam aumentar a qualidade e a quantidade de fibroblastos associados à superfície radicular. Como coadjuvante para o debridamento periodontal, a terapia fotodinâmica apresenta potencial. Quer seja usando um laser "frio" (de baixa potência) ou um laser de alta potência absorvido por pigmento (p. ex. diodo, Nd: YAG), alguns clínicos utilizam o corante azul de metileno no sulco como irrigador subgengival. Estes comprimentos de onda do laser são atraídos e interagem com o corante, rompendo a membrana celular bacteriana. A energia da luz ativa o corante, interage com o oxigênio intracelular e destrói as bactérias por peroxidação lipídica e dano à membrana. Os Capítulos 3 e 15 discutem o uso de laser para tratamento periodontal não cirúrgico.

GENGIVECTOMIA

A gengivectomia é um procedimento consagrado para a remoção do tecido gengival. As indicações vão desde o acesso até a estética. A gengivectomia pode ser recomendada quando há bolsas periodontais supraósseas e o acesso às estruturas ósseas não seja necessariamente importante. O procedimento auxilia na diminuição do tecido gengival hipertrófico e na alteração da gengiva fibrosa. No entanto, a gengivectomia é contraindicada quando (1) o acesso à estrutura óssea é crítico ou (2) a gengiva inserida é inadequada (mínima) ou ausente.

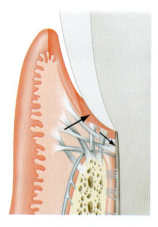

FIGURA 4-3 • Excisão *versus* incisão. O corte da gengivectomia excisional é criado em chanfro externo (pequena seta). Se devido ao acesso o chanfro não pode ser criado, a incisão pode ser finalizada, na gengiva apical, com a ponta do laser. A incisão interna (seta grande) também pode ser criada para fins do processo de retalho. (Modificado de Rose LF, Mealey BL: Periodontia: Medicina, cirurgia e implantes, Louis St de 2004, Mosby.)

A observação clínica demonstra que a ressecção gengival com laser melhora o acesso devido ao aumento da visualização resultante da vedação de vasos capilares e linfáticos durante a irradiação com o laser. Na fase inicial da cicatrização de feridas realizadas com bisturi, a inflamação apresenta produção de colágeno e epitelização, e uma elevada resistência à tração é associada à ferida.

O laser geralmente apresenta epitelização tardia, produção de colágeno e inflamação com menor força de elasticidade. No entanto, na cicatrização tardia, ela é acelerada com a produção de colágeno e epitelização. Há menos miofibroblastos presentes durante a cicatrização de uma ferida realizada com laser, o que leva à menor contração da lesão e à uma menor formação de cicatriz[18] (Fig. 4-4).

Como discutido anteriormente, não há conclusão sobre os índices de cicatrização de feridas induzidas por laser em relação às realizadas por cirurgia convencional. No entanto, os lasers de Nd:YAG, CO_2, Er:YAG e de diodo demonstram cicatrização comparável à cirurgia convencional ou um pouco acelerada.[19] White et al.[20] compararam várias tecnologias laser, utilizando análise histológica, e determinaram que a cicatrização é baseada na quantidade de watts, hertz, duração de pulso e tempo de exposição. Portanto, pode-se concluir que a cicatrização de procedimentos de retalho e gengivectomia com laser depende tanto dos protocolos, bem como do comprimento de onda do laser utilizado. Além disso, o treinamento é tão importante quanto, ou às vezes mais importante, do que o comprimento de onda do laser.

Uma alternativa à terapia laser, a eletrocirurgia (em especial os dispositivos monopolares) não tem um tecido-alvo definido como a tecnologia laser. O principal modo de interação do tecido com instrumentos eletrocirúrgicos é por meio da ablação por calor. A zona de necrose após eletrocirurgia pode ser 500 a 1.500μ (μm). Os lasers de diodo e Nd:YAG podem gerar calor no tecido em até 500 μ, enquanto que os lasers de érbio e CO_2, devido à alta absorção de água, penetram de 5 a 40 μ. Aparelhos de eletrocirurgia bipolar são uma melhoria quanto aos monopolares, pois geram menos calor secundário e podem ser usados em ambientes úmidos.[21]

Tratar gengiva não inflamada e fibrosa com lasers de diodo e Nd:YAG requer ajuste de potência diferente de um tecido hiperêmico ou vascular.[22] Lasers são atraídos por cromóforos específicos, assim, é necessária menor potência para incisar o tecido, se este apresentar grande quantidade de cromóforos. Quando a gengiva está inflamada e hiperemiada, menor potência é necessária, devido à grande quantidade de cromóforos (hemoglobina) no tecido. No entanto, mais potência é necessária para incisar tecido fibroso com menos cromóforo (hemoglobina) presente. O mesmo vale para gengivectomias em pacientes com diferentes conteúdos de melanina. A melanina é um dos cromóforos em que os lasers de Nd:YAG e de diodo são absorvidos. O tecido que está fortemente pigmentado com melanina requer menor potência do que a gengiva fina, rósea.

Quando são realizadas cirurgias a lasers de CO_2 e érbio, o conteúdo de melanina e hemoglobina é menos importante. Lasers de érbio e CO_2 são absorvidos principalmente por água, por isso estes dois comprimentos de onda irão usar menor potência para o tecido hiperemiado do que para o tecido fibroso. Laser de érbio pode ser usado para gengivectomia, porém, com este comprimento de onda, a hemostasia pode ser problemática. Alguns clínicos podem finalizar o procedimento com o laser de érbio, com diodo, Nd:YAG, ou CO_2 para alcançar a coagulação, se houver hemorragia. Outros usam o laser de érbio com diferentes configurações para criar uma proteção denominada "laser bandage" (com protocolos em baixa potência, sem água, pouco ar, com menores pulsos por segundo). No passado, essa proteção foi referida como uma "camada carbonizada" ou "escara". Embora os lasers mais antigos geralmente criassem uma camada carbonizada por causa de suas elevadas fluências, os mais recentes raramente carbonizam o tecido. O uso da camada carbonizada depende da preferência do clínico, pois a literatura é ambígua.

O clínico deve avaliar tanto o espectro de *emissão* do laser como o espectro de *absorção* do tecido. Qual comprimento de onda está sendo emitido? Qual é o principal cromóforo do tecido? Como o biotipo do tecido afeta os parâmetros do laser? Todas as variáveis do uso do laser (potência, diâmetro da saída do feixe, pulsos por segundo, e a velocidade da irradição) devem ser levadas em consideração, junto com comprimento de onda e biotipo do tecido (Cap. 2). É um erro considerar que apenas aumentar a potência pode resultar em um corte mais rápido do tecido em questão. Lasers geram calor que pode resultar em necrose do tecido a partir de dano térmico lateral. Portanto, os parâmetros são importantes no uso

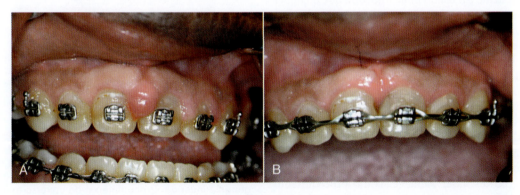

FIGURA 4-4 • **A**, Visão pré-cirúrgica de hiperplasia gengival. **B**, Dez dias após gengivectomia com laser. A etiologia da hiperplasia é a falta de higiene bucal, exacerbada por aparelhos ortodônticos.

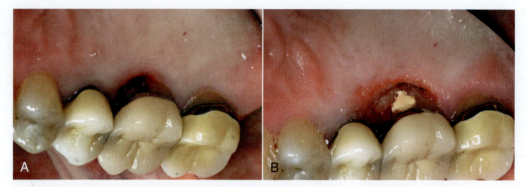

FIGURA 4-5 • Pré-operatório **(A)** e visão do pós-operatório imediato **(B)** de uma gengivectomia realizada para obter acesso à restauração. Paciente apresentou-se com uma possível lesão de cárie subgengival detectada com uma sonda exploradora durante o exame. Para determinar a extensão da lesão, gengivectomia foi realizada com laser de diodo. Notar excelente hemostasia.

da terapia com laser. Novamente, deve-se enfatizar que o treinamento é uma das principais considerações ao avaliar os diferentes fabricantes de laser antes da compra.

Incisões iniciais para gengivectomias são semelhantes ao uso de uma lâmina de bisturi com acesso em bisel externo. A distância da incisão coronal da margem gengival é baseada na profundidade da bolsa e na quantidade de gengiva inserida existentes. Um chanfro gengival (borda chanfrada) é realizado em vez de um ângulo reto direto na gengiva. Assim, o corte inicial é feito um pouco apicalmente à profundidade da bolsa. Um movimento de mão lento e unidirecional é usado, deslocando a ponta em direção à estrutura dental com abordagem em chanfro externo. É preciso cuidado ao se aproximar do dente, especialmente próximo à estrutura radicular, devido à possível interação do laser com tecidos duros, o que poderia resultar em dano tecidual. Este poderá ser evitado com a diminuição da potência, porém, se a potência for diminuída, várias passagens sobre a linha de incisão podem ser necessárias para completar a incisão. Aplicar a energia do laser repetidamente sobre o tecido onde ele já foi empregado pode resultar em uma maior área de dano térmico lateral.

Alguns clínicos usam uma barreira reflexiva no sulco para impedir que o comprimento da onda interaja com a raiz. Colocar uma fina camada de cera número 7 ou um pequeno elevador periosteal, ou mesmo um pedaço da matriz metálica, no sulco entre o dente e o tecido mole impedirá que qualquer energia do laser danifique o tecido duro; o metal refletirá a energia do laser para longe do dente. Após a remoção da gengiva, o ultrassom é usado para desbridamento da superfície radicular.

Devido à habilidade em esculpir com um equipamento laser, a gengivoplastia pode ser realizada com suaves margens gengivais e com uma aparência parabólica. Com os lasers de diodo, CO_2 e Nd:YAG, a hemostasia é alcançada durante o procedimento. Lasers de érbio criam hemostasia após o procedimento, alterando os parâmetros do laser para selar os vasos sanguíneos. Novamente, alguns clínicos incorporam o laser de érbio na proteção ou "laser bandage" como procedimento final. Se um curativo, como cimento cirúrgico, deve ser ou não colocado é preferência do clínico (Fig. 4-5).

FRENECTOMIA

A utilização do procedimento de frenectomia em periodontia (ao contrário das considerações ortodônticas / pediátricas) é limitada devido ao aumento mínimo de gengiva inserida após a cicatrização (Fig. 4-6). Embora a mucosa alveolar seja caracterizada por uma superfície vermelha e lisa e geralmente frouxa e móvel, a gengiva inserida queratinizada é rósea, pontilhada, firme e sem mobilidade (Fig. 4-7).

A cirurgia gengival como enxerto de tecido mole é necessária sob as seguintes condições:

1. Gengiva marginal está inflamada.
2. Sangramento ou secreção está presente no sulco / bolsa.
3. Recessão gengival está presente.
4. Tensionamento do tecido marginal ocorre quando há retração do lábio.
5. Usando medições diretas, a profundidade do sulco em milímetros é subtraída da altura de gengiva queratinizada. Pelo menos 2 milímetros de "gengiva inserida queratinizada" devem estar presentes no final.

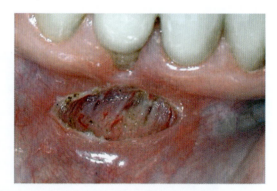

FIGURA 4-6 • Vista do pós-operatório imediato da frenectomia realizada sem considerar mínima ou nenhuma gengiva inserida. Procedimento de enxerto mucogengival ou vestibuloplastia é indicado para ganhar gengiva inserida queratinizada. Notar hemostasia.

Laser na Cirurgia Periodontal ••• **CAPÍTULO 4** **57**

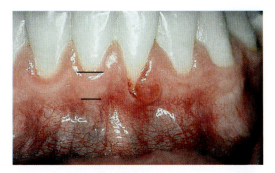

FIGURA 4-7 • Comparação de mucosa alveolar e gengiva. Parâmetros de cor, superfície e mobilidade são usados para diferenciar mucosa alveolar da gengiva. Incisivo lateral inferior esquerdo tem uma recessão que possui limite com a mucosa alveolar. O grau da inflamação torna difícil de discernir o nível de gengiva inserida até que esta volte a ficar saudável.

Parâmetros	Mucosa alveolar	Gengiva
Cor	Vermelha	Rosada
Superfície	Lisa	Pontilhada
Mobilidade	Móvel	Firme

Os procedimentos da frenectomia com laser são previsíveis quando os seguintes passos forem seguidos:
1. Criação de uma fenestração periosteal na base da frenectomia para evitar a reinserção das fibras.
2. Remoção das fibras musculares.

Todos os comprimentos de onda podem ser usados para executar uma frenectomia com sucesso; no entanto, a profundidade de penetração do diodo e do Nd:YAG é muito maior (500 μ) do que a do érbio ou CO_2 (50-40 μ) e, portanto, os parâmetros devem ser monitorados de perto para evitar danos térmicos ao periósteo e ao osso subjacente.[23] Em alguns pacientes, a anestesia tópica é suficiente para uma frenectomia com excelente precisão, menor desconforto e menor tempo de cicatrização em comparação com a técnica convencional. A frenectomia com laser de CO_2 proporciona ao paciente, no pós-operatório, uma melhor percepção da dor e da função do que a técnica do bisturi.[24] Da mesma forma, o uso do laser Nd:YAG pode resultar em menos dor pós-operatória e menor número de complicações funcionais.[25]

A técnica de frenectomia com laser é semelhante ao uso de uma lâmina (Fig. 4-8). A anestesia local ou tópica é administrada. O clinico faz um esboço mental da frenectomia e, em seguida, inicia na inserção coronal e move a ponta do laser unidirecionalmente, puxando o lábio, tensionando-o. Se os parâmetros corretos (área, potência, velocidade de varredura) forem utilizados, uma irradiação será suficiente para romper com todas as fibras. Se múltiplas irradiações são necessárias, cuidados devem ser tomados para garantir que não haja necrose. A irradiação do laser deve continuar a enfraquecer o músculo inserido até o periósteo ser atingido.

Para garantir a mínima recidiva do freio, o periósteo deve ser fenestrado com um instrumento manual. Todos os lasers são eficazes para realizar frenectomia com protocolos corretos, de acordo com o fabricante. Cuidados devem ser tomados para não carbonizar o tecido e causar um dano tecidual. O

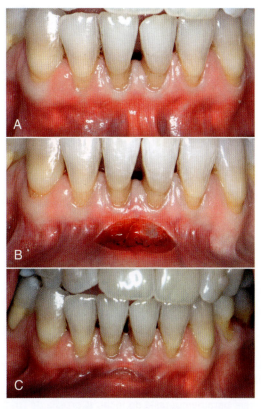

FIGURA 4-8 • **A**, Visão do pré-operatório do freio sob tensão **B**, Vista do pós-operatório imediato do local da frenectomia com laser. **C**, Vista de uma semana do pós-operatório. Notar rápida cicatrização.

laser de érbio cria uma ferida que pode apresentar hemorragia, portanto, selar a ferida com a abordagem "laser bandage" pode ser necessário. Sutura ou curativo não são necessários. (Consulte também os Caps. 12 e 13).

> **Dica Clínica:** Quanto maior a tensão colocada no freio puxando do lábio, mais rápido a frenectomia é realizada.

CIRURGIA MUCOGENGIVAL

Os lasers podem ser utilizados em procedimentos mucogengivais, em inúmeras terapias. O material do leito doador pode ser adquirido do palato ou de outras áreas queratinizadas na cavidade oral com a terapia laser. Quando o material do leito doador é removido dessas áreas com o uso de bisturi, a hemorragia pode ser significativamente reduzida usando o laser para "selar" a ferida (Fig. 4-9).

Em alguns pacientes, a área receptora resultante pode apresentar sobrecontorno após várias semanas de pós-operatório, o que demonstra que provavelmente um enxerto excessivamente espesso foi utilizado. Qualquer laser para tecidos moles pode ser associado para remodelar o local oferecendo um resultado estético positivo (Fig. 4-10).

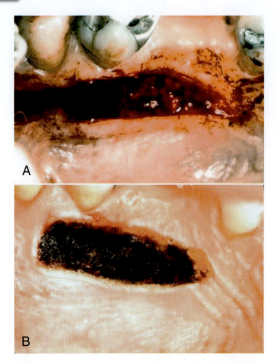

FIGURA 4-9 • **A,** Sítio doador imediatamente após a remoção do enxerto com a técnica convencional com lâmina. **B,** Sítio doador imediatamente após o uso do laser para criar a "laser bandager" para hemostasia do local. (Cortesia de Dr. Stuart Coleton.)

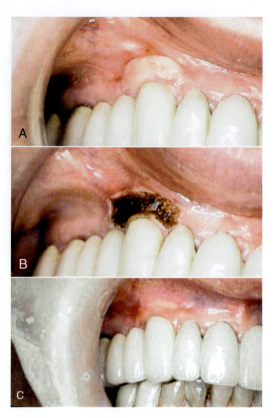

FIGURA 4-10 • **A,** Visão do pós-operatório do volumoso e não estético enxerto gengival livre. **B,** Vista do pós-operatório imediato do local do enxerto após a retirada do excesso com laser. **C,** Visão pós-operatória do local do enxerto após duas semanas. Notar melhor contorno tecidual e melhor resultado estético. (Cortesia de Dr. Stuart Coleton.)

Em outros pacientes, uma opção melhor do que realizar um enxerto, é aumentar a área de tecido aderido por uma vestibuloplastia. Embora a visão pré-operatória na Figura 4-11, A, mostre uma quantidade insuficiente de gengiva inserida, este não é o problema, e sim que as fibras estão muito bem-inseridas. A vestibuloplastia libera as fibras de forte ligação, resultando em uma faixa mais larga de gengiva inserida, sem realizar um procedimento de enxerto.

AUMENTO DE COROA CLÍNICA

O procedimento de aumento de coroa clínica é usado para obter acesso às cáries subgengivais, expor margens e explorar fraturas. Esse procedimento permite o desenvolvimento de uma forma adequada para uma restauração e aumenta a área de superfície para retenção. O sorriso do paciente pode ser melhorado por meio da manipulação do contorno gengival. Ao considerar o procedimento de aumento de coroa, o clínico deve incluir as seguintes perguntas (Figs. 4-12 e 4-13):
- Posso manter o espaço biológico?
- A gengiva inserida será preservada?
- Posso evitar abrir e envolver furcas?
- O dente pode ser restaurado?
- Haverá perda de apoio para o dente adjacente?

As contraindicações para aumento de coroa incluem a tentativa de manter um dente não restaurável, comprometendo os dentes adjacentes, a proporção coroa/raiz comprometida, a proximidade da raiz, e o custo muito elevado.

A técnica de aumento de coroa clínica com laser varia conforme o tipo de laser. Se o objetivo é tecido mole, os comprimentos de onda do diodo, Nd:YAG e CO_2 são suficientes. No entanto, para alterar estruturas ósseas subjacentes, os lasers de érbio são necessários. Apenas o laser de érbio recebeu autorização da *U.S. Food and Drug Administration (FDA)*, para realizar ressecção óssea. Existem poucos estudos que utilizaram os lasers de diodos e de Nd:YAG relacionados à resposta óssea, entretanto os cromóforos que absorvem diodo e Nd:YAG (melanina e hemoglobina) estão praticamente ausentes no tecido ósseo. Dessa forma, seria necessária uma alta potência para estes comprimentos de onda cortarem o tecido duro, produzindo muito calor durante o procedimento. Este calor, no mínimo, retardaria a cicatrização, ou, no máximo, causaria necrose óssea.[26,27] Lasers de érbio (p. ex., Er:YAG, Er,Cr:YSGG) parecem ser eficazes em cirurgia óssea sem induzirem danos colaterais significativos; estes comprimentos de onda apresentam coeficientes de alta absorção para a água e hidroxiapatita.[28,29]

O principal efeito positivo da utilização do laser na cirurgia óssea seria a melhor remoção do defeito ósseo com mínima carbonização, derretimento de minerais, ou retardo na cicatrização de feridas. No entanto, há dúvidas se o clínico pode

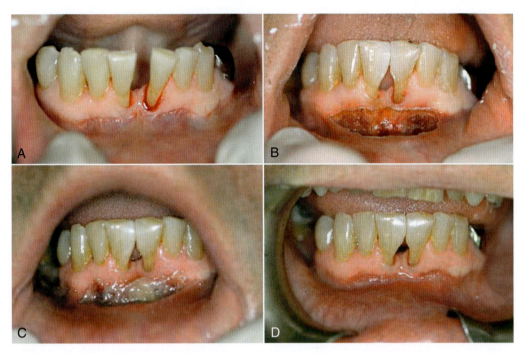

FIGURA 4-11 • **A,** Visão do pós-operatório do paciente com inflamação ao redor do dente 24, freio com inserção alta e mínima margem de gengiva inserida. **B,** Imediatamente após a frenectomia / vestibuloplastia. **C,** Visão do pós-operatório de dois dias. Notar excelente cicatrização. **D,** Visão do pós-operatório de duas semanas mostrando região totalmente cicatrizada com melhor área de gengiva inserida. (Cortesia de Dr. Jon Julian.)

realizar uma boa osteotomia com o laser e estabelecer um espaço biológico viável, especialmente no ângulo dos dentes, sem abrir retalho, como discutido anteriormente.

O protocolo a seguir estabelece o espaço biológico necessário ao considerar a estética do paciente:[30]

1. "Sondar" a crista óssea (3 mm da crista óssea à margem gengival proposta).
2. Fornecer área de gengiva queratinizada (deseja-se comprimento > 3 mm preservado)
3. Áreas papilares em bisel (níveis podem ser posicionados apicalmente e ajustados depois).
4. Deixar papilas intactas na base.
5. Diminuir a crista óssea, mas deixar pelo menos 1 milímetro de espessura.
6. Determinar se as superfícies dentina / raiz estão expostas (plano de tratamento para procedimentos restauradores).

Na técnica de aumento de coroa clínica com laser, determina-se a provável extensão apical da margem restauradora. Se for decidido que a margem será entre 2 a 3 mm da crista óssea, a cirurgia será, inevitavelmente, necessária para manter o espaço biológico. Portanto, rebatimento do retalho será necessário, ou aumento de coroa sem retalho deve ser considerado.

O procedimento de aumento de coroa clínica sem retalho envolve controvérsia quando há remoção óssea. Esta cirurgia pode ser um desafio, pois não há visualiazção direta dos níveis ósseos, e a remoção de osso pode ser imprevisível. Se a cirurgia óssea não for exigida, e se o resultado final for manter gengiva inserida adequada, o procedimento de gengivectomia com laser irá fornecer a distância necessária para o comprimento da coroa, especialmente na estética dos dentes anteriores.

Para iniciar um processo de aumento de coroa clínica estético, o clínico utiliza um guia cirúrgico fabricado para determinar a extensão apical da margem gengival, empregando os princípios ideais de largura e altura para cada tipo de dente (Fig. 4-14). Após anestesia local infiltrativa, as seguintes etapas podem ser realizadas com a maioria dos lasers se a cirurgia óssea não for necessária (Figs. 4-15 a 4-18):

1. Com o guia cirúrgico no local, um esboço da incisão inicial pode ser feito com o laser em um modo um pouco desfocado. Assim como na gengivectomia convencional com a lâmina de bisturi, inicia-se a incisão com o laser ligeiramente apical ao guia e em um ângulo de 45 graus para criar um chanfro gengival.
2. O guia pode ser removido após o esboço, e com a ponta do laser se movendo lentamente de forma unidirecional cada vez mais em direção à superfície do dente. É preciso cuidado para preservar as papilas, por questões estéticas.
3. O tecido gengival livre pode ser removido com uma cureta e o guia cirúrgico recolocado para verificar a precisão da posição da margem.
4. Com uma potência relativamente baixa, a ponta do laser pode ser movida precisamente para esculpir a margem e aumentar o chanfro e para diminuir a espessura da gengiva para uma arquitetura mais fina. A colocação do laser subgengivalmente não é necessária, a menos que a osteotomia seja indispensável e, neste caso, o laser de érbio estabelecerá o espaço biológico.

60 *Princípios e Práticas do Laser na Odontologia*

5. A ferida resultante apresentará hemorragia mínima. Novamente, a técnica do "bandage" pode ser usada a critério do clínico.

6. O cuidado pós-operatório consiste em escovação suave e bochecho com antimicrobiano por duas semanas. Colocar um curativo cirúrgico é, mais uma vez, decisão do clínico. Após duas semanas, os pacientes devem retornar à higiene oral convencional, com uma escova macia para limpar o sulco e uso do fio dental para a higiene interproximal.

Em vez de usar um guia, alguns lasers podem ser utilizados no modo intermitente (não confundir com o laser pulsado). Este modo intermitente permite ao cirurgião delinear as margens da gengivectomia antes de realizar uma incisão irreversível (Fig. 4-19). Esta técnica é utilizada rotineiramente em outras disciplinas da odontologia, especialmente na definição das margens em procedimento de biópsia (Cap. 6).

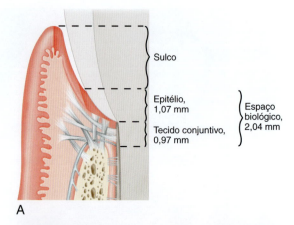

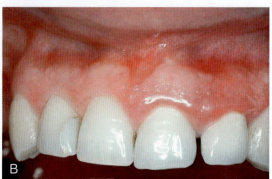

FIGURA 4-12 • **A,** Diagrama do espaço biológico. **B,** Violação do espaço biológico, com consequente inflamação. Medida-padrão para o espaço biológico é de 2 mm, o que inclui inserção de tecido epitelial e conjuntivo. Quando uma restauração é colocada nesta área e a 2 mm do nível ósseo, uma reação de corpo estranho ocorre, resultando em inflamação. (Modificado de Rose LF, Mealey BL: Periodontia: medicina, cirurgia e implantes, St Louis, 2004, Mosby.)

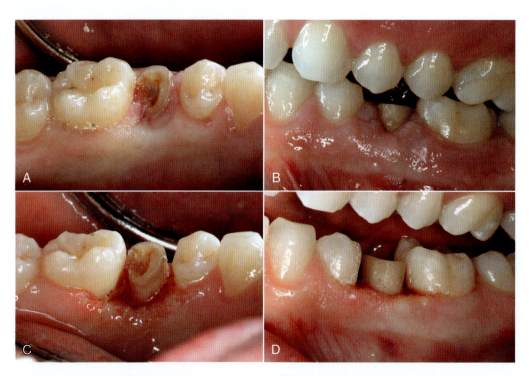

FIGURA 4-13 • Aumento de coroa clínica sem retalho com laser de érbio (para conseguir osteotomia). Visão do pré-operatório lingual **(A)** e bucal **(B)**. Visão do pós-operatório imediato lingual **(C)** e bucal **(D)**. Paciente apresentava fratura coronal e prognóstico duvidoso. A sondangem dos níveis ósseos determinou alteração apical para conseguir espaço biológico.

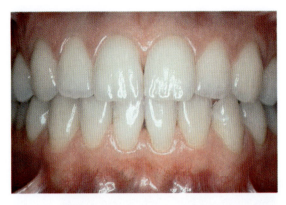

FIGURA 4-14 • Regra da "proporção áurea" na determinação da altura *versus* largura para dentes anteriores. Quando possível, o clínico se esforça para conseguir a relação entre altura e largura dos dentes na linha do sorriso. A alteração pode implicar a mudança dos parâmetros gengivais e nas restaurações.

PERIODONTITE

O documento de 2000 "Parâmetros em periodontite crônica com perda avançada de suporte periodontal", da American Academy of Periodontology[31] prevê metas terapêuticas que incluem a eliminação de etiologia microbiana, abordando fatores de risco, detendo a progressão da doença, e preservando a dentição. Além disso, a regeneração da inserção periodontal pode ser alcançada. Procedimentos periodontais incluem a terapia regenerativa com enxerto ósseo, regeneração tecidual guiada associada a técnicas regenerativas, e a terapia ressectiva, que inclui rebatimento do retalho com ou sem cirurgia óssea, terapia radicular ressectiva e gengivectomia.

CIRURGIA PERIODONTAL

A utilização da técnica com o laser em cirurgia periodontal para patologias depende se o objetivo é estritamente a alteração do tecido mole ou inclui a manipulação do tecido duro. Todos os procedimentos são antecedidos por medição precisa da profundidade da bolsa, radiografias, padrões de mobilidade, medida da gengiva inserida e avaliação oclusal. As seguintes perguntas devem ser respondidas:

1. **Quais são as medidas de profundidade da bolsa? Na redução da bolsa, quanto a profundidade está acima e abaixo da junção cemento-esmalte?**

   Se a patologia supraóssea com pseudobolsa está presente com significativa gengiva inserida queratinizada, o clínico pode considerar a gengivectomia como o primeiro passo. Com mínima gengiva inserida e sem pseudobolsa, os procedimentos são realizados a partir de um ponto do sulco sem remoção de gengiva coronária.

2. **Se as bolsas serão reduzidas, onde ficará a junção mucogengival, e quais são as considerações estéticas?**

   Se significativa gengiva inserida e pseudobolsa estão presentes, a gengivectomia é considerada. O clínico deve considerar todas as questões para a redução da estética gengival.

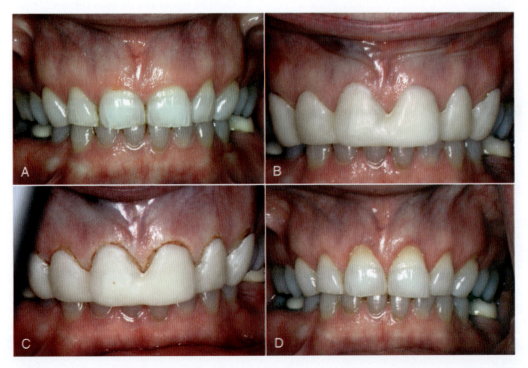

FIGURA 4-15 • **A**, Visão do pré-operatório do paciente que deseja restaurar os dentes anteriores superiores e inferiores. **B, C**, Aumento de coroa clínica sem retalho realizada com guia cirúrgico. O laser de érbio foi escolhido de modo que a cirurgia óssea pudesse ser realizada. Notar mínima hemorragia. **D**, Visão do pós-operatório com duas semanas.

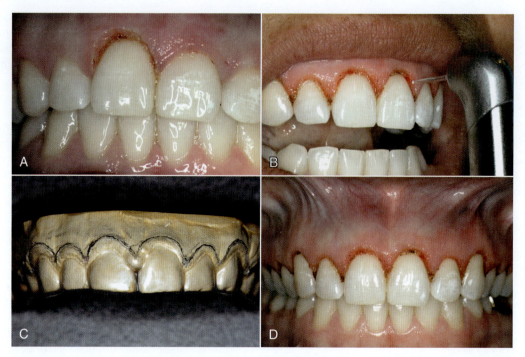

FIGURA 4-16 • Realização do aumento de coroa clínica estético com osteotomia com laser de érbio. Paciente deseja uma mudança na aparência estética dos dentes anteriores. Sondagem sob anestesia indica que o deslocamento apical da margem gengival irá violar o espaço biológico. **A,** gengivectomia com laser é realizada enfatizando o contorno da linha do ângulo distovestibular. **B,** Gengivectomia é realizada em todos os dentes para garantir equilíbrio do contorno gengival. **C,** Um guia é fabricado para determinar as respectivas alturas dos dentes anteriores e para ser usado como guia cirúrgico. **D,** Aumento de coroa finalizado com osteotomia sem retalho. Um contorno ósseo parabólico é realizado sob a gengiva com a ponta de érbio.

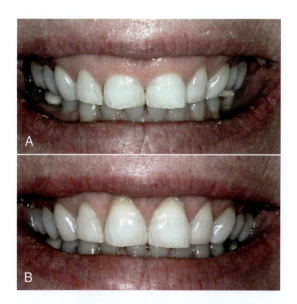

FIGURA 4-17 • **A,** Visão pré-operatória do paciente sorrindo. O paciente optou por não realizar os procedimento em dentística restauradora. **B,** Visão do pós-operatório nove meses após o procedimento de aumento de coroa com osteotomia sem retalho utilizando laser de érbio. Os pontos de referência para o comprimento gengivo-incisal ideal dos dentes neste paciente foram os caninos superiores, e houve uma tentativa para aumentar a altura dos centrais e laterais para atingir efeito estético positivo ao sorrir.

3. **Qual é a tipografia do osso subjacente, horizontal ou angular?** Se a cirurgia óssea for realizada, o laser de érbio será usado para este procedimento. Os lasers de CO_2, diodo, ou Nd:YAG podem ser utilizados para os procedimentos em tecidos moles. No entanto, a instrumentação convencional deve ser incluída para ostectomia/osteoplastia.

Uma vez definidos os pontos em questão, o clínico pode considerar os seguintes passos (Figs. 4-20 a 4-22):

1. Incisionar a pseudobolsa supragengival com uma lâmina convencional (p. ex., Kirland 15/16, 02/01 Orban knife) ou com o laser, como descrito anteriormente na seção de gengivectomia.
2. Esculpir a superfície incisionada para diminuir o volume gengival; se usar uma lâmina para a incisão em vez do laser, use o laser para criar hemostasia.
3. Começar na superfície coronal intrassulcular, mover a ponta do laser apicalmente em um movimento de vaivém circunferencial. Este movimento deve ser estendido até próximo ao tecido conjuntivo apical ou no nível ósseo. As configurações do laser são diminuídas especialmente na energia comparada com os protocolos utilizados em gengivectomia. O clínico perceberá que há tecido de granulação movendo-se para fora do sulco e este deve ser removido. O clínico deve sempre examinar a ponta do laser para garantir que ele está funcionando

Laser na Cirurgia Periodontal ••• **CAPÍTULO 4**

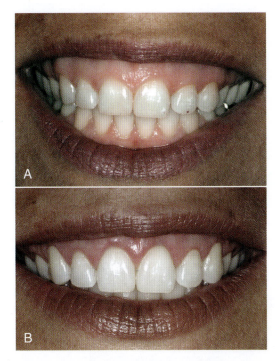

FIGURA 4-18 • Procedimento de aumento de coroa clínica com osteotomia com laser. **A**, Visão pré-operatória. A linha do sorriso / lábio para este paciente é alta e mostra sorriso "gengival". O paciente não queria restaurações e na gengiva foi realizado osteotomia sem retalho com laser de érbio para conseguir espaço biológico. **B**, Visão do pós-operatório após nove meses mostra nível gengival estável e alcance de melhor perfil do sorriso.

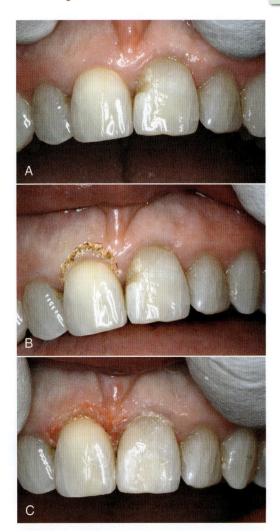

FIGURA 4-19 • **A**, Visão pré-operatória da discrepância entre as margens cervicais dos dentes 11 e 21. **B**, O laser usado de forma intermitente para delinear a gengivectomia planejada. **C**, Visão do pós-operatório imediato da gengivectomia com laser de CO_2 para equalizar as margens cervicais dos dentes 11 e 21. (Cortesia de Dr. Robert Convissar.)

adequadamente. Ele deve ser limpo, autoclavado ou substituído por recomendação do fabricante.

4. Quando se utiliza um laser de érbio, a ponta pode ser colocada paralelamente à superfície radicular, onde cálculo e, possivelmente, endotoxinas radiculares podem ser removidas. O processo de debridamento radicular é completado com um dispositivo (p. ex., ultrassom). O clínico, novamente, irá notar que o tecido que recebeu o laser está movendo-se para fora do sulco e deve ser removido. Alguns clínicos, neste momento, removem o tecido de granulação até o nível do periósteo da estrutura óssea com laser ou lâmina convencional. O laser de érbio, se desejado, pode destruir o tecido doente, descorticalizar o osso, e descontaminar a raiz. Outros comprimentos de onda podem apenas destruir o tecido doente e reepitelizar a área.

5. O último passo pode consistir em colocar a ponta do laser dentro do sulco para diminuir a hemorragia no local da ferida e para criar um coágulo a partir da ativação de calor ou biomodificação das células vermelhas do sangue. A justificativa para formar o coágulo é criar uma barreira para que o epitélio coronal da superfície da lesão não migre para a área cirúrgica. Isto permite que a ferida seja colonizada por células conjuntivas, reforçando a inserção.

Dependendo do comprimento de onda, alguns profissionais acreditam na utilização de laser para reepitelização do tecido: os profissionais que utilizam o comprimento de onda de CO_2 confiam na pesquisa de Rossmann, Israel, Cettny, Froum, entre outros, que tem mostrado em prova histológica de três modelos animais (cães da raça beagle, macacos e humanos) que a reepitelização com esse comprimento de onda é suficiente para impedir a migração do epitélio, e que leva à formação de nova inserção do tecido mole, em vez do epitélio juncional longo.

6. A pressão digital sobre a ferida irá reposicionar o tecido na interface raiz-osso. Colocar um curativo ou cimento cirúrgico é escolha do cirurgião.

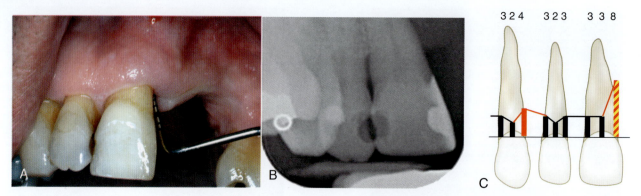

FIGURA 4-20 • Coleta de dados pré-operatórios para terapia laser do paciente com periodontite severa e reabsorção óssea importante no central superior direito. **A,** Sondagem clínica. **B,** Radiografia. **C,** Traçado periodontal. O paciente usou prótese parcial removível por vários anos. Sem sintomas, mas a profundidade da bolsa do central maxilar direito era de 8 mm, com defeito ósseo angular na base da lesão.

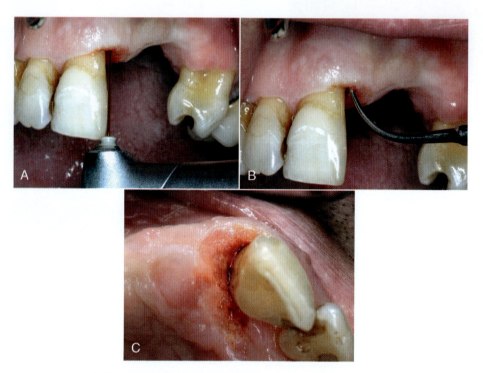

FIGURA 4-21 • Terapia laser para periodontite. **A,** A ponta do laser é inserida no sulco após gengivectomia para realizar debridamento sulcular, assim como reepitelização e degranulação. **B,** O ultrassom cria e executa debridamento ósseo e radicular. **C,** Durante o procedimento há hemorragia mínima com excelente acesso. Reepitelização da gengiva coronal é alcançada com o laser para diminuir a migração apical do epitélio exarcebado e aumentar o tecido mole, em vez de reinserir o epitélio juncional longo.

INSTRUÇÕES PÓS-OPERATÓRIAS

Seguem-se as considerações para o tratamento pós-operatório na primeira semana:
- O paciente deve evitar higiene bucal na área afetada. Escova extramacia pode ser usada para a remoção da placa coronal superficial, mas sem escova de dente elétrica.
- A textura dos alimentos ingeridos deve ser mais macia que o normal, com a mastigação principalmente no lado não afetado.
- A medicação analgésica deve ser iniciada no dia anterior, continuada no dia do procedimento e finalizada no dia seguinte; após, a medicação será, então, utilizada de acordo com a necessidade. Um anti-inflamatório não esteroide (AINE) pode ser considerado como analgésico. Por causa do desconforto mínimo, a maioria dos clínicos não receita analgésico antes do procedimento, sugerindo medicamentos somente no pós-operatório, se necessário.

Laser na Cirurgia Periodontal ••• **CAPÍTULO 4** **65**

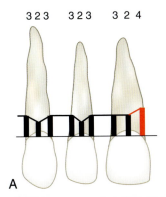

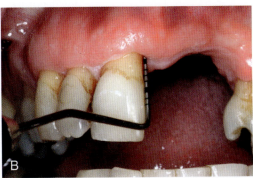

FIGURA 4-22 • Paciente com periodontite severa após cirurgia com laser. **A**, Traçado periodontal pós-operatório (comparar com Fig. 4-20, C). **B**, Visão do pós-operatório clínico de um ano (comparar com Fig. 4-20, A). Após terapia periodontal com laser, o paciente participou do programa de manutenção periodontal com atenção à higiene oral por três meses. A profundidade da bolsa reduziu 4 mm, com uma ligeira recessão.

- Se o paciente apresentar desconforto, edema ou hemorragia, o clínico deve ser contatado.
- Se um curativo colocado durante o procedimento cair na primeira semana ou antes da próxima consulta, os pacientes não devem se preocupar, a menos que cause desconforto.
- Solução oral tanto salina quanto clorexidina pode ser utilizada. Cobertura antibiótica sistêmica não é necessária, a menos que uma condição médica exija o uso.

Após a primeira semana, o paciente continua com escovação suave e remoção interdental de placa com escova extramacia que também pode ser usada para aplicação de clorexidina. O enxaguatório bucal é utilizado, apenas se há retardo na cicatrização, após a primeira semana.

A partir da segunda semana, o paciente retoma a higiene bucal normal, com ênfase na remoção do biofilme interproximal.

REGENERAÇÃO

A maioria dos estudos clínicos que comparam a terapia com laser com a tradicional no tratamento da periodontite usa raspagem e alisamento radicular (RAR) como o tratamento controle em vez de procedimentos cirúrgicos convencionais. O conceito de regeneração do mecanismo de inserção periodontal como objetivo no tratamento da periodontite é uma questão que carece de dados claros para a manutenção da dentição em longo prazo. O debate irá continuar sobre a regeneração do tecido conjuntivo aderido *versus* epitélio juncional longo, inserido, resultante de muitos procedimentos periodontais cirúrgicos e não cirúrgicos.[32,33] Para fins de comparação, no entanto, procedimentos com laser parecem ser propícios à regeneração por diminuir bactérias, afetar a superfície radicular, remover tecido de granulação, e reepitalizar o sulco, como já foi sugerido.

No entanto, quando a terapia com laser é comparada com os procedimentos convencionais com retalho aberto, com ou sem a inclusão de mediadores biológicos, tais como os derivados da proteína da matriz do esmalte, as conclusões são consistentes que não há diferença estatística ou clinicamente significante entre procedimentos com retalho aberto ou cirurgias periodontais com laser.[12,34]

Um estudo histológico em humanos que utilizou o laser de Nd:YAG para remover o epitélio sulcular mostra fixação de novo cemento e de novo tecido conjuntivo, em comparação com o grupo controle que apresentou um epitélio juncional longo, sem evidência de regeneração.[35] Além disso, mudanças adversas não foram associadas ao grupo laser. Este relatório sugere um *novo procedimento de inserção auxiliado pelo laser* para o tratamento da periodontite crônica. Curiosamente, o estudo não fez uso de guias para auxiliar nas medidas clínicas. Consequentemente, dado que a sondagem manual é suscetível à variação, os resultados obtidos pertencem à faixa de erro aceitável para profundidade de sondagem e nível de inserção clínica de ± 1 mm relatado por outros estudos clínicos.[36,37] Assim, pode-se justificadamente argumentar que esses dois parâmetros só podem ser iguais ao alcançado pela RAR.

Schwarz *et al.*[38] trataram o aparecimento natural da periodontia em cães da raça beagle com laser de érbio *versus* ultrassom. Ambos os grupos de tratamento apresentaram formação de novo cemento com fibras colágenas inseridas. Os autores concluíram que ambas as terapias favoreceram a formação e inserção de novo tecido conjuntivo. Muitos autores (p. ex., Rossmann, Israel, Froum, Cettny) demonstraram a capacidade do laser de CO_2 em criar uma conexão de novo tecido conjuntivo, em vez de epitélio juncional longo. Dois fabricantes do laser de CO_2 receberam aprovação da FDA sob o estatuto 510 (K), mostrando equivalência com *novo procedimento de inserção auxiliado pelo laser*.

Novamente, a técnica em cirurgia periodontal para tratamento da periodontite depende da opção do clínico em tratar apenas o tecido mole ou tecido mole e duro. Todos os procedimentos são antecedidos por medição precisa da profundidade da bolsa, radiografias, padrões de mobilidade e medida da gengiva inserida.

LASERS NOS PROCEDIMENTOS COM RETALHO

Clínicos realizam procedimentos periodontais com retalho exclusiva ou adicionalmente com laser. Esses procedimentos serão realizados por preferência do clínico, análise do caso e o equipamento laser. Portanto, uma incisão em bisel interno representa o primeiro princípio discutido neste capítulo, usando todos os lasers. Depois do retalho rebatido, os lasers, novamente, podem ser usados para debridamento sulcular e reepitelização interior do retalho. Se o debridamento radicular for realizado com laser, é fortemente sugerido que apenas o laser de érbio seja usado, devido aos possíveis danos térmicos causados pelos lasers de diodo e laser de Nd:YAG. Lasers de CO_2 podem ser utilizados, de acordo com o protocolo de Crespi *et al.*,[5,17] para aumentar a fixação dos fibroblastos à superfície radicular. Quando a cirurgia óssea é necessária após rebatimento do retalho, mais uma vez pode ser realizada com laser de érbio ou instrumentação convencional, como as peças de mão em baixa/alta velocidade, broca de diamante / carboneto, e dispositivos manuais (p. ex., cinzel).

Deve-se notar que, apesar de poderem cortar osso, lasers de érbio não foram universalmente aceitos como instrumentos para esse fim. Cirurgiões bucomaxilofaciais, que trabalham extensivamente com estruturas ósseas, bem como com tecidos moles, adotaram o comprimento de onda do laser de CO_2 para o tratamento dos tecidos moles, mas não aderiram ao laser de érbio devido à sua velocidade mais lenta no corte de tecido ósseo.

LASERS NO TRATAMENTO DE PERDA DE IMPLANTES

Embora os implantes dentários osseointegrados apresentem excelente taxa de sucesso em longo prazo, várias complicações podem resultar na sua perda. O principal contribuinte ao fracasso de implantes dentários é a peri-implantite. O implante fracassado demonstra reabsorção óssea progressiva devido à resposta inflamatória microbiana ou ao componente mecânico (p. ex., carga oclusal excessiva).[40]

Superfícies de implantes podem ser contaminadas por espécies de micro-organismos semelhantes às lesões de periodontite crônica.[41] Superfícies de implante contaminadas somadas as variedades de características topográficas (p. ex., forma da rosca) representam um grande desafio clínico para descontaminação da superfície do implante fracassado. Terapias anteriores consistiam em antibióticos locais e sistêmicos, intervenção mecânica (p. ex., debridamento) e tratamentos de superfície (p. ex., EDTA).[42] Terapias de regeneração, tal como regeneração óssea guiada, também estão sendo usadas para reverter a reabsorção óssea.[43]

Devido aos estudos sugerirem que os comprimentos de onda do laser têm várias propriedades antimicrobianas, clínicos têm utilizado a tecnologia para descontaminar as superfícies do implante fracassado (Fig. 4-23). Acredita-se que a superfície tratada com laser fique livre dos depósitos microbianos, da camada orgânica de esfregaço, e da superfície receptiva para regeneração do tecido.[44,45] No entanto, estudos recentes demonstram a promessa dos lasers de CO_2; érbio, cromo ítrio-escândio-gálio-granada (Er,Cr:YSGG); e diodo para reparar implantes fracassados.[46-48] Os estudos *in vitro* utilizam outros comprimentos de onda do laser para determinar o potencial de carbonização da superfície do implante ou o aumento das alterações térmicas ao próprio implante.[49] Embora aparentemente não haja consenso sobre o comprimento de onda mais eficaz no tratamento da peri-implantite, as evidências sugerem que o uso da tecnologia laser pode ser um complemento benéfico na reversão do implante fracassado.

Uma discussão completa sobre o uso dos lasers para colocação de implantes e tratamento da peri-implantite pode ser encontrada no Capítulo 7.

CONCLUSÃO

O laser é um equipamento versátil e útil para uma infinidade de procedimentos periodontais, desde que os princípios fundamentais de cicatrização sejam aplicados. A terapia laser oferece um campo cirúrgico seco por causa da hemostasia e, consequentemente, maior visibilidade. Propriedades antibacterianas fornecidas pela energia do laser ajudam na desinfecção da lesão. Com o mínimo de danos colaterais, os resultados

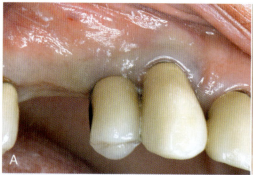 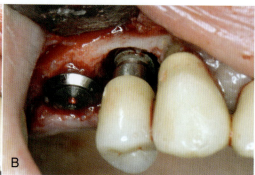

FIGURA 4-23 • **A,** Implante apresentando peri-implantite. **B,** Remoção de tecido de granulação e desinfecção da superfície do implante com laser de érbio antes do procedimento de enxerto ósseo. O paciente teve sintomas mínimos com implantes osseointegrados. Supuração presente com perda óssea radiográfica de 20%, mas sem mobilidade. Um retalho foi rebatido para visualizar a superfície do implante. O laser foi inserido na lesão para remover tecido de granulação e descontaminar a superfície do implante.

da cirurgia periodontal com laser incluem a diminuição da inflamação pós-operatória, assim como do desconforto do paciente. De forma geral, a lesão é mais aceitável, com menos retração e cicatrizes.

Referências

1. Romanos GE, Pelekanos S, Strub JR: A comparative histologic study of wound healing following Nd:YAG laser with different energy parameters and conventional surgical incision in rat skin: general clinical laser surgery, *J Clin Laser Med Surg* 13:11-16, 1995.
2. Strauss RA, Guttenberg SA: Lasers in oral and maxillofacial surgery, *Oral Maxillofac Surg Clin North Am* 16(2):xi-xii, 2004.
3. Catone G, Alling C: *Lasers in oral and maxillosurgery*, Philadelphia, 1997, Saunders.
4. Walinski CJ: Irritation fibroma removal: a comparison of two laser wavelengths, *Gen Dent* 52(3):236-238, 2004.
5. Crespi R, Romanos GE, Cassinelli C, Gherlone E: Effects of Er:YAG laser and ultrasonic treatment on fibroblast attachment to root surfaces: an in vitro study, *J Periodontol* 77:1217-1222, 2006.
6. Strauss RA, Fallon SD: Surgery (review), *Dent Clin North Am* 48(4):861-888, 2004.
7. Wigdor H, Walsh J, Featherstone JD, et al: Lasers in dentistry, *Lasers Surg Med* 16:103-133, 1995.
8. Harris DM, Yessik M: Therapeutic ratio quantifies laser antisepsis: ablation of *Porphyromonas gingivalis* with dental lasers, *Surg Med* 35:206-213, 2004.
9. Gutknecht N, Radufi P, Franzen R, Lampert F: Reduction of specific microorganisms in periodontal pockets with the aid of an Nd:YAG laser: an in vivo study, *J Oral Laser Appl* 2:175-180, 2002.
10. Badersten A, Ninvelus R, Eglberg J: Effective nonsurgical periodontal therapy, *J Clin Periodontol* 12:351-359, 1985.
11. Rossmann J, McQuade M, Turunen D, et al: Retardation of epithelial migration in monkeys using a carbon dioxide laser: an animal study, *J Periodontol* 63:902-907, 1992.
12. Schwarz F, Sculean A, Berakdar M, et al: In vivo and in vitro effects of an Er:YAG laser, a GaAlAs diode laser and scaling and root planing on periodontally diseased root surfaces: a comparative histologic study, *Lasers Surg Med* 32:359-366, 2003.
13. Schwarz F, Sculean A, Georg T, Becker J: Clinical evaluation of the Er:YAG laser in combination with an enamel matrix protein derivative for the treatment of intrabony periodontal defects: a pilot study, *J Clin Periodontol* 30:975-981, 2003.
14. Ting CC, Fukuda M, Watanabe T, et al: Effects of Er,Cr:YSGG laser irradiation on the root surface: morphologic analysis and efficiency of calculus removal, *J Periodontol* 78(11):2156-2164, 2007.
15. Folwaczny M, Aggstaller H, Mehl A, Hickel R: Removal of bacterial endotoxin from root surface with Er:YAG laser, *Am J Dent* 16(1):3-5, 2003.
16. Aoki A, Miura M, Akiyama F, et al: In vitro evaluation of Er:YAG laser scaling of subgingival calculus in comparison with ultrasonic scaling, *J Periodont Res* 35:266-277, 2000.
17. Crespi R, Barone A, Covani U, et al: Effects of CO_2 laser treatment on fibroblast attachment to root surfaces: a scanning electron microscopy analysis, *J Periodontol* 73:1308-1312, 2002.
18. Fisher S, Frame J, Browe RM: A comparative histological study of wound healing following CO_2 laser and conventional surgical excision of canine buccal mucosa, *Arch Oral Biol* 28:287-291, 1983.
19. Cobb CM: Lasers in periodontics: a review of the literature, *J Periodontol* 77:545-564, 2006.
20. White JM, Gekelman D, Shin K-B, et al: Lasers and dental soft tissues: reflections of our years of research. In *Lasers in dentistry*, Amsterdam, 2003, Elsevier Science, pp 13-19.
21. Livaditis GJ: Comparison of monopolar and bipolar electrosurgical modes for restorative dentistry: a review of the literature, *J Prosthet Dent* 86(4):390-399, 2001.
22. Miserendino L, Pick R: *Lasers in dentistry*, Chicago, 1995, Quintessence, pp 145-160.
23. Lanigan S: *Lasers in dermatology*, London, 2002, Springer-Verlag.
24. Haytac M, Ozcelik O: Evaluation of patient perceptions after frenectomy operations: a comparison of carbon dioxide laser and scalpel techniques, *J Periodontol* 77(11):1815-1819, 2006.
25. Kara C: Evaluation of patient perceptions of frenectomy: a comparison of Nd:YAG laser and conventional techniques, *Photomed Laser Surg* 26(2):147-152, 2008.
26. McDavid VG, Cobb CM, Rapley JW, et al: Laser irradiation of bone. III. Long-term healing following treatment by CO_2 and Nd:YAG lasers, *J Periodontol* 72:174-182, 2001.
27. Fontana CR, Kurachi C, Mendonca CR, Bagnato VS: Temperature variation at soft periodontal and rat bone tissues during a medium-powered diode laser exposure, *Photomed Laser Surg* 22:519-522, 2004.
28. Sasaki KM, Aoki A, Ichinose S, et al: Scanning electron microscopy and Fourier transformed infrared spectroscopy analysis of bone removal using Er:YAG and CO_2 lasers, *J Periodontol* 73:643-652, 2002.
29. Kimura Y, Yu DG, Fujita A, et al: Effects of erbium, chromium YSGG laser irradiation on canine mandibular bone, *J Periodontol* 72:1178-1182, 2001.
30. Butler B: *Personal communication*, 2008.
31. American Academy of Periodontology: Parameters on chronic periodontitis with advanced loss of periodontal support, *J Periodontol* 71:856-858, 2000.
32. Beaumont RH, O'Leary TJ, Kafrawy AH: Relative resistance of long junctional epithelium adhesions and connective tissue attachments to plaque-induced inflammation, *J Periodontol* 55:213-223, 1984.
33. Magnusson I, Runstad L, Nyman S, Lindhe J: A long junctional epithelium: a locus minoris resistentiae in plaque infection? *J Clin Periodontol* 10:333-340, 1983.
34. Sculean A, Schwarz F, Berakdar M, et al: Healing of intrabony defects with or without an Er:YAG laser, *J Clin Periodontol* 31:604-608, 2004.
35. Yukna RA, Carr RL, Evans GH: Histologic evaluation of an Nd:YAG laser–assisted new attachment procedure in humans, *Int J Periodont Restorative Dent* 27:577-587, 2007.
36. Magnusson I, Clark WB, Marks RG, et al: Attachment level measurements with a constant force electronic probe, *J Clin Periodontol* 15:185-188, 1988.
37. Gibbs CH, Hirschfeld JW, Lee JG, et al: Description and clinical evaluation of a new computerized periodontal probe: the Florida probe, *J Clin Periodontol* 15:137-144, 1988.
38. Schwarz F, Jeppsen S, Herten M, et al: An immunohistochemical characterization of periodontal wound healing following non-surgical treatment with fluorescence controlled Er:YAG laser radiation in dogs, *Lasers Surg Med* 39:428-440, 2007.
39. Tonetti MS: Risk factors for osseodisintegration, *Periodontol 2000* 17:55-63, 1998.
40. Esposito M, Hirsch J, Lekholm U, Thomson P: Differential diagnosis and treatment strategies for biologic complications and failing implants: a review of the literature, *Int J Oral Maxillofac Implants* 14:473-490, 1999.
41. Mombelli A, van Oosten MAC, Schurch E, Lang NP: The microbiota associated with successful or failing osseointegrated titanium implants, *Oral Microbiol Immunol* 2:145-151, 1987.

42. Klinge B, Gustafsson A, Berglundh T: A systematic review of the effect of anti-infective therapy on the treatment of periimplantitis, *J Clin Periodontol* 29(suppl 3):213-225, 2002.
43. Persson LG, Ericsson I, Berglundh T, Lindhe J: Guided bone regeneration in the treatment of periimplantitis, *Clin Oral Implants Res* 7:366-372, 1996.
44. Schwarz F, Nuesry E, Bieling K, et al: Influence of an erbium, chromium–doped yttrium, scandium, gallium, and garnet (Er,Cr:YSGG) laser on the reestablishment of the biocompatibility of contaminated titanium implant surfaces, *J Periodontol* 77:1820-1827, 2006.
45. Huang HH, Chuang YC, Chen ZH, et al: Improving the initial biocompatibility of a titanium surface using an Er,Cr:YSGG laser–powered hydrokinetic system, *Dent Mater* 23:410-414, 2007.
46. Romanos GE: Treatment of the perio-implant lesions using different laser systems, *J Oral Laser Appl* 2:75-81, 2002.
47. Miller RJ: Treatment of the contaminated implant surface using the Er,Cr:YSGG laser, *Implant Dent* 13:165-170, 2004.
48. Romanos GE, Nentwig GH: Regenerative therapy of deep peri-implant infrabony defects after CO_2 laser implant surface decontamination, *Int J Periodont Restorative Dent* 28:245-255, 2008.
49. Oyster DK, Parker WB, Gher ME: CO_2 lasers and temperature changes of titanium implants, *J Periodontol* 66:1017-1024, 1995.

Terapia Periodontal Regenerativa com Laser

Erica Krohn Jany Migliorati, DDS • Daniel Simões de Almeida Rosa, DDS

Este capítulo discute a cirurgia periodontal regenerativa e o uso do laser como um complemento à terapia regenerativa. A importância do uso do laser na cirurgia periodontal regenerativa é a preparação ou modificação da superfície radicular para aumentar a inserção de fibroblastos. Isto promove a criação de uma nova inserção mediada por fibroblastos, em vez de um epitélio juncional longo.

A maioria das formas de doenças periodontais são desordens associadas à placa, então sabe-se que o acesso cirúrgico só pode ser considerado como complemento para terapia relacionada à causa. Em outras palavras, é necessário eliminar o fator etiológico, o máximo possível, antes de iniciar a fase cirúrgica do tratamento. As doenças periodontais são condições inflamatórias crônicas induzidas por placa/biofilme. A etiologia é uma infecção; patógenos específicos na placa supragengival crescem ao redor dos dentes e dentro da bolsa periodontal subgengivalmente. A suscetibilidade do hospedeiro, manifestada por uma resposta inflamatória exagerada, também contribui para o dano ao tecido. Microorganismos periodontopatogênicos em indivíduos com genótipos hiperinflamatórios podem ampliar a resposta inflamatória local, o que pode resultar na característica destruição tecidual grave observada em pacientes com periodontites avançadas.

A resposta inflamatória aumentada ao acúmulo de placa em hospedeiros suscetíveis incrementa o crescimento de uma microbiota oportunista.[1] Além disso, fatores de risco ambientais e sistêmicos, tais como o fumo e o diabetes, podem agravar a expressão da doença periodontal.[2] Pacientes tabagistas e diabéticos podem responder de forma deficiente ao tratamento periodontal convencional. Portanto, os clínicos estão à procura de novas técnicas para tratar doenças periodontais avançadas em indivíduos com fatores de risco que podem responder de forma deficiente à terapia periodontal.

OBJETIVOS DO TRATAMENTO PERIODONTAL

O objetivo imediato do tratamento periodontal é prevenir, impedir, controlar, ou eliminar a doença periodontal. O ideal seria promover a recuperação através da regeneração da forma, função, estética, e do conforto perdido. Quando o ideal não pode ser alcançado, o objetivo *pragmático* da terapia seria reparar o dano resultante da doença. O objetivo *final* da terapia é manter o aparelho mastigatório, especialmente dentes, ou seus análogos, em um estado saudável.[3]

Para alcançar esses objetivos é necessário tratar os componentes infecciosos e inflamatórios de alguns tipos de doenças periodontais. É importante eliminar a etiologia microbiana na placa ou biofilme e realizar uma substituição da flora patogênica para a inerente. Uma vez que os primeiros colonizadores microbianos tenham se estabelecido nos sulcos periodontais, o desafio é mantê-los saudáveis, por meio de higiene oral e de consultas de reavaliação periódicas, e controlar a resposta inflamatória durante o tratamento periodontal.

Os objetivos clínicos do tratamento periodontal, portanto, incluem o seguinte:

- Menos de 10% dos sítios com sangramento à sondagem.
- Nenhum sítio com profundidade de bolsa à sondagem de 5 mm ou mais, preferencialmente de 4 mm ou menos.
- Nenhum envolvimento de furca grau II ou III.

De acordo com Haffajee *et al.*,[4] a eliminação de uma bolsa residual verdadeira de 6 mm ou mais à sondagem após tratamento periodontal ativo é uma meta da terapia periodontal, e visa impedir uma progressão adicional da doença. Também sabe-se que a profundidade das bolsas periodontais remanescentes após o tratamento desempenha um importante papel em predizer a destruição periodontal futura.[5] Claffey *et al.*[6] sugerem que pacientes com periodontites avançadas com múltiplas profundidades à sondagem residual (≥ 6 mm na reavaliação) apresentam um maior risco de desenvolver sítios com perda de inserção adicional que pacientes com poucas bolsas com tal profundidade residual.

Em um nível biológico / histológico, o objetivo do tratamento periodontal é desacelerar a migração epitelial da margem gengival dentro da bolsa periodontal para promover uma nova *inserção do tecido conjuntivo* (ITC), em vez de um epitélio juncional longo.[7]

Em um estudo animal, Caton *et al.*[8] observaram que mesmo com diferentes modalidades de tratamento periodontal, o resultado esperado (formação de nova ITC) não poderia ser alcançado. Os quatro tratamentos regenerativos foram alisamento radicular e curetagem de tecido mole;

cirurgia a retalho de Widman sem enxerto ósseo; cirurgia a retalho de Widman com colocação de medula óssea vermelha autógena congelada e osso de estrutura porosa; e betafosfato tricálcio nos defeitos intraósseos. Todos os resultados mostraram uma recuperação através da formação de um epitélio juncional longo ou próximo do mesmo nível que antes do tratamento.

Em outro estudo animal, Caton e Nyman[9] examinaram o efeito do procedimento a retalho de Widman modificado no nível da ITC e do osso alveolar de suporte. O tratamento das bolsas periodontais utilizando este procedimento não produziu nenhum ganho de ITC e nenhum aumento na altura da crista óssea. Nos defeitos ósseos angulares, um certo grau de "preenchimento ósseo" foi notado. Entretanto, este reparo ósseo nunca foi acompanhado por nova ITC. Portanto, apesar de muitas tentativas, os pesquisadores continuam testando modalidades de tratamento e novos materiais para alcançar o objetivo de prevenir a recuperação periodontal através da formação de epitélio juncional longo.

TERAPIA INICIAL

A seguir, alguns passos importantes da terapia periodontal inicial:

1. Exame oral e exame da saúde periodontal.
    - Profundidade de bolsa à sondagem.
    - Nível de inserção.
    - Sangramento à sondagem.
    - Mobilidade e envolvimento de furca.
2. Exame radiográfico que inclua filmes periapicais e interproximais (*bitewings*).
3. Exame intraoral que inclua fotografia digital.
4. Modelos de estudo para avaliação da oclusão.
5. Determinação de um diagnóstico (baseado em dados coletados) e um prognóstico inicial.
6. Eliminação do dente com prognóstico ruim e ajuste oclusal.

Após a completa obtenção de dados clínicos e radiográficos, a próxima fase do tratamento periodontal é a evidenciação de placa, instrução de higiene oral, raspagem e alisamento radicular (RAR), e depois, reavaliação, avaliação da necessidade de cirurgia periodontal, e reconsultas de manutenção.

É importante lembrar que o determinante crítico do sucesso da terapia periodontal não está na escolha da modalidade de tratamento, mas na eficácia do completo debridamento da superfície radicular e do padrão de higiene oral do paciente. Evidências confirmam a RAR como um componente essencial e efetivo da terapia para a maioria das doenças periodontais inflamatórias.[3] (Cap. 3 – Discussão completa do laser como uma terapia complementar para esta fase do tratamento). Se a saúde periodontal não pode ser alcançada pela terapia inicial, uma abordagem cirúrgica pode ser considerada.

CIRURGIA PERIODONTAL

FUNDAMENTO LÓGICO

Como mencionado inicialmente, na avaliação individual dos fatores de risco em pacientes com doença periodontal, a presença de sítios com uma profundidade de bolsa periodontal residual verdadeira de 6 mm ou mais após tratamento ativo é considerada um forte fator para predizer a destruição periodontal futura.[4] Então, um objetivo importante da terapia periodontal cirúrgica é obter uma redução da profundidade da bolsa a fim de impedir uma progressão adicional da doença.[6] No periodonto saudável, uma bolsa é referida como *sulco* e varia de 1 a 3 mm em profundidade. Baseado nesta diretriz, um dos objetivos da cirurgia periodontal é fornecer acesso para instrumentação adequada e limpeza da superfície radicular quando as áreas radiculares estão em posição de difícil alcance. A seleção dos métodos cirúrgicos disponíveis deveria ser baseada nos seus potenciais para facilitar a remoção dos depósitos subgengivais e no controle de placa realizado pelo próprio paciente, aumentando a preservação a longo prazo do periodonto.

CIRURGIA RESSECTIVA

A cirurgia periodontal ressectiva é uma técnica utilizada para eliminação de bolsa. O objetivo é facilitar o debridamento das superfícies radiculares através do acesso. A cirurgia ressectiva é indicada para a remoção do excesso de tecido periodontal mole na margem gengival (gengivectomia) em pseudobolsas, ou quando não há perda de inserção (como na gengivite). Também é utilizada para corrigir bolsas periodontais verdadeiras (com perda da inserção) na periodontite, quando tanto o revestimento epitelial da bolsa como o tecido conjuntivo inflamado são removidos para promover uma reinserção de fibras teciduais conjuntivas na superfície radicular (Cap. 4).

Uma consequência indesejável do tratamento periodontal, cirúrgico ou não, é a recessão da margem gengival após a cicatrização. Nos casos severos de periodontite, isto pode levar a uma estética insatisfatória na área de dentes anteriores. Isto está geralmente associado com procedimentos cirúrgicos de recontorno ósseo para a eliminação de defeitos. Portanto, os pesquisadores têm procurado outras técnicas para evitar ou reduzir os problemas causados pela recessão. Pela aplicação de procedimentos cirúrgicos regenerativos, a inserção periodontal perdida nos defeitos ósseos pode ser restaurada.[10]

TERAPIA PERIODONTAL REGENERATIVA

Nos últimos anos, o uso de procedimentos regenerativos para restaurar a arquitetura e função das estruturas periodontais perdidas tem se tornado mais comum. Estes procedimentos são planejados especificamente para restaurar aquelas partes de estrutura de suporte dentário que são perdidas devido a periodontite.

A regeneração periodontal tem sido relatada seguindo uma variedade de técnicas cirúrgicas envolvendo a biomodificação da superfície radicular, a colocação de enxertos ou substitutos ósseos, e o uso de membranas orgânicas ou sintéticas, ou regeneração tecidual guiada (RTG). Evidências sugerem que o uso de enxertos ósseos ou procedimentos de RTG produzem benefícios clínicos iguais no tratamento de defeitos intraósseos. O objetivo do tratamento é obter bolsas rasas, pela reconstrução das estruturas de inserção perdidas, bem como limitar a recessão da margem gengival.

A cirurgia de regeneração periodontal é selecionada para obter (1) um aumento na inserção periodontal de dentes comprometidos severamente; (2) uma diminuição na profundidade de bolsas para um limite de mais fácil manutenção; e (3) uma redução do componente vertical e horizontal dos defeitos de furca. Abordagens atuais, entretanto, permanecem sensíveis à técnica, e o sucesso clínico necessita da aplicação de estratégias de diagnóstico e tratamento meticulosos.[11]

Como expresso nos registros do Workshop Mundial de Periodontia de 1996, a inserção do dente é considerada regenerada quando novo cemento, com nova inserção de fibras colágenas tenha se formado na superfície radicular. A regeneração das estruturas periodontais de suporte (periodonto) também inclui crescimento de novo osso alveolar. Os procedimentos para restaurar o suporte periodontal perdido também têm sido descritos como procedimentos de "reinserção" ou "nova inserção". As técnicas regenerativas presentes levam a uma quantidade significativa de regeneração em sítios localizados em dentes específicos. Entretanto, se a regeneração completa se torna uma realidade, estímulos adicionais para aumentar o processo regenerativo são provavelmente necessários, e poderiam ser realizados por procedimentos combinados.[12]

ESTUDOS INICIAIS E OBJETIVOS

O sucesso clínico dos procedimentos regenerativos na periodontia, incluindo casos com crescimento significativo de novo osso alveolar, pode mostrar histologicamente um revestimento epitelial ao longo da superfície radicular tratada, em vez de deposição de novo cemento.[13]

A procura por técnicas e materiais para promover regeneração no periodonto começou no início da década de 1970, quando pesquisadores formularam as seguintes hipóteses: se o epitélio e o tecido conjuntivo gengival forem excluídos do sítio de recuperação cirúrgica, as células progenitoras que migram do ligamento periodontal teriam o potencial para formar nova inserção de tecido conjuntivo.[14] Entretanto, quase todas as evidências histológicas humanas disponíveis até o momento demonstram recuperação por um epitélio juncional longo com nenhuma ou mínima ITC.[3]

O raciocínio para alcançar este objetivo é remover o epitélio da crista, assim como interromper a migração das células teciduais epiteliais dentro da bolsa. Feito isso, a regeneração deveria então ocorrer a custo do ligamento periodontal, com inserção de novas fibras à superfície radicular. Deste modo, a remoção do epitélio sulcular/da bolsa tem sido a base de várias outras modalidades de tratamento, incluindo a curetagem subgengival, o procedimento de nova inserção excisional (NIE), e o de retalho de Widman modificado. Todos têm o objetivo de preparar um ambiente para nova ITC.[15-18]

TIPOS DE LASER

Investigações dentro de um método previsível de remoção epitelial aplicaram as características únicas das feridas realizadas pelo laser na terapia periodontal. O laser pode ser um excelente suplemento para alcançar este objetivo, e vários comprimentos de onda têm sido estudados. Evidência de atraso na epitelização encontrada em lesões promovidas pelo laser de dióxido de carbono (CO_2), por exemplo, foi determinada em uma série de estudos animais e humanos. Experimentos em animais mostraram a capacidade do laser de CO_2 em retardar o crescimento epitelial após cirurgia periodontal por mais de 14 dias,[19] confirmando que o laser de CO_2 pode remover o epitélio da gengiva sem causar dano subjacente ao tecido conjuntivo.[20,21] Um estudo inicial em humanos, realizado com laser de CO_2, avaliou se a desepitelização com este tipo de laser na cirurgia a retalho e a dez dias de intervalo, além dos primeiros trinta dias de recuperação, tinha o potencial de aumentar a formação de ITC. A desepitelização foi repetida no lado teste a dez, vinte, e trinta dias pós-cirúrgicos. Este intervalo foi determinado com base no conhecimento de que a regeneração do tecido epitelial ocorre em dez a 14 dias, quando este começa a crescer dentro da bolsa, revestindo a parede do tecido mole dos novos sulcos. O lado tratado com laser em um paciente mostrou um preenchimento com ITC e com algum reparo de cemento, o que não foi visto em grupos controle.[22] Esses achados preliminares em humanos levaram a outros estudos com laser.

O uso de um laser de CO_2 pulsado para desepitelizar o retalho gengival é uma tentativa de excluir as células epiteliais da ferida em cicatrização[21] e é feito com e sem o benefício das membranas de RTG. Outros resultados de estudos em humanos, e relatos de casos combinados com experimentos em animais, indicam um benefício positivo de cicatrização de feridas por causa da técnica de desepitelização com laser.[23]

Outro estudo em humanos comparou a cirurgia periodontal convencional combinada com laser de CO_2 e a cirurgia periodontal convencional isoladamente, em relação à eliminação epitelial e ao grau de necrose do retalho mucoperiosteal. Os resultados confirmaram que (1) uma remoção mais completa do epitélio sulcular foi obtida pelo laser de CO_2 do que pelo bisturi, e que (2) a técnica com o laser de CO_2 removeu efetivamente o epitélio oral e sulcular do retalho gengival, sem danificar a viabilidade do retalho durante a cicatrização da ferida.[21]

Alguns acreditam que esta técnica tem mostrado resultados significativamente melhores que aqueles obtidos por meio do enxerto ósseo convencional isolado, e parece ser comparável com os resultados descritos por procedimentos de RTG com membranas. Esse conceito gera uma mudança de paradigma do uso convencional da terapia de RTG pelo conhecimento da dificuldade em controlar o epitélio durante o início do processo de cicatrização da ferida. Ele também permite uma terapia mais abrangente para a doença periodontal que alcança a natureza generalizada da doença, com múltiplas lesões sendo tratadas ao mesmo tempo de uma maneira econômica. O paciente que apresenta doença periodontal generalizada avançada poderia apresentar vários defeitos tratados definitivamente em um quadrante utilizando a técnica de desepitelização com laser, sem a necessidade de terapia de múltiplas membranas.[23]

A compreensão dos benefícios da luz laser em retardar o crescimento epitelial dentro dos sulcos periodontais durante o processo de cicatrização requer a consideração dos mecanismos de cicatrização de ferida após o uso do laser. Com o laser de CO_2 pulsado, por exemplo, pesquisadores descobriram que este comprimento de onda pode criar uma ferida única no tecido gengival. Não é uma queimadura, mas, mais propriamente, uma vaporização instantânea do fluido intracelular e uma desintegração resultante da estrutura celular.[24] A lesão promovida pelo laser na pele, na mucosa,[23] e na gengiva, causa um retardo na reepitelização por conta de fatores como reduzida resposta inflamatória e menor contração da ferida.[26] Para explicar o retardo na epitelização da lesão realizada com o laser de CO_2, estudos prévios têm proposto a seguinte combinação de eventos:

1. As margens da lesão realizada com laser mostram necrose térmica e formação de uma escara firme que impede a migração epitelial.[27]
2. Diminuição na contração da ferida (causada por poucos miofibroblastos no sítio da ferida) comparada a feridas realizadas por bisturi que deixam uma maior área de superfície remanescente a ser epitelizada.[28]
3. A camada fina do colágeno denaturado encontrada na superfície da lesão realizada com laser atua como um curativo impermeável no período pós-operatório imediato, o que reduz o grau de irritação tecidual do conteúdo oral.[29]
4. A inflamação reduzida na lesão induzida pelo laser pode gerar menos estímulo para migração epitelial.[30]

O processo de reparo de necrose por coagulação produzida pela irradiação com laser de CO_2 pulsado com fluência relativamente baixa não atrapalha o processo, mas promove seu progresso estável e subsequente remodelamento tecidual.[31] Como para a aplicação na pele, o laser de CO_2 pulsado é capaz de realizar ablação da pele sem sangue com melhor cicatrização da ferida a uma irradiação relativamente baixa (2 W). Aumentar a taxa de repetição (100 Hz) do laser de CO_2 ajuda a alcançar uma resposta cirúrgica melhor. Este laser pode ser um instrumento valioso para ablação de lesões da pele quando utilizado em um modo pulsado.[32]

Baseada nas propriedades do laser de CO_2 pulsado na parede do tecido mole periodontal, a U.S Food and Drug Administration (FDA) tem dado autorização para todas as aplicações periodontais para dois fabricantes específicos de laser de CO_2. As autorizações são para debridamento sulcular e um procedimento de nova inserção auxiliada por laser, uma técnica regenerativa para eliminação de bolsa periodontal, referida como "nova inserção de ligamento periodontal à superfície radicular mediada pelo cemento na ausência de epitélio juncional longo."

Outros comprimentos de onda de laser têm sido utilizados na parede do tecido mole periodontal similar ao laser de CO_2. Um fabricante de um laser de neodímio: ítrio-alumínio-granada (Nd:YAG) recebeu autorização do FDA para procedimento de nova inserção auxiliada pelo laser.

Devido à falta de conhecimento da histologia da nova interface tratada entre os tecidos moles e a raiz, Yukna *et al.*[33] conduziram um estudo para avaliar a cicatrização de ferida após o procedimento de nova inserção auxiliada por laser em bolsas periodontais. Um laser de Nd:YAG pulsado foi utilizado para tratar seis dentes unirradiculares com periodontite crônica moderada a avançada associada com depósitos de cálculos subgengival. Após três meses, todos os dentes tratados foram removidos em bloco para análise histológica. Os dentes tratados pelo procedimento de nova inserção auxiliada por laser exibiram melhores reduções de profundidade à sondagem e ganhos clínicos no nível de inserção à sondagem do que os dentes controles. Todas as amostras tratadas pelo procedimento de nova inserção auxiliada por laser mostraram novo cemento e nova ITC na altura do mesmo, e ocasionalmente coronal ao chanfro realizado na raiz. Quanto aos controles, cinco dos seis dentes apresentaram um epitélio juncional longo com nenhuma evidência de nova inserção ou regeneração. Não houve evidência de qualquer alteração histológica adversa ao redor das amostras submetidas ao procedimento de nova inserção auxiliada por laser.

Estes casos apoiam o conceito de que o procedimento de nova inserção auxiliada por laser pode estar associado com nova ITC mediada por cemento e aparente regeneração periodontal das superfícies radiculares comprometidas em humanos.[33] Com base nas evidências atuais, os lasers de CO_2 pulsado e o laser de Nd:YAG de funcionamento livre são os melhores comprimentos de onda apoiados pela literatura para o procedimento de nova inserção auxiliada por laser. Mais evidências histológicas são necessárias para fornecer mais argumentos para o uso do comprimento de onda do laser de Nd:YAG.

BIOMODIFICAÇÃO DA SUPERFÍCIE RADICULAR

Ao longo de anos, pesquisas têm sido direcionadas para a descoberta de novas maneiras de condicionar ou alterar as superfícies radiculares periodontalmente comprometidas, e prepará-las para a formação de uma nova inserção de tecido conjuntivo a partir das células de ligamento periodontal.

Em 1976, Melcher[14] sugeriu que o tipo de célula que habita novamente a superfície radicular após a cirurgia periodontal determina a natureza da inserção que se formará. Em condições ideais, a cicatrização do periodonto deveria ocorrer a partir de células do ligamento periodontal que apresentam o potencial para formar um nova ITC, evidência daquilo que foi recentemente fornecido utilizando um novo e único modelo experimental em cães.[34] A finalidade deste estudo foi investigar a formação de tecido periodontal ao redor dos implantes de titânio. Após a ressecção das coroas dos caninos mandibulares em nove cães vira-latas, as raízes foram desgastadas a uma profundidade de 5 mm, deixando uma fina parede dentinária. Fendas foram preparadas na parede da cavidade para criar passagens da câmara para a área de ligamento periodontal. Um implante de titânio, feito sob medida, foi colocado dentro do centro de cada câmara. Feitas à máquina, foram utilizadas superfícies com spray de plasma de titânio (SPT) e jateadas com grânulos grandes e condicionadas por ácido (SLA). Uma barreira de colágeno foi colocada sobre a câmara submersa. Após quatro meses de tratamento, os cortes da mandíbula foram processados para histologia. Novos ligamentos periodontal, osso alveolar, e cemento radicular formados preencheram o espaço entre o implante e a parede da câmara. O osso formado não estava em contato com a dentina nem com o implante. Assim, uma camada de tecido conjuntivo mole interposta estava presente. Foi observada uma cicatrização por encapsulação fibrosa ao redor da maioria dos implantes. Este estudo confirmou que forte evidência mostra que as células progenitoras para formação da inserção periodontal estão no ligamento periodontal e não no osso alveolar, como previamente determinado.

Ao longo dos anos, estudos avaliaram vários aspectos do preparo da superfície radicular, começando com a simples remoção de depósitos bacterianos, cálculos, e endotoxinas. Está bem-estabelecido que estas etapas essenciais no processo de tratamento são parte da terapia periodontal inicial. Estudos mais sofisticados em modelos animais mostraram histologicamente melhor resposta de tratamento após desmineralização da superfície radicular com ácido cítrico e tetraciclina.[35,36] Estudos adicionais em animais demonstraram respostas adversas com o uso do ácido cítrico, como reabsorção e anquilose radicular.[37,38] Em humanos, estudos demonstraram nova ITC histológica após desmineralização das superfícies radiculares com ácido cítrico.[39] Outros estudos não mostraram diferença estatística nas condições clínicas após cirurgia a retalho quando comparavam controles com raízes tratadas com ácido cítrico.[40,41] O ácido cítrico e a tetraciclina para preparo radicular são raramente utilizados atualmente por causa das respostas clínicas contraditórias.[11]

A biomodificação da superfície radicular com desmineralização através do ácido etilenodiaminotetracético (EDTA) seguida de proteínas da matriz do esmalte (Emdogain®) durante a cirurgia tem sido introduzida para completar a regeneração dos tecidos periodontais. O conceito biológico é que a aplicação das proteínas da matriz do esmalte (amelogeninas) pode promover regeneração periodontal, já que estas mimetizam eventos que ocorreram durante o desenvolvimento dos tecidos periodontais.[42,43] Entretanto, não está claro como este conceito permanece de acordo com o conhecimento atual sobre cicatrização de ferida periodontal, porque não há evidências que mostrem que as células derivadas do ligamento periodontal são as células favorecidas para novamente colonizar a superfície radicular após o tratamento.[11]

O Emdogain® (EMD) tem sido extensivamente estudado, com resultados contraditórios. Alguns experimentos mostram anquilose e reabsorção radicular.[44] Um recente estudo *in vitro* não conseguiu confirmar que o EMD apresenta qualquer efeito significante na proliferação da célula do ligamento periodontal.[45] Os melhores resultados com o uso do EMD aparecem em séries de casos mostrando 70% de preenchimento ósseo nos defeitos intraósseos e 4 a 4,5 mm de ganho na adesão clínica.[46,47] Evidências clínica e radiográfica adicionais mostraram maiores quantidades de ganho de nível de inserção à sondagem (NIS) e ganho ósseo mais significante estatisticamente, utilizando o EMD *versus* a raspagem aberta isoladamente.[48,49]

Comparado com a RTG, o EMD mostrou resultados similares para o ganho no nível de inserção clínica (NIC) e para o ganho no NIS.[50-53] Outros estudos avaliaram a EMD em combinação com alguns materiais de enxerto ósseo, alcançando aperfeiçoamento clínico.[54-56] Outras investigações não obtiveram sucesso para demonstrar um efeito benéfico deste tratamento combinado.[57] Baseada nos estudos com EMD, evidência histológica da nova formação de cemento pode ser observada, com fibras de colágeno inserindo em uma superfície radicular afetada previamente por periodontite e com a formação de novo osso alveolar em amostras humanas.[51,58]

Fatores reguladores de crescimento para regeneração periodontal podem representar um potencial auxílio na tentativa de proporcionar regeneração do periodonto. Tais produtos incluem fator de crescimento derivado de plaqueta (FCDP) e fator de crescimento semelhante à insulina (FCI). Alguns estudos mostram que sítios controles tratados sem fatores de crescimento cicatrizaram com um epitélio juncional longo e sem novo cemento ou formação óssea, enquanto a regeneração de uma estrutura de inserção periodontal ocorreu nos sítios tratados com fatores de crescimento.[59-65]

Como expresso anteriormente, o acesso cirúrgico deve ser considerado apenas como um complemento para a terapia relacionada à causa. A justificativa primária para se realizar um retalho é proporcionar acesso para instrumentação e limpeza adequada da superfície radicular. Se isso não puder ser feito por causa da anatomia dos dentes, a cirurgia a retalho deve ser considerada somente após os agentes etiológicos da doença periodontal serem removidos por técnicas exclusivas. Os Estudos de Caso 5-1 e 5-1 ilustram esses pontos.

> **Dica Clínica:** A desepitelização da margem gengival do retalho deveria ser realizada após (não antes) a sutura. Ocasionalmente, a desepitelização do retalho pode causar ligeiro encolhimento do tecido; se o tecido é desepitelizado antes da sutura, pode ser difícil ganhar fechamento primário.

COMPARAÇÃO DE QUATRO LASERS: EFEITOS NA SUPERFÍCIE RADICULAR E NA CICATRIZAÇÃO DA FERIDA

Os lasers apresentam múltiplos usos na terapia periodontal. Esta seção revisa quatro diferentes comprimentos de onda e suas aplicações nos procedimentos regenerativos. A maioria dos estudos utilizou laser de CO_2, laser de Nd:YAG, lasers da família érbio, e em uma menor extensão o laser de diodo.[66] Os lasers podem ser utilizados para biomodificação da superfície radicular para promover reinserção da célula do ligamento ou criar uma superfície adequada para readesão. A modificação do cemento e da dentina é dependente do comprimento de onda e é discutida para cada laser.

| Estudo de Caso | 5-1 |

Biomodificação da Bolsa

A história médica da paciente do sexo feminino com 47 anos inclui lúpus, hipotireoidismo, hipertensão, e osteopenia, todos controlados com medicações. A única medicação de relevância clínica para sua condição dentária é o alendronato (Fosamax®), 70 mg uma vez por semana.

A Figura 5-1, A, mostra uma visão pré-operatória do paciente na primeira consulta. Após a RAR convencional, um laser foi utilizado para desepitelizar a gengiva marginal, como mostra a Figura B. A razão para este passo inicial é baseada nos princípios biológicos seguros: para que ocorra uma readesão verdadeira do tecido mole à superfície radicular mediada por fibroblastos, o epitélio não deve permitir a migração dentro da bolsa, o que será feito por meio da remoção do epitélio marginal que irá prevenir esta migração dentro da bolsa.

Uma vez que a margem gengival tenha sido removida, o laser é então colocado dentro da bolsa, paralelo ao longo eixo da raiz. O propósito deste passo é a redução / eliminação bacteriana (remoção do agente etiológico) na bolsa (Fig. 5-1, C). Os vários protocolos para a profundidade de inserção do laser dentro da bolsa dependem do comprimento de onda utilizado, das sugestões do fabricante, e de outros critérios. É importante relembrar que alguns protocolos não abordam a remoção da gengiva marginal antes de entrar na bolsa.

Além do argumento biológico já discutido, a gengiva marginal é removida antes da colocação do laser porque a instalação do laser dentro da bolsa é um procedimento "cego"; o clínico não é capaz de ver a interação do tecido com o laser.
- Há energia insuficiente do laser para realizar seu efeito terapêutico planejado?
- Há muita energia do laser, para que o laser esteja realmente cortando o tecido, em vez de simplesmente remover a camada epitelial?

Não há como conhecer a interação do tecido com o laser, a menos que o clínico possa visualizá-la. Remover o epitélio da crista permite ao clínico ver a interação do laser – a resposta do tecido aos parâmetros do laser utilizados –, e possivelmente modificar os parâmetros do laser. Este passo é feito antes de realizar um procedimento cego, e possivelmente causa um efeito adverso na parede do tecido interno.

A Figura 5-1, D, mostra a visão do pós-operatório de uma semana do tratamento com laser do quadrante superior direito, assim como a visão do pós-operatório imediato do tratamento com laser do quadrante superior esquerdo. A Figura 5-1, E, mostra o quadrante superior esquerdo imediatamente após o tratamento com laser. A F mostra a visão clínica de um mês de pós-operatório; a G mostra a ficha clínica do pré-operatório; e a H mostra a ficha clínica de um mês de pós-operatório.

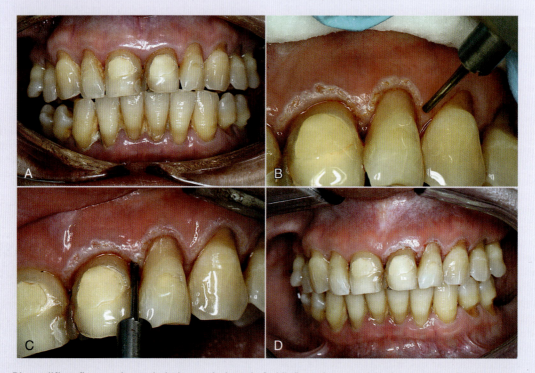

FIGURA 5-1 • Biomodificação com laser da bolsa periodontal. **A,** Visão pré-operatória do paciente. **B,** Passo 1: desepitelização com laser da margem gengival. Note que isto não é um procedimento de incisão; a altura gengival não é reduzida, e nenhum tecido é cortado ou extirpado. O epitélio da superfície é removido para que isto não interfira com a formação da inserção do tecido mole mediada por fibroblastos. **C,** Passo 2: redução do conteúdo bacteriano na bolsa periodontal. O laser é colocado paralelo ao eixo longo da raiz. **D,** Visão de uma semana de pós-operatório do tratamento com laser no quadrante superior direito, e visão pós-operatória imediata do tratamento com laser no quadrante superior esquerdo.

Terapia Periodontal Regenerativa com Laser ••• **CAPÍTULO 5** | 75

Estudo de Caso | 5-1

Biomodificação da Bolsa — *cont.*

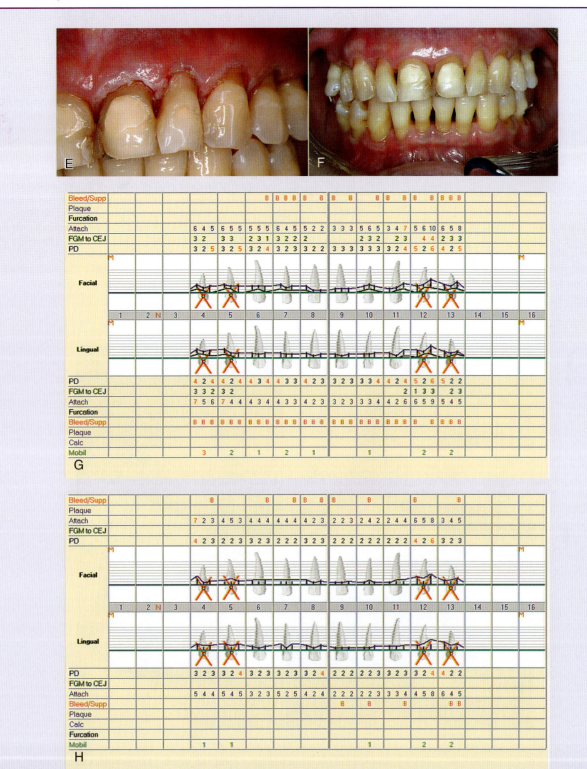

FIGURA 5-1, continuação • **E,** Imagem aproximada do pós-operatório imediato do quadrante superior esquerdo. **F,** Visão de um mês do pós-operatório do paciente. **G,** Ficha periodontal pré-operatória. **H,** Ficha periodontal de um mês após a sessão final de tratamento.

Estudo de Caso 5-2

Furca e Biomodificação

O acesso cirúrgico foi necessário por causa de um problema anatômico neste paciente do sexo masculino com 52 anos de idade, sem história médica relevante. A Figura 5-2, A, mostra um segundo molar superior esquerdo com uma furca comprometida. A sondagem periodontal da furca é de 10 mm. Por causa da prega e curvatura da raiz medial distante do centro da furca, e da raiz distovestibular voltada para o meio da furca, foi impossível usar a instrumentação convencional neste paciente para remover os fatores etiológicos.

A Figura 5-2, B, mostra o sítio cirúrgico após elevação do retalho. A exposição das superfícies radiculares mostrou o tecido comprometido na furca, aderido firmemente as raízes. Após o uso dos instrumentos convencionais (cureta) para remover a massa de tecido comprometido, um laser foi utilizado para retirar o tecido mole remanescente da superfície radicular e biomodificar a superfície radicular, para aumentar a inserção de fibroblastos à superfície radicular.

A Figura 5-2, C, mostra a superfície radicular após a biomodificação com laser. A superfície interna do retalho foi então desepitelizada. Mais uma vez, o propósito de remover o epitélio do retalho foi permitir o crescimento de uma inserção do tecido mole mediada por fibroblastos à superfície radicular biomodificada. Enxerto de osso análogo foi colocado na furca e o retalho suturado dentro do local. O laser foi então utilizado para desepitelizar a margem gengival do retalho. O paciente foi liberado com instruções pós-operatórias de rotina. No nono dia de pós-operatório, o paciente retornou ao consultório. As suturas foram removidas, e a margem do retalho foi novamente desepitelizada. No 19º dia o paciente retornou e teve a margem gengival desepitelizada mais uma vez.

O argumento para as três sessões de desepitelização (dia da cirurgia, nono dia, e 19º dia pós-operatório) é baseado nos princípios biológicos seguros. O trabalho de Rossmann, Centty, Israel, e outros[19-23] mostrou que a remoção do epitélio em um intervalo de dez dias, além dos primeiros trinta dias, aumentou a inserção do tecido mole.

A Figura 5-2, D, mostra o sítio cirúrgico com uma furca totalmente cicatrizada, 90 dias após a operação.

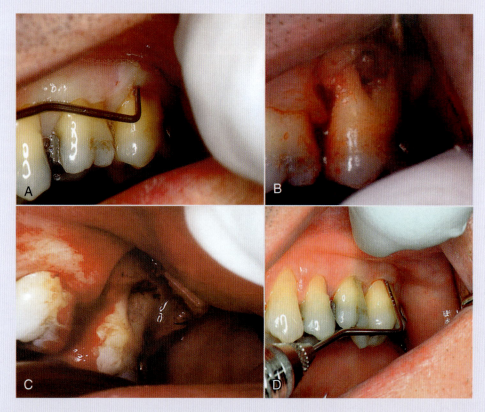

FIGURA 5-2 • Biomodificação da superfície no tratamento com laser na furca. **A,** Visão pré-operatória do envolvimento de furca no segundo molar maxilar. **B,** Visão intraoperatória da furca exposta após um retalho ter sido elevado. Note a presença do tecido mole comprometido na furca. **C,** Visão pós-operatória imediata do sítio cirúrgico. O tecido comprometido foi removido do sítio cirúrgico. A superfície radicular foi preparada para uma inserção de tecido mole mediada por fibroblastos. **D,** A visão de três meses de pós-operatório do sítio cirúrgico mostra excelente cicatrização. A furca já não pode ser sondada. (A e D são cortesia do Dr. Robert Convissar.)

O componente mineral, tanto do cemento como da dentina, é uma hidroxiapatita carbonatada que apresenta bandas de absorção intensa na região infravermelha do espectro da luz. Consequentemente, dos comprimentos de onda de laser estudados, o laser de Er:YAG poderia parecer ser o instrumento de escolha para remoção efetiva dos cálculos, condicionamento da raiz, e para criação de uma superfície biocompatível para readesão da célula ou do tecido.[66,67] A pesquisa indica que sua segurança e efeitos podem ser esperados dentro do limite informado para o debridamento mecânico convencional.[68]

Uma comparação significativa entre vários estudos clínicos, ou entre a terapia com laser e a convencional, é difícil no melhor dos casos, e provavelmente impossível atualmente. As razões incluem diferentes comprimentos de onda de laser; variações amplas nos parâmetros do laser; informação insuficiente de parâmetros, que em parte não permite o cálculo da densidade de energia; diferenças no desenho experimental; falta de controles adequados; variação na severidade da doença e no protocolo de tratamento; e mensuração de diferentes resultados clínicos finais. Apesar destes problemas e da falta de experimentos clínicos em humanos, estão disponíveis dados suficientes para reconhecer tendências nos resultados do tratamento mediado pelo laser nas periodontites crônicas.[67]

LASER DE DIÓXIDO DE CARBONO

Em termos cronológicos, o laser de CO_2 (comprimento de onda de 10,600 nm) foi o primeiro dos atualmente disponíveis a ser estudado para efeitos nas superfícies radiculares. Mesmo nos ajustes de energia mais baixos que 4 W, os resultados dos estudos iniciais não foram animadores, particularmente aonde a carbonização e o derretimento da superfície radicular foram achados comuns. Além disso, análises espectroscópicas no infravermelho com transformação de Fourier das superfícies carbonizadas revelaram a presença de cianamida e cianato, ambos resíduos químicos citotóxicos.[69,70] Entretanto, os parâmetros utilizados nestes estudos iniciais, bem como o padrão temporal de emissão utilizado, foram completamente diferentes dos parâmetros utilizados atualmente. Estes estudos iniciais utilizaram um laser de CO_2 contínuo, que é conhecido por lesar mais os tecidos duros que o padrão de CO_2 pulsado.

Outra questão é o resfriamento com água. É importante usar irrigação durante a irradiação com o laser de CO_2 para evitar que as zonas colaterais sofram dano por calor e a produção de substâncias tóxicas.[69-71] Israel et al.[71] compararam três comprimentos de onda de lasers – CO_2, Nd:YAG, e Er:YAG – para alterações na superfície radicular após irradiação com e sem resfriamento da superfície com ar/água. Estas alterações incluíram defeitos de cavitação, glóbulos de mineral fundido e ressolidificado, fissuras na superfície (fratura), e produção de uma camada superficial carbonizada após irradiação com CO_2 e Nd:YAG. Em contraste, o laser de Er:YAG produziu alterações na superfície radicular que podem ser esperadas pelo condicionamento ácido: remoção do esfregaço dentinário e exposição da matriz de colágeno. Embora definidas claramente, as microfaturas da estrutura mineralizada foram observadas com o laser de Er:YAG, diferente dos lasers de CO_2 e o de Nd:YAG, não houve evidência de derretimento ou carbonização da superfície. Em vista dos parâmetros deste estudo, parece que tanto o laser de CO_2 como o de Nd:YAG alteram adversamente a superfície radicular. O laser de Er:YAG, entretanto, quando utilizado com baixa densidade de energia, mostra potencial suficiente para modificar a superfície radicular, justificando as investigações adicionais.

Barone et al.[72] mostraram que a fratura induzida pelo calor da superfície radicular ocorre quando o laser de CO_2 é utilizado em ajuste de energia de 4 W ou mais, em um modo contínuo. Entretanto, quando utilizado no modo pulsado em um padrão desfocado e com baixa potência, o laser de CO_2 parece causar danos mínimos. Embora ambas as entregas de energia de laser produzam danos às amostras de superfície radicular tratadas, as alterações de um irradiação desfocada criaram uma superfície lisa, o que pode apresentar uma vantagem no tratamento periodontal.[72] Por outro lado, quando utilizado no modo contínuo, o laser de CO_2 (0,5 W, 20 segundos, movimentos circulares contínuos) cria uma superfície fundida, recristalizada (não porosa, lisa) na dentina da raiz, com os túbulos quase completamente selados.[73]

Então, pode-se concluir que a utilização do laser de CO_2 é segura no modo pulsado, nas regiões próximas das superfícies radiculares, quando se realiza redução bacteriana na bolsa periodontal, por exemplo, contanto que este comprimento de onda do laser seja utilizado com protocolos mais baixos de potência, tempo de irradiação controlado, resfriamento à água, e direção paralela da irradiação em relação à raiz. Estas conclusões provam que um dos mais importantes determinantes na escolha do comprimento de onda do laser, ou na escolha do seu fabricante, devem ser a quantidade de treinamentos iniciais e a orientação dada ao comprador, bem como a orientação contínua. Com todos os comprimentos de onda, a utilização dos parâmetros corretos é crítica para o sucesso do procedimento.

Após o alisamento radicular, a superfície radicular instrumentada é invariavelmente coberta por uma superfície de esfregaço dentinário contendo restos de cálculos dentais, cemento radicular contaminado, endotoxinas bacterianas, e placa subgengival. Estudos têm investigado alternativas para compensar as limitações da terapia radicular mecânica. Crespi et al.[74] descobriram que a superfície radicular resultante apresentava áreas desprovidas de cemento, com túbulos dentinários completamente fechados. A superfície da dentina apareceu como uma camada fundida mostrando um retalho, superfície lisa com fusão aparente da esfregaço dentinário. A camada da dentina apresentou a aparência de uma superfície lisa. Não foi observada bactéria residual em nenhuma raiz após a irradiação com o laser de CO_2. Outras investigações mostram que o laser de CO_2 utilizado no modo pulsado, desfocado, com potências mais baixas (1,0 segundo a 3 W) remove completamente o esfregaço dentinário, deixando os túbulos dentinários parcialmente expostos com alterações mínimas em seus diâmetros. Modificadores de superfície radicular (p. ex., EDTA ácido cítrico) também foram efetivos em remover o esfregaço dentinário, mas os túbulos dentinários expostos mostraram uma forma de funil ampliada.[75]

O tratamento com laser de CO_2, utilizado com potências mais baixas e no modo desfocado, combinado com a instrumentação mecânica tradicional, pode melhorar o debridamento da superfície radicular do dente periodontalmente comprometido. Os túbulos dentinários abertos são focos no tratamento periodontal para reinserção ótima das novas fibras de tecido conjuntivo, a fim de aumentar a regeneração da inserção periodontal perdida.

Estudos recentes de biocompatibilidade do laser de CO_2 com superfícies radiculares mostram resultados que se contradizem mesmo com baixa densidade de energia. Cresoi et al.[76] e Pant et al.[77] demonstraram aumento na inserção in vitro de fibroblastos nas superfícies tratadas com laser comparadas com superfícies controles (só RAR) ou superfícies quimicamente tratadas. Entretanto, Fayad et al.[78] demonstraram uma falta total de inserção de fibroblastos nas superfícies irradiadas com apenas 1,25mJ/pulso.

Para a parede de tecido periodontal mole, Gopin et al.[79] avaliaram a inserção do tecido mole nas superfícies radiculares após irradiação com laser de CO_2 em um modelo animal. Depois de os retalhos mucoperiosteais serem removidos, cada superfície radicular tratada com laser foi irradiada até que a camada carbonizada confluente estivesse visualmente evidente. Os ajustes e os parâmetros foram de 6 W, 20 Hz, largura de pulso de 0,01 segundo, densidade de energia de aproximadamente 240 J/cm², e 2 mm desfocado com um diâmetro focal de 0,8 mm. Esta irradiação promoveu uma camada carbonizada citotóxica nas superfícies radiculares. Onde a carbonização foi observada, o exame histológico revelou uma ausência de reinserção de retalho na superfície radicular. Entretanto, todas as amostras tratadas somente pela RAR, ou pela irradiação com laser seguida pela RAR, exibiram reinserção do retalho nas superfícies tratadas. Esses achados levaram ao uso do laser de CO_2 pulsado como um tratamento complementar, junto com a RAR, no tratamento das bolsas periodontais em humanos.

Para o uso do laser de CO_2 no osso, em um modelo animal, os defeitos de osteotomia induzidos pelo laser (vs. broca giratória) exibiram uma resposta de cicatrização atrasada, aparentemente relacionada à carbonização residual no defeito ósseo.[80] A resposta de cicatrização foi severamente atrasada mesmo na presença de um spray de ar/água refrescante na superfície.[81] Portanto, o comprimento de onda de CO_2 não é apropriado para uso em tecido ósseo.[80,81]

Mesmo que o resultado final do laser nos tecidos dentários/periodontais seja favorável ou prejudicial, a maioria dos estudos não mimetiza o cenário clínico em seus materiais e métodos. Portanto, os parâmetros e ajustes testados nos experimentos laboratoriais devem ser avaliados e adaptados antes da aplicação clínica. Aspectos importantes para se observar nos materiais e métodos em todos os estudos de laser são (1) ajustes e parâmetros (densidade de potência, watts, hertz, tempo), (2) sistema de entrega, (3) modo de entrega, (4) direção da irradiação, e (5) uso de resfriamento à água.

Além dos parâmetros de radiação física, os parâmetros de tratamento clínico, particularmente a angulação da inclinação de irradiação e a velocidade da mão quando move o laser pela bolsa, influenciam fortemente o preparo da substância radicular.[82] Em um estudo-piloto de 2007 Mullins et al.[83] testaram o parâmetro sugerido pelo fabricante para tratar as bolsas periodontais em pacientes diagnosticados com periodontite crônica avançada. O propósito foi avaliar, por meio do microscópio eletrônico de varredura (MEV), os efeitos superficiais de um tratamento com laser de CO_2 de terceira geração (10.600 nm), nas superfícies radiculares e nos tecidos moles, e investigar os efeitos deste laser "ultraveloz" na bactéria patogênica periodontal, comparados aos controles negativos. Uma irradiação única com o laser de CO_2 a uma potência de 2,2 W, 50 Hz, largura de pulso de 80-mseg, e taxa de exposição de 1 mm por cinco segundos foi aplicada nas bolsas periodontais. Análises de DNA de oito bactérias periodontais em amostras coletadas de sítios tratados com laser e sítios controles antes e imediatamente após o tratamento foram comparadas entre os grupos. Além disso, blocos para biópsia, incluindo tecido mole, foram colhidos. A avaliação no MEV de amostras do grupo teste mostrou dano de aquecimento nos tecidos moles em três das 17 amostras (17,6%). Além disso, 11,7% (2 de 17) dos dentes tratados com laser de CO_2 demonstraram leve dano localizado nas superfícies radiculares. Os resultados microbiológicos dos sítios controles indicaram que 90,6% das contagens bacterianas permaneceram as mesmas, 6% aumentaram, e 3% diminuíram. No grupo teste, 71,25% da análise das contagens bacterianas para os oito diferentes micróbios periodontais permaneceram as mesmas, 12,5% aumentaram, e 16,25% diminuíram.

O estudo conclui que uma única irradiação deste laser particular de CO_2 em bolsas periodontais não esteriliza, ou reduz, substancialmente a população subgengival bacteriana comparada com controles negativos.[83] O dano visto na superfície radicular de dentes tratados com laser pode ser explicado pelo tempo excessivo de irradiação. A recomendação é mover a ponta do laser na área subgengival em uma taxa de exposição de 1 mm por segundo, em um tempo total de 16 segundos por face de um molar, por exemplo, reduzir o tempo de irradiação em um dente estreito (mandibular anterior). Para os resultados microbiológicos, a falta de "esterilização" da bolsa pode ser afetada por várias variáveis (p. ex., contaminação eventual com saliva). Entretanto, os investigadores concordaram que é improvável, apesar de não provado, que qualquer quantidade significativa de DNA microbiano residual sobreviva à irradiação com laser, em aquecimento excedente a 100°C.

Outra conclusão destes investigadores é que uma única irradiação deste laser de CO_2 em bolsas periodontais não reduz substancialmente as populações de bactérias subgengivais.[83] É, consequentemente, recomendação do fabricante repetir o procedimento na bolsa periodontal de periodontite moderada a avançada a cada dez dias por no mínimo três consultas. Novamente, deve ser enfatizado que o uso dos parâmetros corretos do laser, bem como o dos protocolos corretos de tratamento são críticos para o sucesso do procedimento.

LASER DE NEODÍMIO:YAG

Desde a década de 1990, os relatos de casos clínicos demonstram resultados favoráveis com o laser de Nd:YAG (1.064 nm) em periodontia, aumentando o interesse dos clínicos neste comprimento de onda.[84] Os estudos iniciais avaliaram a remoção do epitélio da bolsa periodontal com um laser. Em 1994, Gold e Vilardi[85] mostraram que o laser de Nd:YAG pulsado pode remover o revestimento epitelial interno da bolsa, em bolsas moderadamente profundas a 1,25 até 1,75 W de potência e 20 Hz. Várias amostras mostraram uma remoção completa do epitélio, sem dano ao tecido conjuntivo subjacente. Em outros estudos, análises microbiológicas de amostras de bolsas periodontais tratadas com laser mostraram uma redução pós-tratamento nos níveis dos tipos bacterianos testados: *Actinobacillus actinomycetemcomitans* (Aa); *Tannerella forthysia* (Tf), anteriormente conhecida como *Bacteroides forsythus* (Bf); *Porphyromonas gingivalis* (Pg); e *Treponema denticola* (Td), comparadas com níveis pré-tratamento e com controles.[86-89] Em investigações *in vitro*, confirmaram-se os achados de que o laser de Nd:YAG pulsado era capaz de eliminar a Pg, sem efeito visível nas placas de agar-sangue.[90] O laser de diodo a 810 nm destruiu tanto o patógeno como o gel, indicando que o laser de Nd:YAG pulsado pode destruir seletivamente patógenos pigmentados, deixando intacto o tecido ao redor.[91]

Casos clínicos descritos de NIE (procedimento de nova inserção excisional) com laser demonstraram melhores avaliações clínicas e evidências radiográficas de regeneração óssea nas áreas tratadas[92,93] O laser de Nd:YAG necessita menor quantidade de anestesia infiltrativa e promove melhor controle do sangramento operatório e pós-operatório do que a cirurgia com bisturi.[94] A necrose de tecido foi relatada para o tempo de exposição ao laser, para o tipo de entrega do feixe laser na ponta (fibra), e para a energia aplicada do laser. A zona de coagulação mais homogênea e extensiva foi vista após o tratamento com laser, com a energia do laser preferencialmente baixa, e além de um período longo.[95]

Outra consideração é o efeito da luz do laser nas superfícies radiculares e no osso. Em 1996, Radvar *et al.*[96] mostraram que o laser de Nd:YAG aplicado na bolsa periodontal não causou dano à superfície radicular com ajustes de 50 e 80 mJ, tempo de irradiação de três minutos, e ponta do laser paralela à superfície radicular. Entretanto, o tempo de irradiação na bolsa foi excessivo e danoso para os tecidos moles. Portanto, não foi demonstrada melhora nos tecidos moles tratados com laser de Nd:YAG utilizando estes parâmetros, comparados com os controles não tratados com laser.

Outra conclusão deste estudo é que a redução bacteriana pode ser alcançada com RAR, e que o uso do laser isoladamente, sem RAR, não é a melhor opção de tratamento.[96] A combinação dos lasers com o debridamento mecânico produz os melhores resultados para redução bacteriana, como confirmado pela investigação de Neill e Mellonig em 1997.[87]

Para inserção de fibroblastos cultivados, vários estudos *in vitro* e *in vivo* mostraram que a irradiação com o laser de Nd:YAG na superfície radicular (por ajustes e tempo de distribuição experimentais) foi danoso para a superfície radicular com menor inserção de fibroblastos cultivados.[69,97-100] Em 1994, Thomas *et al.*[101] avaliaram os efeitos *in vitro* do laser de Nd:YAG isoladamente ou em combinação com o alisamento radicular, ou com tratamento abrasivo na inserção de fibroblasto nas superfícies radiculares não comprometidas. Os segmentos radiculares foram designados de forma randomizada para quatro grupos de tratamento: controle, tratado apenas com laser, tratado com laser seguido de alisamento radicular, e tratado com laser seguido de tratamento abrasivo. As amostras de raiz tratadas com laser foram expostas por um minuto à energia de 75 mJ, a 20 pulsos/segundo, utilizando uma fibra em contato de 320-μ. A fibra foi mantida paralela aos segmentos da raiz, os quais foram mantidos hidratados com água destilada. A menor inserção de fibroblastos observada no grupo tratado apenas com laser sugere uma incompatibilidade biológica induzida pelo laser na superfície radicular. Alterações observadas na superfície incluem ablação do cemento com exposição dos túbulos dentinários e formação de cratera. Os resultados da contagem celular de fibroblastos inseridos nas amostras geraram a maior diferença entre superfícies controles (maior inserção) e superfícies laser (menor inserção). Entretanto, números aumentados de fibroblastos foram vistos inseridos aos segmentos radiculares tratados com laser após alisamento radicular, ou após exposição a um abrasivo, indicando que a bioimcompatibilidade induzida pelo laser é um fenômeno reversível e provavelmente superficial.

É interessante notar que, neste experimento, a fibra do laser foi mantida paralela ao tecido-alvo, o que é similar à aplicação clínica sugerida atualmente para a terapia periodontal inicial. Além disso, a remoção da camada tóxica na superfície radicular após a aplicação do laser de Nd:YAG ajuda a criar um ambiente favorável para a cicatrização. Este estudo de Thomas *et al.*[101] confirmou os achados de 1992 de Trylovich *et al.*[100] Entretanto, a direção da irradiação foi perpendicular a superfície radicular por um minuto no estudo anterior (ajuste do Nd:YAG em 80 mJ e 10 Hz), e a matriz orgânica pareceu ter sido queimada, deixando uma substância resolidificada com aparência de lava derretida.

Em um estudo *in vitro* realizado em 2005, Chen *et al.*[102] examinaram o efeito a longo prazo da irradiação com laser de Nd:YAG nos fibroblastos cultivados em humanos. A distribuição de energia foi de 50 mJ X 10 pps (pulsos por segundo), 0,5 W, com duração de irradiação de 60, 120, 180, ou 240 segundos. A fibra óptica do laser foi mantida perpendicular à superfície radicular a 2 mm da camada celular. A distribuição do laser não foi estática, uma inovação mais importante neste estudo; ao contrário, este foi mantido em um movimento marcado e controlado para cobrir toda a superfície de crescimento da cultura celular. A viabilidade e o conteúdo de colágeno dos fibroblastos periodontais humanos (hPFs) irradiados pelo laser foram verificados no quinto dia após o tratamento pelo microscópio óptico e pelo microscópio eletrônico de transmissão (MET). Portanto, com emissão de energia fixa e diferentes tempos de exposição, foi possível investigar o efeito a longo prazo do laser de Nd:YAG pulsado nos hPFs. A diminuição, estatisticamente significante, da viabilidade celular e do conteúdo de colágeno foi notada apenas nos grupos irradiados com maior densidade de energia, mas, mesmo com potência de 0,5 W, houve alguns danos celulares e menor conteúdo de colágeno. Estes resultados sugerem que a coexistência de células viáveis e a degeneração progressiva das células danificadas pelo laser estavam associadas com a mineralização *in vitro* das culturas de hPF. A irradiação com laser de Nd:YAG poderia induzir a formação de depósitos minerais das células de hPF cultivadas no meio, para se diferenciar em células semelhantes a osteoblastos, responsáveis pela mineralização *in vitro*.[102]

Estes resultados foram confirmados por outros estudos em que a irradiação com o laser de Nd:YAG (20 mJ, 10 Hz, dez segundos) apresentaram um efeito estimulante na viabilidade e na proliferação da cultura de célula do tipo osteoblasto humano.[103] O aumento na energia de pulso, na taxa de repetição, e na potência teve um efeito inibitório na viabilidade e na proliferação da célula.

A direção da aplicação do laser é o fator principal no controle do dano aos tecidos-alvo. A irradiação do laser de Nd:YAG, mesmo com baixas potências (0,5-1,5 W), mas com um minuto de irradiação em uma direção perpendicular da aplicação, alterou a organização química das proteínas da estrutura radicular.[104] Da mesma forma que o laser de diodo, o laser de Nd:YAG aplicado em uma direção paralela, por exemplo, produziu alterações da superfície radicular que incluem fusão e resolidificação da dentina da raiz, com esfregaço dentinário parcial e remoção dos fragmentos a 1,5 W, 15 Hz (100 mJ), e 2 nm/segundo.[105]

Por outro lado, o laser de Nd:YAG causou maior dano sobre os cálculos do que no cemento ou na dentina,[106] e a 5 W, é possível remover o esfregaço dentinário na superfície radicular com pequenas alterações na superfície, mas com a temperatura aumentada.[107] Vários estudos in vitro[99,101] demonstraram alterações morfológicas induzidas pelo aquecimento na superfície radicular após a irradiação com o laser de Nd:YAG, variando de protocolos de irradiação baixos de 156,2 a 166,6 J/cm^2 a altos de 571 J/cm^2. Entretanto, mesmo a mais baixa densidade de energia utilizada em alguns estudos continuou resultando em fusão da fase mineral, bem como criando crateras e carbonização da superfície radicular. Portanto, deve ser realizado ajuste nos protocolos do laser de Nd:YAG quando adaptado para uma aplicação in vivo.[67]

Pelo menos dois estudos in vitro realizados no início da década de 1990 demonstram que o laser de Nd:YAG, quando utilizado em baixas densidades de energia, ou em uma combinação de baixa densidade de energia e irradiação desfocada, pode remover o esfregaço dentinário da superfície radicular, sem causar efeitos colaterais ao cemento e à dentina adjacente, ou sem aumentar a temperatura a um nível que pode desencadear um dano pulpar irreversível.[107,108] Apesar de sua efetividade para remoção do esfregaço dentinário, estes parâmetros podem não ser apropriados para o uso clínico como um complemento à terapia periodontal convencional, por causa da alta potência entregue (20 W) e da distância de irradiação do laser ao tecido-alvo (5 cm).

Outra área de interesse no tratamento periodontal é o controle das citocinas inflamatórias com a luz laser. Como mencionado previamente, a resposta inflamatória exacerbada na periodontite aumenta o risco de danos. A citocina interleucina-1 (IL-1), especialmente na forma beta (β), apresenta um importante efeito catabólico no tecido ósseo[109] e é considerada a mais potente indutora conhecida de desmineralização óssea.[110] Sendo assim, a IL-1 pode desempenhar um importante papel no remodelamento do tecido conjuntivo e na destruição óssea, durante a resposta inflamatória, bem como na patogênese da doença periodontal.[111] O objetivo do estudo de Liu et al.[112] de 1999 foi avaliar os efeitos in vivo do tratamento com laser de Nd:YAG nas superfícies radiculares, quando utilizado isoladamente, ou em combinação com a RAR convencional, através da mensuração dos níveis de IL-1β no fluido crevicular. Os resultados mostram que a RAR combinada, seguida por laser (grupo 4), ou vice-versa, laser seguido por RAR (grupo 3), apresentou uma melhora clínica prolongada (índice gengival, eritema clínico, edema) durante os últimos períodos do estudo, quando comparada com a terapia com laser isoladamente. Estes grupos (3 e 4) também apresentaram uma maior redução de IL-1β no fluido crevicular médio em todos os sítios afetados por periodontite, comparados ao tratamento com laser isoladamente por seis a 12 semanas. Das quatro modalidades testadas, a inclusão da RAR teve resposta a IL-1β superior, comparada com as terapias sem RAR, e a terapia com laser seguida por RAR resultou em uma redução mais proeminente desta citocina. Os resultados das monoterapias (uso do laser isoladamente vs. raspagem ultrassônica) não foram estatisticamente significantes.[89]

Os estudos iniciais demonstrando dano radicular utilizaram protocolos de laser que são prejudiciais para os tecidos; e quantidade excessiva de tempo de irradiação também mostrou dano. Portanto, o uso clínico atual dos lasers adota parâmetros e ajustes que diferem daqueles utilizados nos experimentos clínicos iniciais. Atualmente é conhecido que para redução bacteriana na bolsa periodontal, ou para o condicionamento radicular acontecer, a resposta não depende só dos protocolos de irradiação, mas também do tempo e direção da irradiação.[113] A distância do tecido-alvo também deve ser considerada. Por exemplo, no modo contato, o sistema laser testado produziu efeitos teciduais que foram altamente diferente daqueles no modo não contato. Os profissionais de saúde que realizam tratamentos com laser em limites próximos devem estar conscientes de que a alteração do modo não contato para o modo contato, na irradiação do laser, influencia muito o resultado dos efeitos teciduais.[114]

Em relação à regeneração dos tecidos periodontais de suporte, o procedimento de nova inserção auxiliada por laser é uma técnica atual que demonstra resposta histológica consistentemente positiva nas bolsas periodontais, em humanos com um diagnóstico de periodontite e tratados com um laser de Nd:YAG pulsado, de funcionamento livre. Como discutido previamente, Yukna et al.[33] descobriram regeneração periodontal aparente (cemento, ligamento periodontal e osso alveolar) em uma área da raiz contaminada por cálculo e placa em dois dentes testes, e nova inserção mediada por cemento nos outros quatro dentes tratados com laser.

LASER DE DIODO

Os lasers de diodo cirúrgicos apresentam como meio ativo vários semicondutores sólidos, como alumínio (Al), gálio (Ga), e arseneto (As). A energia elétrica gerada torna a irradiação do laser, emitida na parte infravermelha do espectro, similar ao laser de Nd:YAG. A principal diferença entre os dois é o mecanismo de geração da luz, que torna a unidade de diodo menor e mais econômica.[115] O FDA aprovou o diodo para uso em cirurgias de tecido mole em 1995, e para curetagem subgengival em 1998.

Quatro comprimentos de onda de diodos cirúrgicos estão situados entre 800 e 980 nm. O sistema de entrega do feixe se dá através de fibras ópticas de diferentes diâmetros, tipicamente utilizado em contato com os tecidos, no modo de ondas contínuas ou pulsadas. Da mesma forma que o laser de Nd:YAG, o laser de diodo é altamente absorvido pelos tecidos pigmentados e pela hemoglobina. Com o laser de diodo, o coeficiente de penetração é menor, a quantidade de calor gerada é maior, e a coagulação mais profunda (mostrando a carbonização da superfície) do que com o laser de Nd:YAG. Os resultados experimentais obtidos com um comprimento de onda de laser de diodo, de forma importante, não devem ser extrapolados para justificar o uso dos outros três comprimentos de onda. O coeficiente de absorção de cada comprimento de onda de diodo na água é totalmente diferente; portanto, o efeito no tecido mole será totalmente diferente também. Se um dos comprimentos de onda de diodo produz um efeito ou um resultado específico não quer dizer que os outros comprimentos de onda irão ter resultados similares.

As indicações mais fortes para o uso dos lasers de diodo são tratamentos de tecidos moles para incisão, excisão e coagulação, e controle do crescimento bacteriano em feridas abertas.[116] Outra indicação é o debridamento radicular na bolsa periodontal,[117] para abordar a etiologia infecciosa da periodontite.[118] Os lasers de diodo com emissão de 500 mW ou menos são utilizados na *terapia com laser de baixa potência* (LILT – *Low intensity laser therapy*) para produzir biomodulação,[119] reparo da ferida,[120,121] e alívio da dor[115] (Cap. 15). Já que outros comprimentos de onda são mais bem-recomendados para procedimentos regenerativos periodontais, em relação ao preparo da raiz,[122] existe pouca informação na literatura sobre o diodo nesta área.

Pesquisas sobre redução bacteriana com diodos cirúrgicos começaram do meio até o final da década de 1990. Em um estudo de 1998, Moritz *et al.*[123] avaliaram a redução bacteriana após irradiação com o laser de diodo (805 nm), comparada a RAR isoladamente. A contagem bacteriana inicial e final demonstrou considerável redução bacteriana no grupo irradiado com diodo, mais acentuada para *Aggregatibacter actinomycetemcomitans* (AA), anteriormente conhecida como *Actinobacillus actinomycetemcomitans*. Parâmetros clínicos também foram melhorados no grupo do laser, com redução mais acentuada no sangramento à sondagem e redução na profundidade da bolsa. Em um estudo animal,[124] e em uma investigação *in vitro/in vivo* Fontana *et al.*[125] observaram alguns efeitos positivos do laser nos níveis bacterianos de *Prevotella* sp e *Fusobacterium*. Quando aplicado com potência média e tempo de irradiação controlado, ele não induziu variação de temperatura elevada o suficiente para causar dano térmico irreversível aos tecidos periodontais investigados, estabelecendo parâmetros de funcionamento termicamente seguros.[125] Entretanto, dados mais recentes mostram resultados sem diferença estatisticamente significativa entre o estudo e os grupos controles, ambos em aspectos clínicos (inflamação gengival reduzida) e avaliação da dor durante a RAR. A conclusão foi que, utilizar um laser de diodo como um complemento à RAR não fornece benefício clínico aparente para os dentes com bolsas rasas a moderadas.[126]

Como discutido previamente, um dos objetivos da terapia periodontal é reduzir os depósitos bacterianos nas bolsas e aumentar a inserção clínica. Para alcançar a cicatrização por meio de nova ITC, é necessário prevenir o crescimento epitelial durante a cicatrização pela remoção do epitélio na bolsa periodontal durante a RAR. Romanos *et al.*[127] utilizaram um laser de diodo (980 nm) e compararam este com técnicas convencionais em um modelo animal. Não foram encontrados restos epiteliais em nenhuma parte tratada com laser. O laser em baixa intensidade foi capaz de remover o fino epitélio da bolsa, em todas as amostras, da mesma forma. Por outro lado, potências mais altas causaram dano significativo aos tecidos conjuntivos adjacentes. Os sítios controles, que foram instrumentados com cureta convencional, demonstraram restos epiteliais significativos em todos os tecidos. Achados histológicos mostraram que a instrumentação dos tecidos periodontais moles com o laser de diodo de 980 nm leva à completa remoção do epitélio, comparado ao tratamento convencional com instrumentos manuais.

Uma investigação similar em humanos mostrou que aplicar o laser de diodo no tratamento de periodontites inflamatórias a 1 W, modo contínuo (CW), com 10 segundos de irradiação na bolsa, é um procedimento clínico seguro e pode ser recomendado como um complemento para a RAR convencional.[128] A maior redução na mobilidade dos dentes e profundidade à sondagem provavelmente não está relacionada, em uma maneira geral, à redução bacteriana em bolsas periodontais tratadas neste estudo, mas está relacionada à desepitelização das bolsas periodontais, levando a uma ITC aumentada.

A irradiação com o laser de diodo, entretanto, pode comprometer a vitalidade da polpa. É recomendado limitar a emissão de potência para 0,5 W no modo contínuo (CW) e o tempo de irradiação para 10 segundos, quando utilizar o laser nas superfícies radiculares dos incisivos inferiores e primeiros pré-molares superiores. Com outros dentes, uma potência de 1,0 W no modo contínuo (CW) e um tempo de exposição de 10 segundos não devem ser excedidos para garantir uma aplicação clínica segura. Elevações na temperatura estão associadas a um modo dependente de energia e tempo. A espessura da dentina apresenta um efeito significativo na variação da temperatura intrapulpar.[129]

Apenas alguns estudos com o laser de diodo[122] abordam o preparo radicular para regeneração periodontal e inserção das células de ligamento periodontal.[130] Kreisler *et al.*[131] avaliaram possíveis alterações morfológicas das superfícies radiculares tratadas com o laser de diodo GaAlAs 809 nm, sob condições padronizadas *in vitro*, bem como o efeito de uma solução salina e um tecido sanguíneo humano na superfície radicular. A irradiação das amostras secas e das amostras umedecidas com solução salina não resultou em alteração detectável, apesar do tempo de irradiação e da potência irradiada. Houve dano severo à superfície radicular quando os segmentos foram cobertos por uma fina camada de sangue com potências altas. O resultado foi pequeno para nenhum dano à superfície radicular, a uma emissão de potência de 1 W ou menos, enquanto as seleções de potência de 1,5, 2,0, e 2,5 W produziram diversos graus de carbonização e fissura superficial induzida pelo calor, a uma distância de 0,5 mm para as amostras. O ângulo da irradiação teve um efeito significativo no grau de dano à superfície radicular.

Para evitar danos à superfície radicular, uma alternativa é o uso da irrigação. Outra possibilidade é utilizar o laser de diodo um a dois dias após a RAR, a fim de diminuir a possibilidade de interação do sangue com o laser. Borrajo et al.[132] aplicaram o laser de diodo na bolsa periodontal com abundante irrigação de solução salina. Os ajustes foram de 2 W de potência no modo pulsado, inclinação da fibra óptica paralela ao eixo longo dos dentes, em movimento constante, e 10 segundos de irradiação por superfície dentária. Comparada com a RAR isoladamente, os resultados mostraram menores níveis no índice de sangramento papilar (ISP) e índice de sangramento à sondagem (ISS) no grupo do laser, com nenhuma diferença significativa no nível de inserção clínica (NIC).

LASERS DA FAMÍLIA ÉRBIO

Os lasers de érbio:ítrio-alumínio-granada (Er:YAG) e érbio, cromo: ítrio-escândio-gálio-granada (Er,Cr:YSGG) (também referido como lasers de érbio ou lasers da família érbio) apresentam comprimentos de onda na zona do infravermelho próximo do espectro 2940 nm e 2780 a 2790 nm, respectivamente. Embora similares nos comprimentos de onda, estes dois lasers de érbio são um pouco diferentes no coeficiente de absorção e em outros parâmetros dependentes dos comprimentos de onda. Da mesma forma que com o laser de diodo, deve ser enfatizado que os resultados dos procedimentos realizados com um dos comprimentos de onda do érbio não podem ser extrapolados para outros comprimentos de onda. Uma revisão crítica da literatura é necessária para delinear as diferenças nos resultados clínicos e experimentais para cada comprimento de onda.

O sistema de distribuição de ambos os lasers de érbio é por meio de uma ponta de cristal sobre um braço articulado, ou fibra especial, e pode ser aplicado no modo contato ou não contato ao tecido-alvo. Estes comprimentos de onda são utilizados preferencialmente em tecidos duros, mas também podem ser utilizados em tecidos moles. A ablação (remoção do tecido) ocorre quando os fótons são absorvidos pelo tecido-alvo e o aumento resultante da temperatura é suficiente para vaporizar o tecido na trajetória da irradiação do laser. Uma característica física básica da ablação do tecido pela energia do laser é que como a exposição radiante aumenta, a profundidade de remoção do tecido também aumenta.[133] Os lasers de érbio são altamente absorvidos pela água; portanto, a ablação efetiva com uma interação de superfície muito fina ocorre nos tecidos irradiados, sem dano térmico maior para os tecidos irradiados e para os tecidos vizinhos.[134] Estes lasers também são altamente absorvidos pela hidroxiapatita,[135] de forma que pesquisas recentes sobre modificação da superfície radicular induzida por laser têm abordado os lasers de érbio.

O uso dos lasers de érbio foi liberado pela FDA para várias áreas de tratamento oral: em 1997 para tratamento de tecido duro (esmalte e dentina),[136] em 1999 para cirurgia de tecidos moles e debridamento sulcular,[137] e em 2004 para cirurgias ósseas.[138,139]

Os lasers de érbio são versáteis e podem ser utilizados para diferentes procedimentos em odontologia. O excelente efeito de ablação destes lasers, tanto para o tecido mole como para o tecido duro, tem gerado várias investigações clínicas. Estudos *in vitro* e clínicos já demonstraram uma aplicação efetiva dos lasers de érbio para remoção de cálculos[140-144] e descontaminação da superfície radicular comprometida em procedimentos periodontais não cirúrgicos[145-148] e cirúrgicos.[134] Estes comprimentos de onda também removem efetivamente o esfregaço dentinário no cemento da superfície radicular, após RAR,[71,145,149] ou dentro do canal radicular.[150-152] Os lasers de érbio podem remover cemento[142,143,145,153,154] e endotoxinas ligadas ao cemento.[155,156] Outra importante propriedade é promover adesão de fibroblastos.[157,158] Vários estudos mostram que a superfície radicular tratada com laser de érbio parece, no mínimo, tão biocompatível quanto aquela produzida pela RAR,[141,143,159-161] ou por outros meios (p.ex., dispositivo ultrassônico).[162-167]

Outros estudos compararam o tratamento periodontal com o laser de érbio complementando a RAR, com a RAR isoladamente, e avaliaram os parâmetros clínicos apenas nos pacientes com periodontites crônica, com nenhuma diferença estatística entre os grupos.[168] Os estudos do tipo "boca-dividida", a longo prazo, concluíram que o ganho no NIC obtido após o tratamento periodontal não cirúrgico com o laser de érbio, ou com a RAR, pode ser mantido além de um período de dois anos.[169] Considerando o efeito bactericida dos lasers,[170] mesmo quando o preparo da superfície radicular é comparável àquele da RAR convencional, a vantagem do uso do laser é promover a cicatrização pelo controle da infecção na bolsa periodontal.

Teoricamente, o coeficiente de absorção do laser de érbio na água é dez vezes maior que o de CO_2 (10.600 nm), e também, maior que o laser de Nd:YAG (1064 nm). Já que a energia do laser de érbio é altamente absorvida na água e em outros conteúdos orgânicos hidratados, quando irradia os tecidos com elevado conteúdo de água, ocorre apenas uma interação superficial. Isto explica a menor degeneração tecidual e a interação da superfície fina.[139] O mecanismo de ablação do tecido duro com os lasers de érbio é a teoria das "microexplosões".[171,172] De acordo com esta teoria, a energia é seletivamente absorvida na água; o vapor acumula a pressão interna até que a destruição explosiva da substância inorgânica ocorra, antes que o ponto de fusão seja alcançado. Estes efeitos, provavelmente, não são explicados completamente pelos efeitos térmicos, mas pelas microexplosões associadas com a evaporação da água dentro do tecido duro. Em outras palavras, a pressão interna aumenta no tecido duro, com ruptura da estrutura mineral. Este fenômeno também é referido como fragmentação ou "ablação explosiva"[139,171,173] (Cap. 11).

Quando os lasers são aplicados ao tecido dentário duro, o principal problema é o efeito colateral térmico. Este efeito térmico da irradiação do laser é baseado na absorção de energia pelo tecido e pela subsequente transformação da energia do laser em calor.[174,175] A geração de calor durante a irradiação do laser geralmente causa carbonização, fusão, e fendas na estrutura dentária, com inflamação e necrose da polpa.[174,176] A aplicação dos lasers de CO_2 e de Nd:YAG para tratamento dos tecidos duros tende a resultar em efeitos deletérios como a denaturação de proteínas,[104] com formação de substâncias tóxicas, bem como alterações na composição do tecido irradiado.[174,175]

Comparado com os lasers de CO_2 e o de Nd:YAG, os lasers de érbio mostram resultados satisfatórios, com cicatrização mais rápida após irradiação do osso do que visto com o laser de CO_2 ou com a broca em alta rotação. Um tecido de granulação rico em células, com fibroblastos e osteoblastos, foi predominante em amostras de sete dias de um grupo de laser de Er:YAG. O tratamento com os lasers de érbio pode ser vantajoso para cicatrização de ferida do tecido ósseo, com atraso mínimo antes da cicatrização começar e completa reposição pelo novo osso após 56 dias.[177] Esta cicatrização, presumidamente, resulta de uma superfície tratada com laser favorável para inserção celular.[178]

A família de laser de érbio tem grande potencial para fazer uma incisão em tecidos duros, como o osso, pela ablação, com mínimo dano térmico e um efeito positivo no processo de cicatrização.[179,180] Entretanto, uma desvantagem é a sua velocidade. Os cirurgiões bucomaxilofaciais têm adotado o uso dos lasers de CO_2 desde a década de 1960 para procedimentos de tecidos moles, mas ainda têm que adotar os lasers de érbio por causa da sua lenta velocidade de ablação do tecido duro. Uma segunda potencial desvantagem é o tamanho destas unidades, muito maior que outros comprimentos de onda de laser odontológico. Estas unidades, bem como a reposição de fibras, peças de mão, e as inserções, também são mais caras que as de outros lasers odontológicos.

A procura por parâmetros e protocolos ideais tem demonstrado que, quando os lasers de érbio são utilizados em baixa densidades de energia com refrigeração com spray de água refrigerando a superfície, a elevação da temperatura é mínima, com mínimo dano tecidual induzido pelo calor e com produção de superfícies lisas.[*] Estes estudos indicam que os lasers de érbio removem o tecido dentário duro[183] e o osso,[184] bem como o tecido mole, sem carbonização. Por causa de suas características de ablação do tecido mole, os lasers de érbio podem cortar o tecido de forma não traumática, com um efeito bactericida durante a irradiação.[185] Entretanto, os lasers de érbio não podem promover coagulação como acontece com os outros três comprimentos de onda (CO_2, Nd:YAG e diodo).[66,67,139,186]

A terapia tradicional para doenças periodontais que afeta a estrutura de suporte dentário é a RAR. Entretanto, a remoção completa dos depósitos bacterianos e de suas toxinas da superfície radicular dentro da bolsa periodontal ainda é difícil, e não necessariamente alcançada com a terapia convencional mecânica.[118] Tal instrumentação pode ser associada com a remoção extensiva de cemento, levando a uma aspereza superficial aumentada, tanto na área supragengival como na subgengival, o que pode aumentar a retenção de placa.[187] Alcançar uma superfície radicular biologicamente compatível pode ser uma alternativa. Os fatores que aumentam a dificuldade da RAR são a anatomia da raiz, as áreas interproximais, as áreas de furca, a junção cemento-esmalte, os dentes multirradiculares, e os sítios distais dos molares, todos os quais normalmente exibem cálculos residuais e placa após o tratamento. Então, a raspagem realizada pelo laser de érbio foi introduzida recentemente como um complemento para os procedimentos de RAR convencionais, por causa da propriedade dos cálculos e da remoção do esfregaço dentinário, bem como por causa do forte efeito bactericida e de descontaminação.[139,145,188,189]

Outras aplicações dos lasers de érbio no tratamento periodontal incluem a eliminação de bactérias na bolsa periodontal, e a inativação de toxinas bacterianas difundidas dentro do cemento radicular.[155,156] Isso sugere uma possível vantagem da terapia periodontal com laser[160] pela eliminação do cemento contaminado e do esfregaço dentinário, prejudicial ao tecido periodontal em cicatrização após RAR por causa do potencial para inibir ou prejudicar a reinserção das células na superfície radicular.[190,191] Uma vez que a superfície radicular tratada tenha sido limpa, ela será biocompatível e apropriada para a inserção das fibras do ligamento periodontal em um tecido conjuntivo novamente formado.[163] Comparando o laser de érbio e o sistema ultrassom à RAR isoladamente, o primeiro mostrou números significativamente maiores de células de fibroblastos inseridas por mm^2 que o grupo de RAR.[157]

Em um modelo animal, a cirurgia periodontal a retalho foi acompanhada pela degranulação e debridamento radicular nas áreas de furca, utilizando um laser de Er:YAG ou cureta.[192] Análises histológicas e histométricas foram realizadas três meses após a cirurgia. A degranulação e o debridamento radicular foram efetivamente realizados com o laser de Er:YAG sem maiores danos térmicos, e, de certa forma, mais rápido do que com a cureta. Histologicamente, a quantidade de osso formado novamente foi significativamente maior no grupo do laser que no grupo da cureta, embora ambos os grupos tenham mostrado quantidades similares de formação de cemento e ITC. Portanto, esta irradiação com laser pode ser usada de forma segura e efetiva na cirurgia periodontal a retalho, com o potencial para promover nova formação óssea.[193]

Um protocolo similar foi testado em humanos em um estudo clínico de 2004 realizado por Sculean et al.[194] comparando a cicatrização dos defeitos periodontais intraósseos após tratamento com acesso direto ao retalho cirúrgico, com e sem debridamento pelo laser de Er:YAG (160 mJ, 10 Hz). Em um projeto paralelo, o acesso direto ao retalho cirúrgico foi acompanhado por debridamento da superfície radicular e do defeito utilizando laser de Er:YAG (teste), ou instrumentos manuais e ultrassônicos (controle). O grupo teste revelou uma maior tendência para ganho no NIC, embora não tenha mostrado significância estatística. Dentro dos limites deste estudo-piloto, pode ser concluído que em seis meses após o tratamento, ambas as terapias levaram a melhoras significativas dos parâmetros clínicos investigados, e o laser de Er:YAG pode representar uma alternativa adequada para o debridamento do defeito e da superfície radicular, em conjunto com a cirurgia periodontal.

Os lasers de érbio também foram investigados quanto aos seus potenciais de promover preparo radicular para regeneração, tanto isoladamente quanto com materiais para aumentar a cicatrização. Quando utilizado com proteínas da matriz do esmalte (Emdogain®, EMD) e comparado a RAR + EMD + EDTA, o laser de érbio mostrou que esta combinação com EMD não melhora a resposta clínica. Ambos os grupos de tratamento mostraram resultados similares.[193] O fator de crescimento derivado da plaqueta recombinante humana

---

*Referências 140, 143, 152, 153, 155, 160, 181, 182.

(rhPDGF-BB) pode ser um potente estimulador e um forte mitógeno para as células de ligamento periodontal humanas. A irradiação do laser de Er:YAG utilizada isoladamente ou em combinação com a aplicação do rhPDGF-BB pode oferecer uma terapia periodontal promissora para condicionar superfícies radiculares, com a aplicação combinada levemente mais efetiva. Entretanto, o uso de laser teste em intervalos e com parâmetros menores que 60 mJ/pulso e 10 Hz é necessário para verificar os valores limiares mínimos necessários para obter o completo debridamento radicular, e para definir as condições ótimas para inserção e crescimento de células de fibroblastos. Mais estudos são necessários para determinar os parâmetros ideais para se criar o melhor ambiente para um tratamento periodontal bem-sucedido.[196]

Os lasers de érbio aplicados com o intuito de aumentar a biocompatibilidade das superfícies radiculares para inserção de fibroblastos mostram resultados promissores.[157] Feist *et al.*[158] compararam a adesão e o crescimento de fibroblastos gengivais humanos cultivados nas superfícies radiculares tratados tanto pela irradiação com o laser de Er:YAG quanto somente com a cureta periodontal (grupo A). Os dois grupos laser receberam duas irradiações com protocolos de 60mJ/pulso e 10 Hz, 10 segundos cada com 10 segundos de intervalo, 3 J/cm^2 em um grupo (B); o outro grupo de laser (C) também recebeu duas irradiações com laser a 100 mJ/pulso e 10 Hz, 10 segundos cada com 10 segundos de intervalo, 5 J/cm^2. A inclinação foi realizada a um ângulo de 45 graus, em movimento-padrão e com spray de água contínuo. Os fibroblastos gengivais humanos aderiram e se desenvolveram em todas as superfícies tratadas. O grupo B apresentou uma contagem celular significativamente maior que os outros dois grupos, em um e dois dias. Três dias depois de semeados, os fibroblastos cultivados dos grupos A e B alcançaram confluência total. A contagem celular do grupo B foi significativamente maior que a do grupo C. As superfícies tratadas com a irradiação do laser de Er:YAG com 60 mJ/pulso promoveram adesão e crescimento mais rápidos que as superfícies tratadas com alisamento radicular isoladamente ou 100 mJ/pulso. Novamente, a seleção dos ajustes apresenta um impacto na resposta do tratamento.

A irradiação com laser de baixa potência tem sido descrita para intensificar a cicatrização de ferida pela ativação de fibroblastos gengivais (GF) com um potencial para a precoce cicatrização da ferida no tratamento periodontal. Baixos protocolos de irradiação do laser de Er:YAG estimulam a proliferação dos fibroblastos gengivais cultivados. A densidade de energia estimulante ótima foi encontrada em 3,37 J/cm^2. Este resultado sugere que esta irradiação com laser pode ter benefício terapêutico para cicatrização de ferida.[197]

Quando se analisa o efeito dos lasers na proliferação celular para promover cicatrização, há pelo menos um estudo realizado por Pourzarandian *et al.* (2005) investigando se a prostaglandina E2 (PGE2) e a irradiação do laser de Er:YAG podem acelerar a cicatrização da ferida. Os fibroblastos cultivados foram expostos à irradiação com laser de Er:YAG em baixa potência com uma densidade de energia de 3,37 J/cm^2. A irradiação do laser de Er:YAG parece exercer sua ação estimulante na proliferação de fibroblastos gengivais por meio da produção de PGE2, via expressão da COX-2 (mediadores primários no processo de cicatrização natural). Isto poderia ser considerado como uma das vias regulatórias importantes para acelerar a cicatrização da ferida após a irradiação com o laser de Er:YAG.[198] Portanto, a luz do laser de érbio pode ser utilizada não só para preparar as superfícies radiculares para a inserção das fibras do tecido conjuntivo, mas, também, pode ser utilizada para promover cicatrização de ferida dos tecidos periodontais moles.

O condicionamento das superfícies radiculares após RAR tem sido largamente estudado. A morfologia da superfície, bem como a biocompatibilidade do cemento radicular foi avaliada histologicamente em relação à adesão dos componentes sanguíneos nestas superfícies radiculares[122] e à inserção dos fibroblastos de ligamento periodontal.

O reparo do tecido conjuntivo para as superfícies radiculares parece, de modo crítico, dependente da inserção entre o coágulo da fibrina e a raiz. A desmineralização das superfícies radiculares com agentes ácidos promove o estabelecimento de uma nova inserção de tecido conjuntivo. Maruyama *et al.*[199] compararam a irradiação com o laser de érbio isoladamente, com a irradiação seguida por condição química e/ou mecânica (tetraciclina, gel de EDTA, pomada de minociclina). A irradiação do laser para todos os grupos teste foi realizada a uma emissão de energia no painel de controle do laser de 50 a 60 mJ/pulso, densidade de energia de 10,5 J/cm^2, e taxa de repetição de 30 Hz, no modo contato oblíquo a uma ângulo de 30 graus, em movimento constante e 45 segundos para cada irradiação. A irradiação laser produziu uma fina camada (5,7 μ em espessura) afetada com uma microestrutura superficial no cemento. As microestruturas características das superfícies tratadas com laser eram frágeis e podiam ser removidas por tratamentos condicionais químicos ou mecânicos. Na análise de inserção celular, o grupo laser isoladamente exibiu os menores números de células, sugerindo que a irradiação laser isoladamente tende a impedir a inserção inicial das células de ligamento periodontal. Entretanto, tratamentos químicos ou mecânicos no condicionamento da raiz, podem melhorar e aumentar a biocompatibilidade do cemento radicular tratado com laser de Er:YAG, por remover a microestrutura da superfície e ainda expor as fibras de colágeno.[199] Estudos com lasers de érbio também têm mostrado que as raízes são melhor preparadas para inserção de fibroblastos quando são debridadas após irradiação com laser.

Sugere-se que a *duração do pulso* é um dos principais fatores na geração dos efeitos térmicos nos tecidos biológicos. Durações únicas de pulso, em torno de 1 microssegundo (μs), eram geralmente associadas com efeitos térmicos consideráveis. O sistema de laser de érbio utilizado em vários estudos previamente descritos emitia radiação de pulso com duração única de pulso de 250 μs. Portanto, pode-se assumir que um certo grau de alteração térmica é inevitável quando são utilizados lasers de érbio no tratamento dos tecidos mineralizados, mesmo quando o campo de operação é irrigado com água. O tratamento mecânico adicional para remover a camada superficialmente alterada, utilizando condicionamento ácido ou instrumentos manuais, é recomendado para aumentar a cicatrização do tecido periodontal.[159,200]

PERI-IMPLANTITE

Estudos sobre os efeitos biológicos da irradiação com laser nas superfícies de implante de titânio estão aumentando.[201] O objetivo do estudo realizado em 2008 por Lee et al.[202] foi investigar a resposta das células do tipo osteoblasto semeadas sobre os discos de titânio anodizados, irradiados com laser, utilizando um laser de CO_2 ou de Er,Cr:YSGG, com relação à proliferação celular e à diferenciação in vitro. As células proliferaram ativamente sobre todos os substratos; a maior proliferação celular foi observada no grupo tratado com laser de Er,Cr:YSGG a 300 J/cm. Estes dados mostram que a irradiação com um laser de CO_2 ou de Er,Cr:YSGG pode induzir um moderado efeito positivo sobre a proliferação e diferenciação dos osteoblastos.[203]

O laser de Er:YAG a 30 mJ/pulso e 30 Hz com spray de água é capaz de remover efetivamente placas e cálculos sobre os pilares do implante, sem danificar suas superfícies, indicando que o laser de Er:YAG pode ser utilizado para debridamento da superfície do pilar do implante.[204] Quanto a influência do laser de Er,Cr:YSGG sobre a estrutura da superfície e a biocompatibilidade dos implantes de titânio, uma análise concluiu que apesar deste comprimento de onda ter exibido alta eficiência em remover placa / biofilme de forma dependente de energia, ele não obteve sucesso em restabelecer a biocompatibilidade das superfícies de titânio contaminadas.[205]

O uso da terapia com laser de Er:YAG no tratamento da peri-implantite é promissor. O debridamento da superfície do implante e a remoção do tecido de granulação foram obtidos de forma efetiva e segura com o laser de érbio (95 – a 105 – mJ/pulso, com irrigação a um ângulo de 30 a 45 graus) comparados com curetas plásticas. Histologicamente, uma formação favorável de novo osso foi observada na superfície do implante tratada com laser, e o grupo do laser mostrou uma tendência para produzir maior contato do implante com o osso que o grupo da cureta.[206]

Vários estudos utilizando os lasers de CO_2 para cicatrização dos defeitos do implante, com ou sem material de enxerto ósseo e membrana de colágeno, também mostraram excelentes resultados in vivo.[207] O efeito do uso do laser de diodo em peri-implantite é difícil de ser explicado por causa de três diferentes comprimentos de onda de diodo disponíveis, os lasers de Nd:YAG são contraindicados ao redor dos implantes, já que eles podem esquentar a superfície do implante e causar desprendimento do titânio da superfície.[201]

O Capítulo 7 também descreve o tratamento com laser de mucosite peri-implantar e peri-implantites.[208]

CONCLUSÃO

Utilizadas em associação ou em substituição aos métodos tradicionais, é esperado que as tecnologias específicas dos lasers tornem-se um componente essencial da prática dental contemporânea nas próximas décadas.[209] A aplicação da luz laser em procedimentos regenerativos é uma excelente ferramenta, contanto que o cirurgião compreenda como usar os diferentes comprimentos de onda. Ajustes, parâmetros, tempo de entrega no tecido-alvo, direção da irradiação, e refrigeração/irrigação à água são todos importantes aspectos do uso do laser para promover uma resposta bem-sucedida. Essa terapia única tem o potencial de revolucionar o campo da regeneração do periodonto comprometido.

Referências

1. Nibali L, Tonetti MS, Ready D, et al: Interleukin-6 polymorphisms are associated with pathogenic bacteria in subjects with periodontitis, *J Periodontol* 79(4):677-683, 2008.
2. Seymour GJ, Taylor JJ: Shouts and whispers: an introduction to immunoregulation in periodontal disease, *Periodontol 2000* 35:9-13, 2004.
3. Cobb CM: Non-surgical pocket therapy: mechanical, *Ann Periodontol* 1(1):443-490, 1996.
4. Haffajee AD, Socransky SS, Lindhe J, et al: Clinical risk indicators for periodontal attachment loss, *J Clin Periodontol* 18(2):117-125, 1991.
5. Grbic JT, Lamster IB: Risk indicators for future clinical attachment loss in adult periodontitis: tooth and site variables, *J Periodontol* 63(4):262-269, 1992.
6. Claffey N, Egelberg J: Clinical indicators of probing attachment loss following initial periodontal treatment in advanced periodontitis patients, *J Clin Periodontol* 22(9):690-696, 1995.
7. Caton JG, Zander HA: The attachment between tooth and gingival tissues after periodic root planing and soft tissue curettage, *J Periodontol* 50(9):462-466, 1979.
8. Caton J, Nyman S, Zander H: Histometric evaluation of periodontal surgery. II. Connective tissue attachment levels after four regenerative procedures, *J Clin Periodontol* 7(3):224-231, 1980.
9. Caton J, Nyman S: Histometric evaluation of periodontal surgery. I. The modified Widman flap procedure, *J Clin Periodontol* 7(3):212-223, 1980.
10. Isidor F, Karring T, Attstrom R: The effect of root planing as compared to that of surgical treatment, *J Clin Periodontol* 11(10):669-681, 1984.
11. Karring T, Lindhe J: Concepts in periodontal tissue engeneering. In Lindhe J, Lang NP, Karring T, editors: *Clinical Periodontology and Implant Dentistry*, ed 5, Oxford, 2008, Blackwell, pp 541-569.
12. Garrett S: Periodontal regeneration around natural teeth, *Ann Periodontol* 1(1):621-666, 1996.
13. Listgarten MA, Rosenberg MM: Histological study of repair following new attachment procedures in human periodontal lesions, *J Periodontol* 50(7):333-344, 1979.
14. Melcher AH: On the repair potential of periodontal tissues, *J Periodontol* 47(5):256-260, 1976.
15. Yukna RA, Bowers GM, Lawrence JJ, Fedi PF Jr: A clinical study of healing in humans following the excisional new attachment procedure, *J Periodontol* 47(12):696-700, 1976.
16. Yukna RA: A clinical and histologic study of healing following the excisional new attachment procedure in rhesus monkeys, *J Periodontol* 47(12):701-709, 1976.
17. Echeverria JJ, Caffesse RG: Effects of gingival curettage when performed 1 month after root instrumentation: a biometric evaluation, *J Clin Periodontol* 10(3):277-286, 1983.
18. Ramfjord SP, Caffesse RG, Morrison EC, et al: Four modalities of periodontal treatment compared over five years, *J Periodont Res* 22(3):222-223, 1987.
19. Rossmann JA, McQuade MJ, Turunen DE: Retardation of epithelial migration in monkeys using a carbon dioxide laser: an animal study, *J Periodontol* 63(11):902-907, 1992.

20. Rossmann JA, Gottlieb S, Koudelka BM, McQuade MJ: Effects of CO_2 laser irradiation on gingiva, *J Periodontol* 58(6):423-425, 1987.
21. Centty IG, Blank LW, Levy BA, et al: Carbon dioxide laser for de-epithelialization of periodontal flaps, *J Periodontol* 68(8):763-769, 1997.
22. Israel M, Rossmann JA, Froum SJ: Use of the carbon dioxide laser in retarding epithelial migration: a pilot histological human study utilizing case reports, *J Periodontol* 66(3):197-204, 1995.
23. Rossmann JA, Israel M: Laser de-epithelialization for enhanced guided tissue regeneration: a paradigm shift? *Dent Clin North Am* 44(4):793-809, 2000.
24. Hall RR: The healing of tissues incised by a carbon-dioxide laser, *Br J Surg* 58(3):222-225, 1971.
25. Lippert BM, Teymoortash A, Folz BJ, Werner JA: Wound healing after laser treatment of oral and oropharyngeal cancer, *Lasers Med Sci* 18(1):36-42, 2003.
26. Fisher SE, Frame JW, Browne RM, Tranter RM: A comparative histological study of wound healing following CO_2 laser and conventional surgical excision of canine buccal mucosa, *Arch Oral Biol* 28(4):287-291, 1983.
27. Moreno RA, Hebda PA, Zitelli JA, Abell E: Epidermal cell outgrowth from CO_2 laser- and scalpel-cut explants: implications for wound healing, *J Dermatol Surg Oncol* 10(11):863-868, 1984.
28. De Freitas AC, Pinheiro AL, de Oliveira MG, Ramalho LM: Assessment of the behavior of myofibroblasts on scalpel and CO_2 laser wounds: an immunohistochemical study in rats, *J Clin Laser Med Surg* 20(4):221-225, 2002.
29. Pogrel MA, McCracken KJ, Daniels TE: Histologic evaluation of the width of soft tissue necrosis adjacent to carbon dioxide laser incisions, *Oral Surg Oral Med Oral Pathol* 70(5):564-568, 1990.
30. Fisher SE, Frame JW: The effects of the carbon dioxide surgical laser on oral tissues, *Br J Oral Maxillofac Surg* 22(6):414-425, 1984.
31. Yamasaki A, Tamamura K, Sakurai Y, et al: Remodeling of the rat gingiva induced by CO_2 laser coagulation mode, *Lasers Surg Med* 40(10):695-703, 2008.
32. Wang X, Ishizaki NT, Matsumoto K: Healing process of skin after CO_2 laser ablation at low irradiance: a comparison of continuous-wave and pulsed mode, *Photomed Laser Surg* 23(1):20-26, 2005.
33. Yukna RA, Carr RL, Evans GH: Histologic evaluation of an Nd:YAG laser-assisted new attachment procedure in humans, *Int J Periodont Restorative Dent* 27(6):577-587, 2007.
34. Parlar A, Bosshardt DD, Unsal B, et al: New formation of periodontal tissues around titanium implants in a novel dentin chamber model, *Clin Oral Implants Res* 16(3):259-267, 2005.
35. Claffey N, Bogle G, Bjorvatn K, et al: Topical application of tetracycline in regenerative periodontal surgery in beagles, *Acta Odontol Scand* 45(3):141-146, 1987.
36. Polson AM, Proye MP: Effect of root surface alterations on periodontal healing. II. Citric acid treatment of the denuded root, *J Clin Periodontol* 9(6):441-454, 1982.
37. Magnusson I, Claffey N, Bogle G, et al: Root resorption following periodontal flap procedures in monkeys, *J Periodont Res* 20(1):79-85, 1985.
38. Bogle G, Adams D, Crigger M, et al: New attachment after surgical treatment and acid conditioning of roots in naturally occurring periodontal disease in dogs, *J Periodont Res* 16(1):130-133, 1981.
39. Stahl SS, Froum S: Human suprabony healing responses following root demineralization and coronal flap anchorage: histologic responses in 7 sites, *J Clin Periodontol* 18(9):685-689, 1991.
40. Fuentes P, Garrett S, Nilveus R, Egelberg J: Treatment of periodontal furcation defects: coronally positioned flap with or without citric acid root conditioning in class II defects, *J Clin Periodontol* 20(6):425-430, 1993.
41. Moore JA, Ashley FP, Waterman CA: The effect on healing of the application of citric acid during replaced flap surgery, *J Clin Periodontol* 14(3):130-135, 1987.
42. Hammarstrom L, Heijl L, Gestrelius S: Periodontal regeneration in a buccal dehiscence model in monkeys after application of enamel matrix proteins, *J Clin Periodontol* 24(9 pt 2):669-677, 1997.
43. Gestrelius S, Lyngstadaas SP, Hammarstrom L: Emdogain–periodontal regeneration based on biomimicry, *Clin Oral Invest* 4(2):120-125, 2000.
44. Araujo M, Hayacibara R, Sonohara M, et al: Effect of enamel matrix proteins (Emdogain) on healing after re-implantation of "periodontally compromised" roots: an experimental study in the dog, *J Clin Periodontol* 30(10):855-861, 2003.
45. Chong CH, Carnes DL, Moritz AJ, et al: Human periodontal fibroblast response to enamel matrix derivative, amelogenin, and platelet-derived growth factor-BB, *J Periodontol* 77(7):1242-1252, 2006.
46. Heden G, Wennstrom J, Lindhe J: Periodontal tissue alterations following Emdogain treatment of periodontal sites with angular bone defects: a series of case reports, *J Clin Periodontol* 26(12):855-860, 1999.
47. Heden G: A case report study of 72 consecutive Emdogain-treated intrabony periodontal defects: clinical and radiographic findings after 1 year, *Int J Periodont Restorative Dent* 20(2):127-139, 2000.
48. Heijl L, Heden G, Svardstrom G, Ostgren A: Enamel matrix derivative (Emdogain) in the treatment of intrabony periodontal defects, *J Clin Periodontol* 24(9 pt 2):705-714, 1997.
49. Tonetti MS, Lang NP, Cortellini P, et al: Enamel matrix proteins in the regenerative therapy of deep intrabony defects, *J Clin Periodontol* 29(4):317-325, 2002.
50. Sculean A, Donos N, Chiantella GC, et al: GTR with bioresorbable membranes in the treatment of intrabony defects: a clinical and histologic study, *Int J Periodont Restorative Dent* 19(5):501-509, 1999.
51. Sculean A, Donos N, Windisch P, et al: Healing of human intrabony defects following treatment with enamel matrix proteins or guided tissue regeneration, *J Periodont Res* 34(6):310-322, 1999.
52. Silvestri M, Sartori S, Rasperini G, et al: Comparison of infrabony defects treated with enamel matrix derivative versus guided tissue regeneration with a nonresorbable membrane, *J Clin Periodontol* 30(5):386-393, 2003.
53. Sanz M, Tonetti MS, Zabalegui I, et al: Treatment of intrabony defects with enamel matrix proteins or barrier membranes: results from a multicenter practice-based clinical trial, *J Periodontol* 75(5):726-733, 2004.
54. Zucchelli G, Amore C, Montebugnoli L, De Sanctis M: Enamel matrix proteins and bovine porous bone mineral in the treatment of intrabony defects: a comparative controlled clinical trial, *J Periodontol* 74(12):1725-1735, 2003.
55. Gurinsky BS, Mills MP, Mellonig JT: Clinical evaluation of demineralized freeze-dried bone allograft and enamel matrix derivative versus enamel matrix derivative alone for the treatment of periodontal osseous defects in humans, *J Periodontol* 75(10):1309-1318, 2004.
56. Trombelli L, Annunziata M, Belardo S, et al: Autogenous bone graft in conjunction with enamel matrix derivative in the treatment of deep periodontal intra-osseous defects: a report of 13 consecutively treated patients, *J Clin Periodontol* 33(1):69-75, 2006.
57. Sculean A, Pietruska M, Schwarz F, et al: Healing of human intrabony defects following regenerative periodontal therapy with an enamel matrix protein derivative alone or combined with a bioactive glass: a controlled clinical study, *J Clin Periodontol* 32(1):111-117, 2005.

58. Mellonig JT: Enamel matrix derivative for periodontal reconstructive surgery: technique and clinical and histologic case report, *Int J Periodont Restorative Dent* 19(1):8-19, 1999.
59. Lynch SE, Williams RC, Polson AM, et al: A combination of platelet-derived and insulin-like growth factors enhances periodontal regeneration, *J Clin Periodontol* 16(8):545-548, 1989.
60. Lynch SE, de Castilla GR, Williams RC, et al: The effects of short-term application of a combination of platelet-derived and insulin-like growth factors on periodontal wound healing, *J Periodontol* 62(7):458-467, 1991.
61. Rutherford RB, Niekrash CE, Kennedy JE, Charette MF: Platelet-derived and insulin-like growth factors stimulate regeneration of periodontal attachment in monkeys, *J Periodont Res* 27(4 pt 1):285-290, 1992.
62. Giannobile WV, Finkelman RD, Lynch SE: Comparison of canine and non-human primate animal models for periodontal regenerative therapy: results following a single administration of PDGF/IGF-I, *J Periodontol* 65(12):1158-1168, 1994.
63. Giannobile WV, Hernandez RA, Finkelman RD, et al: Comparative effects of platelet-derived growth factor-BB and insulin-like growth factor-I, individually and in combination, on periodontal regeneration in *Macaca fascicularis*, *J Periodont Res* 31(5):301-312, 1996.
64. Howell TH, Fiorellini JP, Paquette DW, et al: A phase I/II clinical trial to evaluate a combination of recombinant human platelet-derived growth factor-BB and recombinant human insulin-like growth factor-I in patients with periodontal disease, *J Periodontol* 68(12):1186-1193, 1997.
65. Lekovic V, Camargo PM, Weinlaender M, et al: Effectiveness of a combination of platelet-rich plasma, bovine porous bone mineral and guided tissue regeneration in the treatment of mandibular grade II molar furcations in humans, *J Clin Periodontol* 30(8):746-751, 2003.
66. Aoki A, Sasaki KM, Watanabe H, Ishikawa I: Lasers in nonsurgical periodontal therapy, *Periodontol 2000* 36:59-97, 2004.
67. Cobb CM: Lasers in periodontics: a review of the literature, *J Periodontol* 77(4):545-564, 2006.
68. Schwarz F, Aoki A, Becker J, Sculean A: Laser application in non-surgical periodontal therapy: a systematic review, *J Clin Periodontol* 35(8 suppl):29-44, 2008.
69. Spencer P, Cobb CM, McCollum MH, Wieliczka DM: The effects of CO_2 laser and Nd:YAG with and without water/air surface cooling on tooth root structure: correlation between FTIR spectroscopy and histology, *J Periodont Res* 31(7):453-462, 1996.
70. Sasaki KM, Masuno H, Ichinose S, et al: Compositional analysis of root cementum and dentin after Er:YAG laser irradiation compared with CO_2 lased and intact roots using Fourier transformed infrared spectroscopy, *J Periodont Res* 37(1):50-59, 2002.
71. Israel M, Cobb CM, Rossmann JA, Spencer P: The effects of CO_2, Nd:YAG and Er:YAG lasers with and without surface coolant on tooth root surfaces: an in vitro study, *J Clin Periodontol* 24(9 pt 1):595-602, 1997.
72. Barone A, Covani U, Crespi R, Romanos GE: Root surface morphological changes after focused versus defocused CO_2 laser irradiation: a scanning electron microscopy analysis, *J Periodontol* 73(4):370-373, 2002.
73. Moritz A, Gutknecht N, Goharkhay K, et al: The carbon dioxide laser as an aid in apicoectomy: an in vitro study, *J Clin Laser Med Surg* 15(4):185-188, 1997.
74. Crespi R, Barone A, Covani U: Histologic evaluation of three methods of periodontal root surface treatment in humans, *J Periodontol* 76(3):476-481, 2005.
75. Misra V, Mehrotra KK, Dixit J, Maitra SC: Effect of a carbon dioxide laser on periodontally involved root surfaces, *J Periodontol* 70(9):1046-1052, 1999.
76. Crespi R, Barone A, Covani U, et al: Effects of CO_2 laser treatment on fibroblast attachment to root surfaces: a scanning electron microscopy analysis, *J Periodontol* 73(11):1308-1312, 2002.
77. Pant V, Dixit J, Agrawal AK, et al: Behavior of human periodontal ligament cells on CO_2 laser irradiated dentinal root surfaces: an in vitro study, *J Periodont Res* 39(6):373-379, 2004.
78. Fayad MI, Hawkinson R, Daniel J, Hao J: The effect of CO_2 laser irradiation on PDL cell attachment to resected root surfaces, *Oral Surg Oral Med Oral Pathol Oral Radiol Endod* 97(4):518-523, 2004.
79. Gopin BW, Cobb CM, Rapley JW, Killoy WJ: Histologic evaluation of soft tissue attachment to CO_2 laser-treated root surfaces: an in vivo study, *Int J Periodont Restorative Dent* 17(4):316-325, 1997.
80. Friesen LR, Cobb CM, Rapley JW, et al: Laser irradiation of bone. II. Healing response following treatment by CO_2 and Nd:YAG lasers, *J Periodontol* 70(1):75-83, 1999.
81. McDavid VG, Cobb CM, Rapley JW, et al: Laser irradiation of bone. III. Long-term healing following treatment by CO_2 and Nd:YAG lasers, *J Periodontol* 72(2):174-182, 2001.
82. Folwaczny M, Thiele L, Mehl A, Hickel R: The effect of working tip angulation on root substance removal using Er:YAG laser radiation: an in vitro study, *J Clin Periodontol* 28(3):220-226, 2001.
83. Mullins SL, MacNeill SR, Rapley JW, et al: Subgingival microbiologic effects of one-time irradiation by CO_2 laser: a pilot study, *J Periodontol* 78(12):2331-2337, 2007.
84. Myers TD: Lasers in dentistry, *CDS Rev* 84(8):26-29, 1991.
85. Gold SI, Vilardi MA: Pulsed laser beam effects on gingiva, *J Clin Periodontol* 21(6):391-396, 1994.
86. Ben Hatit Y, Blum R, Severin C, et al: The effects of a pulsed Nd:YAG laser on subgingival bacterial flora and on cementum: an in vivo study, *J Clin Laser Med Surg* 14(3):137-143, 1996.
87. Neill ME, Mellonig JT: Clinical efficacy of the Nd:YAG laser for combination periodontitis therapy, *Pract Periodont Aesthet Dent* 9(6 suppl):1-5, 1997.
88. Cobb CM, McCawley TK, Killoy WJ: A preliminary study on the effects of the Nd:YAG laser on root surfaces and subgingival microflora in vivo, *J Periodontol* 63(8):701-707, 1992.
89. Miyazaki A, Yamaguchi T, Nishikata J, et al: Effects of Nd:YAG and CO_2 laser treatment and ultrasonic scaling on periodontal pockets of chronic periodontitis patients, *J Periodontol* 74(2):175-180, 2003.
90. Meral G, Tasar F, Kocagoz S, Sener C: Factors affecting the antibacterial effects of Nd:YAG laser in vivo, *Lasers Surg Med* 32(3):197-202, 2003.
91. Harris DM, Yessik M: Therapeutic ratio quantifies laser antisepsis: ablation of *Porphyromonas gingivalis* with dental lasers, *Lasers Surg Med* 35(3):206-213, 2004.
92. Gregg RH, McCarthy DK: Laser ENAP for periodontal ligament regeneration, *Dent Today* 17(11):86-89, 1998.
93. Gregg RH, McCarthy DK: Laser ENAP for periodontal bone regeneration, *Dent Today* 17(5):88-91, 1998.
94. White JM, Goodis HE, Rose CL: Use of the pulsed Nd:YAG laser for intraoral soft tissue surgery, *Lasers Surg Med* 11(5):455-461, 1991.
95. Lippert BM, Teymoortash A, Folz BJ, Werner JA: Coagulation and temperature distribution in Nd:YAG interstitial laser thermotherapy: an in vitro animal study, *Lasers Med Sci* 18(1):19-24, 2003.
96. Radvar M, MacFarlane TW, MacKenzie D, et al: An evaluation of the Nd:YAG laser in periodontal pocket therapy, *Br Dent J* 180(2):57-62, 1996.
97. Tewfik HM, Garnick JJ, Schuster GS, Sharawy MM: Structural and functional changes of cementum surface following exposure to a modified Nd:YAG laser, *J Periodontol* 65(4):297-302, 1994.
98. Morlock BJ, Pippin DJ, Cobb CM, et al: The effect of Nd:YAG laser exposure on root surfaces when used as an adjunct to root planing: an in vitro study, *J Periodontol* 63(7):637-641, 1992.

99. Spencer P, Trylovich DJ, Cobb CM: Chemical characterization of lased root surfaces using Fourier transform infrared photoacoustic spectroscopy, *J Periodontol* 63(7):633-636, 1992.
100. Trylovich DJ, Cobb CM, Pippin DJ, et al: The effects of the Nd:YAG laser on in vitro fibroblast attachment to endotoxin-treated root surfaces, *J Periodontol* 63(7):626-632, 1992.
101. Thomas D, Rapley J, Cobb C, et al: Effects of the Nd:YAG laser and combined treatments on in vitro fibroblast attachment to root surfaces, *J Clin Periodontol* 21(1):38-44, 1994.
102. Chen YJ, Jeng JH, Jane Yao CC, et al: Long-term effect of pulsed Nd:YAG laser irradiation on cultured human periodontal fibroblasts, *Lasers Surg Med* 36(3):225-233, 2005.
103. Arisu HD, Turkoz E, Bala O: Effects of Nd:YAG laser irradiation on osteoblast cell cultures, *Lasers Med Sci* 21(3):175-180, 2006.
104. Gaspirc B, Skaleric U: Morphology, chemical structure and diffusion processes of root surface after Er:YAG and Nd:YAG laser irradiation, *J Clin Periodontol* 28(6):508-516, 2001.
105. De Moura-Netto C, de Moura AA, Davidowicz H, et al: Morphologic changes and removal of debris on apical dentin surfaces after Nd:YAG laser and diode laser irradiation, *Photomed Laser Surg* 26(3):263-266, 2008.
106. Radvar MS, Gilmour WH, Payne AP, et al: An evaluation of the effects of an Nd:YAG laser on subgingival calculus, dentine and cementum, *J Clin Periodontol* 22(1):71-77, 1995.
107. Wilder-Smith P, Arrastia AM, Schell MJ, et al: Effect of Nd:YAG laser irradiation and root planing on the root surface: structural and thermal effects, *J Periodontol* 66(12):1032-1039, 1995.
108. Ito K, Nishikata J, Murai S: Effects of Nd:YAG laser radiation on removal of a root surface smear layer after root planing: a scanning electron microscopic study, *J Periodontol* 64(6):547-552, 1993.
109. Gowen M, Wood DD, Ihrie EJ, et al: An interleukin-1–like factor stimulates bone resorption in vitro, *Nature* 306(5941):378-380, 1983.
110. Stashenko P, Dewhirst FE, Peros WJ, et al: Synergistic interactions between interleukin 1, tumor necrosis factor, and lymphotoxin in bone resorption, *J Immunol* 138(5):1464-1468, 1987.
111. Page RC: The role of inflammatory mediators in the pathogenesis of periodontal disease, *J Periodont Res* 26(3 pt 2):230-242, 1991.
112. Liu CM, Hou LT, Wong MY, Lan WH: Comparison of Nd:YAG laser versus scaling and root planing in periodontal therapy, *J Periodontol* 70(11):1276-1282, 1999.
113. Harris DM, Gregg RH 2nd, McCarthy DK, et al: Laser-assisted new attachment procedure in private practice, *Gen Dent* 52(5):396-403, 2004.
114. Janda P, Sroka R, Mundweil B, et al: Comparison of thermal tissue effects induced by contact application of fiber guided laser systems, *Lasers Surg Med* 33(2):93-101, 2003.
115. Coluzzi DJ: Fundamentals of dental lasers: science and instruments, *Dent Clin North Am* 48(4):751-770, 2004.
116. Nussbaum EL, Lilge L, Mazzulli T: Effects of low-level laser therapy (LLLT) of 810 nm upon in vitro growth of bacteria: relevance of irradiance and radiant exposure, *J Clin Laser Med Surg* 21(5):283-290, 2003.
117. Renvert S, Wikstrom M, Dahlen G, et al: Effect of root debridement on the elimination of *Actinobacillus actinomycetemcomitans* and *Bacteroides gingivalis* from periodontal pockets, *J Clin Periodontol* 17(6):345-350, 1990.
118. Takamatsu N, Yano K, He T, et al: Effect of initial periodontal therapy on the frequency of detecting *Bacteroides forsythus, Porphyromonas gingivalis,* and *Actinobacillus actinomycetemcomitans, J Periodontol* 70(6):574-580, 1999.
119. Carnevalli CM, Soares CP, Zangaro RA, et al: Laser light prevents apoptosis in Cho K-1 cell line, *J Clin Laser Med Surg* 21(4):193-196, 2003.
120. Do Nascimento PM, Pinheiro AL, Salgado MA, Ramalho LM: A preliminary report on the effect of laser therapy on the healing of cutaneous surgical wounds as a consequence of an inversely proportional relationship between wavelength and intensity: histological study in rats, *Photomed Laser Surg* 22(6):513-518, 2004.
121. Whelan HT, Buchmann EV, Dhokalia A, et al: Effect of NASA light-emitting diode irradiation on molecular changes for wound healing in diabetic mice, *J Clin Laser Med Surg* 21(2):67-74, 2003.
122. Theodoro LH, Sampaio JE, Haypek P, et al: Effect of Er:YAG and diode lasers on the adhesion of blood components and on the morphology of irradiated root surfaces, *J Periodont Res* 41(5):381-390, 2006.
123. Moritz A, Schoop U, Goharkhay K, et al: Treatment of periodontal pockets with a diode laser, *Lasers Surg Med* 22(5):302-311, 1998.
124. Fontana CR, Kurachi C, Mendonca CR, Bagnato VS: Microbial reduction in periodontal pockets under exposition of a medium power diode laser: an experimental study in rats, *Lasers Surg Med* 35(4):263-268, 2004.
125. Fontana CR, Kurachi C, Mendonca CR, Bagnato VS: Temperature variation at soft periodontal and rat bone tissues during a medium-power diode laser exposure, *Photomed Laser Surg* 22(6):519-522, 2004.
126. Ribeiro IW, Sbrana MC, Esper LA, Almeida AL: Evaluation of the effect of the GaAlAs laser on subgingival scaling and root planing, *Photomed Laser Surg* 26(4):387-391, 2008.
127. Romanos GE, Henze M, Banihashemi S, et al: Removal of epithelium in periodontal pockets following diode (980 nm) laser application in the animal model: an in vitro study, *Photomed Laser Surg* 22(3):177-183, 2004.
128. Kreisler M, Al Haj H, d'Hoedt B: Clinical efficacy of semiconductor laser application as an adjunct to conventional scaling and root planing, *Lasers Surg Med* 37(5):350-355, 2005.
129. Kreisler M, Al-Haj H, d'Hoedt B: Intrapulpal temperature changes during root surface irradiation with an 809-nm GaAlAs laser, *Oral Surg Oral Med Oral Pathol Oral Radiol Endod* 93(6):730-735, 2002.
130. Kreisler M, Meyer C, Stender E, et al: Effect of diode laser irradiation on the attachment rate of periodontal ligament cells: an in vitro study, *J Periodontol* 72(10):1312-1317, 2001.
131. Kreisler M, Al Haj H, Daublander M, et al: Effect of diode laser irradiation on root surfaces in vitro, *J Clin Laser Med Surg* 20(2):63-69, 2002.
132. Borrajo JL, Varela LG, Castro GL, et al: Diode laser (980 nm) as adjunct to scaling and root planing, *Photomed Laser Surg* 22(6):509-512, 2004.
133. Walsh JT Jr, Deutsch TF: Er:YAG laser ablation of tissue: measurement of ablation rates, *Lasers Surg Med* 9(4):327-337, 1989.
134. Ishikawa I, Aoki A, Takasaki AA: Clinical application of erbium:YAG laser in periodontology, *J Int Acad Periodontol* 10(1):22-30, 2008.
135. Featherstone JD: Caries detection and prevention with laser energy, *Dent Clin North Am* 44(4):955-969, 2000.
136. Sulewski JG: Historical survey of laser dentistry, *Dent Clin North Am* 44(4):717-752, 2000.
137. Watanabe H, Ishikawa I, Suzuki M, Hasegawa K: Clinical assessments of the erbium:YAG laser for soft tissue surgery and scaling, *J Clin Laser Med Surg* 14(2):67-75, 1996.
138. Sasaki KM, Aoki A, Ichinose S, et al: Scanning electron microscopy and Fourier transformed infrared spectroscopy analysis of bone removal using Er:YAG and CO_2 lasers, *J Periodontol* 73(6):643-652, 2002.
139. Ishikawa I, Aoki A, Takasaki AA: Potential applications of erbium:YAG laser in periodontics, *J Periodontal Res* 39(4):275-285, 2004.

140. Aoki A, Ando Y, Watanabe H, Ishikawa I: In vitro studies on laser scaling of subgingival calculus with an erbium:YAG laser, *J Periodontol* 65(12):1097-1106, 1994.
141. Schwarz F, Sculean A, Berakdar M, et al: In vivo and in vitro effects of an Er:YAG laser, a GaAlAs diode laser, and scaling and root planing on periodontally diseased root surfaces: a comparative histologic study, *Lasers Surg Med* 32(5):359-366, 2003.
142. Schwarz F, Putz N, Georg T, Reich E: Effect of an Er:YAG laser on periodontally involved root surfaces: an in vivo and in vitro SEM comparison, *Lasers Surg Med* 29(4):328-335, 2001.
143. Folwaczny M, Mehl A, Haffner C, et al: Root substance removal with Er:YAG laser radiation at different parameters using a new delivery system, *J Periodontol* 71(2):147-155, 2000.
144. Crespi R, Romanos GE, Barone A, et al: Er:YAG laser in defocused mode for scaling of periodontally involved root surfaces: an in vitro pilot study, *J Periodontol* 76(5):686-690, 2005.
145. Crespi R, Barone A, Covani U: Er:YAG laser scaling of diseased root surfaces: a histologic study, *J Periodontol* 77(2):218-222, 2006.
146. Folwaczny M, Mehl A, Aggstaller H, Hickel R: Antimicrobial effects of 2.94 microm Er:YAG laser radiation on root surfaces: an in vitro study, *J Clin Periodontol* 29(1):73-78, 2002.
147. Folwaczny M, George G, Thiele L, et al: Root surface roughness following Er:YAG laser irradiation at different radiation energies and working tip angulations, *J Clin Periodontol* 29(7):598-603, 2002.
148. Derdilopoulou FV, Nonhoff J, Neumann K, Kielbassa AM: Microbiological findings after periodontal therapy using curettes, Er:YAG laser, sonic, and ultrasonic scalers, *J Clin Periodontol* 34(7):588-598, 2007.
149. Crespi R, Barone A, Covani U: Effect of Er:YAG laser on diseased root surfaces: an in vivo study, *J Periodontol* 76(8):1386-1390, 2005.
150. Schoop U, Moritz A, Kluger W, et al: The Er:YAG laser in endodontics: results of an in vitro study, *Lasers Surg Med* 30(5):360-364, 2002.
151. Schoop U, Goharkhay K, Klimscha J, et al: The use of the erbium, chromium:yttrium-scandium-gallium-garnet laser in endodontic treatment: the results of an in vitro study, *J Am Dent Assoc* 138(7):949-955, 2007.
152. Schoop U, Barylyak A, Goharkhay K, et al: The impact of an erbium, chromium:yttrium-scandium-gallium-garnet laser with radial-firing tips on endodontic treatment, *Lasers Med Sci* 24(1):59-65, 2009.
153. Frentzen M, Braun A, Aniol D: Er:YAG laser scaling of diseased root surfaces, *J Periodontol* 73(5):524-530, 2002.
154. Krause F, Braun A, Brede O, et al: Evaluation of selective calculus removal by a fluorescence feedback-controlled Er:YAG laser in vitro, *J Clin Periodontol* 34(1):66-71, 2007.
155. Yamaguchi H, Kobayashi K, Osada R, et al: Effects of irradiation of an erbium:YAG laser on root surfaces, *J Periodontol* 68(12):1151-1155, 1997.
156. Folwaczny M, Aggstaller H, Mehl A, Hickel R: Removal of bacterial endotoxin from root surface with Er:YAG laser, *Am J Dent* 16(1):3-5, 2003.
157. Schwarz F, Aoki A, Sculean A, et al: In vivo effects of an Er:YAG laser, an ultrasonic system and scaling and root planing on the biocompatibility of periodontally diseased root surfaces in cultures of human PDL fibroblasts, *Lasers Surg Med* 33(2):140-147, 2003.
158. Feist IS, De Micheli G, Carneiro SR, et al: Adhesion and growth of cultured human gingival fibroblasts on periodontally involved root surfaces treated by Er:YAG laser, *J Periodontol* 74(9):1368-1375, 2003.
159. Aoki A, Miura M, Akiyama F, et al: In vitro evaluation of Er:YAG laser scaling of subgingival calculus in comparison with ultrasonic scaling, *J Periodont Res* 35(5):266-277, 2000.
160. Sasaki KM, Aoki A, Ichinose S, Ishikawa I: Morphological analysis of cementum and root dentin after Er:YAG laser irradiation, *Lasers Surg Med* 31(2):79-85, 2002.
161. Moghare Abed A, Tawakkoli M, Dehchenari MA, et al: A comparative SEM study between hand instrument and Er:YAG laser scaling and root planing, *Lasers Med Sci* 22(1):25-29, 2007.
162. Sculean A, Schwarz F, Berakdar M, et al: Periodontal treatment with an Er:YAG laser compared to ultrasonic instrumentation: a pilot study, *J Periodontol* 75(7):966-973, 2004.
163. Schwarz F, Jepsen S, Herten M, et al: Immunohistochemical characterization of periodontal wound healing following nonsurgical treatment with fluorescence controlled Er:YAG laser radiation in dogs, *Lasers Surg Med* 39(5):428-440, 2007.
164. Noori ZT, Fekrazad R, Eslami B, et al: Comparing the effects of root surface scaling with ultrasound instruments and Er,Cr:YSGG laser, *Lasers Med Sci* 23(3):283-287, 2008.
165. De Mendonca AC, Maximo MB, Rodrigues JA, et al: Er:YAG laser, ultrasonic system, and curette produce different profiles on dentine root surfaces: an in vitro study, *Photomed Laser Surg* 26(2):91-97, 2008.
166. Tomasi C, Schander K, Dahlen G, Wennstrom JL: Short-term clinical and microbiologic effects of pocket debridement with an Er:YAG laser during periodontal maintenance, *J Periodontol* 77(1):111-118, 2006.
167. Crespi R, Cappare P, Toscanelli I, et al: Effects of Er:YAG laser compared to ultrasonic scaler in periodontal treatment: a 2-year follow-up split-mouth clinical study, *J Periodontol* 78(7):1195-1200, 2007.
168. Lopes BM, Marcantonio RA, Thompson GM, et al: Short-term clinical and immunologic effects of scaling and root planing with Er:YAG laser in chronic periodontitis, *J Periodontol* 79(7):1158-1167, 2008.
169. Schwarz F, Sculean A, Berakdar M, et al: Periodontal treatment with an Er:YAG laser or scaling and root planing: a 2-year follow-up split-mouth study, *J Periodontol* 74(5):590-596, 2003.
170. Schwarz F, Sculean A, Berakdar M, et al: Clinical evaluation of an Er:YAG laser combined with scaling and root planing for non-surgical periodontal treatment: a controlled, prospective clinical study, *J Clin Periodontol* 30(1):26-34, 2003.
171. Hibst R, Keller U: Experimental studies of the application of the Er:YAG laser on dental hard substances. I. Measurement of the ablation rate, *Lasers Surg Med* 9(4):338-344, 1989.
172. Sasaki KM, Aoki A, Ichinose S, Ishikawa I: Ultrastructural analysis of bone tissue irradiated by Er:YAG laser, *Lasers Surg Med* 31(5):322-332, 2002.
173. Keller U, Hibst R: Experimental studies of the application of the Er:YAG laser on dental hard substances. II. Light microscopic and SEM investigations, *Lasers Surg Med* 9(4):345-351, 1989.
174. Wigdor HA, Walsh JT Jr, Featherstone JD, et al: Lasers in dentistry, *Lasers Surg Med* 16(2):103-133, 1995.
175. Jeffrey A, Rossmann C: Lasers in periodontal therapy, *Periodontol 2000* 9(1):150-164, 1995.
176. Frentzen M, Koort HJ: Lasers in dentistry: new possibilities with advancing laser technology? *Int Dent J* 40(6):323-332, 1990.
177. Wang X, Zhang C, Matsumoto K: In vivo study of the healing processes that occur in the jaws of rabbits following perforation by an Er,Cr:YSGG laser, *Lasers Med Sci* 20(1):21-27, 2005.
178. Pourzarandian A, Watanabe H, Aoki A, et al: Histological and TEM examination of early stages of bone healing after Er:YAG laser irradiation, *Photomed Laser Surg* 22(4):342-350, 2004.
179. Kimura Y, Yu DG, Fujita A, et al: Effects of erbium, chromium:YSGG laser irradiation on canine mandibular bone, *J Periodontol* 72(9):1178-1182, 2001.

180. Yoshino T, Aoki A, Oda S, et al: Long-term histologic analysis of bone tissue alteration and healing following Er:YAG laser irradiation compared to electrosurgery, *J Periodontol* 80(1):82-92, 2009.
181. Ishikawa I, Sasaki KM, Aoki A, Watanabe H: Effects of Er:YAG laser on periodontal therapy, *J Int Acad Periodontol* 5(1):23-28, 2003.
182. Theodoro LH, Haypek P, Bachmann L, et al: Effect of Er:YAG and diode laser irradiation on the root surface: morphological and thermal analysis, *J Periodontol* 74(6):838-843, 2003.
183. Kimura Y, Yu DG, Kinoshita J, et al: Effects of erbium, chromium:YSGG laser irradiation on root surface: morphological and atomic analytical studies, *J Clin Laser Med Surg* 19(2):69-72, 2001.
184. Stubinger S, von Rechenberg B, Zeilhofer HF, et al: Er:YAG laser osteotomy for removal of impacted teeth: clinical comparison of two techniques, *Lasers Surg Med* 39(7):583-588, 2007.
185. Ando Y, Aoki A, Watanabe H, Ishikawa I: Bactericidal effect of erbium YAG laser on periodontopathic bacteria, *Lasers Surg Med* 19(2):190-200, 1996.
186. Kreisler M, Kohnen W, Marinello C, et al: Bactericidal effect of the Er:YAG laser on dental implant surfaces: an in vitro study, *J Periodontol* 73(11):1292-1298, 2002.
187. Schwarz F, Bieling K, Venghaus S, et al: Influence of fluorescence-controlled Er:YAG laser radiation, the Vector system and hand instruments on periodontally diseased root surfaces in vivo, *J Clin Periodontol* 33(3):200-208, 2006.
188. Schwarz F, Sculean A, Georg T, Reich E: Periodontal treatment with an Er:YAG laser compared to scaling and root planing: a controlled clinical study, *J Periodontol* 72(3):361-367, 2001.
189. Eberhard J, Ehlers H, Falk W, et al: Efficacy of subgingival calculus removal with Er:YAG laser compared to mechanical debridement: an in situ study, *J Clin Periodontol* 30(6):511-518, 2003.
190. Hatfield CG, Baumhammers A: Cytotoxic effects of periodontally involved surfaces of human teeth, *Arch Oral Biol* 16(4):465-468, 1971.
191. Aleo JJ, de Renzis FA, Farber PA, Varboncoeur AP: The presence and biologic activity of cementum-bound endotoxin, *J Periodontol* 45(9):672-675, 1974.
192. Gaspirc B, Skaleric U: Clinical evaluation of periodontal surgical treatment with an Er:YAG laser: 5-year results, *J Periodontol* 78(10):1864-1871, 2007.
193. Mizutani K, Aoki A, Takasaki AA, et al: Periodontal tissue healing following flap surgery using an Er:YAG laser in dogs, *Lasers Surg Med* 38(4):314-324, 2006.
194. Sculean A, Schwarz F, Berakdar M, et al: Healing of intrabony defects following surgical treatment with or without an Er:YAG laser, *J Clin Periodontol* 31(8):604-608, 2004.
195. Schwarz F, Sculean A, Georg T, Becker J: Clinical evaluation of the Er:YAG laser in combination with an enamel matrix protein derivative for the treatment of intrabony periodontal defects: a pilot study, *J Clin Periodontol* 30(11):975-981, 2003.
196. Belal MH, Watanabe H, Ichinose S, Ishikawa I: Effect of Er:YAG laser combined with rhPDGF-BB on attachment of cultured fibroblasts to periodontally involved root surfaces, *J Periodontol* 78(7):1329-1341, 2007.
197. Pourzarandian A, Watanabe H, Ruwanpura SM, et al: Effect of low-level Er:YAG laser irradiation on cultured human gingival fibroblasts, *J Periodontol* 76(2):187-193, 2005.
198. Pourzarandian AH, Ruwanpura SM, Aoki A, et al: Er:YAG laser irradiation increases prostaglandin E_2 production via the induction of cyclooxygenase-2 mRNA in human gingival fibroblasts, *J Periodont Res* 40(2):182-186, 2005.
199. Maruyama H, Aoki A, Sasaki KM, et al: The effect of chemical and/or mechanical conditioning on the Er:YAG laser-treated root cementum: analysis of surface morphology and periodontal ligament fibroblast attachment, *Lasers Surg Med* 40(3):211-222, 2008.
200. Folwaczny M, Benner KU, Flasskamp B, et al: Effects of 2.94 Åμm Er:YAG laser radiation on root surfaces treated in situ: a histological study, *J Periodontol* 74(3):360-365, 2003.
201. Kreisler M, Gotz H, Duschner H: Effect of Nd:YAG, Ho:YAG, Er:YAG, CO_2, and GaAlAs laser irradiation on surface properties of endosseous dental implants, *Int J Oral Maxillofac Implants* 17(2):202-211, 2002.
202. Lee JH, Heo SJ, Koak JY, et al: Cellular responses on anodized titanium discs after laser irradiation, *Lasers Surg Med* 40(10):738-742, 2008.
203. Romanos G, Crespi R, Barone A, Covani U: Osteoblast attachment on titanium disks after laser irradiation, *Int J Oral Maxillofac Implants* 21(2):232-236, 2006.
204. Matsuyama T, Aoki A, Oda S, et al: Effects of the Er:YAG laser irradiation on titanium implant materials and contaminated implant abutment surfaces, *J Clin Laser Med Surg* 21(1):7-17, 2003.
205. Schwarz F, Nuesry E, Bieling K, et al: Influence of an erbium, chromium–doped yttrium, scandium, gallium, and garnet (Er,Cr:YSGG) laser on the reestablishment of the biocompatibility of contaminated titanium implant surfaces, *J Periodontol* 77(11):1820-1827, 2006.
206. Takasaki AA, Aoki A, Mizutani K, et al: Er:YAG laser therapy for peri-implant infection: a histological study, *Lasers Med Sci* 22(3):143-157, 2007.
207. Romanos GE, Nentwig GH: Regenerative therapy of deep peri-implant infrabony defects after CO_2 laser implant surface decontamination, *Int J Periodont Restorative Dent* 28(3):245-255, 2008.
208. Renvert S, Roos-Jansaker AM, Claffey N: Non-surgical treatment of peri-implant mucositis and peri-implantitis: a literature review, *J Clin Periodontol* 35(8 suppl):305-315, 2008.
209. Walsh LJ: The current status of laser applications in dentistry, *Aust Dent J* 48(3):146-155, quiz 198, 2003.

Cirurgia Oral para o Clínico Geral

Todd J. Sawisch, DDS

Os avanços em tecnologia continuam a expandir as oportunidades na Odontologia. O currículo atual em muitas faculdades incorpora as últimas tecnologias, incluindo radiografia digital, tomografia computadorizada cone-beam – TCCB (CBCT, feixe cônico), implantes dentais e lasers. O uso da tecnologia laser, em particular, tem se tornado altamente popular nos últimos anos. Clínicos gerais, assim como especialistas, têm usufruído das vantagens dos avanços contínuos na tecnologia laser e estão agora rotineiramente utilizando lasers para realizar uma variedade de procedimentos.

A especialidade de Cirurgia Oral e Maxilofacial (COM) tem se beneficiado do uso do laser desde os meados de 1960,[1] com o primeiro uso documentado do laser na COM desde 1977.[2] Os lasers estão rapidamente se tornando o padrão de tratamento para muitos procedimentos cirúrgicos, devido às vantagens da visualização melhorada do campo cirúrgico, hemostasia e desconforto reduzido. A introdução de lasers que incorporam a interface tecnológica do computador fez com que eles se tornassem muito mais "amigáveis", contribuindo para sua popularidade na Odontologia. Os fabricantes estão também apontando a necessidade de mobilidade e de desenhos mais leves, mais equipamentos portáteis, fazendo com que os lasers sejam mais fáceis de transportar de sala para sala. As peças de mão de laser têm componentes intercambiáveis que são mais econômicos e versáteis, permitindo um melhor controle na realização de procedimentos delicados nas dimensões da cavidade oral.

LASERS INTRAORAIS

A compreensão da física do laser e a interação biológica da luz do laser com os tecidos são essenciais na determinação do laser apropriado para cada procedimento. Uma grande variedade de meios de laser com comprimentos de onda de energia radiante únicos tem sido empregada com sucesso para uma variedade de indicações e tipos de tecidos, incluindo os lasers de argônio (Ar), dióxido de carbono (CO_2), érbio:ítrio-alumínio-granada (Er:YAG) e érbio, crômio:ítrio-escândio-granada (Er,Cr:YSGG), hólmio:YAG (Ho:YAG), neodímio:YAG (Nd:YAG), fosfato titanil potássio (KTP), laser de corante pulsado e diodo.[3] Os lasers de diodo, Nd:YAG, érbio e CO_2 são os lasers intraorais mais comuns por causa das suas propriedades dependentes do comprimento de onda (Cap. 2).

LASER DE DIODO (805-1064 NM)

Muitos fabricantes produzem lasers de diodo que possuem um comprimento de onda na faixa de 805 a 1064 nm. Eles são compactos e portáteis no desenho e são componentes cirúrgicos relativamente baratos, com benefícios eficientes e confiáveis para o uso nos procedimentos cirúrgicos de tecidos moles orais. Os lasers de diodo podem ser usados no modo de onda contínua ou no modo pulsado, em contato ou não com o tecido. O laser de diodo de 980 nm tem absorção pela água significativamente maior, o que faz com que este corte mais óptica que termicamente, com uma penetração óptica de menos de 300 micrômetros (μ, μm). Romanos e Nentwig[4] relataram que o laser de diodo de 980 nm produziu uma margem de incisão mais precisa em comparação a outros comprimentos de onda de laser. Além dos vários procedimentos cirúrgicos em tecido mole oral, os lasers de diodo de 980 nm se tornaram tão populares quanto os lasers de CO_2 no tratamento da peri-implantite porque eles possuem um efeito bactericida sem causar alterações na superfície do implante[5] (Cap. 7).

LASER DE NEODÍMIO:YAG (1064 NM)

O meio ativo do laser de Nd:YAG é um cristal de ítrio, alumínio e granada dopado com íons neodímio.[6] Por funcionar próximo à parte infravermelha do espectro em 1.064 nm, o laser de Nd:YAG exibe uma absorção na superfície tecidual mínima e uma máxima penetração; isso permite uma coagulação tecidual em profundidade.[7] A transferência óptica é contínua, mas deve ser utilizada no modo pulsado por causa da habilidade do Nd:YAG em penetrar profundamente nos tecidos moles. Romanos[8] pressupunha que a maioria dos procedimentos poderia ser realizada sem anestesia local porque a duração do pulso é menor que o tempo requerido para iniciar um potencial de ação nervosa.

Comparando uma cirurgia com laser de Nd:YAG a uma cirurgia convencional com bisturi, White et al.[9] concluíram que o laser poderia ser usado com sucesso para aplicações em tecidos moles intraorais sem anestesia e com um mínimo sangramento. Quando o procedimento envolve ablação significativa ou recessão do tecido, é necessário anestesia local para o conforto do paciente.[7]

Como os lasers de diodo, o laser de Nd:YAG pode ser usado em modo contato (excisão) ou não contato (coagulação). Essas propriedades levaram ao seu uso numa variedade de procedimentos maxilofaciais, incluindo a coagulação de lesões angiomatosas, hemostasia em desordens de sangramento, cirurgia de artroscopia da articulação têmporomandibular (ATM), ressecções em tecidos vasculares (em combinação com o comprimento de onda do CO_2) e atenuação de neoplasmas avançados.[10] O laser de Nd:YAG tem demonstrado algum benefício nas terapias periodontais minimamente invasivas, incluindo debridamento de sulco e a descontaminação bacteriana, resultando em novas potenciais inserções dos tecidos gengivais, regeneração do osso de suporte e regeneração do ligamento periodontal[11] (Caps. 3 a 5).

LASERS DE ÉRBIO (2.780-2.940 NM)

A família dos lasers de érbio, incluindo dois comprimentos de onda similares, tem ganhado popularidade na cirurgia de implante dentário por causa de diversas propriedades. Os lasers de érbio são lasers pulsados com efeitos térmicos que interagem unicamente com as camadas superficiais dos tecidos moles e duros.[12] Os feixes são refletidos por superfícies de metais polidas como o titânio, não havendo nenhum efeito adverso sobre os implantes dentais.[13] A aplicação dos lasers de érbio na cirurgia de implantes dentais tem sido preconizada para o preparo do tecido duro, para o segundo tempo cirúrgico, para a revisão do tecido mole e para o tratamento de peri-implantite.[14-16]

Embora os lasers de érbio sejam capazes de realizar cirurgia óssea, como no aumento de coroa clínica, na coleta de enxerto de osso autógeno e na secção dental, esses procedimentos requerem mais tempo que os métodos tradicionais. Por esta razão, cirurgiões orais não têm adotado a tecnologia do laser de érbio.

LASER DE DIÓXIDO DE CARBONO (10.600 NM)

O laser de CO_2 tem se tornado o principal laser utilizado nas cirurgias de tecido mole intraorais. O comprimento de onda emitido de 10.600 nm tem uma absorção ideal pelo tecido mole porque este é composto de 90% de água, e o CO_2 tem excelente absorção na água. A ruptura celular ocorre por causa do efeito fototérmico quando a água intracelular absorve a energia do laser de CO_2. A vaporização celular é a base para que o laser de CO_2 funcione como um instrumento cirúrgico.[3] O comprimento de onda permite uma absorção dentro do tecido mole, gerando rapidamente energia que é conduzida para o interior do tecido adjacente, criando uma zona muito estreita de necrose térmica de aproximadamente 500 μ ou menos.[17] Uma excelente vantagem da utilização do laser de CO_2 é a pequena área de injúria térmica lateral, porque resulta em coagulação de vasos de até 500 μ em diâmetro e é clinicamente manifestada por homeostasia e selamento dos vasos linfáticos, o que mostrou reduzir bacteremia pós-cirúrgica comparado a outros métodos de incisão.

A curva de aprendizado tende a ser um pouco maior com o laser de CO_2 porque este é o único laser para tecido mole usado sem contato direto com o tecido. O sistema de entrega do feixe é um braço articulado ou um guia de onda oco. Este último requer o uso de uma potência maior porque uma significante energia do laser é absorvida internamente por este sistema de entrega. Esses sistemas de entrega do laser são aceitáveis para visão direta às pequenas áreas da cavidade oral. No entanto, durante a realização de procedimentos de endoscopia e de microscopia cirúrgica, nas quais os clínicos têm uma visibilidade da área limitada, um sistema flexível pode prover uma vantagem necessária. O desenvolvimento da fibra BeamPath permite que a energia do laser seja transmitida por um inovador revestimento de espelho dielétrico omnidirecional unido fotônico, que guia a luz através de um núcleo oco flexível.[19]

A energia do laser de CO_2 pode ser transmitida em vários modos diferentes, incluindo contínuo, pulsado e vários modalidades de "supervelocidade" e "ultravelocidade". Os lasers são geralmente compreendidos como um feixe de luz contínuo. A dispersão da energia do laser de CO_2, deste modo, é associada a uma onda contínua. Os lasers de CO_2 de onda contínua (CW) foram os primeiros dessa tecnologia na década de 1970 e comprovaram seu sucesso na medicina. No entanto, a emissão constante de energia do laser transmitiu densidades de energia muito altas, causando injúria desnecessária aos tecidos moles. Como essa tecnologia progrediu, um dispositivo limitador foi integrado aos lasers CW, causando interrupção da onda contínua. Estas unidades transmitem fluências de aproximadamente 1200 a 1500 mJ/cm^2 de densidade de energia. Esse desenvolvimento limitou o uso desses lasers em aplicações de microcirurgia. Uma tecnologia laser mais recente pode também operar no modo de onda pulsada (PW), no qual a energia é liberada e não liberada muito rapidamente. A energia do laser PW cria uma explosão instantânea de luz, que alcança um pico de potência maior que o modo CW.

Os lasers de CO_2 superpulsados foram desenvolvidos para regular a densidade de energia transmitida ao tecido mole. Por alterar a radiofrequência do mecanismo de bombeamento do laser, a largura e velocidade de transmissão do pulso puderam agora ser predeterminados. O modo superpulsado de transmissão de energia do laser de CO_2 aumentou a velocidade de trabalho dos pulsos de 400 a 800 microssegundos e diminuiu a densidade de energia de 180 a 300 mJ/cm^2 em tecido mole. Um resultado direto da diminuição da densidade de energia foi a menor carbonização, que resultou num processo de cicatrização mais consistente nos procedimentos em tecido mole.

A próxima geração de tecnologia atualmente no mercado pode criar pulsos de 20 a 80 milissegundos enquanto gera um pico de potência de 320 W. Entretanto, o menor diâmetro do feixe reduz a densidade de energia transferida aos tecidos. Essa tecnologia pode produzir uma incisão extremamente fina em profundidades de até 4 a 5 mm em uma única irradiação sem carbonização ou injúria tecidual. Muitos procedimentos de tecido mole superficiais utilizando esta tecnologia geralmente não requerem anestésicos locais por causa da mínima profundidade de absorção de 0,1 mm, reduzindo as lesões térmicas laterais e frequentemente resultando em ausência ou mínimo sangramento, desconforto ou inchaço durante a cirurgia e no período pós-operatório.

VANTAGENS E DESVANTAGENS DA CIRURGIA A LASER

BENEFÍCIOS

Os benefícios do uso dos lasers em procedimentos cirúrgicos orais são significativos, tanto para o cirurgião dentista quanto para o paciente. A luz do laser é monocromática, coerente e colimada; então, ela libera uma energia precisa no tecido-alvo. A energia do laser incisa tecidos mais precisamente que o bisturi, gera vaporização completa e coagula os vasos sanguíneos. Para procedimentos de recontorno, o laser é o instrumento cirúrgico de escolha talvez por causa da sua habilidade em esculpir tecidos moles por ablação seletiva.

O efeito hemostático criado quando a energia do laser interage com o tecido mole elimina o sangramento excessivo, um fator que tem tradicionalmente desencorajado os dentistas a realizar cirurgias, criando uma área cirúrgica limpa que permite uma maior precisão e acurácia e melhor visualização do sítio cirúrgico, fazendo da cirurgia com laser um procedimento tão simples quanto outros procedimentos dentais.

Examinadas histologicamente, as feridas cirúrgicas do laser parecem conter um número significativamente pequeno de miofibroblastos.[20] Isso resulta em menor contratura e cicatrizes da ferida e, por último, numa melhora na cicatrização.[21,22] A mobilidade dos tecidos móveis (lábios, língua, assoalho de boca, palato mole) é atingida mais rapidamente no pós-cirúrgico. Com um resultado de melhor cicatrização e hemostasia, as feridas cirúrgicas do laser geralmente não precisam de suturas, havendo cicatrização por segunda intenção, com exceção de quando a estética for um fator considerável.

Com a tecnologia do laser, o paciente tipicamente tem menor inchaço e dor pós-operatórios.[23,24] Uma via respiratória comprometida durante a cirurgia oral não é de grande preocupação parcialmente por causa do menor inchaço. Embora não sempre previsível, a menor dor pós-operatória pode ser controlada por analgésicos não narcóticos orais (i.e., ibuprofeno) na maioria dos procedimentos com laser. A fisiologia desde efeito é ainda desconhecida, mas possivelmente se deve ao menor trauma e a uma alteração na transmissão neural.[7]

Como o paciente tem uma experiência cirúrgica menos dolorosa com mínimas complicações pós-operatórias, muitos procedimentos são realizados em ambiente ambulatorial. Os pacientes podem geralmente retornar ao trabalho em um dia ou mesmo imediatamente após a cirurgia.

DESVANTAGENS

Apesar das muitas vantagens do laser, na determinação do tratamento apropriado ao paciente o clínico também deve considerar as suas desvantagens. Embora o processo de cicatrização após uma cirurgia com laser seja geralmente caracterizado por diminuição das cicatrizes e aumento da função, observou-se que a velocidade de cicatrização é um pouco mais prolongada em comparação aos outros tipos de feridas cirúrgicas.[25] Este atraso na cicatrização é certamente causado pelo selamento dos vasos sanguíneos e linfáticos e, subsequentemente, pela necessidade de neovascularização na cicatrização. A cicatrização típica intraoral após a cirurgia com laser pode levar até duas semanas para aquelas feridas que levariam de sete a dez dias. Se suturas são indicadas, um atraso no tempo de cicatrização deve ser levado em consideração na remoção da sutura, para prevenir deiscência prematura da ferida.[24]

Feridas cirúrgicas do laser de CO_2 não suturadas cicatrizam a partir da formação de um coágulo de fibrina que funciona como uma cobertura biológica. Por causa da epitelização demorada das feridas realizadas pelo laser de CO_2, o coágulo de fibrina pode permanecer presente por mais de duas semanas.[23] Um clínico com pouca experiência com o laser não deve confundir este processo de cicatrização com uma infecção e fazer, desnecessariamente, um debridamento cirúrgico da ferida ou prescrever antibióticos quando não há indicação. Ao contrário da cicatrização pós-cirúrgica convencional, um aumento da dor de quatro a sete dias após a cirurgia pode ocorrer, que pode ser normalmente controlado com mínimas doses de analgésicos orais (p. ex., ibuprofeno). A aparência clínica e o desconforto após a cirurgia com laser devem ser discutidos com os pacientes antes da cirurgia para evitar confusão ou complicações.[24]

Virtualmente, todos os comprimentos de onda usados em cirurgia para vaporizar, coagular ou cortar tecidos podem produzir debris particulados chamados "laser plume" ou "fumaça do laser". Clínicos, assistentes e pacientes podem estar em risco se expostos ao "laser plume". O "laser plume" pode conter carcinógenos, irritantes, poeiras, vírus, esporos bacterianos, dependendo do procedimento. Também pode conter monóxido de carbono, hidrocarbonos poliaromáticos, vários gases tóxicos e químicos como formaldeído, cianeto de hidrogênio e benzeno. Há atualmente efeitos crônicos potenciais à saúde não conhecidos de exposição a longo prazo a "laser plumes". A literatura não é clara sobre a transmissão infecciosa de "laser plumes" em medicina. Vários estudos de pacientes positivos para ácido desoxirribonucleico (DNA) de papilomavírus humano tipo 2 (HPV-2) revelaram que não havia partículas de vírus viáveis no "laser plume".[26-31] Outros estudos mostraram que havia DNA de HPV em "plumes" de tecidos vaporizados com laser.[32-35] Nenhum dos estudos revisou o tratamento na cavidade oral. Uma revisão da literatura não revela nenhum caso de profissionais de saúde que ficaram doentes por inalar "laser plume". De qualquer modo, os contaminantes gerados pelo laser podem e devem ser controlados por ventilação, práticas de trabalho seguras e equipamento de proteção pessoal.

TÉCNICAS E PROCEDIMENTOS COM LASER

Embora os comprimentos de onda de diodo, Nd:YAG e, em menor extensão, do de érbio poderem ser usados em procedimentos de cirurgia oral em consultório, este capítulo descreve primariamente as cirurgias realizadas com laser de CO_2. O laser de CO_2, o mais empregado pela COM, é o mais frequentemente utilizado para esses procedimentos, como mais de trinta anos de literatura revisada justificando seu uso na cavidade oral. Nenhum outro comprimento de onda de laser foi tão extensivamente pesquisado e estudado na COM como o laser de CO_2.

A base para qualquer técnica de laser começa conhecendo-se os prós e os contras do sistema de laser para maximizar seu uso e prevenir complicações. Os sistemas de laser são equipados com um manual do operador, detalhando as características de segurança. O operador e os assistentes devem rever completamente o manual antes do uso do laser e devem seguir estritamente as indicações. Nenhum profissional da saúde deve tentar utilizar o laser sem um treinamento apropriado (Cap. 16).

As injúrias mais frequentes resultantes do uso do laser são causadas pela energia do laser emitida além da área de trabalho atingindo o tecido mole adjacente. Isto ocorre tipicamente quando um espécime é incisado horizontalmente, porque a energia do laser pode ser redirecionada por uma superfície metálica reflexiva como um afastador oral. Essas complicações geralmente resultam em injúria mínima ou não, mas a resposta inicial do paciente ao estímulo pode ser interpretada como dor. Isto pode ser facilmente evitado pela obstrução dos tecidos distantes com gaze umedecida ou utilizando-se instrumentos não reflexivos.[3]

O uso de óculos protetores específicos para cada comprimento de onda é obrigatório, resguardando contra a energia de laser maldirecionada ou reflexiva. Durante o uso do laser, um sugador de alta potência e máscaras de alta filtragem devem ser usados para prevenir doença a partir da inalação de "laser plume" liberado no sítio de interação da energia do laser e do tecido. Para prevenir combustão com gases inflamáveis, óxido nitroso e oxigênio devem ser temporariamente suspensos durante o uso do laser para prevenir grave lesão ao paciente. Uma vez que a energia do laser de CO_2 é bem-absorvida pela hidroxiapatita, o componente principal do esmalte dental, quantidades significativas de energia do laser absorvidas pelos dentes podem causar desmineralização, enfraquecendo o esmalte[36] e aumentando a temperatura pulpar.[37] Quando próximos ao laser de CO_2, os dentes podem ser protegidos por uma gaze umedecida ou por um protetor dental pré-fabricado para absorver a energia extra do laser (Fig. 6-1).

Os clínicos usam as seguintes três técnicas fototérmicas fundamentais com o laser de CO_2 para realizar vários procedimentos intraorais:

- Cirurgia de incisão/excisão (Fig. 6-2)
- Procedimentos de ablação/vaporização (Fig. 6-3)
- Técnicas de hemostasia/coagulação (Fig. 6-4)

Todas as técnicas cirúrgicas orais menores realizadas em consultórios, de frenectomia à incisão para cirurgia de terceiro molar e apicetomia, são baseadas nesses três técnicas. O primeiro procedimento discutido aqui é a biópsia; porém, as técnicas usadas para realizar biópsias são aplicáveis a praticamente todos os procedimentos intraorais. É importante compreender que uma ou mais técnicas podem ser necessárias para qualquer caso clínico, dependendo de três parâmetros do laser controlados pelos cirurgiões: energia, tempo e o spot size/diâmetro do feixe laser.[3] Estes parâmetros se equiparam no ponto focal da energia de laser emitida de cada peça de mão emissora de laser. Alterando-se a distância da peça de mão até o tecido pode-se focar ou desfocar o ponto focal do feixe de laser, alterando, assim, o efeito do laser no tecido-alvo. O laser focado irá realizar excisão, incisão, ablação e coagulação com alta eficiência. Quando o laser está desfocado, este terá menor eficiência na ablação/incisão/excisão e mais eficiência na coagulação.

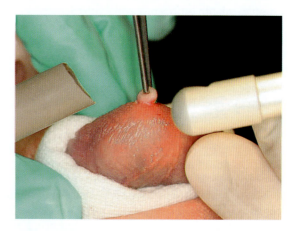

FIGURA 6-1 • Gaze umedecida ao redor do sítio cirúrgico para absorver a energia dispersa do laser e proteger as estruturas adjacentes antes da remoção da lesão lingual.

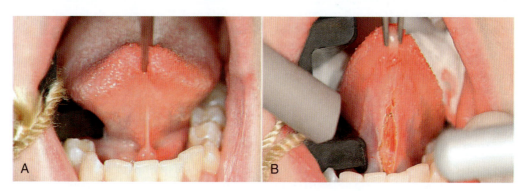

FIGURA 6-2 • Exemplo de procedimento de incisão/excisão. **A**, Visão pré-operatória, e **B**, visão pós-operatória imediata de frenectomia lingual.

Cirurgia Oral para o Clínico Geral ••• **CAPÍTULO 6** | 95

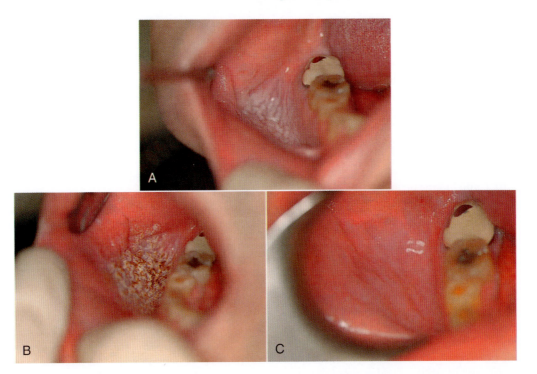

FIGURA 6-3 • Exemplo de ablação/vaporização de uma leucoplasia previamente biopsiada. **A**, Visão pré-operatória imediata; **B**, visão transoperatória; e **C**, visão pós-operatória de 12 dias.

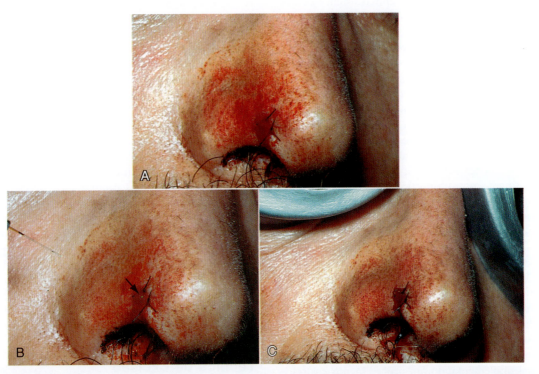

FIGURA 6-4 • Exemplo de procedimento de hemostasia/coagulação. **A**, Visão pré-operatória de paciente que fazia uso de "afinadores de sangue" que apresenta sangramento na região da sutura realizada após uma biópsia excisional de uma lesão no nariz. **B**, Visão transoperatória do paciente. Observe a fibra do laser de Nd:YAG no lado esquerdo e o feixe brilhando na área de sangramento *(seta)*. **C**, Visão pós-operatória imediata do paciente após o uso de laser para coagulação da área sangrante (Cortesia de Dr. Robert Convissar).

TÉCNICAS E PROCEDIMENTOS DE INCISÃO/EXCISÃO

O *modo focado* ocorre quando o ponto focal da energia do laser faz contato com o tecido, maximizando a potência por unidade de área. Utilizar o laser de CO_2 no modo focado permite uma profundidade maior, produzindo uma incisão ainda mais fina do que com o bisturi, funcionando como um bisturi leve. As características do laser de CO_2 o fazem ideal para a maioria dos procedimentos intraorais tradicionalmente realizados com o bisturi, como biópsia de incisão e excisão, remoção de lesão e elevação de retalho.[3,7,38]

PROCEDIMENTO DE BIÓPSIA

Todo paciente requer uma investigação para o câncer bucal, que é realizada através de um exame completo oral, da cabeça e do pescoço. Exames orais podem ser mais eficientes por inspecionar sítios de alto risco, nos quais ocorrem 90% dos cânceres orais de células escamosas: assoalho da boca, região ventrolateral da língua e complexo do palato mole.[39] Muitos métodos de exame e detecção podem ser usados como instrumentos coadjuvantes para identificar tecidos com lesões pré-cancerígenas ou lesões cancerígenas precocemente e antes que sejam visíveis ao olho nu, determinando o diagnóstico e melhorando o prognóstico do paciente. Oh e Laskin[40] notaram acentuação de algumas lesões quando os pacientes utilizavam enxaguatório acético, mas não houve aumento significativo na detecção. Também, ao exame com o sistema ViziLite quimioluminescente produziu reflexos que fizeram a visualização mais difícil.

Quando alterações celulares são detectadas, mesmo após o uso das técnicas coadjuvantes, o procedimento cirúrgico de biópsia é sempre necessário para se obter um diagnóstico final.[41-43] A biópsia é o processo de remoção de uma amostra de tecido de um paciente para o exame diagnóstico. O procedimento é requerido para determinar o processo interno nos tecidos que está causando as alterações na sua aparência clínica. O diagnóstico obtido varia de normalidade a processo inflamatório e de doença sistêmica a neoplasma benigno ou maligno. Basicamente, um diagnóstico preciso guia o clínico na determinação do tratamento necessário. As cinco técnicas de biópsia intraoral são biópsia de aspiração, biópsia citológica, biópsia de esfoliação, biópsia excisional e biópsia incisional.

A técnica de biópsia de esfoliação tem aumentado a sensibilidade (92,3%) e a especificidade (94,3%) para detecção de carcinoma oral de células escamosas ou displasia quando testado em lesões visualmente identificadas.[44-46] Observe que biópsias esfoliativas, em particular, devem ser usadas somente como um instrumento de triagem e identificação atípica de células ou resultados positivos dessas biópsias requerem uma etapa adicional implementando um procedimento cirúrgico para confirmar o diagnóstico.[47]

A formulação de um diagnóstico definitivo geralmente requer a aquisição de um espécime tecidual histologicamente representativo da lesão, utilizando uma das duas técnicas de biópsia. Até recentemente, a maioria das biópsias cirúrgicas era realizada com "aço frio", o bisturi. A desvantagem do uso do bisturi é a sequela transcirúrgica e pós-cirúrgica frequentemente experimentada por pacientes.

A modalidade preferida para a biópsia cirúrgica intraoral é o laser, por várias razões. A natureza hemostática do laser cria uma área cirúrgica livre de sangue comparada ao uso do bisturi. Isto é crítico no tratamento de lesões vasculares ou em pacientes que tendem a sangrar excessivamente; o laser minimiza a perda de sangue. Outras vantagens do uso do laser são o tempo cirúrgico reduzido (maior precisão na incisão) e a visualização incomparável do sítio cirúrgico (ausência de sangue no sítio cirúrgico). O menor tempo cirúrgico reduz a manipulação tecidual e o potencial de contaminação da ferida cirúrgica. O efeito térmico do laser produz mínima necrose térmica lateral, mas provoca resposta suficiente para atingir um efeito bactericida. Os pacientes se sentem confortáveis durante o procedimento com mínima anestesia local. Após a cirurgia com laser, os pacientes rapidamente retornam a sua rotina diária, com ausência de sangramento e inchaço. O desconforto é geralmente mínimo e pode ser tratado com analgésicos não narcóticos como o ibuprofeno. Biópsias cirúrgicas com laser geralmente podem ser realizadas na consulta inicial do paciente, acelerando o processo de diagnóstico e o tratamento.

Técnica da Incisão

A localização e o tamanho da lesão ditam se a biópsia incisional ou excisional deve ser realizada. A técnica incisional remove somente uma porção representativa ou porções da lesão, assim como tecido normal adjacente. Lesões superficiais descritas como leucoplásicas ou eritroplásicas, com achados histológicos consistentes de hiperceratose, líquen plano, leucoedema, displasia epitelial, carcinoma *in situ* e carcinoma de células escamosas, são geralmente tratadas com esta técnica. Frequentemente, as lesões requerem biópsias incisionais múltiplas de várias localizações para exame microscópico quando há suspeita de câncer oral.

A biópsia incisional tipicamente realizada com um bisturi é na forma elíptica, fina em espessura e larga em profundidade para obtenção de uma margem tecidual profunda, pois leva em consideração as propriedades infiltrativas do carcinoma. Durante a incisão da lesão com laser, é necessário que se obtenha um espécime adequado. Deve-se dar importância à largura e à espessura tanto do tecido sadio quanto do tecido doente, dando cuidadosa atenção à possibilidade do tecido sofrer necrose térmica lateral. A profundidade da biópsia deve se estender ao interior da submucosa para determinar a profundidade da invasão, maximizando a possibilidade de remover a lesão e diminuindo a probabilidade de invasão das células adjacentes.

Técnica da Excisão

Técnicas da excisão requerem a remoção de toda a lesão com pelo menos 2 a a 3 mm de margem de segurança (Fig. 6-5, A-C). Esta técnica é preferível para todas as lesões orais iguais ou menores que 1 cm e para lesões menores, sólidas e exofíticas.

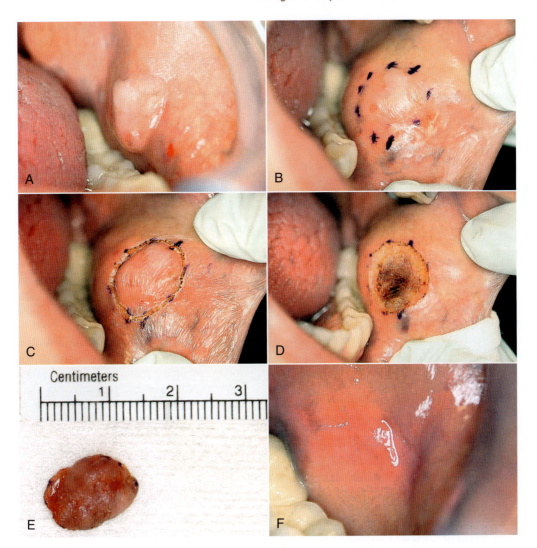

FIGURA 6-5 • Técnica de biópsia excisional. **A**, Visão da lesão mostra a anatomia adjacente. **B e C**, Delineamento da incisão planejada com uma caneta marcadora ou com o laser com uma potência mais baixa, permitindo um maior controle da localização da incisão. **D**, Hemostasia ideal na ferida cirúrgica. **E**, Documentação fotográfica do espécime. **F**, Visão pós-operatória de uma semana.

Lesões localizadas e discretas como fibroma, papiloma, mucocele e granuloma piogênico são mais frequentemente excisadas com laser.

Quando cirurgiões realizam sua primeira biópsia com laser, eles devem retirar margens de segurança levemente maiores do que com o uso do bisturi, para diminuir a possibilidade de necrose térmica (um erro de iniciantes com a técnica de biópsia) nas margens da incisão.[38]

Quando uma biópsia excisional contém uma margem positiva de doença, este procedimento é classificado como uma biópsia "incisional". É requerido então tratamento adicional para erradicar a doença.

Documentação

A fotografia digital tem um grande valor hoje em dia em Odontologia. Uma fotografia clínica deve ser feita antes da anestesia para evitar qualquer distorção dos tecidos envolvidos na fotografia. É vital documentar todos os aspectos do tratamento do paciente, incluindo fotografias pré-cirúrgicas e pós-cirúrgicas, margens cirúrgicas, defeitos cirúrgicos e o espécime biopsiado (Fig. 6-5, E). Um espécime submetido a exame histológico deve conter uma história médica e clínica pertinente, com fotografias anexadas para facilitar o patologista na formulação do diagnóstico. Se um diagnóstico é questionável ou se há suspeita de malignidade, é melhor que isto seja discutido com o patologista e seja realizada outra biópsia.

Anestesia

A anestesia local deve ser administrada para proporcionar conforto ao paciente. Se a anestesia local for administrada diretamente na lesão ou na margem incisal planejada, o conteúdo fluido no tecido proveniente da injeção anestésica pode levar à remoção de tecido alterado e à incisão inconsistente secundária às propriedades absortivas da energia do laser. O bloqueio anestésico, a infiltração profunda ou a infiltração a 1 cm pelo menos da lesão são ideais e minimizam distorção na área cirúrgica.

Etapas do Procedimento

1. **Trace as margens cirúrgicas planejadas** com espaçamento incremental utilizando laser intermitente antes da incisão real.
   Isto é indicado na realização da biópsia porque garante precisão e permite ao clínico fazer qualquer alteração necessária antes de um erro se tornar irreversível. Isso também permite ao clínico avaliar a interação do laser no tecido para que a velocidade de incisão e a energia do laser possam ser alteradas caso seja necessário.

2. **Una o contorno da margem tracejada** com o uso do laser uma a duas vezes com movimentos controlados e rápidos. Mantendo-se um tamanho de área de ação do laser constante, a incisão terá uma profundidade uniforme. Um movimento mais lento aumenta a profundidade da incisão, a energia absorvida pelo tecido e a injúria térmica lateral. Quando há indicação de maior profundidade da incisão, aumenta-se o nível de energia ou usa-se o laser mais vezes, movendo-se a ponteira do laser novamente na incisão. Para realizar uma incisão superficial, aumente o movimento controlado da peça de mão do laser em vez de diminuir o nível de energia.
   Quando a velocidade máxima do movimento é alcançada, pode ser apropriado reduzir os protocolos do laser.[3,24] A profundidade da incisão é dependente da lesão; lesões superficiais requerem 2 a 4 mm de tecido mole da superfície para se obter um exame microscópico exato para o patologista. Injúria da lesão geralmente ocorre na margem mais profunda por causa de uma angulação imprópria do laser, durante a tentativa de visualizar a lesão diretamente. Uma abordagem com sucesso é alcançada mantendo-se uma posição perpendicular à superfície do tecido até atingir a profundidade de incisão desejada.

3. **Incisão sob a lesão.**
   O procedimento de biópsia culmina numa pequena retração distante da superfície aderida da margem do espécime utilizando-se um instrumento cirúrgico ou uma sutura retratora. Uma tensão é aplicada ao tecido retraído e a energia do laser focada e absorvida facilita a separação do espécime do tecido original. Uma atenção especial deve ser dada à remoção do espécime; direcione cuidadosamente o laser na margem, paralela à base da lesão, mantendo a espessura desejada. O cirurgião pode facilmente não direcionar o laser corretamente durante a excisão, seccionando a lesão acidentalmente e deixando células patológicas no tecido nativo, realizando, assim, uma biópsia deficiente. O bloqueio dos tecidos adjacentes com gaze umedecida durante a dissecção horizontal com laser irá prevenir lesão proveniente da energia excessiva do laser.

4. **Etiquete e identifique o espécime** na margem para garantir que a sua correta orientação seja mantida. A orientação correta facilita o tratamento de margens suspeitas e estabelece uma base para discussão do tratamento do paciente entre o patologista e o clínico.

5. **Obtenha homeostasia,** se necessário.
   A ferida cirúrgica é inspecionada e o sangramento é controlado. Os lasers normalmente promovem excelente hemostasia; ocasionalmente, porém, o sangramento pode ser relacionado a um vaso com calibre maior que 0,5 mm ou a um rápido movimento da peça de mão. Isso é resultado de um tempo insuficiente para a difusão térmica lateral e para a coagulação surtirem efeito.[38] A aplicação de pressão com gaze estéril irá controlar o sangramento imediatamente. Um controle definitivo com a técnica da hemostasia é revisado posteriormente

6. **Suturas** são raramente indicadas nas técnicas de biópsia com laser.
   Se suturas são necessárias, o mais indicado é incisar as margens periféricas para promover um fechamento livre de tensão e otimizar a cicatrização. Inicialmente, as feridas cirúrgicas de laser demonstram uma epitelialização mais demorada comparadas às feridas provenientes de bisturi, embora estudos mostrem que a força de tensão será a mesma no final.[36] Assim, as suturas de feridas cirúrgicas provenientes do laser devem ser removidas de 7 a dez dias após a cirurgia, enquanto as suturas de feridas provenientes de bisturi devem ser removidas de cinco a sete dias (Fig. 6-5).

7. **Coloque uma bandagem fisiológica na ferida.**
   A utilização do laser permite a formação de uma camada carbonizada sobre a ferida cirúrgica. Isso é possível a partir da utilização da energia do laser desfocado na superfície total da área cirúrgica. A decisão de utilizar uma camada fina protetora sobre a ferida cirúrgica ou deixá-la diretamente exposta é determinada pela experiência clínica do cirurgião. A literatura a respeito dessa técnica não é clara, sendo indicada anteriormente com técnicas do laser CO_2 no modo contínuo, mas desnecessária com sistemas de laser de CO_2 superpulsados e ultrapulsados. Alguns clínicos cobrem a lesão com geleia de petróleo, outros com óleo de vitamina E e outros deixam a lesão exposta.

OUTROS PROCEDIMENTOS DE INCISÃO/EXCISÃO

Técnicas de incisão e excisão com laser são também aplicáveis a outros procedimentos intraorais. Estas técnicas são independentes da lesão; qualquer lesão ou tecido que requer incisão ou excisão é tratado pelo mesmo método básico descrito anteriormente.[7] Os lasers mostraram que são eficientes na correção de muitas anomalias dos tecidos moles orais.[48,49]

Os parâmetros do laser para procedimentos de incisão e excisão variam de acordo com o tipo de laser, assim como pelo tipo de tecido que é tratado e pela experiência do clínico. Os parâmetros dos "livro de receitas" ocasionalmente descritos na literatura devem ser evitados; esses parâmetros podem não ser consistentes com o efeito do laser esperado no tecido em algum caso particular.[3]

TÉCNICAS E PROCEDIMENTOS DE ABLAÇÃO/VAPORIZAÇÃO

O laser de CO_2 é único porque tem a habilidade de funcionar como um "leve bisturi" e um vaporizador fototérmico. A ablação e vaporização tecidual consistem em uma técnica realizada com lasers no modo desfocado e alcançada por meio da movimentação do laser para fora do tecido além do ponto focal, causando um aumento do diâmetro do feixe/spot size que diminui diretamente a densidade de potência e a profundidade do corte. A energia absorvida vaporiza o tecido de modo controlado e previsível. A criocirurgia e a descamação química são similares mas imprevisíveis devido à inabilidade em alcançar uma profundidade constante e à dificuldade de aplicação dessas modalidades intraoralmente.

A vaporização com laser é a modalidade cirúrgica mais rápida, segura e previsível disponível atualmente. A técnica da ablação é geralmente usada tanto para tratar lesões orais discretas, lesões superficiais benignas e pré-malignas e doenças inflamatórias quanto para contornar os tecidos gengivais por razões funcionais e estéticas. O tratamento dessas lesões frequentemente inclui a remoção de hiperceratose epitelial, hiperplasia, displasia, líquen plano e estomatite nicotínica.

TÉCNICA DA VAPORIZAÇÃO

A vaporização de uma lesão impossibilita um diagnóstico histológico. Assim, a vaporização somente deve ser realizada em áreas previamente biopsiadas ou quando um diagnóstico razoável já tenha sido realizado.[3]

A vaporização é ideal para lesões superficiais grandes confinadas ao epitélio, localizadas em áreas como o assoalho da boca, onde incisões podem provavelmente comprometer a anatomia subjacente. Nesses casos, técnicas de biópsia tradicionais utilizando bisturis poderiam ser consideradas agressivas, porque removem muito tecido e podem causar sangramento, cicatrizes e lesão a estruturas adjacentes. Com a maioria dos lasers de CO_2, cada passo durante a ablação tecidual penetra de poucas centenas de micrômetros a 1 a 2 mm. Por remover seletivamente cada camada celular, a ablação com laser pode ser completada de modo conservador, causando mínima lesão ao tecido e às estruturas subjacentes. Após a ablação com laser, a elasticidade do tecido se mantém resiliente, com menos cicatrizes e função fundamental preservada.[21,22]

TRATAMENTO DA LESÃO

Lesões superficiais que demonstram leucoplasia, eritroplasia ou uma combinação estão sob um grande risco de malignidade. Estes pacientes têm de cinquenta a sessenta vezes maior risco de desenvolvimento de câncer oral.[7] A ablação com laser dessas lesões é considerada controversa. A excisão ou ablação intervencional com laser de lesões epiteliais pré-cancerosas orais oferece vantagens únicas, incluindo eliminação do tecido doente, controle da perda de sangue, aceitação favorável pelo paciente, morbidade baixa com complicações reduzidas e cicatrização bem-sucedida.[50]

Estudos demonstraram que a ablação realizada com laser com acompanhamento regular é efetiva no controle de lesões displásicas de todos os níveis. As taxas de recorrência de lesões pré-malignas não são significantemente diferentes entre excisão com bisturi e vaporização com laser. Vedtofte et al.[51] mostraram uma taxa de recorrência de 20% em quatro anos em pacientes que sofreram excisão com bisturi. Horch et al.[52] mostraram uma taxa de recorrência de 22% por 37 meses em pacientes que sofreram vaporização com laser. Thompson e Wylie[53] revisaram 57 pacientes tratados com laser que apresentaram por quatro anos lesões displásicas confirmadas histologicamente. Por 44 meses, eles observaram que 76% dos pacientes continuavam livres da doença, comparável à taxa de sucesso de 80% em pacientes tratados com excisão cirúrgica.

A vaporização com laser é um método eficaz, sem morbidade, barato, rápido e relativamente indolor de tratar lesões pré-malignas. Muitos clínicos acreditam que o efeito hemostático do laser resulta em menor possibilidade de disseminação hematogênica ou linfática de células malignas.[54,55] A baixa morbidade e mínima dor geralmente associadas à ablação com laser fazem deste método um instrumento valioso no tratamento de lesões pré-malignas na mucosa.

TÉCNICA DA ABLAÇÃO

Independentemente do tipo de laser para ablação utilizado para este procedimento, a técnica é realizada utilizando o modo desfocado, que aumenta o tamanho da área focal/spot size e diminui a potência e a profundidade do corte. A profundidade da ablação é aumentada utilizando um protocolo mais alto de potência e é diminuída a partir de movimentos mais rápidos da peça de mão ou por aumento do tamanho da área focal/spot size. O tamanho e a profundidade da lesão ajudam a determinar a configuração da potência e o tamanho da área de tratamento.

Assim como na biópsia excisional, os clínicos devem começar tracejando as margens circunferenciais da lesão. As margens tracejadas servem como limites cirúrgicos, extendendo-se 0,5 cm além da identificação da lesão. A ablação da lesão é realizada através de uma série contínua de Us conectados e paralelos nas margens delineadas, tendo o cuidado de não deixar nenhuma parte da lesão presente. Este método garante uma ablação uniforme na superfície. A sobreposição de etapas de ablação pode resultar numa maior injúria térmica lateral e maior profundidade. Os tecidos que sofreram ablação se tornam desidratados facilmente; assim, se o laser for usado numa área previamente tratada, pode haver um aumento da injúria térmica lateral. Para minimizar a probabilidade de um resultado ruim, reidrate os tecidos com água e, utilizando gaze umedecida, remova suavemente qualquer carbonização da superfície entre as etapas.[3] Para alcançar uma maior profundidade, passos adicionais podem ser realizados perpendiculares ao padrão de ablação inicial para se alcançar um completo envolvimento da lesão (Fig. 6-6 e Estudo de Caso 6-1).

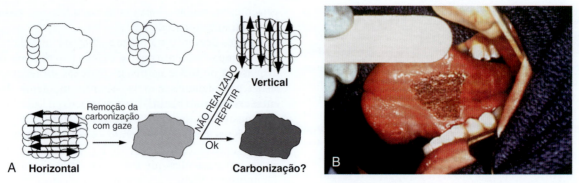

FIGURA 6-6 • Técnica da ablação mostrando o uso apropriado de Us invertidos (De Strauss RA: Laser management of discrete lesions. Em Catone G, Alling C, editores: *Lasers applications in oral and maxillofacial surgery*, Philadelphia, 1997, Saunders.)

Estudo de Caso 6-1

Um homem de 71 anos de idade se apresentou para avaliação de uma placa branca, 1,5 x 1,0 cm, localizada no palato mole lateral esquerdo e de duração não conhecida (Fig. 6-7, *A*). O paciente era fumante por 50 anos, com um consumo de meio maço de cigarro por dia com história de consumo moderado de álcool. O exame clínico confirmou uma leucoplasia semelhante à placa não removível e com bordas irregulares. Uma história médica completa foi obtida e um exame completo da cabeça e do pescoço foi realizado. Não foi observada nenhuma linfadenopatia cervical à palpação. Uma biópsia incisional com anestesia local resultou em um diagnóstico de displasia leve. A ablação com laser foi usada para erradicar os tecidos com leve displasia. Uma carpule com lidocaína a 2% com epinefrina 1:100.000 foi administrada por infiltração local. O laser foi utilizado no modo desfocado.

Nestes casos, é recomendável que se comece a ablação da lesão pela margem periférica e uso do laser sistematicamente com movimento de vaivém, cobrindo toda a lesão sem sobreposição. Uma vez que a irradiação inicial está completa, a ferida é debridada com gaze umedecida, removendo os tecidos necróticos. Irradiações adicionais podem ser necessárias, baseado na severidade do diagnóstico. A inspeção do tecido deve confirmar a ausência de lesão residual. Uma fina camada de escara é deixada sobre a ferida, e a cicatrização é completada em duas a quatro semanas (Fig. 6-7, *B*). O bochecho de clorexidina é recomendado para reduzir a infecção e a medicação não esteroidal deve promover adequado alívio da dor. Exames seguintes de rotina são críticos para monitorar recorrência e para assegurar a detecção precoce de novas lesões (Fig. 6-7, *C*).

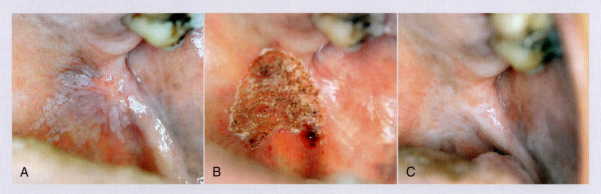

FIGURA 6-7 • **A**, Lesão assintomática leucoplásica semelhante à placa localizada no palato mole. **B**, O tratamento utilizando lasers de CO_2 envolve duas etapas de ablação com debridamento, deixando uma fina camada de escara para ajudar a proteger a área durante a cicatrização inicial. **C**, Visita pós-operatória de dois meses demonstra a completa cicatrização sem evidência de doença ativa.

CONDIÇÕES INFLAMATÓRIAS

A resposta inflamatória é tipicamente associada ao inchaço, à dor e a possível doença sistêmica e infecção. Condições inflamatórias como periodontite, peri-implantite, alveolite, hiperplasia papilar, lesões herpéticas e ulcerações aftosas podem ser tratadas com vaporização a laser. A vaporização de úlceras herpéticas e aftosas é uma alternativa a medicamentos prescritos regularmente, que proporcionam apenas um tratamento paliativo (Cap. 12). A terapia com laser proporciona um alívio dos sintomas e estabelece uma cicatrização ótima da ferida, eliminando seletivamente patógenos e doença da interação tecidual fototérmica nessas lesões potencialmente recorrentes.[56] A atenuação dos sintomas dolorosos associados a estomatite aftosa e herpética e as manifestações orais resultantes da síndrome da imunodeficiência adquirida (AIDS) são efetivamente tratadas com a terapia laser.[60]

A técnica da ablação é útil no tratamento de outros problemas funcionais e estéticos na cavidade oral. A ablação com laser nas mãos de um clínico habilidoso tem revolucionado a manipulação de tecidos moles. Pacientes que apresentam tuberosidades fibrosas e hiperplasia gengival resultante de inflamação e terapia com drogas são agora tratados previsivelmente com cirurgia minimamente invasiva.

IMPLANTES DENTAIS

Atualmente, a utilização do laser de CO_2 para cirurgia de implantes dentais é tão importante quanto a tomografia computadorizada cone-beam (TCCB ou CBCT, feixe cônico) e a interpretação volumétrica tridimensional (3D), um software para planejamento de implantes. A habilidade de avaliar o osso subjacente antes da instalação do implante é de grande valor. Em muitos casos, os implantes podem ser instalados através de uma abordagem com o laser sem a necessidade de retalho tecidual, reduzindo a contaminação do implante por mucosa tecidual adjacente. Os tecidos gengivais são descontaminados pelo efeito fototérmico e o perfil de emergência é esculpido para o cicatrizador indicado sem sangramento ou inchaço, melhorando a experiência cirúrgica do paciente com implantes dentais.

Implantes com comprometimento infeccioso também podem ter benefício com as propriedades fototérmicas do laser. A descontaminação local elimina a infecção, melhorando os tecidos peri-implantares e prolongando a vida útil funcional do implante (Cap. 7).

CASOS CLÍNICOS
Excisão de Granuloma Piogênico

Uma paciente de 46 anos, do sexo feminino, apresentou-se com uma massa tecidual no lábio inferior, macia e volumosa, que surgiu após uma queda na qual bateu o lábio inferior no chão há duas semanas (Fig. 6-8, A e B). Foi realizada anestesia local com 75% do conteúdo de uma carpule com lidocaína a 2% com epinefrina 1:100.000. Uma biópsia excisional foi indicada. Uma incisão elíptica foi feita seguindo-se a margem da lesão e utilizando o feixe laser numa posição perpendicular ao tecido para evitar uma incisão insuficiente na margem mais profunda (Fig. 6-8, C e D). Uma vez que o músculo orbicular da boca foi identificado, o espécime foi cuidadosamente removido através de uma margem e a excisão se realizou seguindo-se o plano supramuscular (E). A incisão no interior do tecido irá causar dor e criar um maior potencial de sangramento ou uma contratura desnecessária da ferida. Após a excisão, o espécime deve ser medido, fotografado e enviado ao patologista para exame microscópico. A sutura da ferida é geralmente desnecessária, a não ser que a obtenção de um resultado estético seja prioridade. Uma dieta mais macia que limite a função do lábio é recomendada após o procedimento. As fotografias do pós-operatório de dez dias mostram um resultado estético excelente (Fig. 6-8, F e G). A massa tecidual foi diagnosticada como granuloma piogênico. Esses granulomas frequentemente se apresentam como massas vermelhas e macias, possivelmente ulceradas, com superfícies fribrinopurulentas, localizadas intraoralmente na gengiva entre os dentes ou talvez na face. Os granulomas piogênicos são estimulados por irritantes como cálculo, restaurações rugosas ou corpos estranhos. Eles têm a tendência de sangrar facilmente quando traumatizados. A excisão cirúrgica com uma margem de 2 mm na periferia é curativa se os fatores causais forem removidos. A recorrência não é provável, a não ser que um irritante local ainda esteja presente.

Excisão de Lipoma da Língua

Um paciente de 51 anos de idade, do sexo masculino, apresentou-se com uma massa de crescimento lento no dorso esquerdo da língua que foi notada inicialmente há três meses. O exame clínico demonstrou uma massa amadurecida, macia, pastosa com 1 cm de diâmetro, com tecidos adjacentes sadios (Fig. 6-9, A). O conteúdo de uma carpule com lidocaína a 2% e epinefrina 1:100.000 foi administrado por infiltração na periferia e nas margens profundas da massa lingual.

A ponta da língua foi retraída com uma gaze. Uma incisão curvilínea foi realizada utilizando o laser de CO_2. Uma vez que a incisão inicial foi realizada, uma pinça tecidual foi delicadamente utilizada para segurar o retalho lingual, sendo o laser usado para dissecar a massa amarelada e pastosa (Fig. 6-9, B). Um segundo retrator foi utilizado para segurar a massa arredondada e separá-la dos tecidos adjacentes. A dissecção ao redor do perímetro da massa em todas as direções completou a biópsia excisional (Fig. 6-9, C). A cavidade exposta foi irrigada com solução salina estéril. A hemostasia foi conseguida com o laser desfocado. O retalho lingual foi aproximado e fechado por primeira intenção com suturas interrompidas com fio 3-0 catgut cromado (Fig. 6-9, D). O espécime deve manter uma camada pericapsular, visível na fotografia (Fig. 6-9, E). O espécime foi colocado em solução de formol, preparado e enviado para o exame microscópico.

A histopatologia identificou a massa como um único lipoma. Os lipomas são proliferações de células gordurosas maduras que se formam na submucosa. Eles geralmente ocorrem em adultos de quarenta a sessenta anos. Intraoralmente, os lipomas surgem na gengiva e mucosa vestibulares, assoalho da boca e língua. Os lipomas únicos requerem exploração e

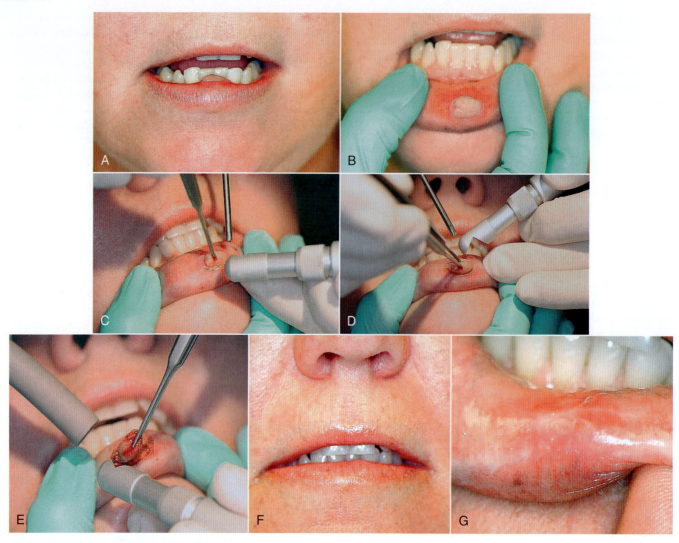

FIGURA 6-8 • **A e B**, O granuloma piogênico é uma lesão clínica reconhecida e geralmente se apresenta como uma massa inflamatória macia, avermelhada, crescida, que sangra quando traumatizada. **C e D**, A incisão é realizada após o delineamento das margens cirúrgicas na periferia da lesão. **E**, Completa excisão da base da lesão. **F e G**, Em dez dias, a remoção da sutura é realizada, observando-se um resultado estético inicial.

excisão local. A natureza gordurosa do tumor irá causar abaulamento da ferida durante o tratamento. A camada pericapsular deve ser mantida intacta para garantir uma excisão completa. Uma vez que a densidade da gordura é menor que a do formal ou da água, o lipoma deve flutuar quando colocado em quaisquer das soluções[47] (Fig. 6-9, F).

Excisão de Papiloma Lingual

Um paciente do sexo masculino, de 72 anos de idade, que fumou exageradamente por 25 anos, apresentou-se com uma lesão suspeita semelhante a uma haste na borda ventrolateral posterior direita da língua. O paciente não pôde se lembrar por quanto tempo a lesão estava presente. A lesão media 1,0 × 0,5 cm, com alterações leucoplásicas periféricas, mas sem ulceração ou sangramento (Fig. 6-10, A). O conteúdo de uma carpule com lidocaína a 2% com epinefrina 1:100.000 foi administrada por infiltração local. Uma caneta foi utilizada para delinear as margens da lesão e uma biópsia excisional foi realizada com o laser de CO_2. Uma incisão elíptica foi realizada no perímetro da lesão, utilizando o laser perpendicularmente ao tecido para prevenir um corte insatisfatório da margem profunda. Uma vez que o músculo esquelético da língua foi identificado e isolado, o espécime foi delicadamente suspenso pela margem anterior e a excisão foi realizada seguindo o plano supramuscular (Fig. 6-10, B). No momento em que foi feita a suspensão delicada do espécime, a sua margem anterior foi identificada por uma sutura interrompida com fio de seda 3-0.

Se houver uma alta suspeita de malignidade, as margens devem ser identificadas baseadas na sua localização: anterior, posterior, medial, lateral, superficial e profunda. A identificação das margens do espécime durante o procedimento irá mostrar precisamente a localização de qualquer tumor residual e garantir precisão caso tratamento adicional seja indicado. As biópsias são identificadas por suturas com fios de tamanhos variados para indicar a orientação anatômica do espécime.

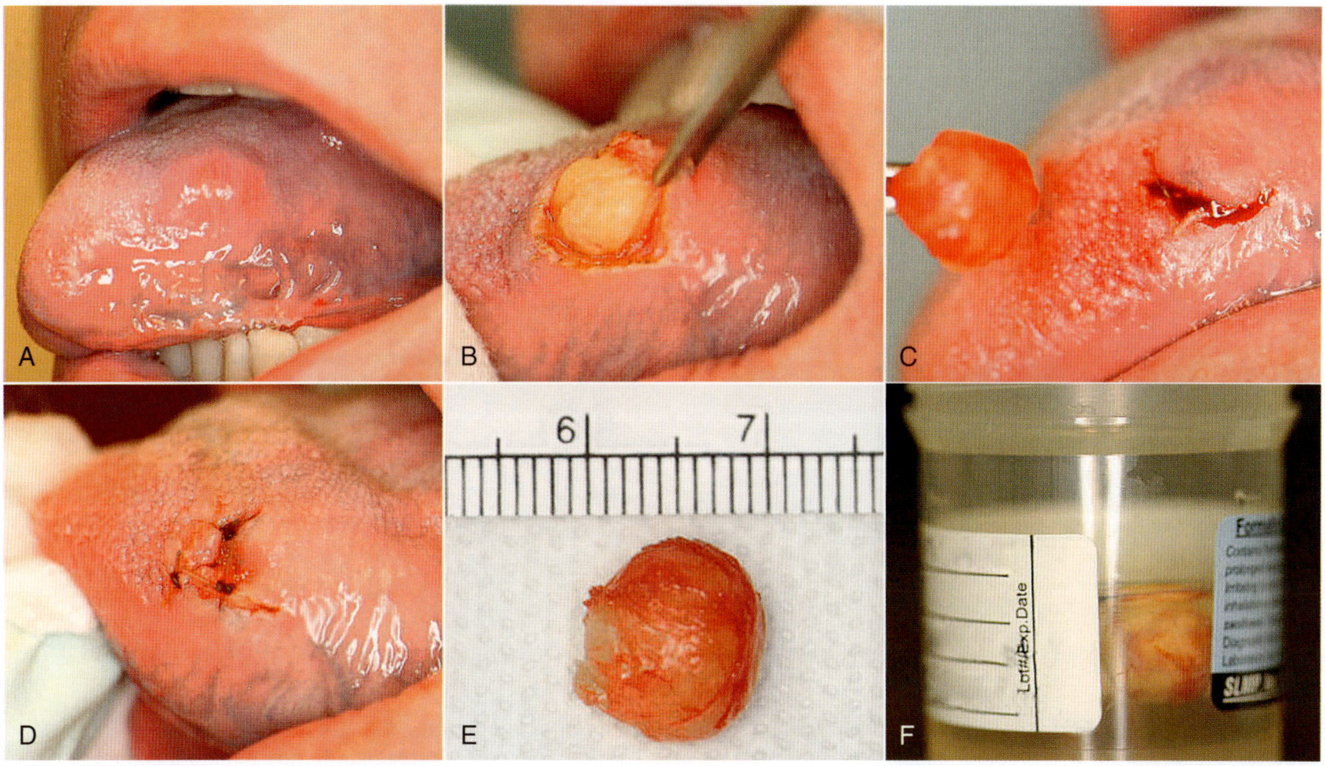

FIGURA 6-9 • **A**, Massa macia (1 cm) sem ulceração na mucosa na superfície dorsal esquerda da língua. **B**, O uso de uma pinça tecidual durante a dissecação da lesão com o laser irá facilitar a separação. **C**, Completa excisão do lipoma. **D**, Fechamento do retalho com sutura interrompida. **E**, Fotografia do espécime mostrando o contorno pericapsular. **F**, A massa está na superfície de um recipiente com formol, sugerindo um diagnóstico de lipoma.

Após a excisão, o espécime identificado deve ser posicionado em um papel, etiquetado e fotografado (Fig. 6-10, C). A sutura de feridas intraorais não é necessária com o tratamento com laser de CO_2, a não ser que haja a possibilidade de irritação local ou sangramento. Neste caso, o fechamento primário foi necessário para prevenir o atrito com a dentição adjacente. A cicatrização completa deve ocorrer em aproximadamente duas a quatro semanas.

O exame microscópico diagnosticou a lesão como um papiloma escamoso. Os papilomas são lesões orais comuns com uma predileção pela mucosa do palato duro e mole, incluindo a úvula e os lábios. A lesão não é transmissível ou nociva baseado em estudos atuais e não é diretamente associada ao HPV. Sua aparência clínica frequentemente gera uma preocupação porque ela mimetiza um carcinoma exofítico, carcinoma verrucoso ou condiloma acuminado, uma doença viral transmissível. A excisão com margens de 1 mm na base até a submucosa deve ser curativa. A recorrência pode gerar suspeitas de retransmissão de condiloma acuminado ou carcinoma.[47] A língua cicatriza completamente mesmo sob função em duas a quatro semanas com mínimo ou sem desconforto (Fig. 6-10, D).

Ablação de Mucocele

Um paciente do sexo masculino, de 19 anos de idade, apresentou-se com uma vesícula indolor, macia e preenchida por líquido na mucosa do lábio inferior (Fig. 6-11, A). Ele notou a lesão primeiramente há quatro semanas, após ter sido golpeado no rosto. Ele reclamou de inchaço intermitente. A história e a apresentação clínica são consistentes com o fenômeno de extravasamento mucoso, comumente conhecido como mucocele.

Mucoceles são mais frequentemente observados na população mais jovem, geralmente após sofrerem uma injúria traumática que lesam os ductos salivares menores, forçando o extravasamento de mucina para dentro da mucosa e incitando uma reação inflamatória que causa uma fibrose localizada. Mucoceles são facilmente identificadas devido a sua coloração azulada e podem ocorrer em qualquer região onde haja uma glândula salivar. São mais frequentemente encontradas no lábio inferior, palpadas nos tecidos paramedianos e geralmente medem 1 cm ou menos (Fig. 6-11, B). Embora sejam frequentemente tratadas por excisão local, a técnica da ablação pode ser implementada após excisões repetidas histologicamente confirmadas serem consistentes com a apresentação clínica de mucocele.

A técnica da ablação com laser é um tratamento previsível e minimamente invasivo. A anestesia local, o conteúdo de uma carpule de lidocaína a 2% com epinefrina 1:100.000, é administrada por infiltração local. O laser de CO_2 é utilizado no modo desfocado. É recomendado, durante a ablação da lesão, que se comece na margem periférica da mucosa, trabalhando em movimento circular espiral em direção ao centro (Fig. 6-11, C). Esta técnica auxilia na garantia da completa remoção das

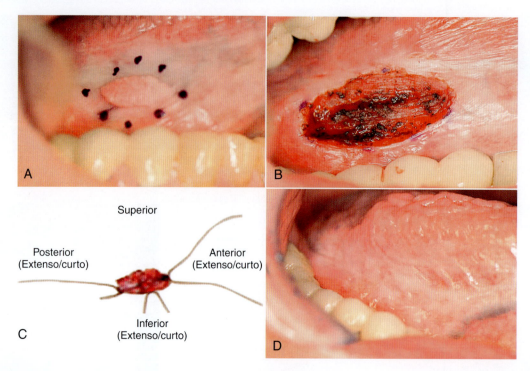

FIGURA 6-10 • **A**, Lesão em forma de haste localizada na borda posterior lateral direita da língua e no assoalho da boca é suspeita de carcinoma. **B**, Completa excisão do espécime no plano supramuscular. A proximidade dos dentes adjacentes irá causar irritação durante a fase de cicatrização se na houver fechamento primário. **C**, O espécime é identificado com suturas interrompidas com extremidades de comprimentos variados para indicar o posicionamento correto da lesão excisada. **D**, Visita pós-operatória um mês demonstra a completa cicatrização.

glândulas doentes, enquanto o início do procedimento pelo centro pode causar uma diminuição das glândulas doentes e vaporização parcial, não eliminando estas glândulas e resultando em recorrência. Uma vez que a mucosa sofreu ablação e o centro foi atingido, a aplicação de pressão digital na lesão frequentemente causa a protrusão da glândula salivar menor fibrótica aumentada, permitindo a completa vaporização dos tecidos glandulares doentes (Fig. 6-11, D).

A inspeção e a palpação dos tecidos subjacentes devem confirmar a ausência de lesão residual. Uma ablação adicional é realizada com a energia desfocada e a aplicação a partir do centro lentamente até a periferia, diminuindo o tamanho da ferida cirúrgica por contração térmica, sem sangramento notável (Fig. 6-11, E). Permite-se, então, que se forme uma granulação na ferida cirúrgica. A Figura 11, F, mostra o sítio após uma semana da cirurgia. Um anti-inflamatório não esteroidal deve ser suficiente para alívio da dor.

Excisão/Ablação de Fibroma Odontogênico Periférico

Uma criança, do sexo feminino, 9 anos de idade, se apresentou com uma massa tecidual macia, firme e indolor na gengiva. O crescimento tinha sido observado há oito meses, após a erupção dos incisivos inferiores. A massa gengival impediu que o dente 32 se alinhasse corretamente na arcada, interferindo na função normal (Fig. 6-12, A). O exame radiográfico demonstrou um componente intraósseo. A anestesia local, 25% do conteúdo de uma carpule de Septocaine® com epinefrina 1:100.000, foi administrada por infiltração local. Um procedimento de biópsia excisional foi realizado utilizando o laser. Uma incisão foi realizada com o laser no modo focado, paralelo à superfície vestibular, internamente ao sulco, removendo a massa adjacente ao dente. Com a aplicação de tensão superiormente à massa, a sua excisão foi realizada no nível do sulco gengival para manter o formato curvilíneo. A proximidade da massa ao dente aumenta o potencial de dano ao mesmo. Uma banda pode ser instalada ao redor do dente como uma precaução extra. A escultura de tecido irregular, a ablação intrassulcular e a homeostasia podem ser realizadas pela energia desfocada do laser.

Se houver sangramento persistente, aplique pressão na região por alguns minutos com uma gaze umedecida e faça hemostasia adicional, se necessário (Fig. 6-12, B). As visitas pós-operatórias de uma semana e dois meses demonstram uma cicatrização rápida e uma melhora significante na posição dentária (Fig. 6-12, C e D).

Um diagnóstico de fibroma odontogênico periférico foi feito baseado na localização da massa e no exame histológico. O fibroma se apresenta como uma massa tecidual indolor, firme e macia com uma mucosa intacta, emergindo diretamente do sulco gengival. As lesões são frequentemente encontradas em mulheres, na região de pré-molar ou canino. O tamanho do fibroma é menor que 2 cm e isso demonstra que não há invasão ou destruição dos tecidos adjacentes. As radiografias não irão mostrar uma reabsorção óssea como uma reação à

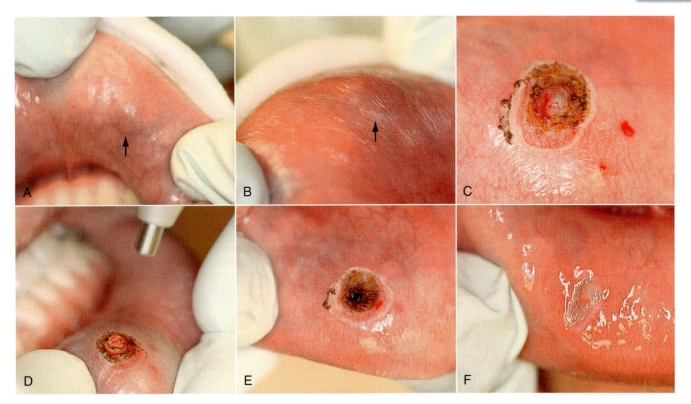

FIGURA 6-11 • **A** e **B**, As mucoceles são geralmente observadas no lábio inferior e são distintas por causa da sua aparência aumentada, circular e avermelhada. **C**, A ablação da superfície é realizada da margem periférica em direção ao centro. **D**, A aplicação de pressão digital causa a emergência do tecido fibroso glandular, permitindo realizar a terapia de ablação. **E**, A ablação causa contratura térmica, diminuindo o tamanho da ferida aberta que é deixada para formar tecido de granulação, que leva ao processo de cicatrização completo. **F**, Visita pós-operatória de uma semana demonstra o rápido processo de cicatrização.

presença da lesão. Histologicamente, o epitélio odontogênico está presente, fazendo com que esta lesão pareça se originar da membrana periodontal.[47]

O diagnóstico e o tratamento de um fibroma periférico requerem uma excisão com margens em mucosas de 1 a 2 mm, incluindo o ligamento periodontal inserido que é de onde a lesão se forma. A taxa de recorrência é muito baixa e tipicamente associada com epitélio odontogênico residual. A excisão realizada com um bisturi geralmente resulta em um defeito periodontal por causa da inabilidade de excisão até o fundo do sulco gengival. A realização de excisão com laser na margem gengival, sendo completada por uma ablação intrassulcular dos remanescentes da membrana periodontal, minimiza o potencial de recorrência e melhora o resultado estético.

TÉCNICAS E PROCEDIMENTOS DE HEMOSTASIA/COAGULAÇÃO

Uma das grandes vantagens da cirurgia com lasers é a habilidade de atingir hemostasia. A cirurgia com lasers é essencialmente realizada num campo sem sangramento, melhorando a visualização. A hemostasia não é causada por coagulação do sangue, mas sim por contração do colágeno da parede vascular, o que resulta em constrição da abertura do vaso.

Embora os lasers de argônio, vapor de cobre, KTP, corante sintonizável e Nd:YAG tenham comprovado sucesso no tratamento de lesões vasculares devido a sua alta absorção pela hemoglobina,[61] eles geralmente não são parte do instrumental odontológico. Ao contrário, esses lasers são mais frequentemente utilizados para tratar lesões vasculares extraorais ou lesões intraorais que evitariam excisão com laser de CO_2. Por outro lado, os lasers de CO_2 podem ser usados para excisar muitos tipos de lesões vasculares intraorais. Como mencionado previamente, a injúria térmica lateral normal criada pelo laser resulta em contração do colágeno; assim, ocorre o selamento dos vasos até 500 μm em diâmetro. Em particular, hemangiomas capilares, hemangiomas cavernosos, telangiectasias menores e varicosidades são beneficiados pelas técnicas hemostáticas, porque os vasos que suprem lesões vasculares capilares e venosas menores são coagulados, permitindo uma excisão em bloco das lesões vasculares.[3]

A técnica hemostática é alcançada pelo laser desfocado, o que aumenta o tamanho da área, dispersando a energia sobre uma área maior. O laser é passado sobre o tecido até o sangramento cessar. Essa simples ação diminui a temperatura da energia absorvida pelos tecidos com laser, causando coagulação. Para hemostasia direta, o feixe laser pode ser direcionado a uma área hemorrágica específica. Essas técnicas são efetivas somente se a área cirúrgica permanecer absolutamente seca de

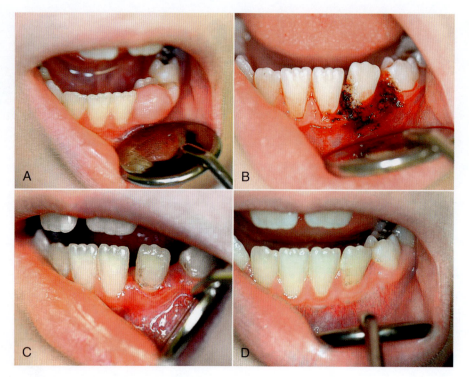

FIGURA 6-12 • **A**, Massa de tecido mole indolor e firme emergindo do sulco gengival do dente 32. **B**, Excisão com laser localizada e ablação da massa gengival com hemostasia. **C**, Visita pós-operatória de uma semana demonstra a rápida cicatrização após a cirurgia com laser. **D**, Visita pós-operatória de dois meses demonstra o posicionamento natural do dente 32 em um alinhamento apropriado.

saliva e sangue. Qualquer fluido adjacente irá absorver a energia e, assim, reduzir o efeito do laser nos tecidos. O sangramento contínuo indica um vaso maior em diâmetro que o tamanho da área de ação do laser; outras técnicas hemostáticas mais convencionais podem ser requeridas (Gelfoam, Surgicel, suturas). Outras modalidades de tratamento, como trombina tópica e um bochecho de ácido tranexâmico, devem sempre estar disponíveis caso haja um sangramento pós-operatório persistente e medidas hemostáticas adicionais precisam ser tomadas.

A perda de sangue com o uso do laser de CO_2 é significativamente menor do que com o bisturi tradicional no tratamento de pacientes com desordens de coagulação[62] e naqueles que fazem uso de preparações com ervas ou de medicamentos anticoagulantes. Pacientes que fazem uso de anticoagulantes orais podem ser tratados com laser de CO_2, sem a necessidade de descontinuar o uso do medicamento, para procedimentos rotineiros de tecido mole oral. Na verdade, uma vez que o risco de sangramento pós-operatório é compensado pelo maior risco de tromboembolismo após a interrupção da terapia com anticoagulante, é encorajada a continuidade da terapia anticoagulante. Cirurgias orais com laser na prática diária fazem com que os cirurgiões alcancem uma hemostasia contralada e mínima hemorragia transoperatória e pós-operatória sem descontinuar o uso de anticoagulantes.[63] É claro que é altamente importante uma conversa com o médico responsável e o conhecimento da INR (razão normatizada internacional) do paciente.

HEMANGIOMA

Hemangiomas, mais comuns em crianças, são proliferações benignas dos vasos sanguíneos que lembram vasos normais. A metade de todos os hemangiomas ocorre na área da cabeça e do pescoço, especialmente na língua, mucosa oral e lábios, com predileção pelo sexo feminino. A lesão pode se apresentar plana ou exofítica, com superfície lisa ou lobular, localizada ou difusa, e pode ser única ou múltipla. Os tipos de hemangiomas incluem atrioventricular, capilar juvenil, cavernoso, em cereja e varicoso.

O tipo de modalidade de tratamento do hemangioma depende do seu tamanho, taxa de fluxo sanguíneo e proximidade a outras estruturas. Quando um hemangioma não involui espontaneamente, a terapia não cirúrgica consiste em injeção de corticoide, com 75% de taxa de sucesso, e interferon alfa-2a. Os procedimentos cirúrgicos incluem excisão com bisturi para lesões pequenas e remoção com laser para lesões maiores. Muitas outras lesões podem ser tratadas de modo semelhante ao hemangioma labial descrito no Estudo de Caso 6-2, incluindo úlceras aftosas e gengivoestomatite herpética[56-60] (Caps. 12 e 15).

EXTRAÇÕES DENTAIS

A remoção de dentes varia em graus de dificuldade. Dentes expostos na cavidade oral podem ser facilmente removidos se estruturalmente saudáveis, mas se a integridade estiver

| Estudo de Caso | 6-2 |

A técnica de ablação com laser foi utilizada para tratar uma mulher branca com um hemangioma no lábio (Fig. 6-13, *A*). A anestesia local, uma carpule de lidocaína a 2% com epinefrina 1:100.000, foi administrada por infiltração local, profundamente nos tecidos após aspiração para prevenir injeção intravascular. A anestesia local injetada na circulação sanguínea irá causar uma palidez nos tecidos, posterior à área da injeção (Fig. 6-13, *B* e *C*). O laser foi utilizado no modo desfocado. Novamente, na ablação da lesão, é recomendável iniciar na superfície da mucosa na margem periférica, trabalhando em um movimento circular espiral até o epicentro (Fig. 6-13, *D-F*). Esta técnica garante a remoção completa da sua dimensão mais larga. O debridamento entre as passagens com gaze umedecida permite uma maior penetração da energia do laser. Etapas de ablação adicionais são realizadas com a energia do laser desfocada e realizadas a partir do centro lentamente em direção à periferia, encolhendo o tamanho da ferida cirúrgica por contração térmica, sem sangramento observado. A carbonização dos tecidos em uma lesão vascular é mais prevalente por causa das propriedades absortivas da hemoglobina, mas não parece afetar o processo de cicatrização. Então, permite-se que a lesão forme tecido de granulação, sendo o paciente instruído a realizar os cuidados diários. Os cuidados da ferida consistem de limpeza da área com peróxido de hidrogênio diluído e aplicação de uma fina camada de geleia de petróleo quatro vezes ao dia. Antibióticos profiláticos são utilizados na ablação de lesões vasculares para reduzir o risco de bacteremia. Um medicamento não esteroidal promove alívio adequado da dor. A cicatrização completa é alcançada em duas a seis semanas, resultando em um resultado estético (Fig. 6-13, *G-L*).

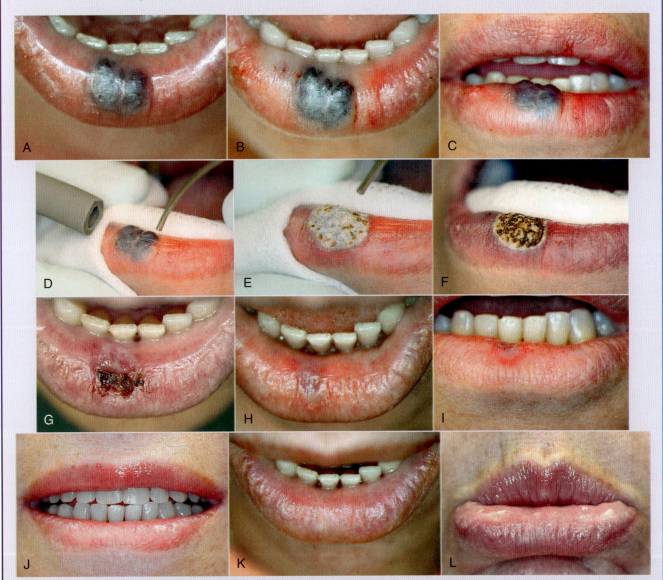

FIGURA 6-13 • **A**, Hemangioma no lábio inferior. **B** e **C**, Palidez localizada na lesão devido à infiltração de anestesia local com epinefrina no tecido vascular. **D** a **F**, Sequências múltiplas de ablação e debridamento alcançando o tecido sadio. **G**, Visita pós-operatória de uma semana demonstra irregularidade mínima com formação completa do epitélio. **J** a **L**, Completa cicatrização, mantendo a elasticidade com excelente resultado estético.

comprometida por cárie, isso geralmente resulta na destruição do dente em várias partes durante a tentativa de extração. Dentes incompletamente erupcionados ou impactados requerem um acesso para remoção.

Independentemente das circunstâncias, qualquer remoção dental é definida como uma "extração cirúrgica", requerendo uma incisão na mucosa tecidual com rebatimento do retalho. Para obter acesso para a remoção dental, pode-se usar laser de CO_2. Dentre as vantagens estão a ausência de sangramento na incisão tecidual, melhora da visibilidade, redução do edema e do desconforto do paciente, e descontaminação do sítio cirúrgico secundário aos efeitos fototérmicos do laser de CO_2. Os pacientes que têm tendência ao sangramento ou têm coagulopatias se beneficiam do efeito hemostático do laser de CO_2 no sítio da extração cirúrgica (Fig. 6-14).

A exposição de dentes que requerem extração frequentemente necessita de uma incisão relaxante para uma reflexão maior do retalho de tecido mole. O laser de CO_2 causa menor sangramento do que as técnicas tradicionais com bisturi, melhorando, assim, a visibilidade. No entanto, quando o periósteo é rebatido do osso subjacente, os capilares perfurantes são rompidos e o sangramento ósseo geralmente é observado. O sangramento observado neste procedimento é geralmente leve, não requerendo intervenção, a não ser durante a cirurgia para melhorar a visibilidade.

Procedimentos adjuntos como a secção do dente ou a remoção óssea podem ser necessários para facilitar a remoção. Embora um laser de érbio possa ser usado para a secção do dente, a secção tradicional com uma broca é mais rápida e faz desse procedimento um dos poucos onde o método tradicional é preferível ao laser.

Uma vez que o dente foi extraído, o laser de CO_2 pode servir como uma função auxiliar. Uma infecção local no alvéolo de extração ou nos tecidos gengivais adjacentes pode ser tratada pelos efeitos fototérmicos do laser. Um protocolo com menor potência do laser de CO_2 pode ser usado para descontaminar determinadas áreas. Esta técnica finalmente reduz o infiltrado bacteriano na mucosa tecidual ou no ligamento periodontal do alvéolo. Deve-se ter cuidado com a manutenção de movimento constante da energia do laser para prevenir dano ao osso devido à injúria térmica. A curetagem do alvéolo com a completa remoção de tecido de granulação deve ser realizada, seguida de uma irrigação abundante no interior do alvéolo com solução salina estéril.

O sangramento pós-cirúrgico das paredes do alvéolo não é usual. Procedimentos auxiliares de enxerto podem ser utilizados a critério dos profissionais. É indicada a aproximação do retalho de tecido mole para cobrir o osso subjacente com o uso de suturas.

APICECTOMIA

Dentes que estão comprometidos devido à falha endodôntica podem ser salvos com retratamento endodôntico. A extirpação do tecido pulpar comprometido e o tratamento da infecção localizada geralmente solucionam a doença e previnem a extração dental. Se houver patologia periapical, porém, um

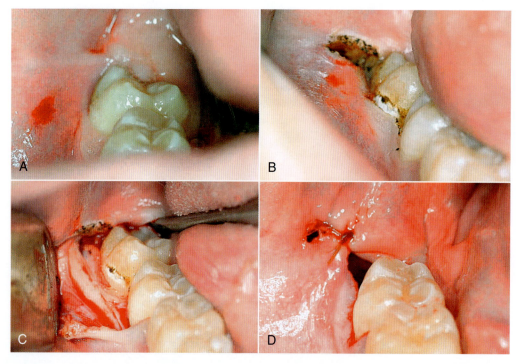

FIGURA 6-14 • **A**, Terceiro molar impactado por tecido mole, dente 48 com opérculo. **B**, Incisão com laser de CO_2 estendendo da medial do dente 47 até o ângulo distal do dente 48. **C**, Reflexão total de retalho mucoperiosteal, permitindo um acesso a uma alavanca na distal do dente 47 para luxar e extrair o dente 48, sem trauma ao tecido mole adjacente. **D**, Aproximação e sutura do retalho com fio catgut cromado 3-0.

52. Horch HH, Gerlach KL, Johaefer HE: CO_2 laser surgery of oral premalignant lesions, *Int J Oral Maxillofac Surg* 15(1):19-24, 1986.
53. Thompson P, Wylie J: Interventional laser surgery: an effective surgical and diagnostic tool in oral precancer management, *Int J Oral Maxillofac Surg* 31:145-153, 2002.
54. Lanzaframe RJ, Rogers DW, Naim JO, et al: The effect of CO_2 laser excision on local tumor recurrence, *Lasers Surg Med* 6:103-105, 1986.
55. Lanzaframe RJ, Rogers DW, Naim JO, et al: Reduction of local tumor recurrence by excision with the CO_2 laser, *Lasers Surg Med* 6:439-441, 1984.
56. Colvard M, Kuo P: Managing aphthous ulcers: laser treatment applied, *J Am Dent Assoc* 122(7):51-53, 1991.
57. Convissar R, Massoumi-Sourey M: Recurrent aphthous ulcers: etiology and laser ablation, *Gen Dent* 40(6):512-515, 1992.
58. Colvard M, Kuo P: Managing aphthous ulcers: laser treatment applied, *J Am Dent Assoc* 122(6):51-53, 1991.
59. Parkins F: Lasers in pediatric and adolescent dentistry, *Dent Clin North Am* 44(4):821-830, 2000.
60. Convissar R: Laser palliation of oral manifestations of human immunodeficiency virus infection, *J Am Dent Assoc* 133(5):591-598, 2002.
61. Sexton J: Laser management of vascular and pigmented lesions. In Catone G, Alling C, editors: *Laser applications in oral and maxillofacial surgery*, Philadelphia, 1997, Saunders, pp 167-169.
62. Santos-Dias A: CO_2 laser surgery in hemophilia treatment, *J Clin Laser Med Surg* 10(4):297-301, 1992.
63. Chrysikopoulos S, Papaspyridakos P, Eleftheriades E: Laser-assisted oral and maxillofacial surgery–anticoagulant therapy in daily practice, *J Oral Laser Appl* 2:79-88, 2006.
64. Kaddour Brahim A, Stieltjes N, Roussel-Robert V, et al: Dental extractions in children with congenital coagulation disorders: therapeutic protocol and results, *Rev Stomatol Chir Maxillofac* 107(5):331-337, 2006.
65. Miserendino LJ: The laser apicoectomy: endodontic application of the CO_2 laser for periapical surgery, *Oral Surg Oral Med Oral Pathol* 66(5):615-619, 1988.
66. Moritz A, Gutknecht N, Goharkhay K, et al: The carbon dioxide laser as an aid in apicoectomy: an in vitro study, *J Clin Laser Med Surg* 15(4):185-188, 1997.

Laser na Implantodontia Odontológica

7

Jon Julian, DDS

Progressos no desenho e na engenharia de implantes dentários têm sido implementados ao longo de várias décadas. Estas melhorias são responsáveis pela taxa de sucesso de 95% ou mais em mais de dez anos. Assim, os implantes tornaram-se um tratamento extremamente bem-sucedido para a substituição de dentes perdidos.

No campo da educação odontológica, um levantamento dos currículos dos cursos de graduação mostra que a implantodontia é ensinada em cirurgia bucomaxilofacial (CBMF), periodontia, endodontia e prótese. A maioria dos programas de residência odontológica e ensino avançado em educação odontológica em geral também incluem implantes dentários como parte de seus currículos. Mesmo os programas ortodônticos estão usando implantes dentários como ancoragem para ajudar na movimentação dos dentes.

Como os implantes tornaram-se mundialmente comuns na prática odontológica, a questão é como melhorar os meios de realização e manutenção do tratamento.

Este capítulo discute o papel terapêutico dos lasers odontológicos para melhorar as fases pré-cirúrgica, cirúrgica, pós-cirúrgica e protética dos implantes dentários. Os lasers podem ser particularmente úteis no suporte das complicações do tratamento com implantes. Desde a instalação cirúrgica até a entrega da prótese, bem como para tratar a infecção dos tecidos peri-implantares, os lasers provaram ser benéficos de muitas maneiras. Cada diferente comprimento de onda apresenta características únicas que melhoram a prática do clínico com implantes, bem como a experiência do paciente. Entretanto, o clínico deve compreender os benefícios que cada comprimento de onda do laser pode oferecer, correspondendo assim aos objetivos pretendidos para um determinado procedimento com o comprimento de onda correto. Lasers para tecido mole (p. ex., diodo, CO_2) e os lasers para tecido duro (Er:YAG e Er,Cr:YSGG), ambos desempenham seu papel na implantodontia.

Geralmente os lasers ajudam o clínico na obtenção de uma melhor visualização do sítio cirúrgico reduzindo o sangramento e, assim, reduzindo frequentemente a duração de um determinado procedimento. Com a criação de condições mais estéreis durante e após a cirurgia, as complicações e as infecções são significativamente reduzidas.

A Figura 7-1 mostra uma incisão para levantamento do seio maxilar utilizando o laser de dióxido de carbono (CO_2), com o excelente resultado esperado no pós-operatório. Se esta incisão tivesse sido realizada com os métodos convencionais, como o bisturi, vermelhidão e inchaço pós-operatório teriam sido a regra e não a exceção. Para o paciente, os benefícios da redução da dor e edema, e da cicatrização mais rápida, são inestimáveis.

COMPRIMENTO DE ONDA DOS LASERS

LASERS DE DIODO

Diodos apresentam diferentes comprimentos de onda: 810, 940 e 980 nm, são os mais comuns. A energia desses lasers tem como alvo pigmentos como a hemoglobina e a melanina presentes nos tecidos moles. A energia é fornecida por uma fibra em contato. Por condicionamento ou *carbonização* da fibra, a ponta aquece até entre 500^0 e 800^0 C. Esse calor é transferido para o tecido e efetivamente cortado pela vaporização. O tecido é vaporizado por causa do seu contato físico com a ponta aquecida do laser, mais do que com as propriedades ópticas da luz do laser propriamente dito. O comprimento de onda de 980 nm é absorvido pela água em uma taxa ligeiramente superior ao comprimento de onda de 810 nm. Isso faz com que o laser de diodo de 980 nm seja potencialmente mais seguro e, portanto, mais útil ao redor dos implantes.

A absorção do comprimento de onda é o principal objetivo da interação laser-tecidos; quanto melhor a absorção, menor o calor térmico secundário direcionado ao implante. De acordo com Romano, os lasers de diodo de 980 nm são seguros para superfícies de titânio, mesmo em níveis mais altos de potência. Estudos mostram que o laser de diodo de 810 nm provoca um aumento da temperatura na superfície do implante. Romano também relata que o uso de lasers de diodos de 810 nm pode danificar a superfície do implante. Uma revisão de literatura não mostrou documentos que discutissem o laser de diodo com comprimento de onda de 940 nm em relação à terapia com implantes. Para efeitos deste capítulo, o diodo de 980 nm é o único considerado útil no tratamento com implantes.

Os lasers de diodo são conside de neodímio dopados com ítrio-alumínio-granada rados semelhantes aos lasers (Nd:YAG) em aplicações odontológicas. A vantagem do diodo, em relação ao Nd:YAG é a menor profundidade de penetração. Isso permite ao operador maior controle do laser e reduz

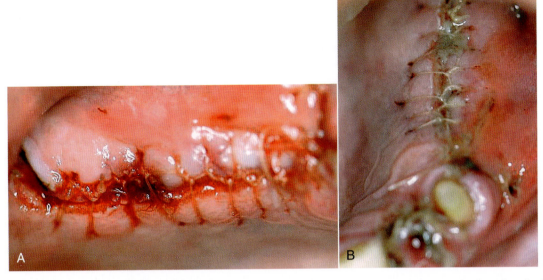

FIGURA 7-1 • **A,** Incisão cirúrgica extensa realizada com laser de CO_2 de alta velocidade para elevação do seio e fechada com sutura contínua do tipo laço. **B,** Fotografia do sítio 48 horas após a cirurgia. Observe a cor do tecido normal e suturas relaxadas, com evidência mínima de inchaço.

o risco de lesão térmica lateral. As desvantagens incluem: lentidão na velocidade de corte, e o modo de entrega pulsado que se traduz em potencial acúmulo de calor nos tecidos, levando à lesão térmica lateral. Assim, o clínico precisa estar ciente da densidade de potência do diodo, especialmente quando perto da superfície dos implantes.

O sistema de distribuição da fibra do laser de diodo e do Nd:YAG permite que os detritos se acumulem na ponta da fibra. Isso exige limpeza frequente e clivagem da ponta. Na reabertura dos implantes, se o tecido for relativamente fino, o uso de diodo é apropriado. Um retalho de espessura total ou incisão até o periósteo para instalação de implantes é muito mais difícil com o laser de diodo do que com o laser de CO_2.

Em resumo, o laser de diodo de 980-nm pode ser usado com segurança para alguns procedimentos na implantodontia, mas com limitações na profundidade, velocidade e eficiência do corte. As principais vantagens do laser de diodo são seu pequeno tamanho e o custo relativamente baixo.

LASERS DE NEODÍMIO:YAG

Os lasers de Nd:YAG operam em um comprimento de onda de 1064 nm. Estes lasers chegam aos tecidos através de fibra óptica em contato que geram um feixe pulsante de energia de funcionamento livre. Este mecanismo de pulsos é mais sofisticado e o potencial de penetração de calor ainda maior do que com um laser de diodo. O comprimento de onda 1064-nm é pouco absorvido na água, mas rapidamente absorvido pelos pigmentos teciduais, como a hemoglobina e a melanina. O laser de Nd:YAG é eficiente na produção de coagulação e hemostasia, mas, devido à sua profundidade de penetração de até 4 mm, tem o maior potencial para danificar os tecidos moles e duros, bem como a superfície dos implantes. A energia sai por uma ponta da fibra, como no laser de diodo. No entanto, o pico de potência máxima emitida pelo Nd:YAG é muito maior do que pelo diodo e, portanto, poderia penetrar nos detritos carbonizados da ponta do laser.

O laser de Nd:YAG é útil no tratamento periodontal e tem apresentado efeitos positivos na terapia de bolsa periodontal. No entanto, Block *et al.* relatam que o laser de Nd:YAG pode derreter a superfície de implantes ou remover a camada superficial de implantes revestidos por plasma de titânio. Este laser também produz cavidades e rachaduras em diferentes superfícies de titânio. Além disso, Walsh e Chu *et al.* encontraram contraindicações para o uso do laser de Nd:YAG perto de implantes. Portanto, a utilização deste comprimento de onda é considerada inerentemente insegura para os procedimentos relacionados com implante ou cirurgia peri-implantar. O laser de Nd:YAG continuará a ser utilizado com sucesso na terapia periodontal.

LASERS DE DIÓXIDO DE CARBONO

O laser de CO_2 tem um comprimento de onda de 10.600 nm e pode ser fornecido no modo de onda contínua, modo pulsado, e mais recentemente, em pulsos muito curtos com alto pico de potência rotulados como modos superpulsado (supervelocidade) e ultrapulsado (ultravelocidade). Este comprimento de onda é altamente absorvido na água, colágeno e hidroxiapatita e, portanto, é extremamente eficiente para a vaporização de tecidos moles. O sistema de saída de energia é geralmente uma peça manual espelhada (portanto sem contato) no final de um braço articulado ou um guia de ondas oco.

Os lasers de CO_2 têm sido usados há décadas em procedimentos cirúrgicos devido à sua rapidez e eficiência no corte dos tecidos moles. Eles também oferecem efeitos hemostáticos e bactericidas e criam contração mínima da lesão, minimizando assim as cicatrizes. Lasers de CO_2 também apresentam profundidade mínima de penetração, reduzindo o dano térmico lateral. Os primeiros equipamentos produziam um alto grau de carbonização devido à alta densidade de energia emitida. No entanto, os modelos pulsados mais novos reduzem a densidade de energia para entre 180 e 300 milijoules por centímetro quadrado (mJ/cm^2), a uma velocidade média de 400 a 800 microssegundos (μs). Isso cria menos carbonização do tecido e melhora a velocidade de trabalho e a eficiência do laser de CO_2. Esta tecnologia tem sido mais aperfeiçoada com o advento do lasers com pulsos mais curtos e picos de alta. Ao aumentar a velocidade de transmissão e diminuir a modulação da largura de pulso, o laser pode cortar mais fundo e carbonizar menos tecido. Assim, a densidade de energia é agora reduzida para entre 50 e 300 mJ/cm^2, distribuída em velocidades de 30 a 80 s. Isso cria um laser de CO_2 extremamente versátil, que pode, com segurança, tratar tecido em bolsas periodontais e também fazer incisões cirúrgicas até 4 a 5 mm de profundidade, de forma rápida e eficiente.

O laser de CO_2 é seguro ao redor dos implantes, pois a energia é absorvida pela água e não por pigmentos. Por afetar a água intracelular das bactérias, o comprimento de onda do CO_2 pode, segura e efetivamente, tratar mucosite e peri-implantite, porque a energia não é absorvida pela superfície do implante. Paralelamente, as propriedades hemostáticas deste laser são excelentes, permitindo ao clínico melhor visualização do campo cirúrgico, diminuindo o tempo do procedimento e as complicações pós-operatórias (dor e inchaço).

Com os dispositivos mais novos, a energia é segura quando entra em contato com o osso. Quando expostas à energia do laser de CO_2, as moléculas de água na superfície do osso desidratam, formando uma fina camada de carbono, com cerca de 0,1 mm. A superfície resultante não irá mais absorver energia e o dano ao osso é clinicamente insignificante. No entanto, se a energia do CO_2 causa hemostasia das estruturas ósseas durante a cirurgia, a curetagem do osso para restabelecer o sangramento é indicada para a cicatrização. Na opinião do autor, a mais nova tecnologia de laser de CO_2 cria o mais versátil de todos os lasers de tecido mole disponível para o tratamento com implantes.

LASERS DE ÉRBIO

A família dos lasers de érbio contém dois comprimentos de onda semelhantes: o laser de Er:YAG de 2.940 nm e o laser de érbio, cromo dopado com ítrio-escândio-gálio-granada (Er,Cr:YSGG) de 2.780 nm. Ambos os lasers são operados em modo pulsado. O modo de distribuição é por peça manual espelhada e braço articulado, guia de onda, ou peça manual com ponta de fibra de quartzo ou safira. Os sistemas de distribuição incluem um spray de água para evitar o acúmulo de calor e reidratar os tecidos-alvo para que a energia seja absorvida de forma mais eficiente.

Os comprimentos de onda do érbio são altamente absorvidos em água e hidroxiapatita. Eles são excelentes para a ablação de tecidos duros, assim como para estrutura dental e óssea. Quando introduzidos pela primeira vez no mercado, os lasers de érbio foram autorizados pela U.S. Food and Drug Administration (FDA) apenas para procedimentos em tecido duro. Por meio da vaporização das moléculas de água presentes nos tecidos duros, os lasers de érbio criam microexplosões na hidroxiapatita que quebram o tecido duro durante o processo de ablação. Isto é realizado sem carbonização, e o calor gerado é mínimo. Os lasers de érbio também realizam o processo de ablação em tecido mole, mas com limitações. São mais eficazes em tecido levemente vascularizado, onde o sangramento não será um problema. O comprimento de onda do érbio é o menos eficaz de todos os comprimentos de onda usados na odontologia para a hemostasia.

Devido à sua absorção em água, o laser de érbio pode ser usado com segurança ao redor dos implantes, e, portanto, pode tratar mucosite e peri-implantite. Ele deixará a superfície óssea sangrando (para cicatrização), então a curetagem não será necessária, mas não irá danificar a superfície do implante. Possui excelentes propriedades bactericidas, porque a energia rompe a membrana celular da bactéria, quando absorvida em água intracelular.

Em resumo, os lasers de érbio são versáteis com excelentes aplicações em tecido duro, contudo, suas aplicações em tecidos moles são limitadas em comparação com os verdadeiros lasers para tecido mole, devido à baixa hemostasia.

APLICAÇÃO DO LASER NA PRÁTICA CLÍNICA

FRENECTOMIA PRÉ-OPERATÓRIA E ABLAÇÃO DO TECIDO

Em determinadas situações clínicas, o clínico pode precisar alterar a arquitetura dos tecidos moles adjacentes ao sítio cirúrgico antes do implante ser instalado. Por exemplo, um paciente com uma musculatura alta inserida muito próximo ao local da cirurgia seria beneficiado com a frenectomia, para aliviar qualquer tensão sobre os tecidos ao redor do local do implante. Quanto mais complexa a cirurgia, tais como enxerto ósseo com retalho, o mais importante é liberar a tensão muscular. A liberação da tensão muscular proporciona uma maior oportunidade para o sucesso, sem necessidade de suturas tensionadas, com menos dor pós-operatória e inchaço. A frenectomia poderia ser realizada por qualquer um dos lasers de tecidos moles discutidos anteriormente (Fig. 7-2).

Antes da extração dental, o clínico também pode necessitar alterar o tecido mole, se este for muito espesso ou desigual em espessura. Na Figura 7-3, a ablação de 2 a 3 mm do tecido em uma ampla área distal e palatina do segundo molar superior direito, resulta em um tecido mais fino, que acomoda convenientemente o pilar e a coroa com arquitetura higienicamente manuseável. A capacidade de remover facilmente o tecido sem sangramento, inchaço ou dor pós-operatória é uma grande vantagem para o clínico e para o paciente.

PREPARO DO SÍTIO CIRÚRGICO

O preparo do local é o primeiro passo para a cirurgia de implante. Para evitar a contaminação do sítio cirúrgico, os clínicos têm usado uma variedade de enxaguatórios antimicrobianos,

Laser na Implantodontia Odontológica ••• CAPÍTULO 7 | 115

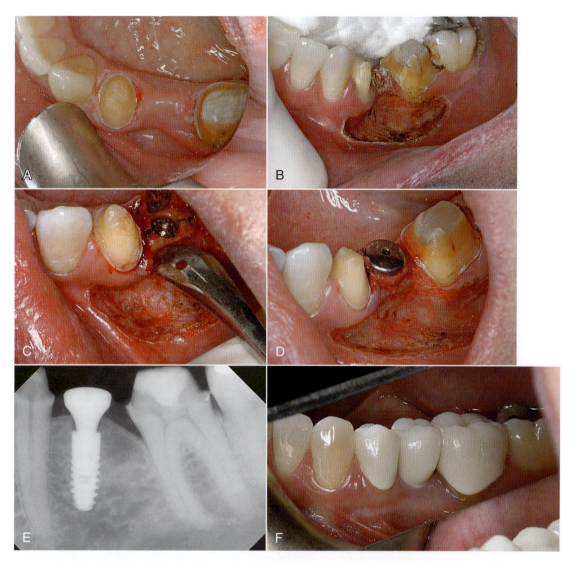

FIGURA 7-2 • **A,** Visão oclusal pré-tratamento do sítio planejado para instalação do implante. **B,** Imediatamente após a liberação do músculo e frenectomia. Note que o periósteo está intacto. **C,** Incisão linear no centro da crista realizada com laser de CO_2 de alta velocidade e colocação do implante. **D,** O cicatrizador é posicionado e o tecido é suturado no lugar com dois pontos simples. Não foi utilizado curativo sobre o tecido. **E,** Radiografia do implante com tecido rebatido posicionado. **F,** Prótese sobre implante definitiva, após quatro meses da colocação.

incluindo a clorexidina, antes da cirurgia. No entanto, estes esforços de descontaminação são apenas parcialmente eficazes, devido à miríade de bactérias na cavidade oral. Além disso, se o sítio tornar a se contaminar com a saliva durante a cirurgia, não seria prático, nem eficaz, parar e enxaguar novamente.

Lasers apresentam uma excelente solução para o problema de contaminação do sítio cirúrgico. Todos os lasers são bactericidas. O clínico precisa, simplesmente, expor o sítio cirúrgico à energia do laser por alguns segundos. Os efeitos bactericidas são profundos e quase instantâneos, e o local do implante pode ser esterilizado. Antes de realizar osteotomia, o tecido mole pode ser desinfetado muito mais eficazmente com laser do que com lavagem ou bochecho. Além disso, se a saliva contaminar o sítio cirúrgico durante o procedimento seria simples liberar a área e restabelecer a esterilidade, de modo que o processo continuasse com maior chance de sucesso. Os comprimentos de onda do érbio e diodo podem realizar a descontaminação com laser se fisicamente "tocarem" em cada milímetro quadrado da superfície a ser esterilizada. Isso requer uma irradiação lenta e cautelosa; quanto maior for o sítio da osteotomia, maior será a duração do processo de esterilização.

Dica Clínica: Com um laser em contato, a melhor maneira de acelerar o processo de descontaminação é usar um cabo de fibra óptica de grande diâmetro. A maioria dos clínicos que possuem laser de Nd:YAG ou diodo têm apenas um ou dois diâmetros de fibra, geralmente 300 a 400 μ e o processo de descontaminação é mais eficaz se usado com diâmetro de fibra de 800 ou 1000 μ.

116 *Princípios e Práticas do Laser na Odontologia*

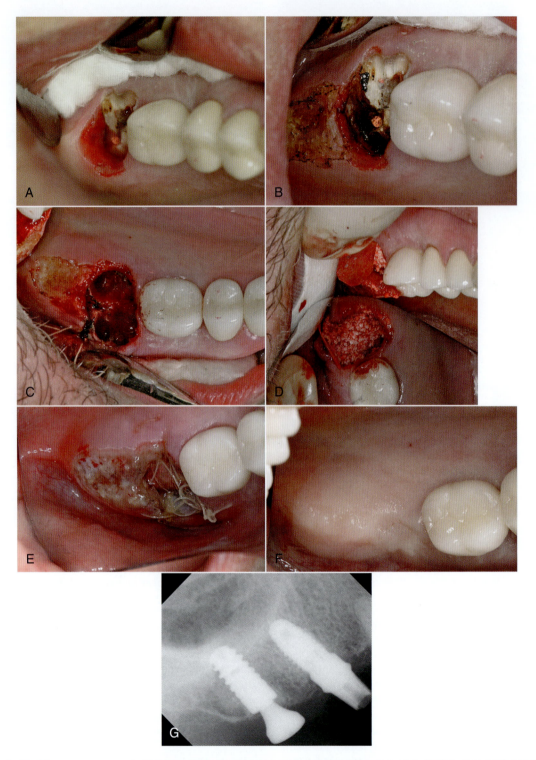

FIGURA 7-3 • **A,** Tecido com espessura distal e palatina excessiva no segundo molar superior direito, que será extraído e substituído por um implante. **B,** Laser de CO_2 de alta velocidade foi utilizado para reduzir o contorno do tecido onde indicado. **C,** Alvéolo imediatamente após a extração radicular. **D,** Alvéolo com material de enxerto ósseo. **E,** Visão pós-operatória do local da extração e enxerto, após 24 horas. Observe a cor rosa de tecido e sutura sem tensão. **F,** Sítio cirúrgico cinco meses após os procedimentos. **G,** Radiografia do implante com o tecido formado.

DESCONTAMINAÇÃO E INSTALAÇÃO DO IMPLANTE

O laser de CO_2 tem uma vantagem distinta sobre os lasers em contato. Por ser um laser sem contato, é um procedimento simples instalar uma peça manual grande e angular sobre o laser de CO_2 e usá-lo desfocado, o que aumentaria ainda mais o tamanho do ponto sobre o tecido. A esterilização de um grande local de osteotomia com laser de CO_2 leva poucos segundos. Com o decorrer da cirurgia, o clínico e o assistente devem se preocupar em manter o sítio cirúrgico sem saliva. Na maioria das cirurgias de um único implante, isto pode ser facilmente realizado. No entanto, em cirurgias de grande escala, com implantes múltiplos ou grandes incisões, pode ser difícil manter um ambiente estéril. Quando necessário, a energia do laser pode ser redirecionada para os tecidos para descontaminar o local da cirurgia tão frequentemente quanto o cirurgião julgar necessário, usando a potência adequada para esterilização (Fig. 7-4).

Outra situação clínica que exige descontaminação envolve a extração de dentes e instalação de implantes imediatos pós-extração. Em alguns casos, a presença de tecidos infectados é óbvia, e o clínico observa tecido mole em torno do ápice das raízes ou na região de furca dos molares. Se a infecção não é imediatamente aparente, o clínico deve assumir que a infecção pode comprometer o processo. O objetivo cirúrgico é eliminar todos os tecidos moles infectados e descontaminar todas as superfícies ósseas no local da extração. O clínico usa uma cureta cirúrgica para remover densas quantidades do tecido mole com facilidade e rapidez, e em seguida, utiliza o laser para remover qualquer remanescente de tecido. Toda a superfície interna do alvéolo fresco pós-extração, pode ser descontaminada com laser.

Assim como descontaminar o tecido mole do sítio cirúrgico imediatamente antes de rebater o retalho, é difícil "tocar" em todas as superfícies do alvéolo com as fibras de diodo ou Nd:YAG. Certamente, nem diodo nem Nd:YAG são indicados para uso em osso. Os comprimentos de onda de érbio são eficazes na remoção do tecido mole remanescente e na descontaminação de superfícies ósseas, com protocolos com baixa potência com um jato de água para refrigeração. Por eles não serem tão eficazes em criar hemostasia quanto os outros comprimentos de onda, os comprimentos de onda de érbio deixam a superfície óssea sangrante, o que melhora a cicatrização do alvéolo, se um implante ou uma prótese são colocados, ou o alvéolo simplesmente deixa a ser preenchido. Os lasers de CO_2 também são uma boa escolha, porque eles irão remover remanescentes de tecido mole e descontaminar as superfícies ósseas, novamente nas densidades de potência mais baixas. No entanto, o CO_2 é um comprimento de onda excelente para hemostasia, assim o efeito de hemostasia sobre os tecidos deve ser superado para a cicatrização.

O clínico deve curetar suavemente o osso para restabelecer o sangramento e maximizar o potencial de cicatrização do implante ou do enxerto. A energia do laser deve ser transmitida a todas as superfícies ósseas no local da extração. Se uma raiz severamente dilacerada provoca uma linha de visão inacessível para o acesso do feixe laser, o clínico deve permitir que os mecanismos naturais de defesa do organismo cicatrizem o local durante algumas semanas e torná-lo seguro para a reentrada para instalar o implante ou procedimentos de enxerto.

A Figura 7-5 ilustra o procedimento de descontaminação do sítio cirúrgico e do alvéolo, envolvendo um incisivo central superior esquerdo planejado para a extração. Observe a proximidade do freio com o sítio cirúrgico. A frenectomia com laser é realizada para garantir que não haja tensão nos tecidos imediatamente ao redor do local. Após a esterilização da crista óssea e do tecido marginal circundante, o implante é colocado com a certeza de que o tecido mole e duro da área cirúrgica está livre de doença e bactérias.

A Figura 7-6 ilustra uma situação semelhante com um pré-molar superior esquerdo, planejado para a extração e substituição por implante. Tanto os aspectos internos quanto os externos do sítio cirúrgico são descontaminados com o laser. Um pilar é instalado para que o paciente possa usar uma prótese provisória fixa naquele quadrante. O procedimento de recontorno em tecidos moles é realizado no molar. Aos quatro meses, o tecido mole ao redor do implante é recontornado para um melhor resultado estético.

OSTEOTOMIA

Tecido Mole

O próximo objetivo em cirurgia de implante com laser é o preparo da osteotomia, primeiro através dos tecidos moles e depois dos tecidos duros. Antes de qualquer procedimento, o clínico deve decidir qual o padrão de acesso almejado para o tecido mole. Em alguns casos, um acesso mínimo, muitas vezes referido como um "procedimento de perfuração" é o objetivo. O tecido mole é removido em 3 a 4 mm de diâmetro até a crista óssea. Este tecido mole pode ter 1 a 2 mm ou 3 a 4 mm de espessura, dependendo da localização e biotipo. Se o tecido for relativamente fino (1-2 mm), qualquer comprimento de onda é aceitável. Se o tecido for mais espesso, o uso do laser de diodo ou Nd:YAG pode levar alguns minutos e o dos lasers de érbio e CO_2 alguns segundos. Dependendo da qualidade do tecido, o sangramento pode ser um problema para os lasers de érbio. Por oferecer rapidez e eficiência de corte através do tecido e criar visão ideal para o cirurgião, o tempo do processo pode frequentemente ser reduzido em comparação com técnicas convencionais.

Outras formas de acesso aos tecidos incluem pequenos retalhos em envelope, frequentemente usados para ganhar tecido em altura (como em implantes anteriores e em outras áreas) e fornecer tecido de melhor qualidade ao redor do complexo pilar-coroa (Fig. 7-7).

À medida que o acesso ao sítio aumenta em tamanho e o tipo de retalho torna-se mais complexo, passando por várias camadas de ambos os tecidos inseridos (queratinizado) e não inseridos (mucosa), a escolha do comprimento de onda adequado torna-se mais importante. A velocidade de corte reduz o tempo do procedimento, assim como proporciona hemostasia e melhora a visão. Portanto, quanto mais tecido está envolvido, mais os lasers de diodo e de Nd:YAG tornam-se menos efetivos. Lembre-se que estes são os lasers de contato, assim,

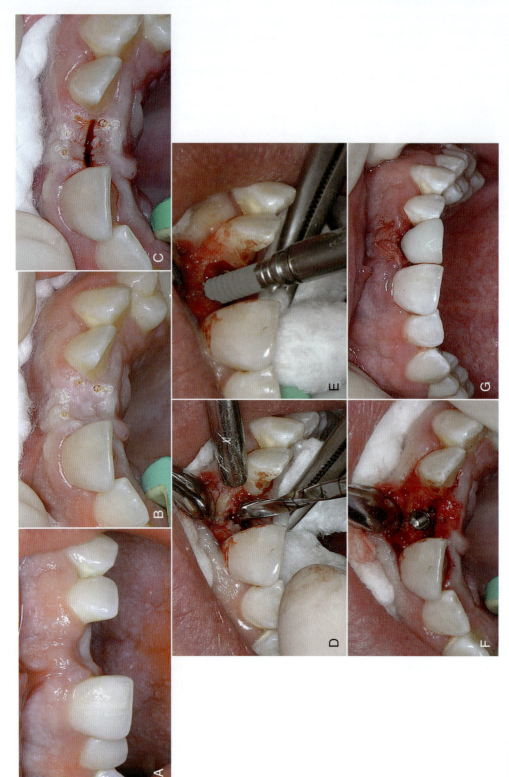

FIGURA 7-4 • **A**, Fotografia pré-operatória do local do implante para a substituição do incisivo central superior esquerdo. **B**, Sítio cirúrgico descontaminado com laser de CO_2 de alta velocidade. **C**, Incisão linear no centro da crista com o laser. **D**, O retalho é rebatido e o local da osteotomia está sendo preparado. Note excelente visualização da área cirúrgica, sem sangramento e sem prejudicar a visão do cirurgião. **E**, Implante sendo instalado no local da osteotomia. **F**, Implante completamente instalado. **G**, Temporização imediata do implante com pilar e coroa provisória, e tecido reposicionado com dois pontos simples.

para incisar quantidades maiores e mais camadas de tecido mole, maior será o tempo requerido para realizar a incisão. Lasers de érbio não proporcionam hemostasia em incisões maiores como os outros comprimentos de onda. Visão desobstruída, hemostasia excelente e eficiência de corte através de todos os biótipos de tecidos e espessuras tornam o laser de CO_2 o mais adequado para esses procedimentos.

Vantagens do Laser

Utilizar a energia do laser para fazer qualquer incisão tem vários benefícios. Primeiro, um corte estéril é menos provável de ser infectado. Lasers incisam o tecido sem criar a cascata de eventos que leva ao edema e a inflamação. Como os lasers selam os vasos sanguíneos e linfáticos, há uma redução clinicamente mensurável em dor, edema e outras complicações pós-operatórias. Se o inchaço é reduzido, as suturas não irão soltar do tecido, ou será menos provável que as mesmas sejam desfeitas. Menos analgésicos e antibióticos mais leves são necessários (com menor interação nas prescrições), pois os pacientes apresentam uma evolução pós-operatória significativamente menos traumática. Isto é verdade tanto para procedimentos cirúrgicos menores quanto maiores.

Hemostasia

Outra vantagem do uso do laser envolve pacientes que tomam medicações comuns como anticoagulantes, como a aspirina, o clopidogrel (Plavix®), e a varfarina (Coumadin®). Alguns pacientes também tomam remédios à base de ervas que podem alterar significativamente o seu tempo de coagulação. A questão principal com pacientes com problemas de coagulação é

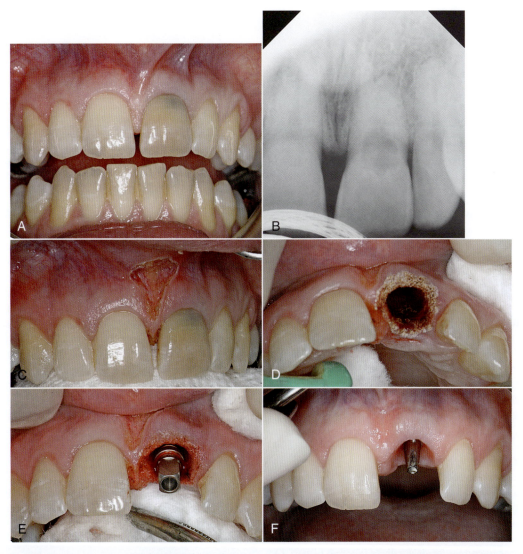

FIGURA 7-5 • **A,** Visão pré-tratamento clínica e **B,** radiográfica do dente 21 com reabsorção radicular interna e extração inevitável. **C,** Recontorno e frenectomia dos tecidos realizados com laser de CO_2 de alta velocidade. **D,** Vista após exodontias. Crista óssea é esterilizada com tecido circundante marginal usando um laser de CO_2 de alta velocidade. **E,** Implante é colocado imediatamente após a extração. **F,** Antes da transferência, realizada três meses mais tarde, o sítio é avaliado em altura e espessura do tecido.

Continua

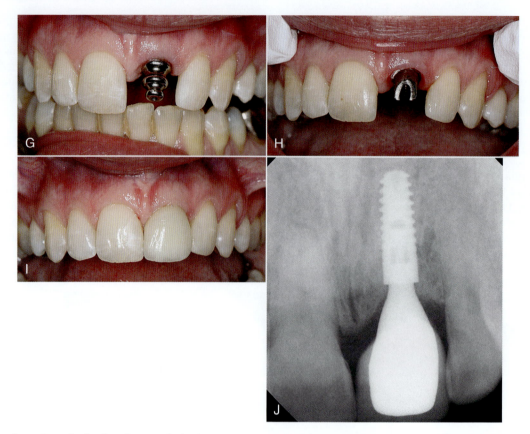

FIGURA 7-5, continuação • **G**, Coping de transferência está no lugar. **H**, Pilar instalado quatro meses após a extração. **I**, Coroa final instalada; visão clínica mostra excelente contorno dos tecidos moles. **J**, Radiografia mostra altura óssea excelente.

saber se a medicação deve ser interrompida antes da cirurgia. O clínico precisa estar consciente das circunstâncias individuais do paciente e consultar o médico responsável. Antes de qualquer cirurgia dentária, a história médica do paciente deve ser revista e atualizada. Se existe uma preocupação com a medicação do paciente, um exame laboratorial adequado, incluindo a Razão Normatizada Internacional (RNI), deve ser solicitado.

Recentes estudos sobre a alteração de medicamentos de um paciente antes de cirurgias odontológicas revelam pouco ou nenhum motivo para alterar o anticoagulante se o paciente tem um RNI inferior a 4,0, embora a decisão final caiba ao médico responsável. Pacientes recebendo terapia anticoagulante se beneficiarão mais com o uso do laser em procedimentos cirúrgicos odontológicos do que pacientes saudáveis. Lasers têm excelentes propriedades hemostáticas, que levam à diminuição do sangramento, assim o controle da hemorragia intraoperatória é um problema a menos.

Além disso, o uso de lasers leva à diminuição do edema pós-operatório e melhor cicatrização tecidual. Isso pode ser atribuído à diminuição do dano tecidual, uma lesão menos traumática, controle mais preciso da profundidade do dano tecidual e menos miofibroblastos em feridas realizadas com laser em comparação com as feridas realizadas com o bisturi. O bisturi tradicional não induz a hemostasia, então o controle do sangramento deve ser tratado por meios mais convencionais. Por exemplo, aplicação de pressão através de mordedura de gaze, sutura, colocação de celulose oxidada, aplicação tópica de trombina, ou bochechos de ácido tranexâmico, todos podem ser usados para ajudar a controlar a hemorragia. Estes tratamentos tornam-se desnecessáriaos durante a cirurgia com laser. A falta de controle da hemorragia, com o uso de lâmina, leva à obstrução da visão do local da cirurgia e mais tempo de assistência aspirando a área e mantendo o campo seco.

A Figura 7-8 mostra uma elevação do retalho com excelente visualização e uma incisão essencialmente sem sangue em um paciente com a ausência congênita do incisivo lateral superior direito. O implante é colocado com enxerto ósseo devido ao defeito na face vestibular. O laser também é utilizado para fazer uma incisão relaxante sem sangramento na distal do canino superior direito.

Tecido Duro

Uma vez que o acesso é feito através do tecido mole, o clínico deve decidir como lidar com o tecido duro. Para retirar osso, é usada a família de lasers de érbio. O laser de érbio pode remover o osso para iniciar a osteotomia. A ablação óssea com laser é menos prejudicial aos tecidos ósseos do que as técnicas convencionais, porque este é um procedimento sem contato e com nenhum atrito entre a ponta do laser e osso. O atrito das brocas de corte ósseo pode superaquecer o osso e causar necrose na interface osso-implante. O aumento da temperatura no tecido ósseo utilizando o laser de érbio é mínimo se o clínico está familiarizado com os parâmetros apropriados do

Laser na Implantodontia Odontológica ••• **CAPÍTULO 7** | **121**

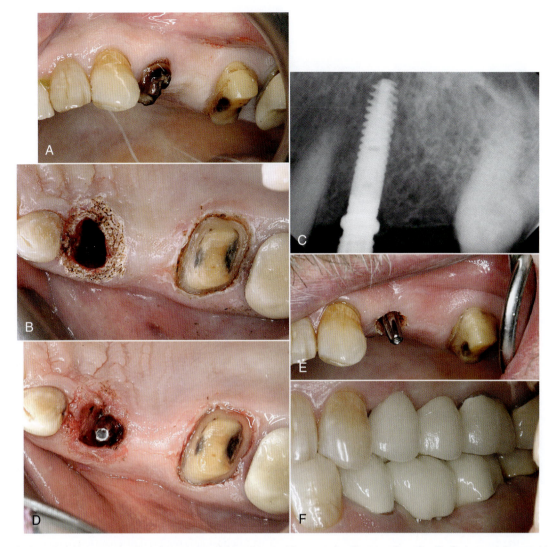

FIGURA 7-6 • **A,** Local pré-tratamento onde o dente 24 será extraído e um implante colocado. **B,** O dente foi extraído e laser utilizado externamente e internamente. **C,** Radiografia do implante colocado imediatamente **D,** Pilar é instalado e ponte provisória colocada do 26 ao implante. **E,** Quando o paciente retorna após quatro meses, o tecido é modificado com o mesmo protocolo utilizado para realizar o recontorno gengival anterior. **F,** Ponte fixa definitiva de três elementos cimentada.

laser e usa um spray de água adequado. Assim, a ablação controlada sem danos térmicos é alcançada. Estudos mostram melhor cicatrização e neoformação óssea mais rápida quando são utilizados lasers de érbio em comparação com brocas para osso convencionais (Fig. 7-9).

A tecnologia laser ainda não avançou a ponto de toda osteotomia poder ser completada com lasers de érbio. No entanto, as empresas de lasers estão realizando pesquisas com o objetivo de substituir as brocas ósseas por "brocas" de érbio para osteotomias.

PROCEDIMENTO DE ENXERTO EM BLOCO

Ao realizar qualquer procedimento cirúrgico, a concentração deve estar focada em cada etapa. Se um clínico está medindo os pontos na superfície óssea para cortar ou preparar, e olha para o lado por alguns segundos, pode perder a orientação e precisar remensurar e reorientar-se. No entanto, se o clínico puder "desenhar" sobre o osso com um marcador permanente, um mapa sobre o osso poderia guiar os passos e recuperar o foco, se desviado.

O laser de CO_2 de alta velocidade ou o comprimento de onda do érbio pode ser usado com protocolos em baixas energias para marcar medidas na superfície do osso, criando uma marca permanente. Agora, um "x marca o ponto" e a instalação de implantes pode ser realizada. O sítio receptor de um enxerto em bloco pode ser visualizado com esta técnica, e o sítio doador do bloco pode ser delineado e medido antes do corte.

Após o bloco de osso ser cortado e medido, os furos podem ser criados com o laser de érbio, eliminando assim a fricção mecânica e a tensão do uso de uma broca. O bloco pode ser polido e modificado com o laser de érbio, também eliminando o trauma mecânico e friccional de uma broca.

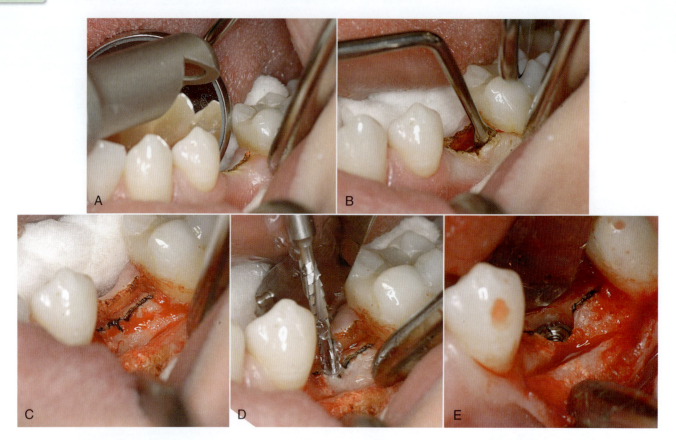

FIGURA 7-7 • **A**, O laser de CO_2 de alta velocidade realizando a incisão para a instalação do implante no dente 35. **B**, Rebatimento do pequeno retalho em envelope, com sangramento mínimo. **C**, Retalho rebatido. Notar excelente visualização da área cirúrgica. **D**, Começando a osteotomia com brocas ósseas. **E**, O implante de 3,5 mm é colocado 2 mm abaixo da crista óssea, com excelente visão mantida durante todo o procedimento.

Elevação do Seio pela Parede Lateral

Lasers podem melhorar a cirurgia de seio maxilar que constrói uma base de osso para a eventual instalação de implantes dentários. Uma abordagem típica pela parede lateral na região posterior do bordo edêntulo envolve uma incisão longa da face distal do segundo molar ao longo do bordo da crista medialmente até a área do canino. Nesta área, uma incisão vertical relaxante é feita. O laser de CO_2 é mais eficiente para fazer tal incisão.

Depois que o retalho for rebatido e o aspecto ósseo do sítio cirúrgico visualizado, o clínico se prepara para cortar uma janela no osso. Ao elaborar este esboço da janela, como discutido anteriormente para a superfície óssea, o cirurgião então está preparado para cortar o osso com uma broca em uma peça de mão, ou com ultrassom, para entrar na cavidade sinusal. Usando o laser de CO_2 ou de érbio para "desenhar" sobre o osso cria uma marcação visível na superfície, sem prejudicar a integridade do osso. Os lasers de érbio são então usados para cortar o osso, especialmente se o osso que cobre o seio é fino, aproximadamente 1 mm de espessura; no entanto, o laser de érbio também irá cortar o tecido mole, o que é um problema em potencial.

O primeiro objetivo de uma elevação de seio bem-sucedida é ganhar acesso através do osso sem danificar a membrana schneideriana (membrana da mucosa nasal). O segundo objetivo é depositar o material de enxerto em quantidades suficientes para apoiar a colocação do futuro implante. Uma vez exposta, a membrana schneideriana é cuidadosa e suavemente elevada da superfície inferior e medial do assoalho do seio. Se mantida intacta, esta membrana ajuda a conter o material de enxerto e impede a migração das partículas do enxerto livremente na cavidade sinusal. Se, no entanto, esta membrana for cortada ou danificada, o material de enxerto pode migrar e causar uma reação de corpo estranho, levando a complicações e infecções e, possivelmente, à falha do procedimento de enxerto. Apesar da membrana danificada poder ser reparada, isto simplesmente complica o procedimento e apresenta mais riscos.

O laser de érbio corta tecidos duros e moles, por isso não há maneira de penetrar o osso sem penetrar o tecido mole que está intimamente unido ao osso. Cortar o osso com uma broca e uma peça manual requer habilidade e prática para criar a janela sem danificar a membrana. Talvez as ferramentas mais promissoras para este fim sejam os dispositivos cirúrgicos piezoelétricos, que cortam por vibração através do osso e não cortam o tecido mole.

O verdadeiro benefício dos lasers no procedimento de enxerto em bloco está nos efeitos pós-operatórios. A resposta inflamatória mínima dos tecidos moles aumenta o conforto do paciente e reduz o edema. Suturas ficam relaxadas e intactas.

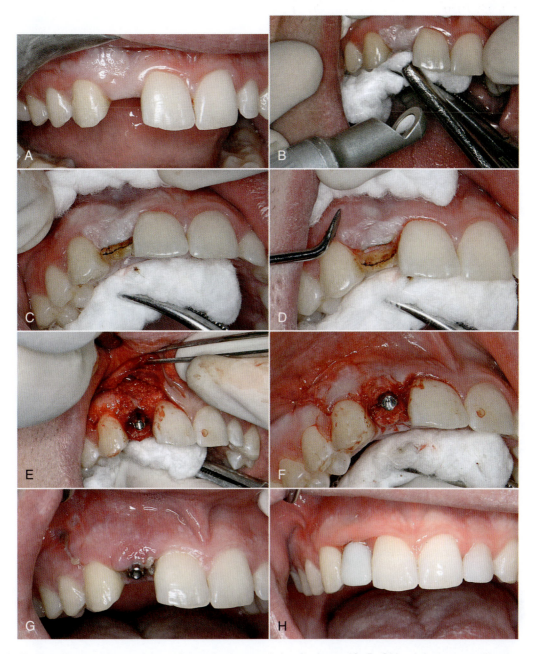

FIGURA 7-8 ● **A,** Fotografia do pré-tratamento da ausência congênita do dente 12. **B,** Sítio cirúrgico esterilizado com o laser de CO_2 de alta velocidade 2,0 W e 80 Hz por 10 segundos. **C,** Ao aumentar a potência de 4,5 W e 80 Hz, uma incisão no centro da crista é realizada. **D,** Uma incisão sem sangue permite uma boa visão do rebatimento do retalho. **E,** Instalação dos implantes com enxerto ósseo para um defeito vestibular. Notar incisão relaxante na distal do dente 13 também feita com o laser. **F,** Retalho é fechado e suturado. **G,** Em 72 horas, a cor do tecido é normal e o inchaço inexistente. **H,** Em duas semanas, a coroa provisória está instalada e o tecido cicatrizando sem intercorrências.

A antibioticoterapia profilática pode ser usada contra sinusite pós-operatória se o clínico achar necessário, mas as infecções localizadas no sítio da cirurgia são raras (Figs. 7-10, e 7-11).

REABERTURA DOS IMPLANTES

Quando o clínico precisa reabrir um implante osseointegrado após a completa cicatrização, ocasionalmente o corpo do implante não é apenas coberto pelo tecido mole, mas também por osso recém-formado com até 2 a 3 mm de espessura. Depois de localizar o implante, radiograficamente, o tecido mole deve ser retirado. Isso pode ser feito com qualquer comprimento de onda do laser, exceto o laser de Nd:YAG, por causa de seus efeitos adversos sobre os implantes. Se o tecido não é muito espesso (1-2 mm), todos os comprimentos de onda exceto o Nd:YAG trabalham bem. Se o tecido é significativamente mais profundo, o laser de diodo se tornaria muito lento

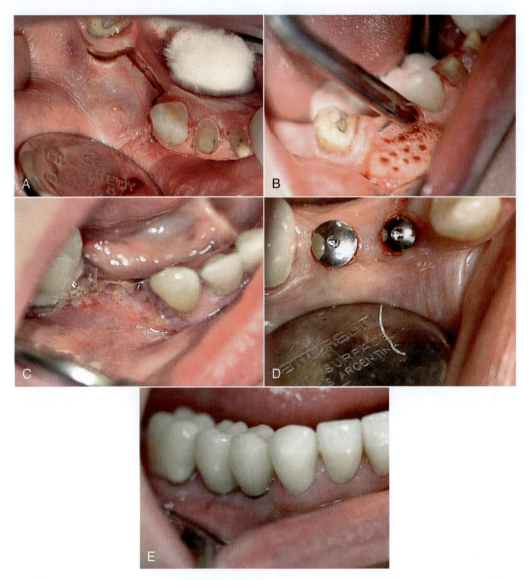

FIGURA 7-9 • **A,** Incisão com laser para o procedimento de enxerto ósseo. **B,** Descorticalização óssea usando o laser de érbio. **C,** Em 24 horas, fotografia pós-operatória mostra uma cor boa e suturas relaxadas, sem inchaço. **D,** Implantes instalados quatro meses após o procedimento de enxerto. **E,** Restaurações finais cimentadas.

e ineficiente. Se o tecido for extremamente vascular, o laser de érbio pode ser uma má escolha porque o sangramento pode obstruir a visão. Para o tecido espesso, o comprimento de onda de CO_2 é mais eficiente para remover uma quantidade significativa de tecido de forma rápida e manter excelente visualização do sítio cirúrgico (Figs. 7-12 e 7-13).

Se o osso se formou sobre o implante, o clínico deverá decidir a melhor abordagem. O laser de CO_2 poderia afetar uma fina camada de osso e facilitar a remoção do osso com um instrumento de mão. Para qualquer espessura de osso, no entanto, o laser de érbio pode eficientemente realizar o processo de reabertura. O osso e a superfície do implante permaneceriam ilesos (Fig. 7-14).

Em implantodontia, ter uma arquitetura muito grande de tecido mole não tem sido um problema comum. Na verdade, o problema mais comum é tentar preservar o máximo de tecido mole. Entretanto, alguns projetos de implantes exibem a característica resultante de grandes volumes de tecido mole. Este tecido deve ser esculpido e moldado para permitir a transferência, instalação do pilar e cimentação da coroa. A manutenção de um campo visual seco e claro é fundamental. Lasers são excelentes equipamentos para estes casos (Fig. 7-15).

MUCOSITE E PERI-IMPLANTITE

A maior complicação em implantodontia pode ser uma infecção tardia após o implante ter sido integrado ao osso. A *mucosite* é simplesmente uma infecção dos tecidos moles ao redor do complexo pilar-coroa-implante, tipicamente no terço cervical do implante. A *peri-implantite* é uma infecção em torno

Laser na Implantodontia Odontológica ••• **CAPÍTULO 7** **125**

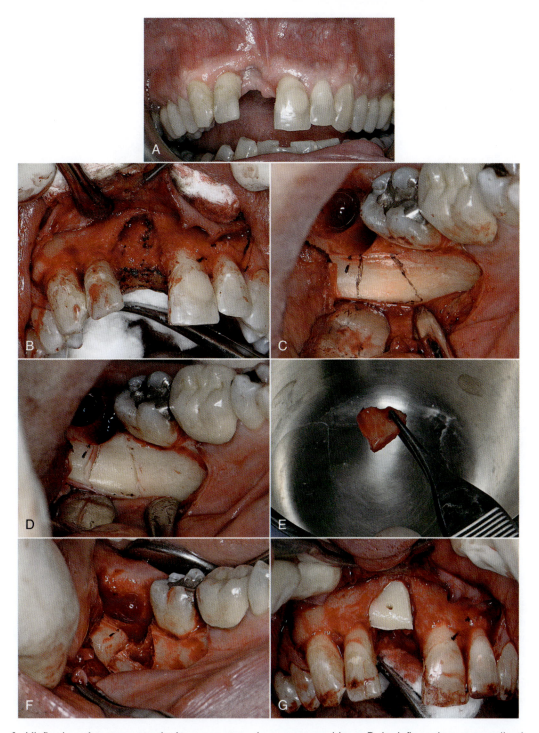

FIGURA 7-10 • **A,** Visão do pré-tratamento da área receptora do enxerto em bloco. **B,** Incisões relaxantes realizadas com laser. Retalho grande expõe o defeito ósseo. **C,** Retalho é criado no sítio doador, que é medido e marcado com o laser. Leve camada de carbonização no osso poderia ser descrita como um marcador permanente. **D,** Serra de corte ósseo desenhando linhas para obter o bloco ósseo. **E,** Bloco doador removido da área doadora. **F,** Sítio doador após a remoção do enxerto. **G,** Perfuração para o parafuso criada com segurança no bloco com o laser de érbio.

Continua

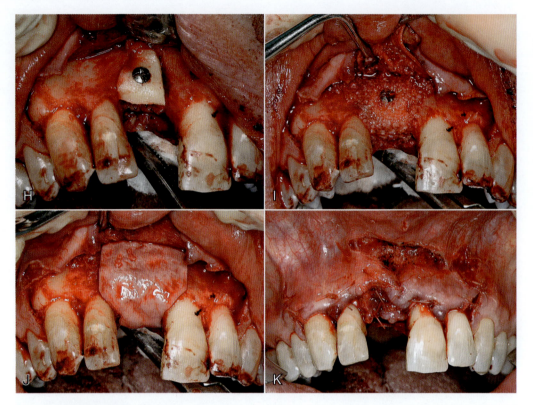

FIGURA 7-10, continuação • **H,** Parafuso na posição para segurar o bloco. **I,** Enxerto particulado colocado sobre bloco. **J,** Barreira de membrana reabsorvível colocada sobre o local do enxerto. **K,** Retalho suturado em posição e frenectomia realizada para prevenir tensão no local da cirurgia.

do corpo e ápice do implante que leva à perda óssea. Ambas as condições são caracterizadas por uma reação inflamatória à placa bacteriana anaeróbia associada ao biofilme. Tipicamente, isso resulta em edema e inflamação dos tecidos moles e perda de osso ao redor do implante.

As muitas causas incluem os fatores a seguir: qualidade do tecido que envolve o implante, desenho do implante, textura da superfície do implante, alinhamento do implante, carga mecânica do implante em oclusão, bem como a presença de bactérias. Clinicamente, os tecidos ao redor mostram alterações inflamatórias, sangramento, supuração, possivelmente uma fístula, a cor muda da aparência normal, e há perda óssea radiográfica. Em casos graves, pode ser necessário remover o implante.

TERAPIA CONVENCIONAL

Se o implante ainda está estável e a perda óssea não é muito grave, ele pode ser tratado. Cirurgia e debridamento são o tratamento de escolha, acompanhado pela administração de antibióticos, tentativa de remoção mecânica de todo o tecido doente em torno do implante, e remoção de quantas bactérias forem possíveis. Ferramentas terapêuticas incluem instrumentos de plástico, ácido cítrico, clorexidina e tetraciclina tópica. Após o debridamento, o material de enxerto ósseo é colocado no defeito ósseo, em uma tentativa de regenerar os tecidos duros peri-implantares. O paciente é avaliado por possível sobrecarga mecânica, que é corrigida, se presente. Finalmente, a higiene oral do paciente é reavaliada e eventualmente melhorada.

Infelizmente, as taxas de sucesso com tecnologias convencionais não são boas. Leonhardt relatou uma taxa de insucesso de 42% para os implantes tratados para a peri-implantite com a terapia convencional.

TERAPIA ASSISTIDA COM LASER

Lasers proporcionam uma nova modalidade de tratamento para pacientes com mucosite e peri-implantite. Se um laser de érbio é usado, as etapas podem proceder da seguinte forma:

- O implante é acessado com uma incisão com laser apropriada.
- Uma vez que o implante e o osso ao redor estejam expostos, o tecido doente é vaporizado pela energia do laser.
- A superfície do implante e da crista óssea é descontaminada pelo laser.
- Por ablação, uma fina camada de osso, osso necrótico, é removido e a área descontaminada.

Assim, debridamento e descontaminação são realizados com um único instrumento. Enxerto ósseo, se necessário, pode então ser executado. A cicatrização melhora devido à redução da inflamação e da dor pós-operatória.

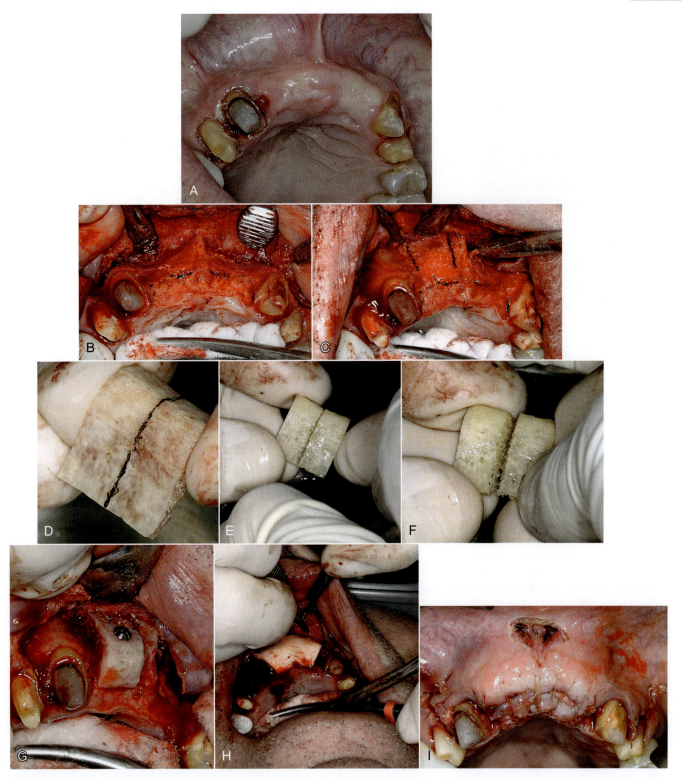

FIGURA 7-11 • **A,** Visão pré-tratamento da área receptora do enxerto em bloco. **B,** Área receptora marcada com laser. Observe as marcas claras e permanentes no osso. **C,** Área receptora do enxerto em bloco em J mostrando a marca clara, permanente e carbonizada no osso. **D,** Bloco em J marcado com laser. **E,** Bloco em J sendo cortado com o laser de érbio. **F,** Corte completo do bloco em J. Notar que o corte total é suave e atraumático para o osso. **G,** Segmento do bloco em J, em segurança, no recipiente com um parafuso, orifício do parafuso criado com o laser de érbio. **H,** Membrana sobre o bloco J. **I,** Enxerto em bloco duplo com retalho suturado. Notar frenectomia com laser para evitar tensão no retalho.

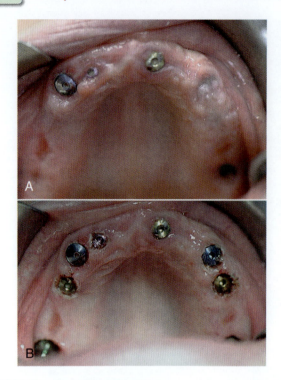

FIGURA 7-12 • **A**, Implantes múltiplos parcialmente cobertos pelo tecido macio. **B**, Implantes expostos com laser.

Se um laser de CO_2 é usado, o clínico começa com uma incisão com laser adequada para expor o corpo do implante, o osso e o tecido mole doente. Este tecido é facilmente ablacionado e a superfície do implante seguramente descontaminada. As superfícies ósseas também são descontaminadas, mas a energia do laser de CO_2 causa a carbonização do osso, o que resulta em hemostasia. Antes do enxerto, a superfície óssea é mecanicamente raspada com uma cureta, livre da camada de carbonização, e o sangramento é restabelecido. O enxerto pode então ser realizado. O sucesso é muito maior porque um ambiente mais estéril foi criado. A Figura 7-16 mostra um debridamento, com laser de CO_2, de um sítio com peri-implantite, com resposta tecidual saudável.

Um laser de diodo também pode ser usado para remover o tecido de granulação e descontaminar a superfície do implante. A Figura 7-17 mostra o debridamento com laser de diodo e descontaminação no local de uma fístula acima de um implante no canino superior esquerdo, com cicatrização excelente em um ano.

Terapia não Cirúrgica

O tratamento não cirúrgico da mucosite com perda óssea também tem sido estudado. Deppe e Horch exploraram superfícies de implantes estéreis, expostas com lasers, para reabilitar "implantes doentes." Em um estudo clínico de 16 pacientes com 41 implantes não osseointegrados, um laser de CO_2 foi utilizado em um procedimento fechado (sem retalho). Após quatro meses a região do implante descontaminado com um laser de CO_2 e ressecção de partes moles demonstrou resultados estatisticamente melhores do que as regiões descontaminadas convencionalmente.

Laser de Érbio

Schwarz *et al.* usaram um laser de Er:YAG para tratar lesões em vinte pacientes que tiveram pelo menos um implante com peri-implantite moderada a avançada, para um total de quarenta implantes. Um laser de Er:YAG foi usado em metade dos implantes e debridamento mecânico com curetas de plástico e terapia antisséptica com digluconato de clorexidina (0,2%) na outra metade. Os critérios avaliados foram índice de placa, sangramento à sondagem, profundidade de sondagem, recessão gengival e nível de inserção óssea clínica. Após três e seis meses os sítios descontaminados com o laser mostraram uma melhora mais significante do que os locais tratados convencionalmente.

Laser de Dióxido de Carbono

Romanos mostrou que potências de cerca de 3 W com um laser de CO_2 descontaminam uma prótese sobre implante afetada com peri-implantite. Ele teoriza que o laser de CO_2 pode ser refletido fora da superfície do implante e vaporiza as bactérias em lesões ósseas profundas, levando a uma descontaminação mais completa do local do implante. Isso cria melhores condições para a cicatrização e a osseointegração.

Deppe *et al.* mostraram, em cães da raça beagle, que a descontaminação dos implantes doentes é otimizada com o laser de CO_2 e pode levar ao crescimento ósseo peri-implantar. O procedimento é realizado pela colocação da ponta de CO_2 dentro do sulco. A energia do laser é transmitida circunferencialmente ao redor do corpo do implante. O tecido mole doente é vaporizado e a contagem de bactérias é significativamente reduzida. Nenhum procedimento de enxerto ósseo é feito e nenhum retalho rebatido. Na experiência clínica do autor, este procedimento leva apenas alguns minutos para ser realizado, deve ser repetido três ou quatro vezes a cada sete a dez dias. Esse intervalo coincide com o tempo que leva para um biofilme subgengival complexo se formar. Ao interromper a formação deste biofilme por três a quatro semanas, as defesas naturais do corpo e a resposta imune são capazes de cicatrizar a lesão. Supondo-se que outros fatores causais são resolvidos, como a sobrecarga mecânica e a higiene oral, o processo patológico será interrompido e, em alguns casos, a regeneração do osso ocorrerá. Embora a regeneração ainda não seja previsível, os implantes com perda óssea de até 6 mm têm mostrado regeneração de 1 a 4 mm do osso novo e regenerado tecidos moles peri-implantares saudáveis.

Para concluir, o tratamento mais conservador da mucosite em estágio inicial a médio, envolvendo a perda óssea na face cervical do implante, é uma abordagem não cirúrgica com laser, sem incisão ou retalho e não haverá necessidade de um procedimento de enxerto ósseo. Se o problema é mais complexo ou envolve a parte apical do implante, uma abordagem assistida com laser cirúrgico é necessária, geralmente envolvendo incisões, retalhos e enxertos ósseos. Com qualquer uma das abordagens, os resultados até agora são promissores e parecem ter uma maior taxa de sucesso do que nos métodos tradicionais.

Laser na Implantodontia Odontológica ••• CAPÍTULO 7 129

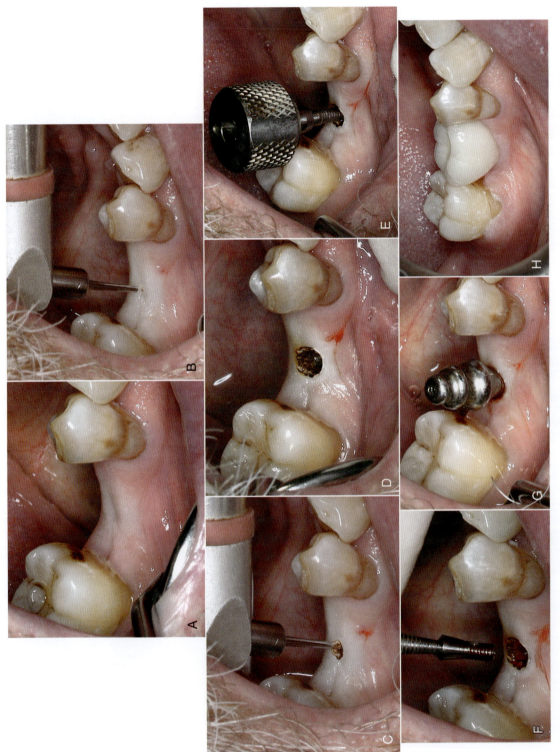

FIGURA 7-13 • **A,** Área do implante cicatrizada pronta para ser reaberta. **B,** Laser começando a reabrir o implante. **C,** Tecido sendo ablacionado pelo laser. **D,** Implante reaberto após 30 segundos de exposição à energia do laser. **E,** Dispositivo em posição para remover o parafuso de cobertura. **F,** Parafuso de cobertura facilmente removido. **G,** Transfer colocado com facilidade, sem hemorragia. **H,** Coroa definitiva instalada quatro semanas mais tarde.

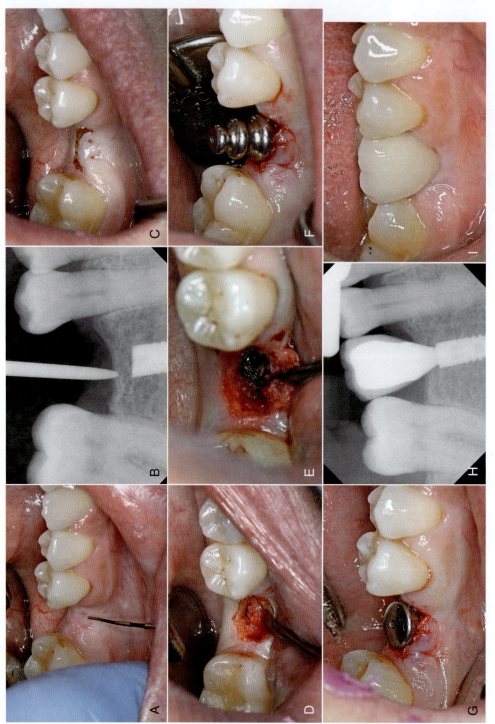

FIGURA 7-14 • **A,** Fotografia da área do implante cicatrizada pronta para ser reaberta. **B,** Radiografia do local é usada para ajudar a localizar o implante integrado e revela o crescimento ósseo sobre o implante. **C,** Incisão no tecido mole até o osso com única irradiação laser. **D,** Osso sobre o implante exposto. **E,** Remoção do osso com o laser de érbio. Tempo total de exposição do laser foi de 2 minutos. **F,** Transfer em posição. Não foi feita sutura. **G,** Tecido formado em posição. **H,** Radiografia final do pilar e da coroa colocados no implante integrado um mês após a reabertura. **I,** Fotografia clínica da coroa definitiva no dia da cimentação.

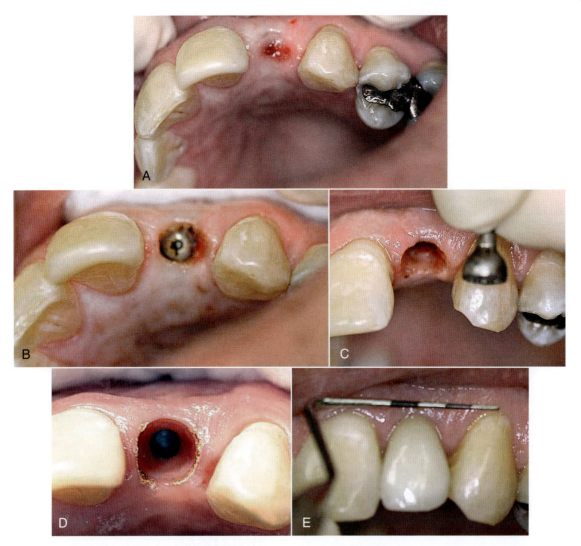

FIGURA 7-15 • **A,** Laser reabrindo o implante. **B,** Visão incisal do tecido modificado. Tecido suficiente foi removido para permitir a colocação do cicatrizador de maior diâmetro, sem esquemia do tecido. **C,** Tecido anterior removido e tecido recontornado. **D,** Contorno resultante do novo tecido anterior. **E,** Coroa cimentada em posição.

A Figura 7-18 mostra um implante com a coroa provisória no incisivo lateral esquerdo. Quando esse paciente retornou após seis meses de ausência, a mucosite era evidente, e o paciente foi tratado não cirurgicamente com o laser de CO_2. A ponta foi posicionada circunferencialmente e aplicada por 30 segundos facial, lingual, medial e distalmente. O paciente retornou em intervalos de uma semana para três tratamentos. Em um mês, o pilar e a coroa definitivos estavam instalados, e o tecido foi tratado mais uma vez. Após uma nova ausência do paciente por um extenso período, a regeneração óssea foi observada dez meses depois da cimentação (Fig. 7-18, F).

Laser de Diodo *versus* Laser de CO_2

Se um implante foi colocado abaixo da crista óssea e o osso permaneceu intacto, o resultado seria um grande volume de tecido envolvendo o corpo do implante. Pode ser necessário esculpir este tecido com uma das várias abordagens: simplesmente encaixando um "formador de tecido" ou colocando um cicatrizador; mudando para um "formador de tecido" maior após a cicatrização inicial; instalando o pilar definitivo, dependendo do seu tamanho e forma; ou instalando a coroa definitiva. Em cada caso, o controle da hemorragia indica que o comprimento de onda do diodo ou do CO_2, seria o mais apropriado. O laser de CO_2 teria a vantagem da rapidez e eficiência sobre os lasers de diodos.

Também, se for necessária a moldagem de um pilar instalado, cujas margens estavam abaixo da margem gengival, um procedimento de recontorno gengival com o laser de CO_2 ou diodo criaria um bom ambiente para a moldagem, sendo também menos traumático ao tecido que a técnica tradicional do fio de retração (Cap. 8). Além disso, a cimentação de coroas abaixo da margem gengival pode irritá-lo se algum cimento não for removido. Se há suspeita desta situação, seria benéfico um procedimento de recontorno gengival em torno da coroa,

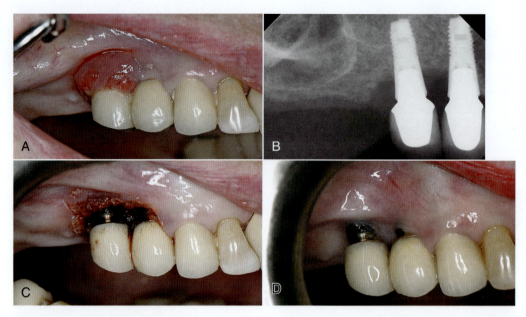

FIGURA 7-16 • **A,** Peri-implantite afetando implante na região do segundo pré-molar superior direito. **B,** Radiografia da perda óssea. **C,** Área após debridamento fechado do tecido peri-implantar com laser de CO_2 de alta velocidade. **D,** Ótima resposta do tecido ao laser e o tecido peri-implantar saudável.

para visualizar todas as margens. O comprimento de onda do CO_2 seria a escolha lógica por causa dos seus efeitos hemostáticos, já que é menos traumático ao tecido do que os outros lasers de tecido mole, e menos provável de afetar o tecido marginal; assim, a estética seria preservada.

O FUTURO DOS LASERS NA IMPLANTODONTIA

À medida que os clínicos se tornam mais experientes com a tecnologia do laser em sua prática, o uso adjuvante se expande. O uso dos lasers na implantodontia é ainda mais promissor. A habilidade em controlar a profundidade de corte permitiria o uso de lasers de érbio no sítio de preparo da osteotomia, em vez de brocas para tecido ósseo. A ação mecânica de uma broca cria atrito e pode superaquecer o osso. Uma broca não estéril pode contaminar o sítio cirúrgico. Um laser de érbio poderia fazer o mesmo corte no osso, sem trauma mecânico. Além disso, como os lasers esterilizam enquanto cortam, usar um laser na osteotomia reduziria o risco de infecção pós-operatória e promoveria um resultado satisfatório.

El Montaser *et al.* mostraram que a cicatrização no local do implante preparado com um laser de érbio era melhor do que um sítio preparado com broca. Seus resultados mostraram que a ablação do osso com o laser de Er:YAG promove a regeneração óssea ao redor dos implantes de titânio metálico e que a osseointegração pode ocorrer. Para os lasers de érbio substituírem as atuais brocas de implante, é necessária precisão na profundidade e diâmetro do corte.

Em outra área, a irradiação com laser de baixa potência é pensada para melhorar a cicatrização das lesões, com evidências de acúmulo de fibrilas de colágeno, de reprodução celular acelerada e de níveis de prostaglandinas aumentados. Mais estudos são necessários, mas a ciência é suficientemente encorajadora para afirmar que os lasers serão capazes de acelerar a cicatrização e aumentar o conforto do paciente (Cap. 15).

CONCLUSÃO

Lasers têm vantagens significativas na clínica odontológica moderna, especialmente em implantodontia. Lasers de diodo, CO_2 e érbio têm o potencial para melhorar a habilidade do clínico em oferecer maior qualidade de atendimento, enquanto proporcionam uma experiência mais confortável para o paciente com poucos problemas pós-operatórios. Cada laser emite um comprimento de onda diferente no espectro eletromagnético, e cada um tem um efeito único sobre os tecidos duros e moles. Portanto, cada comprimento de onda tem vantagens e desvantagens dependendo dos objetivos clínicos, habilidade e experiência do clínico, e o tipo de tecido-alvo.

É evidente que a maioria das etapas dos procedimentos de implante, senão todas, pode ser feita ou melhorada com os lasers. Cabe ao clínico saber mais sobre as opções. O dentista e o paciente podem se beneficiar muito adotando a tecnologia laser, e os clínicos experientes vão encontrar mais usos para os lasers enquanto a tecnologia continua a melhorar. Qualquer dentista instalando ou restaurando implantes dentários achará os lasers inestimáveis para realizar procedimentos mais fáceis e melhor sucedidos.

Laser na Implantodontia Odontológica ••• CAPÍTULO 7 | 133

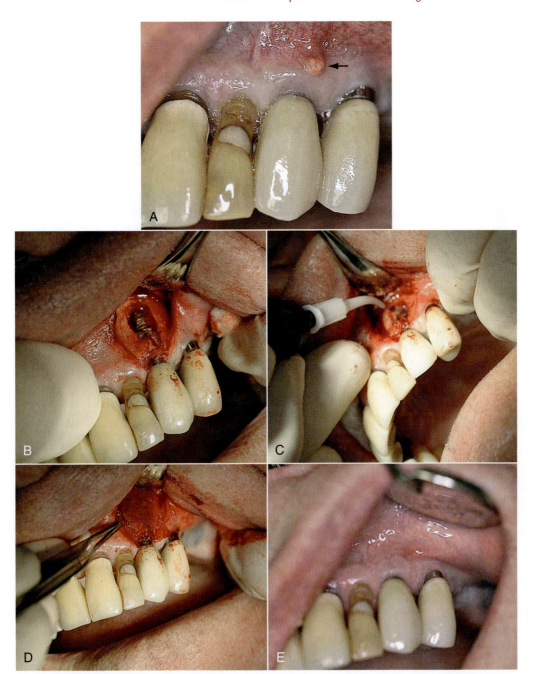

FIGURA 7-17 • **A,** Fístula (seta) acima do implante de canino superior esquerdo. **B,** Após o acesso convencional com o bisturi, o local foi exposto. **C,** Laser de diodo (980 nm) é usado para debridamento de tecidos moles e descontaminação do local. **D,** Enxerto ósseo colocado sobre o local descontaminado com uma membrana reabsorvível em posição. **E,** Fotografia do pós-operatório de um ano mostra excelente cicatrização.

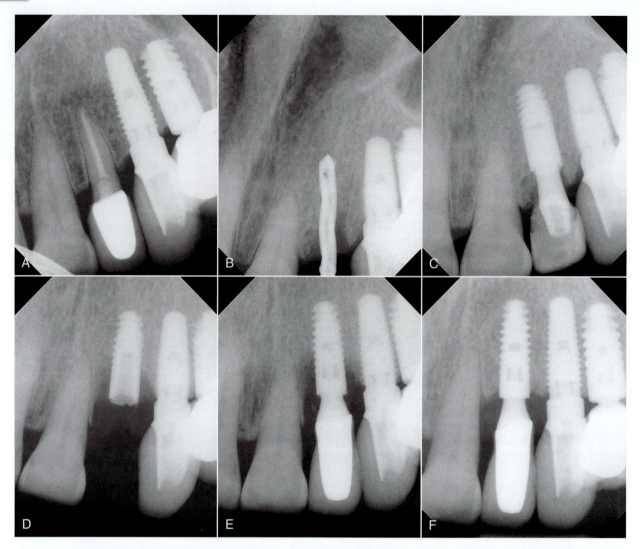

FIGURA 7-18 • **A**, Radiografia pré-tratamento do incisivo lateral superior esquerdo para ser extraído. **B**, Radiografia mostrando o local do implante sendo preparado imediatamente após a extração. **C**, Radiografia do implante instalado imediatamente com coroa provisória. **D**, Perda óssea até a quarta rosca do implante. **E**, Radiografia de um mês após os tratamentos. **F**, Radiografia dez meses após a cimentação. Osso se regenerou e está a menos de 1 mm do topo do implante. Nenhum retalho foi rebatido e nenhum enxerto realizado.

Referências

1. Marder M: Treatment planning for dental implants: a rationale for decision making. Part 1. Total edentulism, *Dent Today*, May 2005.
2. Karoussis I, Brägger U, Salvi G, et al: Effect of implant design on survival and success rates of titanium oral implants: a 10-year prospective cohort study of the ITI Dental Implant System, *Clin Oral Implants Res* 15(1):8-17, 2004.
3. Lindh T, Gunne J, Tillberg A, Molin M: A meta-analysis of implants in partial edentulism, *Clin Oral Implants Res* 9(2):80-90, 1998.
4. Jivraj S, Chee W: Rationale for dental implants (abstract), *Br Dent J* 200:661-665, 2006.
5. American Academy of Implant Dentistry: Dental implants preferred option for aging bridges (news release), May 2008. http://www.aaid-implant.org.
6. Ismail S, Johal A: The role of implants in orthodontics, *J Orthod* 29(3):239-245, 2002.
7. Swick M: Laser-tissue interaction. I, *J Laser Dent* 17(1):28-32, 2009.
8. Adibi S: Er,Cr:YSGG laser use for soft tissue management during the restoration of an implant: a case report, *J Laser Dent* 17(1):34-36, 2009.
9. Coluzzi DJ: Soft tissue surgery with lasers: learn the fundamentals, *Contemp Esthet Restorative Pract*, May 2007, pp 1-2.
10. Convissar R: The top ten myths about CO_2 lasers in dentistry, *Dent Today* 28(4):70, 2009.
11. Raffetto N, Gutierrez T: Lasers in periodontal therapy, a five-year retrospective, *J Calif Dent Hyg Assoc* 16:17-20, 2001.
12. Aoki A, Mizutani K, Takasakim AA, et al: Current status of clinical laser applications in periodontal therapy, *Gen Dent* 56(7):674-684, 2008.
13. Bornstein ES: The safety and effectiveness of dental Er:YAG lasers: a literature review with specific reference to bone, *Dent Today*, October 2003.
14. Gregg R: Laser resource and reference guide, *Dent Today*, April 2006.
15. Fasbinder D: Dental laser technology, *Compend Contin Educ Dent* 29(8)459, 2008.

16. Romanos G: Laser surgical tools in implant dentistry for the long-term prognosis of oral implants, *Int Congress Series* 1248:111, 2003.
17. Yousif A, Zwinger S, Beer F, et al: Investigation on laser dental implant decontamination, *J Laser Micro/Nanoeng* 3(2):119-123, 2008.
18. Romanos G: Question 1: is there a role for lasers in the treatment of peri-implantitis? *J Can Dent Assoc* 71:117-118, 2005.
19. Coluzzi D: Fundamentals of dental lasers: science and instruments, *Dent Clin North Am* 48:751-770, 2004.
20. Coleton S: Lasers in surgical periodontics and oral medicine, *Dent Clin North Am* 48:937-962, 2004.
21. Cobb CM: Lasers in periodontics: a review of the literature, *J Periodontol* 77:545-564, 2006.
22. Block CM, Mayo JA, Evans GH: Effects of the Nd:YAG dental laser on plasma-sprayed and hydroxyapatite-coated titanium dental implants: surface alteration and attempted sterilization, *Int J Oral Maxillofac Implants* 7:441-449, 1992.
23. Walsh LJ: The use of lasers in implantology: an overview, *J Oral Implantol* 18:335-340, 1992.
24. Chu RT, Watanabe L, White JM, et al: Temperature rises and surface modification of lased titanium cylinders (special issue), *J Dent Res* 71:144, 1992.
25. Strauss R, Fallon S: Lasers in contemporary oral and maxillofacial surgery, *Dent Clin North Am* 48:861-868, 2004.
26. Deppe H, Horch H, Helmut G, et al: Peri-implant care with the CO_2 laser: in vitro and in vivo results, *Med Laser Appl* 20:61-70, 2005.
27. Pang P: Lasers in cosmetic dentistry, *Gen Dent* 56(7):663-664, 2008.
28. Swift J, Jenny J, Hargreaves K: Heat generation in hydroxyapatite-coated implants as a result of CO_2 laser application, *Oral Surg Oral Med Oral Pathol* 79(4):410-415, 1995.
29. Israel M: Use of the CO_2 laser in soft tissue and periodontal surgery, *Pract Periodont Aesthet Dent* 6:57-64, 1994.
30. Forrer M, Frenz M, Romano V, et al: Bone-ablation mechanism using CO_2 lasers of different pulse duration and wavelength, *Appl Physics B: Lasers and Optics* 56(2):104-112, 1993.
31. Schwarz F, Bieling K, Sculean A, et al: Treatment of periimplantitis with laser or ultrasound: a review of the literature, *Schweiz Monatsschr Zahnmed* 114(12):1228-1235, 2004.
32. Kresiler M, Al Haj H, d'Hoedt B: Temperature changes at the implant-bone interface during simulated surface decontamination with an Er:YAG laser, *Int J Prosthodont* 15(6):582-587, 2002.
33. Lee D: Application of laser in periodontics: a new approach in periodontal treatment, *Hong Kong Med Diary* 12(10):23-25, 2007.
34. Walsh L: The current status of laser applications in dentistry, *Aust Dent J* 48(3):146-155, 2003.
35. Fonseca R: *Oral and maxillofacial surgery*, vol. 6, Philadelphia, 2000, WB Saunders.
36. Scortecci G, Misch C, Benner K: *Implants and restorative dentistry*, New York, 2001, Martin Dunitz.
37. Kojima T, Shimada K, Iwasaki H, Ito K: Inhibitory effects of a super pulsed carbon dioxide laser at low energy density on periodontopathic bacteria and lipopolysaccharide in vitro, *J Periodont Res* 40(6):469-473, 2005.
38. Stuart C: The use of lasers in periodontal therapy, *Gen Dent* 56(7):612-616, 2008.
39. Deppe H, Horch H: Laser applications in oral surgery and implant dentistry, *Lasers Med Sci* 22:217-221, 2007.
40. Dederich D, Bushick R: Lasers in dentistry: separating science from hype, *J Am Dent Assoc* 135(2):204-212, 2004.
41. Locke M: Clinical applications of dental lasers, *Gen Dent* 57(1):47-59, 2009.
42. Wahl M: Myths of dental surgery in patients receiving anticoagulant therapy, *J Am Dent Assoc* 131(1):77-81, 2000.
43. Pototski M, Amenabar J: Dental management of patients receiving anticoagulant or antiplatelet treatment, *J Oral Sci* 49(4):253-258, 2007.
44. Matjaz L, Marincek M, Grad L: Dental laser drilling: achieving optimum ablation with the latest generation Fidelis laser systems, *J Laser Health Acad* 7(1):1-3, 2007.
45. Kesler G, Romanos G, Koren R: Use of Er:YAG laser to improve osseointegration of titanium alloy implants: a comparison of bone healing, *Int J Oral Maxillofac Implants* 21:375-379, 2006.
46. Walsh JT Jr, Flotte TJ, Deutsch TF: Er:YAG laser ablation of tissue: effect of pulse duration and tissue type on thermal damage, *Lasers Surg Med* 9:314-326, 1989.
47. Miloro M, Ghali GE, Larsen P, Waite P: *Peterson's principles of oral and maxillofacial surgery*, vol 2, Hamilton, Ohio, 2004, BC Decker.
48. Rayan G, Pitha J, Edwards J, Everett R: Effects of CO_2 laser beam on cortical bone, *Lasers Surg Med* 11(1):58-61, 1990.
49. Van As G: Erbium lasers in dentistry, *Dent Clin North Am* 48:1017-1059, 2004.
50. Kaufman E: Maxillary sinus elevation surgery, *Dent Today*, September 2002.
51. Pikos MA: Maxillary sinus membrane repair: report of a technique for large perforations (abstract), *Implant Dent* 8(1):29-34, 1999.
52. Shlomi B, Horowitz I, Kahn A, et al: The effect of sinus membrane perforation and repair with Lambone on the outcome of maxillary sinus floor augmentation: a radiographic assessment (abstract), *Int J Oral Maxillofac Implants* 19(4):559-562, 2004.
53. Vercellotti T, De Paoli S, Nevins M: The piezoelectric bony window osteotomy and sinus membrane elevation: introduction of a new technique for simplification of the sinus augmentation procedure, *Int J Periodont Restorative Dent* 21(6):561-567, 2001.
54. Chen S, Darby I: Dental implants: maintenance, care and treatment of peri-implant infection, *Aust Dent J* 48(4):212-220, 2003.
55. Mombelli A, Lang NP: The diagnosis and treatment of peri-implantitis, *Periodontol 2000* 17:63-76, 1998.
56. Mombelli A: Microbiology and antimicrobial therapy of peri-implantitis, *Periodontol 2000* 28:177-189, 2002.
57. Santos V: Surgical anti-infective mechanical therapy for peri-implantitis: a clinical report with a 12-month follow-up, *Gen Dent* 57(3):230-235, 2009.
58. Leonhardt A: Five-year clinical, microbiological, and radiological outcome following treatment of peri-implantitis in man, *J Periodontol* 74(10):1415-1422, 2003.
59. Yung F: The use of an Er:YAG laser in periodontal surgery: clinical cases with long-term follow up, *J Laser Dent* 17(1):13-20, 2009.
60. Miller R: Treatment of the contaminated implant surface using the Er,Cr:YSGG laser, *Implant Dent* 13(2):165-170, 2004.
61. Schwarz F, Bieling K, Bonsmann M, et al: Nonsurgical treatment of moderate and advanced periimplantitis lesions: a controlled clinical study, *Clin Oral Invest* 10:279-288, 2006.
62. Quirynent M, Vogels R, Pauwels M, et al: Initial subgingival colonization of "pristine" pockets, *J Dent Res* 84(4):340-344, 2005.
63. Stubinger S, Henke J, Donath K, Deppe H: Bone regeneration after peri-implant care with the CO_2 laser: a fluorescence microscopy study, *Int J Oral Maxillofac Implants* 20(2):203-210, 2005.
64. Deppe H, Horch H, Neff A: Conventional versus CO_2 laser–assisted treatment of periimplant defects with the concomitant use of pure-phase p-tricalcium phosphate: a 5-year clinical report, *Int J Oral Maxillofac Implants* 22(1):79-86, 2007.
65. El-Montaser M, Devlin H, Dickinson M, et al: Osseointegration of titanium metal implants in erbium-YAG laser prepared bone, *Implant Dent* 8(1):79-85, 1999.
66. Sun G, Tunér J: Low-level laser therapy in dentistry, *Dent Clin North Am* 48:1061-1076, 2004.

Laser em Prótese Fixa e Reconstruções Estéticas

James C. Downs, DMD • Robert A. Convissar, DDS • Eugênia Anagnostaki, DDS • Grace Sun, DDS

Este capítulo descreve as aplicações clínicas do laser odontológico em relação às alterações dos tecidos duros e moles para a reconstrução protética e estética. As vantagens clínicas da utilização do laser beneficiam tanto o cirurgião-dentista como o paciente. Um campo de visão limpo resultante da excelente hemostasia e controle da umidade, permite ao cirurgião-dentista realizar todos os procedimentos com precisão. As principais vantagens da utilização do laser incluem reduzido sangramento intraoral, pós-operatório muito menos doloroso e notável diminuição do edema, quando comparadas às das técnicas convencionais como a eletrocirurgia.

As técnicas encontradas rotineiramente no processo durante a confecção de uma prótese fixa e a reconstrução estética incluem as seguintes:

- Afastamento gengival para moldagem.
- Aumento de coroa clínica (tecidos duros e moles).
- Formação do perfil de emergência.
- Desenho do pôntico oval.
- Despigmentação melânica.
- Clareamento dental.

Antes que cada um destes procedimentos seja discutido, o papel dos vários comprimentos de onda do laser e o espaço biológico na reconstrução protética e estética serão revisados.

COMPRIMENTOS DE ONDA DO LASER PARA PROCEDIMENTOS ESTÉTICO-PROTÉTICOS

LASER DE DIÓXIDO DE CARBONO

O comprimento de onda do laser de dióxido de carbono (CO_2) de 10.600 nm é entregue através de um braço articulado ou guia de onda oco que termina em uma peça de mão. A maioria dos fabricantes de laser de CO_2 possui múltiplas peças de mão com diferentes ângulos (reto e contra-ângulo) e distâncias focais diferentes para executar diversos procedimentos (p. ex., vaporização, coagulação, modificação do tecido).

O tecido mole bucal é composto por 90% a 97% de água. O comprimento de onda do laser de CO_2 é altamente absorvido pela água, mais do que qualquer outro laser com comprimento de onda para tecidos moles. O laser de CO_2 é, portanto, o mais eficiente por ser melhor absorvido pelo tecido mole. A cirurgia para excisão ou incisão de tecido mole é conseguida a 100°C, onde a vaporização da água intracelular e extracelular causa a ablação do tecido biológico.[1]

O modo de se operar o laser de CO_2, historicamente, tem sido em onda contínua, o que significa que a energia é emitida constantemente enquanto o laser estiver ativado. O controle mecânico e elétrico pode produzir um pulso interrompido, pulsado, "superveloz" ou ultraveloz com esta onda contínua, que minimiza o calor transferido ao tecido. Este, por sua vez, limita os danos térmicos ao alvo e aos tecidos adjacentes.

LASER DE ÉRBIO

O comprimento de onda do laser de érbio-dopado com ítrio-alumínio-granada (Er:YAG) é de 2.940 nm e o érbio, cromo-dopado com ítrio-escândio-gálio-granada (Er,Cr:YSGG) é de 2.780 nm. Os comprimentos de onda do laser de érbio são transmitidos através de guia de onda oco semiflexíveis, cabos de fibra óptica ou braços articulados. Todos os métodos de transmissão terminam em uma peça de mão que pode utilizar pontas de safira ou quartzo para transmitir a energia ao tecido-alvo. Estes comprimentos de onda são absorvidos pelo radical OH^- e, portanto, funcionam bem nos tecidos duros, tendo como alvo o radical OH^- da hidroxiapatita. O laser de érbio também pode ser utilizado em tecidos moles, porém com muito menos capacidade de hemostasia que o laser para tecido mole.[2]

O laser de érbio é seguro quando utilizado para ablação da cárie dental e para trabalhos próximos da polpa. Devido à penetração do comprimento de onda deste laser não ser significativa em profundidade, os pacientes podem não necessitar de anestesia. O preparo cavitário com o laser de érbio é menos traumático aos tecidos pulpares do que as técnicas que envolvem brocas rotatórias. A vibração e o calor produzidos pelos instrumentos rotatórios, que são as principais razões para o desconforto durante os procedimentos, não ocorrem com os comprimentos de onda do érbio.[3]

Uma desvantagem comparada com as técnicas convencionais é a diminuição da resistência de união, particularmente a resistência à tração, quando se condiciona a superfície com o laser de érbio.[4] Outra desvantagem é que o comprimento de onda do érbio não pode remover coroas de ouro ou outros metais, porcelanas vítreas ou restaurações de amálgamas (Cap. 11).

LASER DE DIODO

O laser de diodo emprega comprimentos de onda de 810 a 1.064 nm e é uma unidade em estado sólido, compacta e portátil. Ele é utilizado estritamente para procedimentos em tecidos moles e penetra de 2 a 3 mm ou mais nos tecidos, dependendo do comprimento de onda e do biotipo do tecido. O laser de diodo é absorvido por estruturas pigmentadas, tornando-se o laser ideal para excisar tecidos moles com melanina e promover a hemostasia.[5]

A utilidade do laser de diodo pode ser grandemente expandida pela carbonização apropriada da ponta da fibra. Isto permite a vaporização com um dano periférico limitado para os tecidos não pigmentados.[6]

LASER DE NEODÍMIO:YAG

O comprimento de onda do laser de Nd:YAG de 1064nm fornecido em um modo "free running" pode ser utilizado para muitos procedimentos em tecidos moles. Da mesma forma que o laser de diodo e CO_2, as vantagens do laser de Nd:YAG são um campo operatório relativamente livre de sangramento, mínimo edema, tempo cirúrgico reduzido, coagulação excelente e, na maioria dos casos, dor pós-operatória reduzida ou ausente.[7]

A principal desvantagem do laser de Nd:YAG é a profundidade de penetração no tecido-alvo. O comprimento de onda do laser de Nd:YAG penetra profundamente no tecido porque é pouco absorvido pela água, que é o principal componente do tecido gengival. O operador deve estar atento ao risco de danificar o tecido colateral desnecessariamente, particularmente o osso subjacente ou tecidos pulpares. A vaporização dos tecidos é mais lenta que com outros comprimentos de onda melhor absorvidos (p. ex., CO_2). A aplicação de um corante fotossensível pode diminuir o tempo para absorção da energia do laser.[8] A luz do laser de Nd:YAG direcionada a uma coroa clínica ou a uma superfície radicular é uma preocupação. O aquecimento da polpa pode ser de magnitude suficiente para causar inflamação e, possivelmente, danos irreversíveis para o tecido pulpar.[9] Isso pode ocorrer apenas se os parâmetros do laser forem utilizados de maneira incorreta. Isto enfatiza o papel fundamental do treinamento apropriado quando se executa procedimentos protéticos ou cosméticos realizados com laser (Cap. 16).

ESPAÇO BIOLÓGICO

O espaço biológico é definido como a combinação da altura do tecido conjuntivo e do epitélio que isola o osso da cavidade bucal. Isto representa a distância da extensão mais apical de uma restauração até a crista óssea necessária para se manter a saúde periodontal[10] (Fig. 8-1).

O espaço biológico mede aproximadamente 2 mm, com aproximadamente 1 mm dos 2 mm composto de inserção

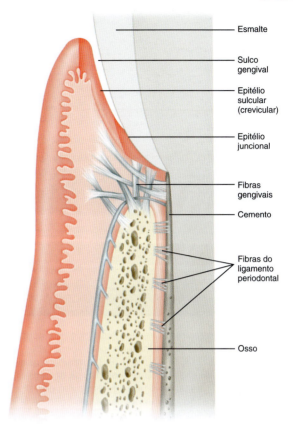

FIGURA 8-1 • O dente é fixado aos tecidos gengivais adjacentes e osso alveolar por inserções fibrosas. As fibras gengivais correm do cemento para a gengiva imediatamente apical à inserção do epitélio juncional. As fibras do ligamento periodontal correm do cemento para a cortical adjacente de osso alveolar. (Modificado de Rose LF, Mealey BL: *Periodontics: medicine, surgery, and implants,* St Louis, 2004, Mosby.)

conjuntiva e 1 mm consistindo de epitélio juncional. Devido a impossibilidade de restaurar um dente perfeitamente na borda coronal do epitélio juncional, o milímetro de profundidade do sulco gengival pode ser adicionado ao espaço biológico para estabelecer uma margem de segurança.[10]

É importante que esta distância seja considerada quando se restaura os dentes porque o cirurgião-dentista deve respeitar a arquitetura natural da inserção gengival para evitar complicações. O problema não é a restauração, e sim a *bactéria*, que vai sempre encontrar abrigo na interface entre a margem da restauração e a estrutura do dente. Quando os procedimentos restauradores não levam em conta estas considerações e invadem o espaço biológico, as três seguintes possibilidades podem acontecer[10] (Fig. 8-2):

- Desenvolvimento de bolsas periodontais, com perda progressiva de tecido periodontal.
- Recessão gengival e perda localizada de osso, mais pronunciada em casos de cortical óssea vestibular fina.
- Desenvolvimento de hiperplasia gengival localizada, com consequente perda óssea.

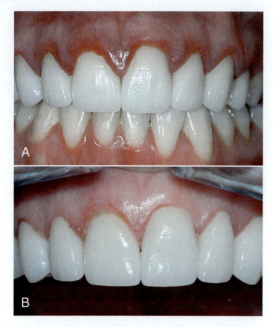

FIGURA 8-2 • **A**, Invasão do espaço biológico nos dentes anteriores. Observe a hiperplasia gengival localizada, vermelhidão e inflamação ao redor de coroas cerâmicas. **B**, Fotografia do local após duas semanas da correção do espaço biológico utilizando o laser de érbio em um procedimento fechado para estabelecer um novo nível ósseo.

AFASTAMENTO DOS TECIDOS MOLES COM OU SEM GENGIVOPLASTIA

O sulco *gengival* é definido como um espaço pequeno entre a margem do epitélio gengival e o esmalte do dente adjacente.[11] Em certos momentos, a alteração permanente do contorno gengival em torno de um ou mais dentes é necessária para garantir uma restauração mais duradoura e mais estética. O resultado de uma restauração direta ou indireta está relacionado com a habilidade do cirurgião-dentista em controlar o sítio cirúrgico. No controle do campo cirúrgico para a confecção de uma restauração superior, o laser promove as seguintes vantagens:

1. Permite ao cirurgião-dentista acessar e visualizar o sítio operatório e todas as margens claramente, especialmente quando as margens da restauração são subgengivais.
2. Criam um ambiente livre de sangramento e promovem a hemostasia, se necessária.
3. Controlam a saliva e a contaminação do campo.
4. Garantem a "esterilização" do campo, conduzindo a uma melhor cicatrização gengival em torno das margens.
5. Controlam os contornos dos tecidos moles para uma relação mais estética e funcional entre os tecidos moles do periodonto e os tecidos duros dos dentes restaurados e osso subjacente.

Estas etapas são essenciais para a confecção de moldagens precisas, para o escaneamento digital ou para a inserção direta de materiais restauradores. O afastamento gengival é crítico para a finalização do preparo do dente e para a moldagem ou inserção do material restaurador.[12] Um desafio comum ao cirurgião-dentista é a localização da "linha do término" na margem gengival ou abaixo dela, de forma que a margem da restauração não apareça. A retração dos tecidos gengivais pode ser realizada mecanicamente com um fio retrator impregnado com medicamentos para hemostasia. A inserção do fio retrator em torno do dente para afastar a gengiva e para absorver o fluido crevicular é a técnica convencional utilizada para registrar a margem do término do preparo ou para a completa inserção do material restaurador.

TÉCNICAS CONVENCIONAIS

Uma técnica amplamente utilizada para a retração gengival é a *técnica do fio duplo* para o afastamento subgengival dos tecidos. A remoção do segundo fio retrator (de cima) antes da injeção do material de moldagem ou da criação de uma impressão óptica permite a completa captura do término do preparo. Esta técnica demorada possui suas desvantagens, incluindo a lesão em potencial dos tecidos do ligamento periodontal, se a força utilizada for excessiva; dificuldade de remoção do fio retrator sem criar sangramento e desconforto pós-operatório.[13]

Outra técnica de afastamento gengival convencional, a *eletrocirurgia* ou radiocirurgia, permite o controle do contorno gengival e da hemorragia. A cicatrização após uma eletrocirurgia pode provocar uma resposta retardada, alturas gengivais assimétricas, recessão da crista óssea e desconforto pós-operatório moderado.[14] Em um estudo de afastamento gengival eletrocirúrgico em macacos Rhesus, Wilhelmsen *et al.*[15] mostraram recessão da margem gengival com migração apical do epitélio juncional estatisticamente significante. Recessões de tecidos moles profundas próximas do osso produziram recessões gengivais, sequestros ósseos e necroses, perda da altura óssea, envolvimento de furca e mobilidade. A eletrocirurgia é contraindicada ao redor de implantes dentários[16] e não deve ser utilizada em paciente com marca-passos, previamente irradiados, com diabete pouco controlada (ou descontrolada), discrasias sanguíneas, imunodeficiências ou outras doenças que causam cicatrização retardada ou incompleta.[10]

As *técnicas com bisturi* são utilizadas primariamente para ressecção de tecidos para possibilitar acesso e visualização do sítio desejado. A cirurgia com incisões com bisturi pode resultar em perda de inserção gengival, com reposicionamento apical, exposição radicular com sensibilidade ao meio bucal, margens gengivais assimétricas, dor pós-operatória e desconforto tipicamente associado à cirurgia periodontal.[17]

AFASTAMENTO COM LASER

Ao contrário das técnicas convencionais, o afastamento com laser possibilita a visualização clara e limpa das margens gengivais. A maioria dos equipamentos laser é excelente para a coagulação, com sangramento mínimo ou ausente. Diferentemente das lâminas e das técnicas eletrocirúrgicas, o afastamento gengival com laser pode ser realizado junto com a gengivoplastia com laser na mesma consulta que a moldagem. O paciente economiza uma visita ao consultório, reduzindo grandemente o tempo necessário ao tratamento. A facilidade com a qual debris de tecidos necrosados são removidos do entorno do término do preparo simplifica a moldagem. Os fios retratores não são necessários ao redor do dente ou dos dentes para o afastamento gengival; nenhuma inserção ou remoção de fio retrator é necessária para moldagem de vários dentes ou de todo o arco. O tratamento com laser não causa recessão ou reposicionamento da margem gengival.[18] O afastamento com laser promove um ambiente ideal para os dispositivos de escaneamento digital dos preparos.

Os cirurgiões-dentistas que experimentam a cirurgia com laser ou o afastamento gengival com laser têm relatado maior aceitação e conforto pelo paciente.

A pesquisa de Neil[19] sobre o conforto após o afastamento gengival com laser revelou que três horas após o tratamento, metade dos pacientes estava confortável com a cirurgia e a outra metade "extremamente" confortável. A taxa geral de dor foi de 1,9 (em uma escala de 0,0 a 10,0), indicando que os pacientes não sentiram nenhuma ou sentiram dor mínima.

A vaporização com o laser em tecido fibrosado ao redor de margens de coroas totais é extremamente rápida, com praticamente nenhum sangramento, edema ou dor pós-operatória. Há uma estabilidade previsível dos tecidos da gengiva na cicatrização, com o benefício adicional da eliminação dos patógenos das bolsas periodontais.[20,21]

Técnicas ligeiramente diferentes são utilizadas para os diversos tipos de comprimentos de onda. O cirurgião-dentista deve aprender os procedimentos específicos e seguir os protocolos particulares para cada equipamento empregado.

> **Dica Clínica:** O cirurgião-dentista que trabalha com laser há pouco tempo não deve iniciar com procedimentos na área estética. O início na utilização do laser deve se dar com afastamento gengival em molares, onde o tecido é ligeiramente mais fino. Uma vez que se torne proficiente em molares, o dentista deve trabalhar, em seu tempo, em regiões mais anteriores até ter confiança para realizar este procedimento na área estética. Novos usuários de laser devem sempre iniciar com os ajustes de potência mais baixos que os sugeridos até que se tornem experientes com a modalidade de tratamento. Danos aos tecidos por calor na região anterior podem resultar potencialmente em contornos gengivais não desejáveis.

O laser de érbio utiliza pontas finas feitas de safira ou quartzo para o afastamento. Quando se utiliza o laser de érbio em tecidos moles, o *spray* de água é geralmente desligado. Isto resulta em hemostasia. O laser de CO_2 possui pontas de metal finas para o afastamento. Os lasers de diodo e de Nd:YAG para executar o afastamento gengival usam fibras ópticas que existem em vários diâmetros.

Procedimento

O procedimento para afastamento gengival é simples de ser realizado. A ponta do laser é posicionada paralela ao eixo longo do dente e ligeiramente dentro do sulco gengival. A ponta deve deslizar de forma circunferencial pela margem do dente, com pouca ou nenhuma resistência. Observe a formação de áreas amarelas no tecido gengival, o que indica dano térmico colateral.

Como os debris podem acumular no exterior da ponta, a maximização da sua eficiência depende de a ponta do laser ser mantida livre de debris. Com o laser de CO_2, uma corrente de ar é jogada através da ponta o que evita a formação de debris. No entanto, neste caso, a ponta deve ser limpa com uma gaze seca ou substituída. Os lasers de diodo e de Nd:YAG utilizam pontas de fibra de vidro/quartzo, que se tornam foscas e arranhadas após vários usos. Uma ponta fosca pode não cortar o tecido adequadamente, como se fosse utilizado um pedaço de vidro quebrado, deixando marcas nos tecidos.[7] Portanto, a ponta deve ser clivada periodicamente para garantir ótimos resultados. Alguns tipos de lasers de diodo são dotados de pontas multiuso descartáveis, porém os custos das pontas são maiores que a utilização de uma fibra óptica padrão de 3 metros. A ponta também deve ser "ativada" de modo que a profundidade da penetração do comprimento de onda é minimizada, sem danos térmicos profundos.

Durante o afastamento gengival, para estabelecer as proporções gengivais com os lasers de diodo e de Nd:YAG, o clínico pode observar a carbonização nos tecidos.[8,22] Isso pode ser rapidamente removido com uma escova embebida em peróxido de hidrogênio a 3% (Figs. 8-3 e 8-4).

> **Dica Clínica:** Lembre-se que a ponta do laser deve "deslizar" através do tecido com pouca ou nenhuma resistência. Se as fibras dos lasers de diodo ou de Nd:YAG encontrarem resistência ou se moverem de forma irregular através do sulco, a ponta precisará ser clivada.

PROCEDIMENTOS PARA AUMENTO DE COROA

Os procedimentos para aumento de coroa têm sido progressivamente mais direcionados para a estética devido ao aumento da popularidade dos procedimentos para o "aprimoramento do sorriso". O aumento de coroa é um procedimento cirúrgico realizado para expor uma altura gengivoincisal maior de estrutura dental, frequentemente utilizada para se restaurar o dente proteticamente. Isto envolve a excisão de uma pequena quantidade de tecido gengival ao redor do dente removendo previsivelmente uma dada altura *apenas* de tecido gengival (aumento de coroa *de tecidos moles*) ou de *ambos* os tecidos gengivais e osso alveolar (aumento de coroa *óssea*). Apesar de muitos dentistas executarem este procedimento, muitos outros encaminham o aumento de coroa para um periodontista ou cirurgião bucomaxilofacial. Técnicas convencionais de aumento de coroa envolvem geralmente um procedimento com retalho de espessura total para estabelecer um novo nível gengival.[10]

140 *Princípios e Práticas do Laser na Odontologia*

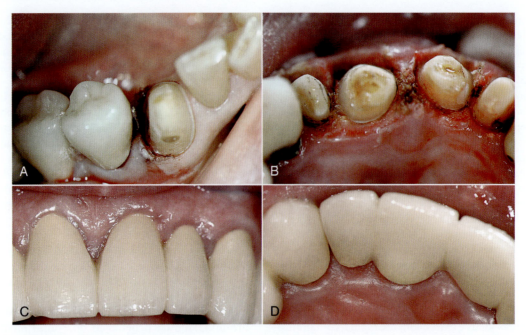

FIGURA 8-3 • **A**, Tratamento de cárie distal profunda no dente 43 com a utilização do laser de CO_2 para criar um afastamento gengival ao redor de todo o dente e gengivoplastia menor do tecido na superfície distal do dente. Observe o campo seco e a excelente visualização da margem gengival. **B**, Afastamento do tecido mole e aumento de coroa de tecido mole para expor a estrutura dentária sem invadir o espaço biológico em um homem de 83 anos com lesão traumática na boca. **C**, Visão anterior vestibular da prótese final esplintada após um mês da cimentação. **D**, Visão incisal-lingual da restauração final um mês após a cimentação. Os tecidos gengivais responderam bem ao tratamento.

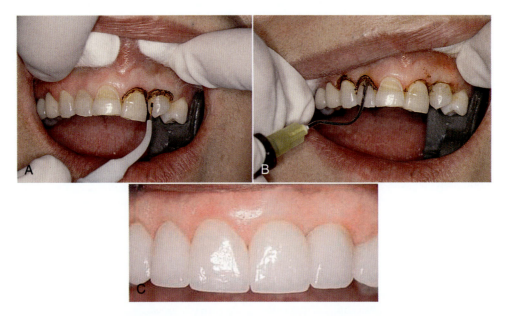

FIGURA 8-4 • **A**, Afastamento gengival de tecidos moles com fibra do laser de diodo deslizando ao longo da superfície axial do dente para precisão. A técnica utiliza movimentos contínuos e lentos, com cuidado para não atingir a papila interproximal. **B**, Durante o afastamento gengival para estabelecer as proporções gengivais com o laser de diodo, a carbonização pode ser observada nos tecidos. Isto pode ser rapidamente removido com solução de peróxido de hidrogênio a 3% em uma seringa com ponta de escova. Mantenha a ponta do laser paralela à superfície do dente ou ligeiramente angulada para fora da superfície para evitar a absorção do comprimento de onda pelo tecido duro. **C**, Visão vestibular pós-operatória final do tecido saudável após o afastamento gengival e cimentação das restaurações indiretas.

TECIDO MOLE

O procedimento de aumento de coroa é basicamente uma excisão de tecido mole gengival. Métodos convencionais para a execução desta técnica envolvem bisturis, gengivótomos periodontais ou eletrocirurgia. A posição recomendada para a excisão é pelo menos 2 mm coronais ao fundo da inserção para reduzir o risco de exposição radicular e invasão do espaço biológico.[23]

TECIDO DURO

Os procedimentos cirúrgicos para aumento de coroa clínica podem envolver o tecido duro também. Para promover um espaço biológico adequado desde a margem da restauração, um mínimo de 3 mm de gengiva inserida deve permanecer sobre o osso subjacente para criar um ambiente periodontal saudável.

A utilização de uma cirurgia a retalho com ressecção óssea é o método tradicional de escolha quando as margens da coroa irão invadir o espaço biológico. Instrumentos rotatórios têm sido utilizados por muito tempo para remover ou recontornar o rebordo alveolar. O recontorno ósseo pode ser obtido, de forma convencional, com brocas diamantadas ou laminadas, utilizando irrigação abundante ou com cinzéis. O desgaste do osso em torno do dente reduz as crateras ou cristas que criam uma topografia aguda e desigual de tecidos moles. Osso suficiente é removido para criar um espaço de 3 mm entre a crista óssea e a margem da linha de término da nova restauração. Entretanto, a estética deficiente pode resultar em aberturas das ameias gengivais, sensibilidade por raízes expostas, mobilidade dental transitória e reabsorção radicular.[23]

Em alguns casos, a necessidade de recontorno ósseo pode estar restrita a uma área específica devido a uma restauração subgengival, lesão cariosa ou cúspide fraturada. O laser de érbio pode ser útil na remoção óssea localizada para o estabelecimento de um novo espaço biológico sem a elevação de um retalho. Ao permitir a remoção óssea cuidadosa em uma técnica fechada, junto com a remoção de tecido mole, o clínico pode criar um espaço biológico para a restauração final e completar as moldagens para esta restauração na mesma consulta.[24] O procedimento para aumento de coroa de tecidos duros fechado é altamente sensível à técnica e não é recomendado para dentistas novatos em terapias com laser; o treinamento avançado na técnica a retalho de cirurgia periodontal é altamente recomendado.

O laser de érbio possui pontas com cortes na sua terminação final com a vantagem de que o *spray* de refrigeração com água previne o aquecimento do sítio cirúrgico, em contraste com o calor que ocorre na rotação friccional liberada pelas brocas convencionais. Os danos colaterais aos tecidos por calor quando se utiliza o laser de érbio são menores que aqueles com técnicas convencionais.[4] A utilização de brocas diamantadas ou *carbide* para a remoção de tecido ósseo implica em riscos potenciais para a estrutura do dente. A cicatrização após a cirurgia óssea convencional está associada com edema e dor pós-operatória.[25] O sangramento de uma incisão convencional (lâmina) compromete a visualização do sítio cirúrgico quando comparado a uma incisão com laser e a visualização é crítica quando se trabalha com a estrutura óssea. O risco de lesão óssea causada pelo calor dissipado por brocas rotatórias supera o risco de trauma do laser de érbio refrigerado com água quando os parâmetros corretos são utilizados.

O procedimento inicia com a medição da quantidade de redução necessária na crista óssea. Então, o posicionamento paralelo da ponta do laser com a superfície radicular e a penetração da ponta ativa do laser na crista óssea segue até a profundidade desejada. Osteotomias em miniatura são produzidas com a ponta do laser. Uma vez que a ponta do laser é retirada e movida 1 a 2 mm lateralmente, a próxima osteotomia é realizada na profundidade desejada. Isto continua através das paredes vestibular, medial, distal e lingual ou palatina até que toda a circunferência seja tratada, se necessário.[24]

Uma vez completada, a ponta do laser é inserida no sítio de osteotomia. Um movimento medial ou distal é executado para remover as espículas ósseas entre os sítios de osteotomia. O acabamento do osso subjacente remove fendas ou crateras e cria uma topografia arredondada desde a face vestibular até as interproximais.[24] Os tecidos gengivais refletem a forma do osso subjacente, e a preservação da altura óssea interproximal previne a perda da papila interproximal. Uma revisão de literatura revelou que a área de contato entre os dentes deve ser posicionada 5 mm no sentido incisal em relação ao osso interproximal para se manter a papila.[26] O acompanhamento da área é realizado, permitindo três a quatro semanas para a cicatrização antes da moldagem final.

Se o recontorno ósseo aberto convencional (rotatório ou com cinzel) for realizado, qualquer comprimento de onda de laser (ou um bisturi) pode ser utilizado para elevar um retalho. Com uma incisão com laser para a elevação de um retalho de espessura total, em vez de técnicas convencionais, a visualização da crista óssea é melhorada devido ao sangramento mínimo. O sítio cirúrgico é mais limpo, livre de sangramento no local e mais "estéril" porque o laser destrói as bactérias enquanto incisa o tecido.

O contorno do osso é obtido de forma que as estruturas ósseas não apresentem crateras ou bordas. Se alguma destas estiver presente, o tecido mole vai se tornar fino e prejudicar uma boa moldagem, além de acabar com uma profundidade de sondagem maior após cimentação da restauração. Antes da sutura, é necessário ter certeza de que os retalhos serão reposicionados sem tensão sobre o leito e, preferencialmente, escondendo a localização onde a margem da coroa será posicionada. Os retalhos não vão ser reposicionados corretamente se o osso não for contornado apropriadamente.[11]

As suturas devem ser removidas dentro de sete a dez dias. Se o aumento de coroa for realizado corretamente, a moldagem poderá ser realizada em três a seis semanas após a cirurgia em campo aberto para os dentes posteriores e em algumas semanas a mais para dentes anteriores, onde a estética dos tecidos moles é crítica (Fig. 8-5 e Cap. 4)

PERFIL DE EMERGÊNCIA

O perfil de emergência é definido como o contorno axial de um dente ou de uma coroa total enquanto se relaciona com os

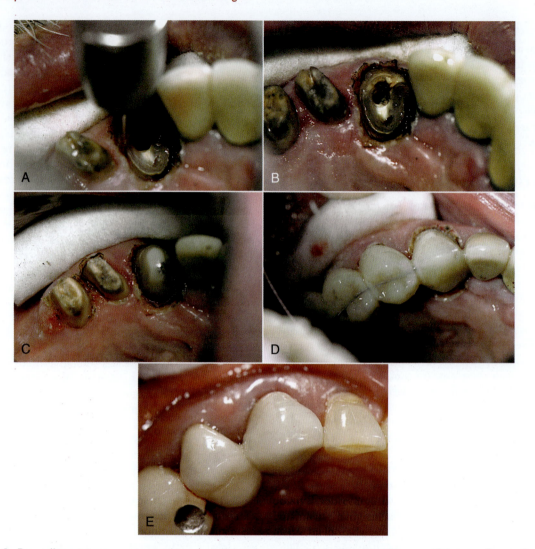

FIGURA 8-5 • **A,** Procedimento para aumento de coroa clínica de tecido duro. Osteotomias em miniatura são produzidas com o laser. Uma vez na profundidade desejada, a ponta do laser é retirada e movida 1 a 2 mm lateralmente, e a próxima osteotomia é realizada até a profundidade desejada. Os tecidos ósseos são baixados até a profundidade desejada para criar um novo espaço biológico. O afastamento ósseo circunferencial com laser de Er,Cr:YSGG, seguido por recontorno de tecido mole com laser de diodo para expor a estrutura dental. **B,** Visão incisal após aumento de coroa clínica de tecido mole e duro no dente 23. **C,** Visão seca estabelecida para a cimentação do pino e reconstrução do núcleo de preenchimento prontos para moldagem. **D,** Restauração provisória para o desenvolvimento da papila. **E,** Restauração final cinco anos após a cimentação.

tecidos moles adjacentes.[27] Quando se desenvolve um perfil ótimo de emergência durante os procedimentos que fecham os espaços entre os dentes (p. ex., fechamento de diastema, formação de pônticos ovais, instalação de implantes), há a tendência de um tecido interproximal que não apresenta papila. Este tecido caracteristicamente fibroso pode ser um desafio estético quando se trata de coroas. O clínico precisa medir a bolsa periodontal para estabelecer o espaço biológico necessário. A regra geral para se criar um perfil de emergência ideal para a restauração é que para cada milímetro de largura adicionada para o fechamento do diastema, a margem da restauração deve ser preparada mais 1 mm subgengivalmente.[28]

O perfil de emergência é crítico para a saúde gengival e para o contorno estético. O contorno axial do dente preparado refletirá no contorno da restauração final. O ponto de contato entre as restauração influencia na aparência geral do tecido gengival da restauração. Os contatos proximais entre dentes posteriores são localizados no terço médio na oclusal das coroas. O contato deve ser mais do que um ponto oclusogengival; ele não deve se estender tão gengivalmente que invada a ameia gengival. A superfície axial da restauração cervical ao ponto de contato proximal deve ser plana ou ligeiramente côncava para prevenir a invasão da papila interproximal.[26]

O sobrecontorno das superfícies proximais apicais às áreas de contato cria superfícies convexas, que, por sua vez, invadem o violam o espaço das papilas interproximais, criando também a invasão do espaço biológico. O erro mais comum com respeito à inclinação axial é a criação de um bojo ou uma convexidade, especialmente no terço gengival da restauração. Os técnicos de laboratórios de prótese frequentemente enfatizam

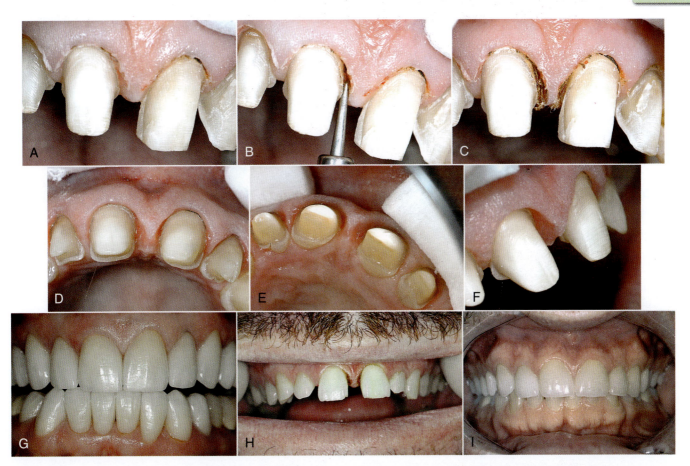

FIGURA 8-6 • **A**, Visão pré-operatória de paciente com coroas cerâmicas removidas. O diastema entre os dentes 11 e 21 é de 2,5 mm de largura. A sondagem periodontal revelou bolsas periodontais com 3 mm de profundidade. Cada dente vai ser alargado em 1,25 mm para fechar o diastema. **B**, Afastamento gengival com profundidade de 1,25 mm é criado no dente 11 para aprofundar a margem do preparo para estabelecer um novo perfil de emergência para a restauração. A ponta do laser é guiada ao longo da superfície axial do dente para o controle preciso, utilizando movimentos lentos e contínuos da vestibular para mesial e lingual. A parede de tecido mole é mais fina em direção ao novo ponto da papila. **C**, Continuação da criação do afastamento gengival no dente 21 com os mesmos 1,25 mm de profundidade do 11. Incline o tecido em direção à papila e sempre deixe uma ilha de tecido de 1 mm. Posicione a margem do preparo apicalmente no lado mesial dos dentes 11 e 21 para o novo perfil de emergência. As moldagens podem ser executadas nesta consulta e as restaurações provisórias instaladas. Permita espaço para a papila se desenvolver enquanto o paciente usa as restaurações provisórias. **D**, Visão inciso-lingual após a remoção das coroas provisórias. Observe a papila interproximal bem desenvolvida, saudável e com aspecto de casca de laranja. **E**, Visão inciso-lingual do tecido interproximal desenvolvido antes da cimentação da restauração final. **F**, Visão vestíbulo-mesial da papila interproximal com aspecto de casca de laranja do tecido. **G**, Prova das restaurações finais. Observe o ligeiro esbranquiçado do tecido interproximal entre o 11 e 21. Na cimentação final, é aplicada pressão firme para assentar as restaurações completamente antes de cimentar o material. **H**, Diastema de 3 mm de largura em um caso similar. O perfil de emergência vai começar 1,5 mm subgengivalmente na face medial tanto do dente 11 como do elemento 21. **I**, Visão vestibular pós-operatória do fechamento do diastema do paciente da figura *H*. O enquadramento do tecido gengival é proporcional ao dente e as restaurações foram confeccionadas com pontos de contato inciso-gengivais longos.

demais esta característica. O sobrecontorno promove um acúmulo de resíduos de alimentos e placa, facilitando mais a inflamação gengival do que sua prevenção.[29]

Restaurações provisórias devem ser utilizadas para criar e prever os contornos gengivais aceitáveis da restauração final. As restaurações provisórias podem ser utilizadas para guiar os contornos durante a cicatrização dos tecidos gengivais e para confeccionar um perfil de emergência similar nas prótese finais[24] (Fig. 8-6).

DILEMA DO PERFIL DE EMERGÊNCIA AVANÇADO

O objetivo de se reconstruir um rebordo alveolar é restaurar a saúde do aparato periodontal de forma que o paciente possa continuar com a função normal. O sucesso é baseado não apenas no estado final de saúde dos tecidos gengivais, mas também na estabilidade e na estética do caso. Alguns casos de restauração podem apresentar perda irregular do osso. Com a progressão da perda óssea, os rebordos anteriores se tornam lâminas de faca com perda da papila e com contorno gengival arredondado.[30]

A ausência da papila interproximal possui resultados estéticos e fonéticos adversos. A restauração da papila necessita de precisão cirúrgica e manipulação de tecidos moles para criar os resultados desejados. Qualquer erro pode ser catastrófico devido ao reduzido suprimento sanguíneo da papila. Mesmo com a utilização de vasoconstritores nos anestésicos e nos fios retratores o procedimento pode causar necrose. Um procedimento com laser reduz o risco de migração gengival e não afeta o suprimento sanguíneo necessário para manter a papila interdental.[25]

Procedimento

Sonde o sulco gengival para determinar o espaço biológico. Trate este caso como se tratasse de um fechamento de diastema pequeno na ameia gengival. Meça a ameia a partir da superfície radicular até a superfície radicular do dente adjacente (p.ex. 2 mm). Empregue a regra de ouro para cada milímetro de espaço a ser fechado, baixe a margem da restauração de forma similar. Se a ameia gengival é um espaço de 2 mm, divida os 2 mm ao meio, para ter as proporções corretas, e baixe cada margem da restauração 1 mm subgengival para criar o perfil de emergência na medial e na distal. A fenda criada é apenas interproximal pela face lingual. Qualquer correção no *Zenith* gengival pode ser realizada neste momento (Fig. 8-7), se for necessária.

> **Dica Clínica:** Peça ao técnico de laboratório para confeccionar restaurações com um ponto de contato longo.

DESENHO DO PÔNTICO OVAL

O desenho do pôntico oval melhora a estética, fazendo o pôntico parecer emergir da crista gengival como faria um dente natural, ao contrário do desenho cônico. A vantagem estética do pôntico oval é sua capacidade de replicar os contornos naturais, maximizando a estética. A vantagem clínica do pôntico oval inclui o excelente perfil de emergência para os contornos naturais, facilidade de limpeza, selamento efetivo para prevenir o acúmulo de alimentos sob a prótese e a eliminação ou redução do "triângulo negro" na ameia gengival.[31]

O desenho oval convencional dos tecidos moles é criado com uma gengivoplastia utilizando tanto uma broca carbide esférica quanto uma broca diamantada com forma de bola de futebol americano. As principais desvantagens desta técnica são a mutilação dos tecidos, sangramento, impossibilidade de moldar após o procedimento e cicatrização e desenvolvimento do tecido retardados.[31]

Para prevenir o desenvolvimento de um sítio para o pôntico oval deficiente, imediatamente após a remoção de um dente, realiza-se o procedimento para manutenção do alvéolo (preenchimento do alvéolo com material ósseo) para manter a altura do tecido.[32]

Um sítio de pôntico oval necessita de largura vestíbulo-lingual significante (dependendo da localização no arco dentário) e espessura apicocoronal para circular o pôntico oval dentro do espaço edentado. Um rebordo fino em lâmina de faca é frequentemente uma contraindicação para um pôntico oval; no entanto, se as dimensões mencionadas forem adequadas, um procedimento para aumento cirúrgico pode ser considerado. Existem várias técnicas para aumento de tecido mole para este propósito dependendo da complexidade e do defeito do rebordo (Fig. 8-8).

Um pôntico de molar necessita de um sítio oval desenhado no meio do rebordo. Como o sítio move-se para frente, o desenho oval do sítio move-se mais para a cortical vestibular. Ao se alinhar as alturas gengivais adjacentes pode-se conseguir que o dente do pôntico não pareça com uma coroa clínica curta. As

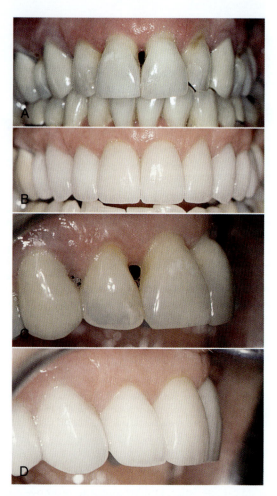

FIGURA 8-7 • **A**, Sítio após cirurgia periodontal. Observe as amplas ameias gengivais. A ausência de papilas interproximais apresenta resultados estéticos e fonéticos adversos. **B**, Restaurações finais em posição com contatos inciso-gengivais longos. As papilas interproximais fechadas criam um enquadramento dos tecidos moles estético para as restaurações. **C**, Ameia do incisivo lateral e central. Tratar este caso da mesma maneira que a técnica para o fechamento de diastema entre o dente 11 e 21. **D**, Visão lateral da papila interproximal com tecido saudável.

alterações no sítio gengival edêntulo são iniciadas no meio do rebordo. Sondar o rebordo ósseo para determinar a espessura gengival permite a avaliação da distância biológica. O centro da convexidade oval vai ser o segmento mais profundo.

A formação de um sítio para pôntico oval utilizando o laser inicia-se com a remoção de tecido do centro do sítio. De uma maneira circular, o diâmetro do sítio oval é aumentado lentamente, terminando a 2 mm do dente pilar adjacente para mesial e distal. Inicia-se a inclinação do tecido gengival do sítio oval onde a porção mais profunda está no centro. Pense em um ovo e em como ele seria capaz de assentar nessa concavidade. Deixando-se 2 mm de tecido gengival medial e distal, a papila interproximal pode ser desenvolvida[32] (Figs. 8-9 e 8-10). As etapas do procedimento são as seguintes:

1. Localize o centro do sítio desejado e marque com a ponta do laser.
2. Com o laser, crie um esboço oval no rebordo.
3. Inicie um diâmetro pequeno a partir do centro e siga em espirais para os limites externos do pôntico oval.

A escultura dos tecidos gengivais é excepcionalmente precisa ao se utilizar um laser. A energia controlada do laser para estes procedimentos minimiza o edema pós-operatório e diminui a dor pós-operatória e o tempo de cicatrização.[17,20] Estes procedimentos são todos executados no início do tratamento, considerando que a utilização de métodos convencionais poderia significar realizar as alterações dos tecidos moles várias semanas antes do dia do preparo e da moldagem. Um tratamento dos tecidos moles em dois estágios poderia ser provável com as técnicas convencionais devido ao edema associado com a eletrocirurgia, instrumentação rotatória ou cirurgia com bisturi nos tecidos moles. Os resultados dos tecidos moles poderiam ser imprevisíveis se estes métodos fossem utilizados na consulta do dia do preparo dentário e moldagem.[14,20]

FORMAÇÃO DO SÍTIO DO PÔNTICO OVAL EM TECIDO DURO

Se menos de 2 mm de tecido gengival estiver presente entre a crista alveolar e o sítio do pôntico, outras modalidades de

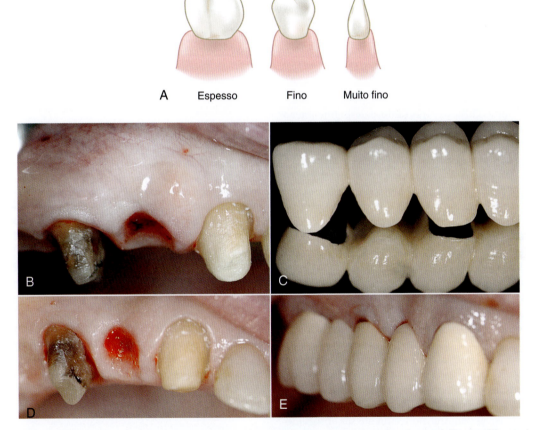

FIGURA 8-8 ● **A**, Iniciando da esquerda: posição do sítio oval posterior no centro do rebordo; posição do sítio oval de um pré-molar em direção a área médio-vestibular do rebordo; posição do sítio oval anterior na área vestibular do rebordo. **B**, Restauração provisória removida para expor o sítio oval para a seção de prova da prótese parcial fixa. Observe o desenvolvimento da papila interproximal medial e distal do local do pôntico. **C**, Note o pôntico oval fabricado pelo técnico do laboratório dental para assentar no sítio oval. **D**, Visão ocluso-vestibular do desenvolvimento da papila interdental. O sítio oval está vermelho e inflamado por causa da falta do controle de placa enquanto o paciente estava usando a restauração provisória. **E**, Prova das próteses. Observe um ligeiro esbranquiçado do sítio oval nos dentes 16 e 14. Esses sítios podem precisar ser modificados nesta consulta pelo aprofundamento do sítio oval com laser antes da cimentação das próteses.

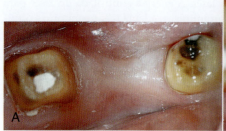
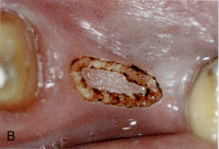
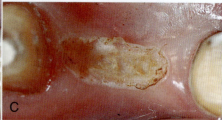

FIGURA 8-9 • **A**, Sítio oval posterior entre os dentes 35 e 37. O sítio para o pôntico oval deve ser colocado no centro do rebordo para um sítio de molar. **B**, Primeiro marque o sítio pelo esboço de uma linha na área do pôntico. **C**, Inicie a aplicação da energia do laser no centro do sítio oval, então, faça uma espiral para fora no limite do sítio do pôntico oval. Afine a parte mais profunda do preparo (centro) até a área interproximal do dente adjacente. Deixe o preparo 2 mm distante do dente adjacente para criar uma papila interproximal.

tratamento devem ser consideradas. A utilização de um laser de érbio para remover osso do sítio do pôntico pode ser uma solução. Deve-se remover osso suficiente para que não ocorra invasão do espaço biológico. Realize uma restauração provisória na área e deixe pelo menos 2 mm de espaço entre o lado do tecido do pôntico e a crista óssea para permitir que o tecido gengival se acomode para o interior antes do procedimento de moldagem final.[24]

DESPIGMENTAÇÃO COM LASER

A gengiva com manchas melânicas profundas pode ser um estigma social em muitas culturas e, portanto, a despigmentação gengival com laser está se tornando mais comum. Todos os tipos de laser odontológicos atuais podem realizar a despigmentação gengival e, como na maioria dos procedimentos, os cirurgiões-dentistas possuem suas preferências com respeito ao "melhor" comprimento de onda. Alguns preferem o comprimento de onda dos lasers de Nd:YAG e de diodo porque estes são atraídos pelos pigmentos, tais como a melanina. Outros preferem o comprimento de onda do laser de érbio e de CO_2 porque estes são facilmente atraídos pela água nos tecidos gengivais, simplificando o procedimento. A maioria dos dentistas que executaram a despigmentação melânica gengival acredita que o tratamento com laser é o método mais confiável e satisfatório.[33-37]

Os lasers de diodo, Nd:YAG e érbio utilizam a mesma técnica básica; uma vez que a técnica não é de corte e sim de absorção da energia do laser pelo pigmento profundo no epitélio, pouca potência é utilizada. Os lasers de Nd:YAG e de diodo podem ser utilizados no modo não contato com a ponta não ativada, o que não vai ser absorvido pelas camadas superficiais de tecido, mas vai penetrar no tecido até ser absorvido pela melanina. À medida que a energia do laser é absorvida pela melanina, o tecido clareia. Alternativamente, os lasers de diodo e de Nd:YAG podem ser utilizados em contato brando e com movimento de escovação muito suave através do tecido. Se esta técnica for utilizada, deve-se tomar cuidado para que a ponta não acumule debris de tecido. Uma vez que o acúmulo de debris ocorre na ponta, o laser se torna "ativado" e vai funcionar superficialmente, em vez de penetrar na melanina.

Independente do comprimento de onda, a despigmentação melânica gengival com laser é frequentemente realizada com anestesia tópica apenas.

Dica Clínica: O lasers de Nd:YAG e de diodo vêm frequentemente com apenas um tamanho de fibra, normalmente com 300-µ ou 400-µ de diâmetro; entretanto, os fabricantes fornecem tamanhos de fibra diferentes, desde 100-µ até 1000-µ em diâmetro. Para o uso odontológico, as fibras de 100-µ e 200-µ são muito finas e frágeis para ser utilizadas para muitos procedimentos. Tentativas feitas para se utilizar estas fibras em bolsas periodontais acarretaram a quebra das fibras. As fibras de 300-µ a 400-µ são para "todos os propósitos", capazes de realizar a maioria dos procedimentos odontológicos de rotina. Para a despigmentação melânica gengival, onde o objetivo é cobrir uma área de superfície grande rapidamente, ter uma fibra com 600-µ, 800-µ ou mesmo 1000-µ disponível, vai tornar o procedimento mais rápido.

O laser de dióxido de carbono pode ser utilizado para realizar uma técnica de desepitelização. Novamente, o objetivo não é cortar o tecido, mas remover a camada epitelial que contém os melanócitos. Uma baixa potência é utilizada com um diâmetro do feixe de aplicação largo que minimiza a densidade de potência e possibilita ao dentista cobrir uma grande área mais rapidamente. De forma similar, o laser de érbio pode ser utilizado em contato com o tecido, removendo suavemente a camada de tecido até que a camada epitelial contendo os melanócitos seja removida (Fig. 8-11).

CLAREAMENTO COM LASER

A busca por dentes mais brancos e a utilização de técnicas para clareamento têm sido documentadas desde o século XIX. Os produtos químicos utilizados para o clareamento de dentes vitalizados têm incluído o ácido oxálico; peróxido de éter;

Laser em Prótese Fixa e Reconstruções Estéticas ••• **CAPÍTULO 8** **147**

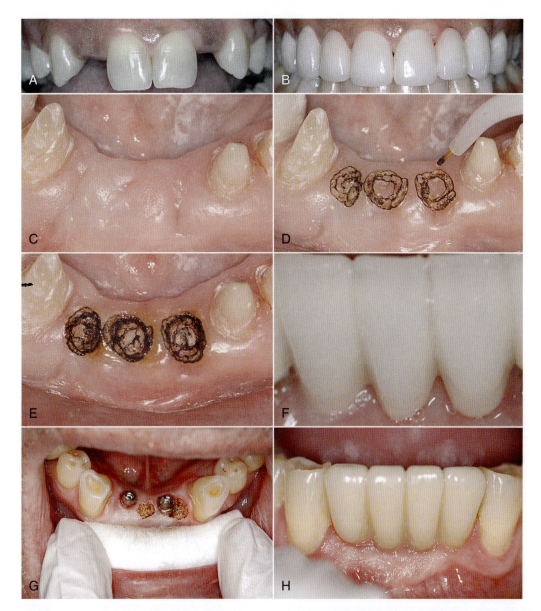

FIGURA 8-10 • **A,** Visão anterior de um paciente com os incisivos laterais 12 e 22 ausentes. Pôntico oval desenhado para o lado vestibular do rebordo e para corresponder as alturas gengivais dos dentes adjacentes. Deixe de 1 a 2 mm de tecido interproximal para criar papila medial e distal ao pôntico. **B,** Prótese fixa de três elementos (13 ao 11 e 21 ao 23) assentada. Observe as alturas gengivais e a papila interproximal nos pônticos ovais 12 e 22. **C,** Sítio em rebordo anterior inferior para o desenvolvimento de pôntico oval com laser de diodo. **D,** Marca no rebordo com laser de diodo para sítio de pôntico oval. Fica ao lado da crista vestibular. Aprofunde a porção central do pôntico e afine até a papila interproximal. **E,** Aprofunde os sítios para pônticos ovais, em vez de sobrepô-los. Cheque a temperatura para prevenir o superaquecimento dos tecidos gengivais. Se os tecidos desenvolverem uma coloração amarelada durante o procedimento, corrija pela redução da potência. **F,** Sítio de pôntico oval em rebordo anterior inferior após cinco anos. **G,** Sítio de pôntico oval desenvolvido ao redor de implantes em segmento anterior inferior. O sítio foi aprofundado para o pôntico oval. **H,** Restauração final em posição após seis meses mostra papila interproximal excelente.

dióxido de hidrogênio e peróxido de hidrogênio (H_2O_2). No início do século XX, o H_2O_2 a 35% foi reconhecido como o agente clareador mais eficiente. Em 1918, Abbot utilizou uma luz de alta intensidade, aumentando a temperatura do H_2O_2 rapidamente para acelerar o processo de clareamento. No final dos anos de 1960, Klusmier observou que uma solução de peróxido de carbamida a 10%, colocada em uma moldeira de uso noturno para melhorar a saúde gengival de seus pacientes também resultou em clareamento dental. Em 1989, Haywood e Heymann[38] introduziram e publicaram esta técnica. Pelos anos de 1990 este procedimento se tornou comum na Odontologia.

Alguns pacientes não terminam o clareamento caseiro por causa do tempo necessário, desconforto ou irritação com as moldeiras ou desconforto com o agente clareador causado por recessões gengivais. Para estes pacientes, um procedimento

148 *Princípios e Práticas do Laser na Odontologia*

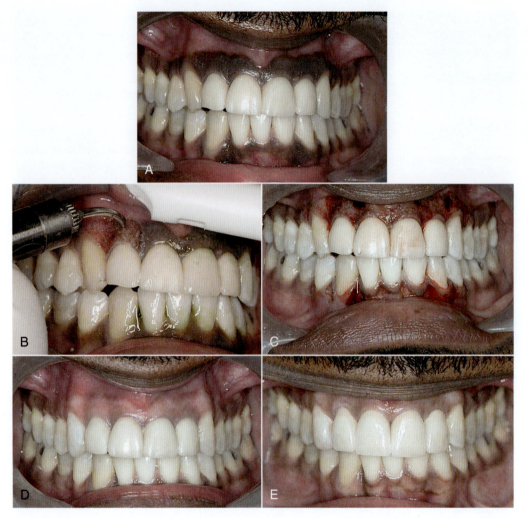

FIGURA 8-11 • **A**, Visão pré-operatória de paciente com mancha melânica gengival profunda. **B**, Laser de érbio realizando a despigmentação melânica gengival. **C**, Visão pós-operatória imediata. **D**, Visão pós-operatória de duas semanas. **E**, Seis semanas após a cirurgia com laser para despigmentação melânica com novas coroas anteriores em posição.

único, realizado em consultório produz os resultados rapidamente sem estes problemas.

O "power bleaching" que foi originado por Abbot em 1918 e progrediu com lâmpadas e espátulas aquecidas em 1980 tem sido efetivo, mas com muitos efeitos colaterais, incluindo a necrose pulpar causada pela incapacidade de controlar a solução altamente reativa e cáustica do H_2O_2 a 35%. O objetivo do "power bleaching" de consulta única é clarear eficientemente utilizando a elevação controlada da temperatura do H_2O_2 no dente para prevenir a necrose pulpar. O desenvolvimento de agentes clareadores que combinam H_2O_2 ou seus análogos com agentes espessantes, atenuantes, catalisadores ou corantes tem tornado o clareamento mais seguro e confiável.

O objetivo do clareamento com laser é excitar os agentes clareadores utilizando uma fonte eficiente de energia de luz – um laser. Muitos estudos têm demonstrado uma relação entre o tempo de exposição e a necrose pulpar adversa: quanto maior o tempo de exposição, maior o risco de necrose pulpar. A adição de fótons de um comprimento de onda específico que se aproxima do espectro de absorção do agente clareador, em vez de utilizar uma fonte de luz que emita vários comprimentos de onda, faz com que a reação química progrida em uma taxa mais rápida, diminuindo portanto o tempo de exposição do agente clareador no dente.

Wetter *et al.*[39] compararam o clareamento sem utilizar uma fonte de luz; um diodo emissor de luz (LED); e um laser de diodo. O procedimento mostrou que os melhores resultados gerais foram obtidos com a ativação por laser do agente clareador. Zhang *et al.*[40] reportaram resultados similares na comparação do laser de fosfato de titânio-potássio (KTP), laser de diodo e um LED. A seleção do comprimento de onda do laser não foi importante; qualquer comprimento de onda vai produzir clareamento da estrutura dental com sucesso à medida que o espectro de emissão do laser corresponde ao espectro de absorção do material de clareamento.

Torres *et al.*[41] avaliaram a quantidade de agentes corantes colocados nos sistemas de clareamento. Seus resultados mostraram que o maior clareamento resultou quando a quantidade de agentes corantes duplicou e triplicou nos géis. A energia da luz do laser excitou as moléculas altamente reativas de H_2O_2 e à medida que as moléculas absorviam a energia do laser, o peróxido se decompunha e ionizava nos seguintes componentes:

Íons de hidroxila (OH⁻)
Íons de peridroxila (HOO⁻)
Água (H_2O)
Íons de oxigênio (O^{-2})
Íons de hidrogênio (H^+)
Oxigênio (O_2)

Os íons de peridroxila são considerados os mais fortes radicais livres formados durante a quebra das ligações do H_2O_2. A utilização do laser maximizou a concentração da peridroxila sem aumentar o tempo de exposição (p. ex., concentração maior de radical livre de agente clareador sem aumentar o tempo de contato). Os radicais livres são instáveis e procuram imediatamente um alvo disponível com quem reagir. Estes radicais livres reagem com as estruturas cromofílicas dos compostos orgânicos maiores, com cadeias mais longas, e mais escuros do dente. Como resultado, os compostos são dissociados em moléculas menores, com cadeias menores com propriedades ópticas diferentes. O resultado estético é uma estrutura dental mais branca.

PROTOCOLO GERAL

Após uma revisão geral da história médica, dos hábitos orais do paciente, dieta e estilo de vida, as expectativas devem ser discutidas. Pacientes que bebem quatro copos de café preto diariamente e uma ou mais taças de vinho tinto no jantar todas as noites vão ter expectativas diferentes daqueles que não bebem nem café e nem vinho tinto.

Pacientes com manchas severas de tetraclina devem ser informados que seu tratamento pode levar múltiplas aplicações e consultas; tratamentos alternativos devem ser discutidos. Avalie o paciente para a presença de fluorose e lesões por mancha branca e discuta o tipo de resultado que pode ser esperado nestes tipos de lesão. Confirme a cor inicial da dentição do paciente pelo arranjo nos valores de uma escala clássica Vitapan na seguinte ordem:

B1-A1-B2-D2-A2-C1-C2-D4-A3-D3-B3-A3,5-B4-C3-A4-C4

Documente o caso com fotografias.

Discuta as restaurações existentes e a necessidade de substituí-las após o processo de clareamento, porque estas restaurações não vão mudar de cor durante o processo. Discuta qualquer mancha posterior, tais como sombra de amálgama na vestibular, que não vai mudar com o clareamento e nem com a substituição da restauração. Discuta os possíveis problemas do tratamento, tais como recessão gengival e exposição de superfície radicular, possivelmente causando sensibilidade durante e após o tratamento. Discuta o uso das moldeiras para clareamento caseiro para complementar o tratamento no consultório.

Reúna os seguintes materiais:
- *Kit* de primeiros socorros, incluindo óleo com vitamina E ou gel de aloe vera para exposição acidental do tecido mole ao agente clareador
- Óculos de proteção para laser
- Babadores
- Rolos de algodão
- Retratores de bochechas
- *Kit* de preparo
    - Pedra-pomes e contra-ângulo para profilaxia
    - Fio dental
    - Tiras interproximais
    - Gel de flúor e/ou gel de nitrato de potássio
    - Dique de borracha (convencional ou para aplicação)
- *Kit* para clareamento
    - Agente clareador
    - Escovas, bloco para mistura, espátula

Procedimento

1. Tenha certeza de que todos os membros da equipe estejam usando óculos de proteção apropriados para o comprimento de onda utilizado.
2. Faça profilaxia com pedra-pomes em todas as superfícies a serem clareadas. Não utilize pastas profiláticas convencionais; estas pastas normalmente contêm flúor e óleos que interferem no processo de clareamento.
3. Isole o dente com dique de borracha ou barreira gengival fotopolimerizável.
4. Prepare o agente clareador e aplique cuidadosamente no esmalte.
5. Ative com o laser e siga as instruções do fabricante para o tempo de exposição. Muitos agentes clareadores mudam de cor quando o processo de oxidação está completo. *Não continue a expor o agente clareador a qualquer energia de laser, uma vez que o agente clareador tenha mudado de cor completamente.*
6. Remova o agente clareador utilizando gaze / algodão molhado e reaplique um agente clareador novo. *Não enxágue com água entre as aplicações.* Utilize apenas uma quantidade suficiente na gaze/algodão para remover o agente clareador utilizado.
7. Reaplique o novo agente e ative com laser.
8. Remova o agente clareador utilizando gaze / algodão molhado e reaplique um agente clareador pela terceira vez, ou de acordo com as informações do fabricante.
9. Quando a terceira aplicação estiver completa, remova todo o agente utilizado, irrigue com água, remova o material de isolamento e enxágue vigorosamente por 1 minuto. Aplique uma solução de flúor que não manche.
10. Confirme a nova cor com a mesma escala de cor e fotografe o resultado.
11. Forneça um *kit* caseiro para o paciente ou agende uma consulta para o acompanhamento, se necessário.

Nota: Para estabelecer um método objetivo para validação das mudanças de cor como resultado dos processos de clareamento, todos os valores das cores dos dentes pré-operatórios e pós-operatórios foram tomados com um espectrômetro totalmente calibrado nas Figuras 8-12 e 8-15.

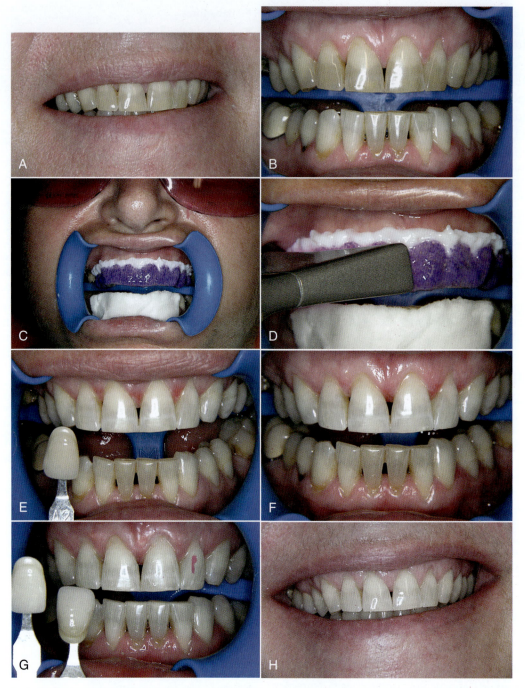

FIGURA 8-12 • **A**, Visão pré-operatória de um paciente que será submetido ao clareamento dental. A cor inicial medida nos dentes superiores é A3 no terço gengival e médio e A4 no terço incisal. Os dentes inferiores mediram A4 na escala Vita clássica. **B**, Arco inferior após dez dias de clareamento caseiro (arco superior antes do clareamento) com retrator de bochechas em posição. Dentes inferiores mudaram de C4 para D3, uma mudança de seis passos na escala. **C**, Clareamento dental assistido por laser na arcada superior. Uma barreira gengival foi aplicada e está em posição e o material para o clareamento foi aplicado sobre o dente. Note a proteção de algodão no arco inferior e os óculos de proteção nos olhos do paciente. **D**, Peça de mão do laser de diodo aplicando a energia do laser ao material clareador. **E**, Clareamento superior completo. **F**, Visão pós-operatória dos resultados do clareamento ativado com laser após 48 horas. Os dentes superiores apresentaram cor A1 no terço gengival e médio (mudança de sete passos) e B2 no terço incisal (mudança de dez passos). **G**, Visão pós-operatória imediata da segunda consulta de clareamento com laser no arco superior e primeira aplicação no arco inferior. O arco superior mudou de A1 nos terços gengival e médio e B2 no terço incisal para A2 no terço gengival e A1 nos terços médio e incisal. Dez dias após o clareamento com laser, os dentes inferiores mudaram de D3 para D2, uma mudança de seis passos. Esses resultados mostram que uma sessão de clareamento com laser no arco inferior produziu o mesmo grau de mudança (seis passos) que o clareamento caseiro de dez dias. **H**, Visão pós-operatória de seis meses após o clareamento com laser.

Laser em Prótese Fixa e Reconstruções Estéticas ••• **CAPÍTULO 8** **151**

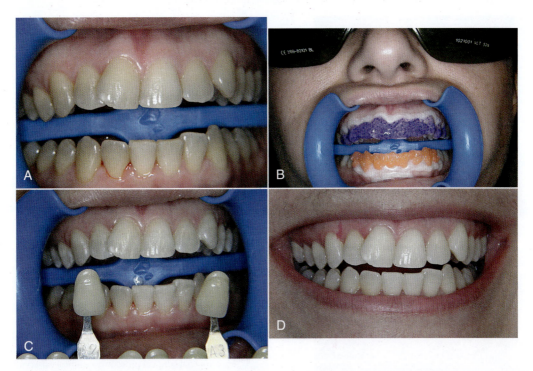

FIGURA 8-13 • **A**, Visão pré-operatória de clareamento com laser no arco superior (cor A4) e clareamento com LED no arco inferior. **B**, Isolamento dental em posição e material clareador no dente. Note ao proteção aos tecidos bucais em posição e os óculos de proteção nos olhos do paciente. O material de clareamento do arco superior é específico para o comprimento de onda do laser de diodo e o material do arco inferior específico para o comprimento de onda da unidade de LED. **C**, Visão pós-operatória imediata do clareamento com laser da arcada superior e com LED na arcada inferior. O arco superior mudou para B2, uma mudança de 12 passos na escala Vita. **D**, Visão pós-operatória de seis meses mostra um retrocesso de dois passos para A2.

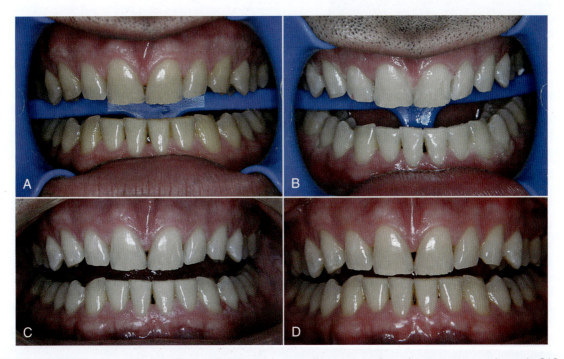

FIGURA 8-14 • **A**, Visão pré-operatória de um paciente do sexo masculino que recebeu clareamento com laser de 810 nm no lado direito da boca e 940 nm no lado esquerdo. A cor pré-operatória do arco superior foi A4. **B**, Visão pós-operatória imediata. **C**, Visão pós-operatória após 48 horas. A cor final foi A2, uma diferença de dez passos. **D**, Visão pós-operatória após três semanas. O arco superior foi finalizado após duas sessões. O arco inferior foi completado em uma sessão. Os resultados máximos foram visíveis após 48 horas, embora com uma ligeira recaída após três semanas.

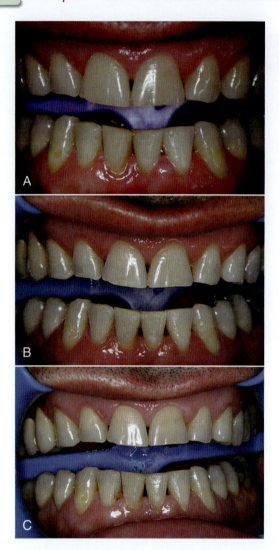

FIGURA 8-15 • **A**, Visão pré-operatória de paciente submetido ao clareamento com laser de diodo com 532 nm no arco superior e 810 nm no arco inferior. A cor pré-operatória do canino superior esquerdo foi A3,5 e do canino inferior esquerdo B4. **B**, Visão pós-operatória imediata. **C**, Visão pós-operatória após dois meses. A cor final do canino superior esquerdo foi A2, uma diferença de sete passos. O canino inferior esquerdo foi para A2 também, uma diferença de oito passos.

CONCLUSÃO

Técnicas realizadas com laser têm sido utilizadas por muitos anos com resultados extremamente previsíveis. A vantagem da reconstrução cirúrgica protético-estética com laser sobre as técnicas tradicionais é fortemente documentada na literatura. Estes refinamentos vão continuar a melhorar o tempo geral de cicatrização e o conforto pós-operatório do paciente. Além disso, as modalidades de tratamento com laser melhoram a capacidade de o dentista realizar mais procedimentos clínicos, aumentando a confiança e experiência e mantendo os procedimentos no consultório em vez de encaminhar o paciente ao especialista. A sensibilização aumentada do paciente sobre os tratamentos com laser intensifica a relação paciente-dentista para o tratamento abrangente. O laser para tecidos moles está crescendo em popularidade devido ao seu potencial valor nos procedimentos gengivais protéticos e estéticos. A capacidade dos lasers para tecido mole e duro em controlar a umidade e facilitar a hemostasia parece particularmente promissora para os dentistas que realizam excisões em tecidos gengivais e executam aumentos de coroa clínica estéticos.

Referências

1. Luomanen M, Meurman JH, Lehto VP: Extracellular matrix in healing CO_2 laser incision wound, *J Oral Pathol* 16:321-331, 1987.
2. Bornstein E: Proper use of Er:YAG lasers and contact sapphire tips when cutting teeth and bone: scientific principles and clinical application, *Dent Today* 23:84, 86-89, 2004.
3. Takamori K, Furukawa H, Morikawa Y, et al: Basic study on the vibrations during tooth preparations caused by high-speed drilling and Er:YAG laser irradiation, *Lasers Surg Med* 32(1):25-31, 2003.
4. Wan-Yu Tseng, Min-Huey Chen, Hui-Hsin Lu: Tensile bond strength of Er,Cr:YSGG laser irradiated human dentin to composite inlays with resin cements, *Dent Mater J* 26(5):746-755, 2007.
5. Romanos G, Nentwig G: Diode laser (980 nm) in oral and maxillofacial surgical procedures: clinical observations based on clinical applications, *J Clin Laser Surg Med* 17:193-197, 1999.
6. Janda P, Sroka R, Mundweil B, et al: Comparison of thermal tissue effects induced by contact application of fiber guided laser systems, *Lasers Surg Med* 33:93-101, 2003.
7. Pick RM, Colvard MD: Current status of lasers in soft tissue dental surgery, *J Periodontol* 64:589-602, 1993.
8. Dederich DN, Bushick RD: Lasers in dentistry: separating science from hype, *J Am Dent Assoc* 135(2):204-212, 2004.
9. Von Fraunhofer JA, Allen DJ: Thermal effects associated with the Nd:YAG dental laser, *Angle Orthod* 63(4):299-304, 1993.
10. Takei HH, Azzi RR, Han TJ: Preparation of the periodontium for restorative dentistry. In Newman MG, Takei HH, Carranza FA, editors: *Carranza's clinical periodontology*, ed 9, Philadelphia, 2002, WB Saunders, p 945.
11. *Merriam-Webster's medical dictionary*. Accessed October 2008. Dictionary.com. http://dictionary.reference.com/browse/gingivaltroughs.
12. Shillingburg H, Hobo S, Whitsett LD: *Fundamentals of fixed prosthodontics*, ed 2, Chicago, 1981, Quintessence, pp 195-218.
13. Anneroth G, Nordenram A: Reaction of the gingiva to the application of treads in the gingival pockets for taking impressions with elastic material, *Odont Rev* 20(3):301-310, 1969.
14. Glickman I, Imber LR: Comparison of gingival resection with electrosurgery and periodontal knives: biometric and histologic study, *J Periodontol* 41:142, 1970.
15. Wilhelmsen NR, Ramfjord SP, Blankenship JR: Effects of electrosurgery on the gingival attachment in rhesus monkeys, *J Periodontol* 47(3):160-170, 1976.
16. Wilcox CW, Wilwerding TM, Watson P, Morris JT: Use of electrosurgery and lasers in the presence of dental implants, *Int J Oral Maxillofac Implants* 16(4):578-582, 2001.
17. Curtis JW Jr, McLain JB, Hutchinson RA: The incidence and severity of complications and pain following periodontal surgery, *J Periodontol* 56:597-601, 1985.
18. Gold SI, Vilardi MA: Pulsed laser beam effects on gingiva, *J Clin Periodontol* 21:391-396, 1994.
19. Neill ME: *Sulcular debridement and bacterial reduction with the PulseMaster dental laser: clinical evaluation of the effects of pulsed*

Nd:YAG laser on periodontitis and periodontal pathogens (master's thesis), San Antonio, 1997, University of Texas Graduate School of Biomedical Sciences, pp 123-125.
20. Luomanen M: A comparative study of healing of laser and scalpel incision wounds in rat oral mucosa, *Scand J Dent Res* 95:65-73, 1987.
21. Fisher SE, Frame JW, Browne RM, Tranter RM: A comparative study of wound healing following CO_2 laser and conventional excision of canine buccal mucosa, *Arch Oral Biol* 28:287-291, 1982.
22. Sarver DM, Yanosky M: Principles of cosmetic dentistry in orthodontics. Part 2. Soft tissue laser technology and cosmetic gingival contouring, *Am J Orthod Dentofac Orthop* 127:85-90, 2005.
23. Maynard LG Jr, Wilson RDK: Physiological dimensions of the periodontium significant to restorative dentist, *J Periodontol* 50:170-177, 1979.
24. Lowe RA: Clinical use of the Er,Cr:YSGG laser for osseous crown lengthening: redefining the standard of care, *Pract Proc Aesthet Dent* 18(4):S2-S9, 2006.
25. De Mello ED, Pagnoncelli RM, Munin E, et al: Comparative histological analysis of bone healing of standardized bone defects performed with the Er:YAG lasers and steel burs, *Lasers Med Sci* 23(3):253-260, 2008.
26. Tarnow D, Elian N, Fletcher P, et al: Vertical distance from the crest of the bone to the height of the interproximal papilla between adjacent implants, *J Periodontol* 74(12):1785-1788, 2003.
27. *Mosby's dental dictionary*, ed 2, St Louis, 2008, Mosby-Elsevier. http://medical-dictionary.thefreedictionary.com/emergence+profile. Accessed April 2009.
28. Downs J: Prep design determines smile design, *Aesth Dent* 4:8-10, 2005.
29. Morris ML: Artificial crown contours and gingival health, *J Prosthet Dent* 12:1146-1156, 1962.
30. Stahl SS: *Periodontal surgery: biologic basis and techniques*, Springfield, Ill, 1976, Charles C Thomas, Publisher.
31. Garber DA, Rosenberg DS: The edentulous ridge in fixed prosthodontics, *Compend Contin Educ Dent* 2:212-224, 1981.
32. Spears F: Maintenance interdental papilla following anterior tooth removal, *Pract Periodontics Aesthet Dent*, 11:21-28, 1999.
33. Adams T, Pang P: Lasers in esthetic dentistry, *Dent Clin North Am* 48:838-860, 2004.
34. Atsawasuwan P, Greethong K, Nimmanov V: Treatment of gingival hyperpigmentation for esthetic purposes by Nd:YAG laser: report of 4 cases, *J Periodontol* 72:315-321, 2007.
35. Eses E, Haytac MC, et al: Gingival melanin pigmentation and its treatment with the CO_2 laser, *Oral Surg Oral Med Oral Pathol Oral Radiol Endod* 98:522-527, 2004.
36. Rosa D, Aranha A, DePaola E: Esthetic treatment of gingival melanin hyperpigmentation with Er:YAG laser: short term clinical observations and patient follow-up, *J Periodontol* Oct 78(10):2018-2025, 2007.
37. Tal H, Oegiesser D, Tal M: Gingival depigmentation by erbium YAG laser: clinical observation and patient responses, *J Periodontol* 74(11):1660-1667, 2003.
38. Haywood VB, Heymann HO: Nightguard vital bleaching, *Quintessence Int* 20:173-176, 1989.
39. Wetter NU, Barrosco MC, Pelino JE: Dental bleaching efficacy with diode laser and LED irradiation: an in vitro study, *Lasers Surg Med* 35(4):254-258, 2004.
40. Zhang C, Wang X, Kinoshita J, et al: Effects of KTP laser irradiation, diode laser, and LED on tooth bleaching: a comparative study, *Photomed Laser Surg* 25(2):91-95, 2007.
41. Torres CR, Batista GR, Cesar PD, et al: Influence of the quantity of coloring agent in bleaching gels activated with LED/laser appliances on bleaching efficiency, *Eur J Esthet Dent* 4(2):178-186, 2009.

Reabilitações Protéticas Removíveis Auxiliadas com o Uso do Laser

Robert A. Convissar, DDS • Todd J. Sawisch, DDS • Robert A. Strauss, DDS, MD

Antes da confecção de próteses fixas, o cirurgião-dentista se certifica de que ambos os tecidos, duro e mole, estejam em condições de garantir que a prótese seja sólida; que os dentes estejam livres de mobilidade, com bolsas periodontais mínimas ou perda óssea, e que o periodonto ao redor do dente pilar seja capaz de suportar a prótese. No entanto, quando o plano de tratamento para o paciente envolve uma prótese *removível*, a saúde do tecido de suporte nem sempre é considerada. Essa dicotomia entre os cuidados com a prótese fixa e a removível é resultado de muitos fatores, incluindo a percepção de que a prótese fixa irá falhar se a estrutura de suporte não estiver em ótima forma, mas a prótese removível irá funcionar (mesmo que de forma insatisfatória) ainda que com suporte insuficiente ou insatisfatório. O currículo das escolas de Odontologia concentra-se mais na saúde da cavidade oral quando os dentes estão presentes do que quando a cavidade bucal encontra-se edêntula. Com o sucesso da Implantodontia como uma alternativa superior para as próteses removíveis, o planejamento do tratamento para pacientes edêntulos parciais ou totais com próteses removíveis se tornou menos importante na Odontologia.

Entretanto, uma prótese removível pode ser a única opção de tratamento disponível para muitos pacientes devido as suas condições financeiras ou médicas. Blanchaert[1] listou a diabetes, as desordens do metabolismo ósseo, a radioterapia e a quimioterapia como fatores importantes na decisão de se instalar implantes osseointegráveis. O hábito de fumar também é uma contraindicação significativa ao tratamento com implantes. Holahan *et al.*[2] descobriram que os implantes instalados em fumantes tinham 2,6 vezes mais chance de falhar que os instalados em não fumantes. Mundt *et al.*[3] encontraram resultados semelhantes em seu estudo de 663 implantes instalados em 159 pacientes. Michaeli *et al.*[4] relataram um risco de fracasso aumentado em pacientes diabéticos. O diagnóstico de Doença de Paget ou outras doenças que acometem o osso também contraindicam a instalação de implantes, dependendo da qualidade do osso.[5]

Essas contraindicações mostram que um número significativo de pacientes ainda necessitará de reabilitações protéticas removíveis sem implantes. Mesmo que o paciente seja candidato à instalação de implantes, a confecção de *overdentures* deve levar em consideração a saúde do rebordo residual, dos tecidos moles e das estruturas de suporte. Portanto, os cirurgiões-dentistas devem reconhecer a importância de garantir que as estruturas de suporte de uma prótese removível estejam com uma saúde ótima. O laser pode ser utilizado como auxiliar na reabilitação com próteses removíveis em muitos procedimentos, incluindo os seguintes:

- Redução de epúlide fissurada (hiperplasia fibrosa inflamatória).
- Remoção de tecido hiperplasiado/vestibuloplastia.
- Remoção dos tecidos moles da tuberosidade.
- Remoção do osso da tuberosidade.
- Remoção de tórus/exostoses.
- Hiperplasia apilar, estomatite nicotínica e outras patologias sob as próteses totais.
- Ajuste ósseo e correção de irregularidades de rebordos alveolares.
- Estomatite causada por prótese.

As vantagens gerais da utilização do laser durante o tratamento com próteses removíveis são essencialmente as mesmas de quando se utiliza o laser em Periodontia, Odontopediatria e planejamentos estéticos ou cirúrgicos. Kesler[6] enumerou as vantagens da utilização do laser nos tratamentos com próteses removíveis como se segue:

1. Tempo geral do tratamento reduzido devido a menos trauma mecânico e edema.
2. Redução bacteriana do sítio cirúrgico.
3. Redução do inchaço, de cicatrizes e da contração da ferida no sítio cirúrgico.
4. Excelente hemostasia resultando em visualização superior do campo cirúrgico.

EXCISÃO DE EPÚLIDE FISSURADA

Kruger[7] descreve a remoção convencional (com lâmina) da epúlide fissurada como: excisão total da prega se pequena, ou dissecção submucosa seguida por excisão submucosa, com sutura do retalho ao periósteo. Entretanto, esse método frequentemente fracassa devido à extensa contração do vestíbulo, com perda de altura. A excisão irá exacerbar o problema: uma prótese total que não se adapta apropriadamente no vestíbulo. A ausência de recidiva e a contratura são vantagens da utilização de laser *versus* técnicas convencionais.

Keng e Loh[8] utilizaram o laser de dióxido de carbono (CO_2) para remover a lesão de vinte pacientes, com acompanhamento de um dia, uma, duas, três, quatro e oito semanas pós-operatoriamente e continuamente por mais de dois anos. Nenhum paciente experimentou hemorragia, infecção, aspiração ou dor que não pudesse ser aliviada com analgésicos orais comuns. Nenhuma sutura ou cimento cirúrgico foi utilizado e a cicatrização ocorreu sem intercorrências. Todos os pacientes apresentaram resultados estáveis. De forma interessante, muitos pacientes estavam apreensivos sobre a cirurgia convencional (com bisturi), mas concordaram em participar do estudo se o laser fosse utilizado. Essa grande vantagem da percepção do paciente sobre a cirurgia com laser comparada à cirurgia convencional foi adicionada a uma segunda vantagem: ausência de contração da ferida e de recidiva. Outras vantagens da cirurgia com laser incluíram a ausência de cicatrizes, boa reepitelização e destruição tecidual precisa. Os autores concluíram que o laser de CO_2 representou um avanço significativo para o controle da hiperplasia fibrosa inflamatória.[8]

Em um estudo maior envolvendo 126 pacientes com epúlide fissurada, Barak et al.[9] concluíram que o laser de CO_2 é ideal para esse procedimento. Outros autores que avaliaram o tratamento com laser da epúlide fissurada também relataram resultados positivos. Gaspar e Szabo[10] relataram uma taxa de recidiva após a remoção da hiperplasia fibrosa inflamatória com métodos convencionais de 12,8% versus 7,9% para os métodos com lasers. Estes autores também executaram a remoção da epúlide fissurada com sucesso em um paciente hemofílico sem efeitos adversos. Komori et al.[11] realizaram a remoção da hiperplasia fibrosa inflamatória em sete pacientes utilizando um laser de CO_2 sem anestesia. Todas as lesões foram removidas com sucesso com relato de ausência de dor pelos pacientes durante o procedimento.

Não há contraindicação à utilização do laser para o tratamento da epúlide fissurada. Moritz[12] descreveu a remoção de uma hiperplasia fibrosa inflamatória em um paciente diabético de 64 anos de idade e de um fibroma reacional que interferia em uma prótese total superior de um paciente de 83 anos de idade. Nenhuma complicação ou sequela pós-operatória ocorreu nos pacientes.

REMOÇÃO TÍPICA DE EPÚLIDE FISSURADA COM LASER

Um paciente edentado total, do sexo masculino, com 64 anos de idade, apresentou-se com roletes de tecido alongado no fundo de vestíbulo vestibular (Fig. 9-1, A). O paciente fez uso por vinte anos de uma prótese total com adaptação deficiente sem maiores sintomas. O tecido mole flácido parecia apresentar uma invaginação central a partir da extensão do bordo gengival da prótese. Essa condição, *epúlide fissurada*, também denominada de hiperplasia fibrosa inflamatória induzida por prótese (DIFH), é uma consequência comum de uma prótese com adaptação inadequada e, geralmente, pode ser diagnosticada com base na história e nos achados clínicos do paciente. A excisão com laser geralmente é sugerida; se o tamanho da lesão for relativamente pequeno, entretanto, a ablação com laser irá ser suficiente. Devido a essas lesões

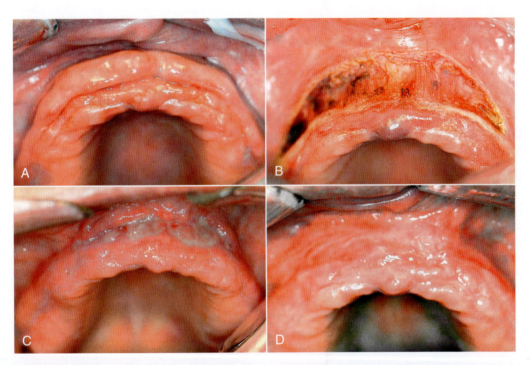

FIGURA 9-1 • Redução de epúlide fissurada. **A**, Epúlide fissurada grande consistindo de massa alongada de tecido hiperplásico flácido em prega mucolabial. **B**, Excisão completa bilateral do tecido hiperplásico ao longo do plano supraperiosteal com excelente hemostasia. **C**, Consulta após uma semana, um coágulo fibroso está presente e funcionando como uma cobertura de proteção durante a cicatrização. **D**, Consulta após três meses, a cicatrização completa é obtida e a área de dissecção supraperiosteal cicatrizou com tecido queratinizado aderido.

poderem representar um carcinoma de células escamosas que proliferou ao redor da borda de uma prótese, os tecidos suspeitos devem ser excisados e biopsiados para erradicar a doença e excluir a possibilidade de malignidade.[13]

Durante a visita inicial do paciente, uma excisão com laser de CO_2 foi executada após a administração de anestesia local. Uma excisão supraperiosteal perpendicular foi iniciada ao longo do alvéolo no nível da inserção do tecido. A lesão foi deslocada lateralmente com um fórceps para tecido enquanto se realizava a dissecção superior até a altura da borda da prótese.

Dica Clínica: Assim como em qualquer procedimento excisional, de uma frenectomia até uma biópsia ou uma excisão de epúlide fissurada, a tensão nos tecidos em excesso facilita a separação do plano supraperiosteal. Não deve haver movimentação no tecido periosteal; se for observado movimento, a dissecção não está no plano correto. Executando-se essa etapa corretamente se conseguirá uma remoção significativa da necessidade de procedimentos corretivos adicionais.

O procedimento é completado pela excisão de tecido iniciando-se nas margens laterais e, então, prosseguindo em direção à linha média, bilateralmente, enquanto se afasta o tecido do rebordo alveolar (Fig. 9-1, B). Se ocorrer sangramento, a hemostasia pode ser obtida com o uso do laser no modo desfocado. Um material condicionador para tecido (p. ex., Coe Comfort) deve ser aplicado na prótese existente para o conforto do paciente; exceto na remoção para limpeza diária, o paciente deve utilizar a prótese enquanto o tecido estiver granulando. Um coágulo fibroso será formado durante as fases iniciais de cicatrização (Fig. 9-1, C), o que não deve ser confundido com infecção. A cicatrização completa ocorre em poucas semanas, e, se necessário, a prótese antiga pode ser descartada e novas próteses confeccionadas (Fig. 9-1, D).

VESTIBULOPLASTIA

Uma condição comum envolve a reabsorção do osso alveolar com profundidade rasa do fundo de vestíbulo, resultando na incapacidade do paciente em usar uma prótese total com a função e o conforto desejável. Enquanto isso tem sido tradicionalmente tratado com cirurgia utilizando o bisturi, o laser de CO_2 é ideal nesta situação para uma vestibuloplastia supraperiosteal sem sangramento com resultados excelentes. Neckel[14] tratou quarenta pacientes com necessidades de vestibuloplastia tanto com cirurgia tradicional com bisturi quanto com cirurgia com laser. Os resultados mostraram pouco ganho de altura vestibular entre os dois grupos, mas com menos dor e desconforto pós-operatório no grupo laser.

Beer e Beer[15] realizaram com laser de CO_2 vestibuloplastia em maxilas de dez pacientes com altura vestibular variando entre 3 e 7 mm. A incisão com laser foi executada desde a região do segundo molar de um lado até a mesma região do lado oposto. Após o tratamento com laser, as próteses antigas dos pacientes foram reembasadas para suportar as novas alturas do fundo de vestíbulo. Na conclusão desse estudo, todos os vestíbulos foram aumentados em 3 a 8 mm, no mínimo. Muitos dos pacientes mostraram aumentos de 10 a 12 mm sem recidiva. Nenhuma complicação foi observada durante um acompanhamento de seis a dez meses após a cirurgia.

TÉCNICA COM LASER

A Figura 9-2 ilustra uma técnica para vestibuloplastia com laser em um paciente com necessidade de excisão de uma epúlide fissurada e vestibuloplastia. Após a administração de anestesia local, o vestíbulo anterior é tensionado ao puxar o lábio superior ou inferior para fora. O laser é, então, utilizado para criar uma dissecção supraperiosteal.[16] A tensão mantida no lábio permite o estabelecimento sem esforço de um plano de dissecção. A margem do tecido é mantida em posição com suturas ou com um guia. Se desejado, um enxerto de tecido mole autógeno ou alógeno pode ser utilizado para cobrir a área exposta. A imobilização do enxerto é a chave para sua sobrevivência, que pode ser conseguida com a sutura ou a colocação de um guia.[17]

Em pacientes que não receberão enxertos de tecido mole, o desconforto pós-operatório é minimizado e pode ser também reduzido pela utilização imediata e contínua de uma prótese total reembasada com material macio ou com um condicionador tecidual, embora isso não seja obrigatório. Em pacientes com reabsorção significante da mandíbula, as inserções dos músculos genioglosso e milo-hióide frequentemente impedem a extensão lingual correta do bordo gengival lingual da prótese.[18] Nesse caso, um procedimento de deslocamento inferior do assoalho bucal pode ser realizado para aumentar a altura lingual. Isso pode ser feito com um laser anteriormente descrito, novamente utilizando dissecção supraperiosteal e tanto suturas quanto guias para fixar o tecido movimentado em sua nova posição. Pelo menos a metade da musculatura inserida aos tubérculos genianos deve permanecer para garantir a função adequada da língua e dos músculos orofaríngeos.

REDUÇÃO DA TUBEROSIDADE

Durante o planejamento do tratamento para uma prótese total ou parcial superior, um critério diagnóstico significativo inclui o tamanho e a forma da tuberosidade maxilar. A tuberosidade pode ser pequena e sem consequências no planejamento do tratamento. Entretanto, a tuberosidade também pode ser grande, flácida e inclinada com filetes que impedem a confecção de próteses com adaptação adequada. Se a tuberosidade for uma preocupação, uma série de radiografias deverá ser realizada para avaliar o tipo de tecido; a palpação isolada não irá, necessariamente, oferecer informações suficientes ao clínico para determinar sua composição. A tuberosidade pode consistir apenas de tecido mole hipertrofiado, necessitando de um procedimento cirúrgico para sua redução. A

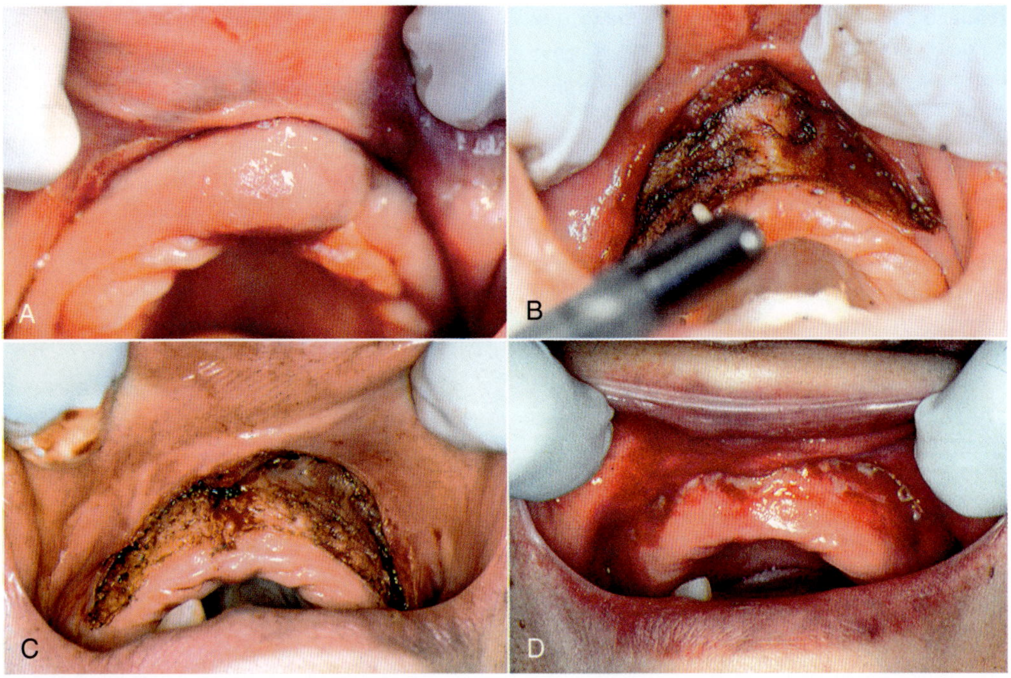

FIGURA 9-2 • Vestibuloplastia com excisão de epúlide fissurada. **A**, Visão pré-operatória do rebordo maxilar com epúlide fissurada. **B**, Excisão de epúlide fissurada com laser de CO_2 em modo contínuo. Observe o músculo residual no periósteo. O laser foi utilizado para incisar as inserções musculares, permitindo que migrassem verticalmente. À medida que o músculo é dissecado superiormente, tensão é aplicada ao lábio. **C**, Dissecção supraperiosteal e vestibuloplastia completada. Observe o periósteo limpo. **D**, Aparência pós-operatória de dez dias, com excelente profundidade vestibular e reepitelização.

tuberosidade também pode consistir de uma fina camada de tecido fibrosado e mucosa sobre uma massa óssea espessa e proeminente, necessitando de redução do tecido ósseo. Ocasionalmente, a tuberosidade pode consistir de tecido fibrosado e mucosa sobre um seio maxilar pneumatizado, necessitando de um procedimento para levantamento do seio (Cap. 7).

Terry e Hillenbrand[19] afirmaram que a redução de tecidos moles na tuberosidade é executada para promover altura entre a maxila e a mandíbula suficiente para permitir o espaço necessário para a base e os dentes da prótese. Os autores sugeriram um espaço mínimo de 5 mm entre a tuberosidade e a mucosa mandibular.

Costello et al.[20] descreveram o procedimento para a redução de tecidos moles da tuberosidade como o seguinte:

1. Uma incisão elíptica é executada sobre a tuberosidade.
2. A mucosa é escavada.
3. O tecido fibroso é removido.
4. O fechamento primário da ferida é obtido.

Se a tuberosidade for primariamente tecido ósseo, uma vez que a incisão elíptica seja feita, o mucoperiósteo é elevado e o osso removido com uma pinça goiva ou uma broca. A área deve ser arredondada com uma lima para osso, irrigada e fechada. Devem ser tomados cuidados para evitar a perfuração e comunicação com o seio maxilar.[20] Guernsey[21] advertiu que durante as técnicas convencionais, cuidados devem ser tomados para evitar atingir a artéria palatina maior e seus ramos.

REDUÇÃO DA TUBEROSIDADE COM LASER

Cada passo recém-descrito pode ser executado com um laser odontológico. Comparada com a técnica convencional, Pick[22] afirmou que a redução da tuberosidade com laser oferece inúmeras vantagens. Os problemas mais comuns surgem depois que a incisão epitelial é realizada e o tecido fibroso em forma de cunha é removido, porque os retalhos de tecido precisam ser afinados e recortados. Frequentemente, os retalhos são cortados mais de uma vez para se obter o tamanho correto para o fechamento primário. Ocasionalmente, os retalhos são recortados de forma que ficam muito curtos para se obter o fechamento primário. Essa área também é difícil de ser suturada.

Quando um laser é utilizado para a redução do tecido mole da tuberosidade, o procedimento é realizado sem uma incisão e, portanto, não precisa de sutura. O tecido mole da tuberosidade é simplesmente vaporizado camada após camada até que o espaço maxilo-mandibular correto seja conseguido. Esse procedimento pode ser realizado tanto por pacientes que já utilizam próteses totais quanto por pacientes em tratamento com planejamento de uma prótese total ou parcial nova.

Convissar e Gharemani[23] descreveram a redução de tecidos moles da tuberosidade em um paciente antes de realizar a moldagem final para a inserção de uma prótese total imediata superior. Pela utilização do laser, o tempo de tratamento foi encurtado por, pelo menos, três a seis semanas devido à cicatrização acelerada e menos traumática dessa técnica. A moldagem final para uma prótese imediata foi tomada apenas três semanas após a redução da tuberosidade, com a certeza de que nenhuma redução de tecido iria ocorrer e resultar em adaptação deficiente da prótese. Sem incisão ou suturas, a cicatrização ocorre rapidamente e sem intercorrências. A perfuração do seio maxilar não é possível porque o sítio cirúrgico sem sangramento é claramente visualizado; distinguindo-se facilmente a mucosa do periósteo o potencial de perfuração é evitado. Devido ao laser cauterizar e coagular, ao inadvertidamente romper-se a artéria palatina ou um de seus ramos menores, a utilização de laser constitui um risco menor.

Progrel[24] descreveu a redução da tuberosidade com laser em quatro pacientes (o tempo médio de tratamento é de seis minutos). Não houve relato de sangramento, edema ou recidiva de tecido. Em um paciente foi realizada a redução de tuberosidade bilateral: um lado pela técnica convencional (bisturi) e outro com laser. O sítio tratado com laser foi mais confortável para o paciente. O lado tratado com laser cicatrizou mais rapidamente que o lado realizado pela técnica convencional e a redução com laser demorou menos. Pogrel concluiu que as vantagens do laser de CO_2 parecem ser úteis para cirurgia pré-protética em tecidos moles.

Tecido Mole

O procedimento para redução de tecido mole da tuberosidade com laser é relativamente simples e direto (Fig. 9-3). Após a avaliação das radiografias para determinar a localização do assoalho do seio maxilar, a montagem dos modelos de estudo para determinar a quantidade de redução cirúrgica necessária, o anestésico local de escolha é administrado na tuberosidade tanto pela face palatina quanto pela vestibular. Após a seleção do tamanho do diâmetro do feixe/fibra óptica ou peça de mão, o laser escolhido é utilizado no sítio cirúrgico para fazer a ablação do tecido da tuberosidade camada após camada até que um espaço maxilo-mandibular suficiente tenha sido criado. O laser deve ser mantido o mais paralelo possível em relação à tuberosidade para garantir a eficiência máxima. O laser é, então, movido para fora do foco para se obter a hemostasia adequada. Nesse momento o tecido é avaliado para se buscar a presença de irregularidades ou espículas, que devem ser removidas com o laser. A prótese removível pode então ser reembasada com um condicionador tecidual ou um reembasador macio. O paciente deve receber instruções pós-operatórias (manutenção da limpeza no sítio cirúrgico, salientando-se a higiene oral) e devem ser agendadas consultas de acompanhamento.

Tecido Duro

Muitas opções estão disponíveis para a redução dos tecidos duros da tuberosidade, dependendo dos comprimentos de onda. Se apenas um comprimento de onda para tecido mole (CO_2, diodo, Nd:YAG) estiver disponível, uma incisão elíptica deve ser realizada na tuberosidade com o laser para expor a estrutura óssea. O tecido ósseo é, então, reduzido com o instrumento de escolha do operador, incluindo uma pinça goiva, broca esférica com irrigação abundante em uma turbina de alta rotação ou uma lima para osso. Todas as vantagens da utilização do laser em relação ao bisturi são aparentes quando

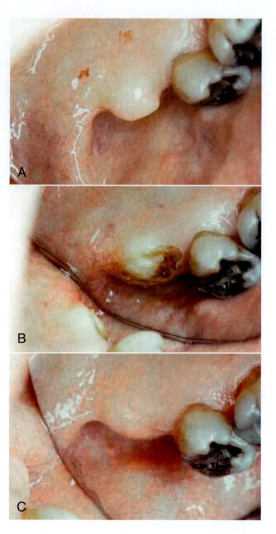

FIGURA 9-3 • Redução de tuberosidade. **A**, Fotografia pré-operatória do tecido mole aumentado na tuberosidade. **B**, Redução da tuberosidade executada com técnica de ablação simples sem incisão ou suturas. **C**, Visão pós-operatória do sítio cirúrgico após 17 dias. Observe a excelente cicatrização e reepitelização do sítio cirúrgico. Contornos excelentes do sítio foram obtidos sem incisão ou suturas. (Cortesia de Dr. Stuart Coleton, Chappaqua, NY.)

se aplica essa técnica, incluindo excelente visualização resultante da melhor hemostasia e um campo seco para se trabalhar. O sítio cirúrgico é então fechado com suturas.

Se estiver disponível um laser para tecidos duros, tal como o laser de érbio:ítrio-alumínio-granada (Er:YAG) ou érbio, cromo:ítrio-escândio-gálio-granada (Er,Cr:YSGG), a incisão elíptica no tecido mole pode ser realizada com o laser para expor o osso. O laser para tecidos duros é utilizado para o procedimento de ablação do osso lenta e metodicamente. Para se assegurar a hemostasia máxima com o laser para tecidos duros no tecido mole, é aconselhável desligar a irrigação com água enquanto estiver incisando o tecido mole. Uma vez que o tecido duro esteja pronto para a remoção, tenha certeza de utilizar irrigação abundante com água no osso. Isso garante a espalação máxima (Cap. 11) e a eficiência do corte, com mínimo dano térmico ao osso.

REDUÇÃO DE TÓRUS COM LASER

O tórus mandibular está presente em 8% da população, afetando igualmente homens e mulheres.[25] O tórus pode afetar ocasionalmente a confecção de uma prótese total ou parcial. Nesses casos, a remoção do tórus é indicada. O procedimento para a redução do tórus com laser é similar à redução dos tecidos duros da tuberosidade: uma incisão é realizada para expor o osso, o osso é reduzido e a incisão é fechada com suturas.

Apesar de inerentes a qualquer procedimento cirúrgico, as complicações podem ser mais sérias quando se executa uma cirurgia próxima ou no próprio assoalho bucal; relatos incluem hemorragia e infecção[20] e edema com risco à vida após a vestibuloplastia mandibular.[26] Mantzikos et al.[27] descreveram três casos de formação de hematoma no assoalho bucal após uma cirurgia periodontal combinada com reduções extensas de tórus e exostoses. Terry e Hillenbrand[19] também descreveram formação de hematoma como complicação da redução de tórus. Um levantamento na literatura não encontrou relatos de formação de hematoma durante a redução de tórus mandibular com laser. A habilidade superior de coagular e cauterizar sítios cirúrgicos do laser é provavelmente responsável por essa vantagem significativa de sua utilização neste procedimento.

Payas[28] descreve uma redução de tórus mandibular *lingual* utilizando um laser combinado de CO_2/érbio. Uma incisão é feita com um bisturi para expor o tecido ósseo. O laser de érbio é, então, utilizado para cortar o tórus em secções. As secções são apreendidas e removidas com uma pinça hemostática. O sítio cirúrgico é fechado com suturas múltiplas com fio de seda. O laser de CO_2 foi utilizado para hemostasia. A cicatrização não apresentou intercorrências.

Nesse procedimento, a incisão de tecidos moles pode ser realizada com qualquer laser ou com um bisturi e o tecido ósseo reduzido com uma broca de alta velocidade em uma peça de mão utilizando irrigação abundante com água, com pinça goiva, com laser para tecido duro ou com lima para osso. A hemostasia pode ser obtida com um laser ou com pressão digital e gazes. Não existe uma técnica "melhor".

Na técnica "ideal", os cirurgiões-dentistas maximizam a utilização dos comprimentos de onda de laser disponíveis enquanto permanecem em suas zonas de conforto de utilização do laser. Muitos operadores abraçam a utilização de laser para tecidos duros para as reduções de tecido ósseo e tórus; outros, especialmente cirurgiões orais e maxilofaciais, não abraçaram a utilização de comprimentos de onda de érbio devido à lentidão de seu corte comparado com técnicas convencionais. O operador é sempre advertido a reconhecer as capacidades e limitações dos comprimentos de onda disponíveis.

O tórus *palatino* ocorre em 25% dos pacientes do sexo feminino com tórus; duas vezes a incidência em pacientes do sexo masculino.[25] A redução de tórus palatino é raramente necessária antes da confecção de uma prótese superior. Quando necessária, entretanto, as complicações podem incluir o seguinte[19,20]:

- Perfuração nasal.
- Fístula oronasal/oroantral.
- Necrose do tecido palatino.
- Hematoma.
- Fraturas palatinas.

Assim como para a redução da tuberosidade e do tórus mandibular, a redução de tórus palatinos é feita sobre uma incisão na protuberância óssea para expor o osso. O osso é geralmente removido pela secção com uma broca e excisão com cinzel ou pela utilização criteriosa de uma broca esférica grande com irrigação. Apesar de o laser de érbio ser mais lento que as técnicas convencionais, essa é uma situação clínica em que a velocidade do procedimento é secundária à segurança. O laser de érbio pode ser utilizado com segurança para realizar a ablação do material ósseo, camada por camada, até que a quantidade suficiente seja removida. Uma ablação lenta e constante do osso previne a perfuração acidental do palato ou a criação de uma fístula. Muitos clínicos defendem a utilização de guias palatinos para prevenir a formação de hematoma. Qualquer comprimento de onda pode ser utilizado para conseguir hemostasia e diminuir o risco de hematoma.

ANORMALIDADES DO REBORDO ALVEOLAR

Mesmo que um paciente não apresente tórus ou tuberosidade que interfira na confecção de uma prótese, o rebordo residual pode ser inadequado para a sua instalação. Kesler[6] descreveu a variedade de condições que podem interferir com a confecção de uma prótese, incluindo rebordos com reabsorção irregular. Um alvéolo sem pressão após a exodontia pode levar a uma forma irregular. Uma pré-maxila proeminente pode se apresentar com retenções significantes.

Ogle[29] descreve a presença de cristas oblíquas internas e linha milo-hioide, reabsorções do rebordo que interferem na extensão apropriada do bordo da prótese e rebordos alveolares em faca. Meyer[30] descreveu três tipos de rebordos afiados: serrilhado, em lâmina de faca e com projeções discretas. Todos esses tipos de rebordo irão afetar a adaptação e o conforto da prótese. Se a prótese não assentar corretamente em todo o rebordo residual, a carga oclusal vai ser significativamente maior em uma parte que em outras. Isso causa desconforto e mesmo reabsorções mais irregulares, agravando o problema.

Se o aumento do rebordo não for uma das partes do plano de tratamento, todas essas condições podem ser tratadas com a irradiação laser. Os tecidos moles podem ser elevados para expor o rebordo e o laser de érbio pode ser utilizado para recontornar o rebordo, resultando em um rebordo mais capaz de suportar confortavelmente a prótese.

ANORMALIDADES DE TECIDO MOLE

Uma das anormalidades de tecido mole mais comuns diagnosticadas durante a confecção de uma prótese total ou durante o exame de rotina em paciente portador de prótese total é a *hiperplasia papilar inflamatória*. Regezi e Sciubba[31] relataram a incidência de 10% na população de pacientes utilizando próteses totais superiores. Isso pode resultar da higiene deficiente, má adaptação causando uma irritação local ou, ocasionalmente, uma infecção fúngica.

A utilização do laser para o tratamento da hiperplasia papilar inflamatória é bem-estabelecida na literatura.[19,20,22,24,32] Terry e Hillenbrand[19] afirmaram que a complicação mais comum do tratamento convencional da hiperplasia papilar inflamatória é a hemorragia. O uso de qualquer comprimento de onda para tecidos moles para executar esse procedimento resulta na coagulação e cauterização desse sítio, prevenindo a hemorragia. Em um estudo com 11 pacientes submetidos ao tratamento da hiperplasia inflamatória com laser, Pogrel[24] relatou ausência de sangramento, edema ou dano ao nervo mentoniano (tratamento em arcos inferiores). As vantagens da utilização de laser de CO_2 para tratar a hiperplasia papilar inflamatória incluem as seguintes:[22]

- A habilidade de ajustar curvas e pregas no tecido facilmente.
- Nenhum sangramento durante ou depois do procedimento.
- Um campo seco.
- Velocidade.
- Mínima dor pós-cirúrgica.
- Mínimo inchaço pós-cirúrgico.
- Admirável eficiência na vaporização do tecido.

A hiperplasia papilar inflamatória é uma lesão superficial em mucosa, assim o tratamento com laser não envolve um procedimento de incisão/excisão. O laser é utilizado com uma fibra com grande diâmetro/spot size ou peça de mão em modo desfocado, cobrindo a lesão inteiramente com a energia do laser. Essa energia desfocada é insuficiente para incisar através do tecido e mais do que suficiente para realizar a vaporização do tecido afetado. Infante Cossio *et al.*[33] descreveram um paciente com hiperplasia papilar inflamatória tratado com antifúngico tópico em gel por um mês, que não foi capaz de cicatrizar a lesão. O laser de CO_2 vaporizou a lesão com sucesso, sem recorrência após três anos de acompanhamento.

A Figura 9-4 mostra um paciente com um caso grave de hiperplasia papilar inflamatória. O laser de CO_2 foi utilizado no modo desfocado para promover a vaporização da lesão. A remoção da camada carbonizada revelou a completa vaporização da lesão.

Dica Clínica: Observe as linhas horizontais paralelas de vaporização no palato na Figura 9-4. Ao se realizar este procedimento com linhas paralelas horizontais, melhor de que pela técnica anteroposterior, se previne que o clínico libere o tecido. A aplicação de laser onde já tenha sido aplicado pode resultar em um tecido muito carbonizado, levando ao desconforto pós-operatório e possivelmente deteriorando o tecido.

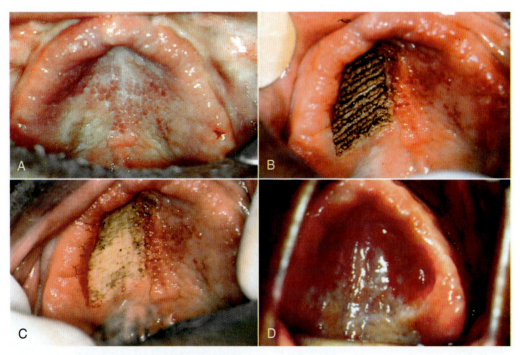

FIGURA 9-4 • Hiperplasia papilar inflamatória. **A**, Visão pré-operatória de hiperplasia papilar inflamatória grave. **B**, Ablação horizontal desfocada no lado direito do palato. Devido a este procedimento ser de vaporização/ablação, em vez de um procedimento de incisão/excisão, o laser é utilizado ligeiramente desfocado. **C**, Uma gaze molhada foi utilizada para remover a camada carbonizada, que era esperada ao se utilizar uma unidade de laser de CO_2 com modelo antigo. Os equipamentos mais recentes de laser de CO_2 com superpulsos ou ultravelocidade não criam mais camadas sobre o tecido porque os seus altos picos de potência são entregues com energia de pulso muito mais curta. **D**, Visão pós-operatória de duas semanas mostrando boa cicatrização inicial.

Outras lesões orais comuns associadas à utilização de dispositivos protéticos removíveis incluem as seguintes[34]:

- *Estomatite causada por prótese*, que afeta a mucosa do palato em até 50% de todos os pacientes que utilizam próteses removíveis totais ou parciais.
- *Úlceras traumáticas*, que ocorrem em aproximadamente 5% de todos os pacientes que utilizam próteses.
- *Queilite angular*, que afeta 15% de todos os pacientes com próteses totais removíveis.

Todas essas lesões são passíveis de tratamento com laser utilizando energia desfocada.

Estas lesões também podem ser tratadas com terapia laser de baixa potência (LLLT). Mareie et al.[35] dividiram 18 pacientes em três grupos: remoção da prótese por um período específico, reembasamento da prótese com condicionador de tecidos ou irradiação com laser de baixa potência. Os resultados demonstraram que o grupo LLLT apresentou a melhor cicatrização comparado aos outros dois grupos (Cap. 15).

A Figura 9-5 ilustra o tratamento com laser de CO_2 de um paciente com caso severo de queilite angular. O laser foi utilizado em baixa intensidade em uma técnica de vaporização para remover a lesão. Observe a excelente cicatrização da lesão em duas semanas (Fig. 9-5, E e F). O paciente deve ser advertido que nesse ponto a lesão irá inquestionavelmente recidivar, a menos que se faça uma nova prótese na dimensão vertical correta.

> **Dica Clínica:** Para aumentar a velocidade da cicatrização desta lesão, o paciente da figura 9-5 recebeu vitamina E líquida no sítio cirúrgico quatro vezes por dia durante duas semanas.

CONCLUSÃO

A Odontologia realizada com laser é uma disciplina continuamente em evolução. Quanto mais dentistas descobrirem os resultados superiores do tratamento com laser comparados às técnicas convencionais, mais a disciplina irá crescer em tamanho e escopo. Apesar da reconstrução protética com próteses removíveis em pacientes edêntulos totais ou parciais ser menos comum do que no passado por causa da popularidade crescente dos implantes, um certo percentual da população irá necessitar de próteses removíveis para substituir dentes ausentes.

As vantagens da laserterapia em Odontologia observadas neste livro também são aplicada no paciente com próteses

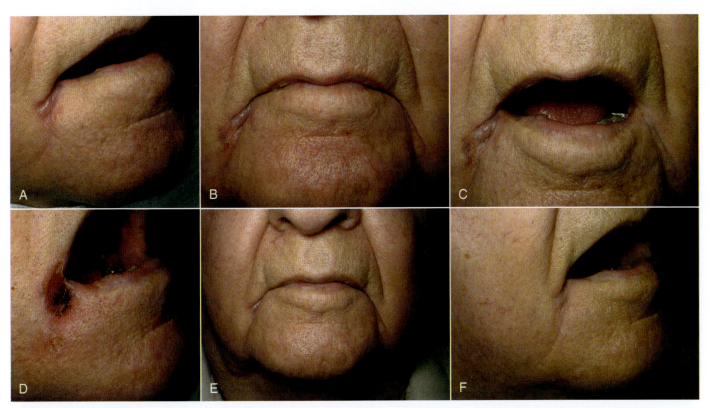

FIGURA 9-5 • Queilite angular. **A**, Visão pré-operatória do lado direito com queilite angular. Observe a lesão na comissura direita. **B**, Visão pré-operatória anterior com o paciente de boca fechada. Observe a diminuição da dimensão vertical, que contribui para esta condição. **C**, Visão pré-operatória anterior do paciente com a boca aberta. **D**, Visão pós-operatória imediata após o tratamento com laser de CO_2. **E**, Visão pós-operatória de duas semanas do paciente tratado com a boca fechada. **F**, Visão pós-operatória de duas semanas do paciente tratado com a boca aberta. (Cortesia de Dr. Rick Kava, Sioux City, Iowa.)

removíveis. A hemostasia incomparável e a manutenção do campo cirúrgico seco, estéril, resultando em uma melhor visualização do sítio cirúrgico, são tão importantes no tratamento de pacientes edentados parciais ou totais quanto em pacientes com a dentição completa. Um campo pós-operatório descontaminado com muito menos dor resulta em menor necessidade de se prescrever analgésicos e antibióticos para o paciente. O potencial muito reduzido para a interação medicamentosa negativa é uma vantagem crítica quando se lida com pacientes edentados idosos que já ingerem muitas medicações. Como parte do plano de tratamento abrangente do paciente edentado total ou parcial, o tratamento com laser beneficia tanto o dentista quanto o paciente.

Referências

1. Blanchaert RH: Implants in the medically challenged patient, *Dent Clin North Am* 42(1):35-45, 1998.
2. Holahan CM, Koka S, Kennel KA, et al: Effect of osteoporotic status on the survival of titanium dental implants, *Int J Oral Maxillofac Implants* 23(5):905-910, 2008.
3. Mundt T, Mack F, Schwahn C, Biffar R: Private practice results of screw type tapered implants: survival and evaluation of risk factors, *Int J Oral Maxillofac Implants* 21(4):607-614, 2006.
4. Michaeli E, Weinberg I, Nahliel O: Dental implants in the diabetic patient: systemic and rehabilitative considerations, *Quintessence Int* 40(8):639-645, 2009.
5. Rasmussen JM, Hopfensperger ML: Placement and restoration of dental implants in a patient with Paget's disease in remission: literature review and clinical report, *J Prosthodont* 17(1):35-40, 2008.
6. Kesler G: Clinical applications of lasers during removable prosthetic reconstruction, *Dent Clin North Am* 48:963-969, 2004.
7. Kruger G: *Textbook of oral and maxillofacial surgery*, St Louis, 1979, Mosby.
8. Keng SB, Loh HS: The treatment of epulis fissuratum of the oral cavity by CO_2 laser surgery, *J Clin Laser Med Surg* 10(4):303-306, 1992.
9. Barak S, Kintz S, Katz J: The role of lasers in ambulatory oral maxillofacial surgery: operative techniques, *Otolaryngol Head Neck Surg* 5(4):244-249, 1994.
10. Gaspar L, Szabo G: Removal of epulis by CO_2 laser, *J Clin Laser Med Surg* 9(4):289-294, 2001.
11. Komori T, Yokoyama K, Takako T, Matsumoto K: Case reports of epulis treated by CO_2 laser without anesthesia, *J Clin Laser Med Surg* 14(4):189-191, 1996.
12. Moritz A, editor: *Oral laser applications*, Berlin, 2006, Quintessence.
13. Marx R, Stern D: *Oral and maxillofacial pathology: a rationale for diagnosis and treatment*, Chicago, 2003, Quintessence.
14. Neckel CP: Vestibuloplasty: a retrospective study on conventional and laser operation techniques, *Lasers Dent* 3593:76-80, 1999.
15. Beer A, Beer F: Laser preparation technique in vestibuloplasty: a case report, *J Oral Laser Appl* 2:51-55, 2002.
16. Wlodawsky RN, Strauss RA: Intraoral laser surgery, *Oral Maxillofac Surg Clin North Am* 16(2):149-163, 2004.
17. Fonseca RJ, Frost DE, Hersh EV, Levin LM: *Oral and maxillofacial surgery*, vol 7, Philadelphia, 2000, Saunders.
18. Miloro M, Ghali GE, Larsen PE, Waite PD: *Peterson's principles of oral and maxillofacial surgery*, ed 2, vol 1, Hamilton, 2004, BC Decker.
19. Terry B, Hillenbrand D: Minor preprosthetic surgical procedures, *Dent Clin North Am* 38(2):193-216, 1994.
20. Costello B, Betts N, Barger HD, Fonseca R: Preprosthetic surgery for the edentulous patient, *Dent Clin North Am* 40(1):19-38, 1996.
21. Guernsey LH: Preprosthetic surgery. In Kruger GO, editor: *Textbook of oral and maxillofacial surgery*, ed 5, St Louis, 1979, Mosby.
22. Pick R: The use of laser for treatment of gingival disease, *Oral Maxillofac Surg Clin North Am* 9(1):1-19, 1997.
23. Convissar R, Gharemani E: Laser treatment as an adjunct to removable prosthetic care, *Gen Dent* 336-341, July-August 1995.
24. Pogrel MA: The carbon dioxide laser in soft tissue preprosthetic surgery, *J Prosthet Dent* 61:203-208, 1989.
25. Kolas H, Halperin V, Jeffries KR, et al: Occurrence of torus palatinus and torus mandibularis in 2478 denture patients, *J Oral Surg* 6:1134, 1953.
26. Hull M: Life-threatening swelling after mandibular vestibuloplasty, *J Oral Surg* 35:511, 1977.
27. Mantzikos K, Segelnick S, Schoor R: Hematoma following periodontal surgery with a torus reduction: a case report, *J Contemp Dent Pract* 1:8(3):72-80, 2007.
28. Payas G: Clinical applications of CO_2 laser and Er:YAG laser in frenectomy, vestibuloplasty and removal of mandibular bony protuberances, *J Acad. Laser Dent* 12(2):15-18, 2004.
29. Ogle R: Preprosthetic surgery, *Dent Clin North Am* 21(2):219-236, 1977.
30. Meyer RA: management of denture patients with sharp residual ridges, *J Prosthet Dent* 16:431, 1966.
31. Regezi J, Sciubba J: Connective tissue lesions. In *Oral pathology: clinical-pathologic correlation*, ed 2, Philadelphia, 1993, Saunders.
32. Strauss RA: Lasers in oral and maxillofacial surgery, *Dent Clin North Am* 44(4):851-873, 2000.
33. Infante Cossio P, Martinez-de-Fuentes R, Torres-Carranza E, Gutierrez-Perez JL: Inflammatory papillary hyperplasia of the palate: treatment with carbon dioxide laser, followed by restoration with an implant supported prosthesis, *Br J Oral Maxillofac Surg* 45:658-660, 2007.
34. Budtz-Jorgensen E: Oral mucosal lesions associated with the wearing of removable dentures, *J Oral Pathol* 10(2):65-80, 1981.
35. Marei M, Abdel-Maguid S, Mokhtar S, Rizk S: Effect of low energy laser application in the treatment of denture induced mucosal lesions, *J Prosthet Dent* 77:256-265, 1997.

Laser em Endodontia

10

Adam Stabholz, DMD • Sharonit Sahar-Helft, DMD • Joshua Moshonov, DMD

O rápido desenvolvimento da tecnologia laser combinado com um melhor entendimento da interação laser-tecido aumenta o espectro das possibilidades de aplicações do laser em endodontia. O desenvolvimento de novos sistemas de entrega, incluindo fibras mais delgadas e flexíveis, bem como novas dicas endodônticas, permitem que essa tecnologia seja aplicada para os seguintes procedimentos endodônticos:

- Diagnóstico pulpar.
- Capeamento pulpar e pulpotomia.
- Limpeza e desinfecção do sistema de canais radiculares.
- Obturação do sistema de canais radiculares.
- Retratamento endodôntico.
- Cirurgia apical.

Embora o interesse nos sistemas de lasers clínicos para procedimentos endodônticos esteja aumentando, existem ainda preocupações, especialmente com a falta de estudos clínicos bem-delineados que demonstrem claramente as vantagens dos lasers sobre os atuais métodos e técnicas convencionais usadas. A seleção de um comprimento de onda adequado dos sistemas de lasers atuais requer um avançado treinamento e entendimento de diferentes características de cada sistema. Este capítulo discute as aplicações clínicas dos lasers na endodontia.

DIAGNÓSTICO PULPAR (FLUXOMETRIA POR LASER-DOPPLER)

A vitalidade pulpar pode ser difícil de avaliar em algumas ocasiões, pois os testes de vitalidade atuais são indicadores deficientes. Um falso diagnóstico de vitalidade pulpar pode levar a um tratamento endodôntico desnecessário. A avaliação histológica da exata condição do tecido pulpar não é viável, pois ao se criar uma abertura dentro da câmara pulpar para a avaliação, será requerida a remoção desse tecido e subsequente tratamento do canal radicular.

A *Fluxometria por laser-doppler* (FLD) foi desenvolvida para avaliar o fluxo sanguíneo nos sistemas microvasculares. Pode também ser usada como um sistema de diagnóstico para medir o fluxo sanguíneo na polpa dental.[1,2] FLD usa configurações de baixa potência (1-2 mW) de fontes luminosas de hélio-neônio (HeNe) ou diodo (810 nm).[3,4] Essa técnica pode representar uma forma sensível e acurada para testar a vitalidade pulpar, pois reflete a resposta *vascular* em vez da neural, comparada com outros métodos.[5] O feixe laser deve ser direcionado através da estrutura da coroa clínica para os vasos sanguíneos pulpares, onde o fluxo das células sanguíneas vermelhas (CSVs) causa o deslocamento da frequência do feixe do laser-doppler. Parte da luz é retroespalhada para fora do dente e é detectada por uma fotocélula na superfície dental. A saída é proporcional ao número e velocidade das CSVs[6,7] (Fig. 10-1).

O interesse na FLD surgiu inicialmente no campo da traumatologia dental. Estudos em cães têm mostrado que a FLD é eficaz na avaliação da revascularização de dentes imaturos reimplantados,[8,9] bem como em pacientes com avulsão dos incisivos superiores permanentes tratados com reimplantação e esplintagem.[4,10]

Limitações na FLD derivam principalmente da contaminação do ambiente e, desta maneira, pode ser difícil obter a reflexão do laser a partir de alguns grupos de dentes.[11] Os dentes anteriores, nos quais o esmalte e a dentina são delgados, geralmente não apresentam problema. Molares, porém, com seu espesso esmalte e dentina, e a variação na posição da polpa dentro do dente, podem causar variações no fluxo sanguíneo pulpar.[1,3] Diferenças no sensor de saída e calibração inadequada pelo fabricante podem também ditar o uso de múltiplas sondas para uma avaliação acurada.[12] Além disso, o desenho da sonda e a largura do feixe podem afetar as leituras do laser Doppler de dentes vitais e não vitais.[13] Tem sido sugerido que até 80% do sinal recuperado do laser Doppler do fluxo sanguíneo de dentes humanos intactos sem um dique de borracha no lugar são de origem não pulpar, e que o papel do periodonto em algumas gravações do fluxo sanguíneo pulpar tem sido provavelmente superestimado.[15]

Frentzen *et al.*[16] reportam os seguintes problemas com a FLD:

- Espalhamento de sinais de tecidos vizinhos.
- Dificuldade em obter reflexão do laser nos dentes posteriores.
- Dificuldade em obter reflexão do laser em dentes restaurados, por causa da transmissão insuficiente.

Em dentes traumatizados, nos quais a sensibilidade da polpa é reduzida, a FLD pode representar uma alternativa aceitável para métodos convencionais de teste de vitalidade (estímulos

164 Princípios e Práticas do Laser na Odontologia

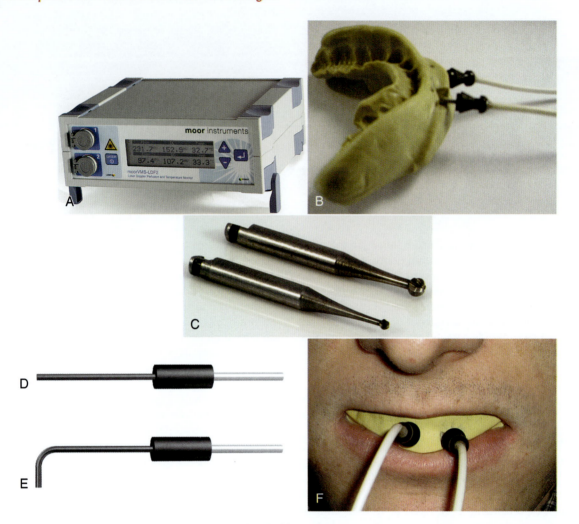

FIGURA 10-1 • **A**, Unidade de fluxometria por laser-doppler. **B**, Molde feito com silicona com duas sondas de laser Doppler embutidas. **C**, Brocas de baixa rotação usadas para fazer buracos na silicona para a colocação das sondas. **D** e **E**, Sondas de laser Doppler para avaliação do fluxo sanguíneo nos dentes anteriores (**D**) e dentes posteriores (**E**). **F**, Molde de silicona com sondas dentais em posição na boca.

térmicos e elétricos). Mais investigações e melhoras tecnológicas ainda são requeridas. Quando os custos dos equipamentos diminuírem e as aplicações clínicas melhorarem, essa tecnologia poderá ser eficientemente usada em pacientes que tenham dificuldades na comunicação ou crianças cujas respostas possam não ser confiáveis.[2]

CAPEAMENTO PULPAR E PULPOTOMIA

O *capeamento pulpar*, como definido pela American Association of Endodontics, é um procedimento no qual "um material dentário é colocado sobre ou próximo a uma polpa exposta para estimular a formação de dentina reacional no sítio da lesão". *Pulpotomia* implica remoção cirúrgica de uma pequena porção de polpa vital como uma forma de preservar o tecido pulpar coronário e radicular remanescentes. O capeamento pulpar é recomendado quando a exposição é pequena (≤1,0 mm[17,18]) e em pacientes jovens. A pulpotomia é recomendada quando a polpa jovem já está exposta por cáries, e as raízes ainda não estão totalmente formadas (ápices abertos).

O agente capeador pulpar tradicional é o hidróxido de cálcio, ou $Ca(OH)_2$.[19,20] Quando é aplicado no tecido pulpar, uma camada necrótica é produzida e uma ponte de dentina é formada. O mesmo pode ocorrer quando o procedimento de pulpotomia é realizado. Um novo material, o *agregado trióxido mineral* (MTA), mostra resultados favoráveis quando aplicado na polpa exposta. Ele produz mais pontes de dentina em um curto intervalo de tempo com reação inflamatória significativamente menor. Porém, três a quatro horas são necessárias para completar os passos do MTA.[21,23] A taxa de sucesso do capeamento pulpar, se direto ou indireto, varia de 44% a 97%. Na pulpotomia, os mesmos agentes são usados até que a formação radicular esteja completa. É discutível se o tratamento total do canal radicular deve ser iniciado.

Desde a introdução dos lasers na odontologia, muitos estudos têm mostrado o efeito de diferentes equipamentos lasers na dentina e no tecido pulpar. Embora os lasers de rubi

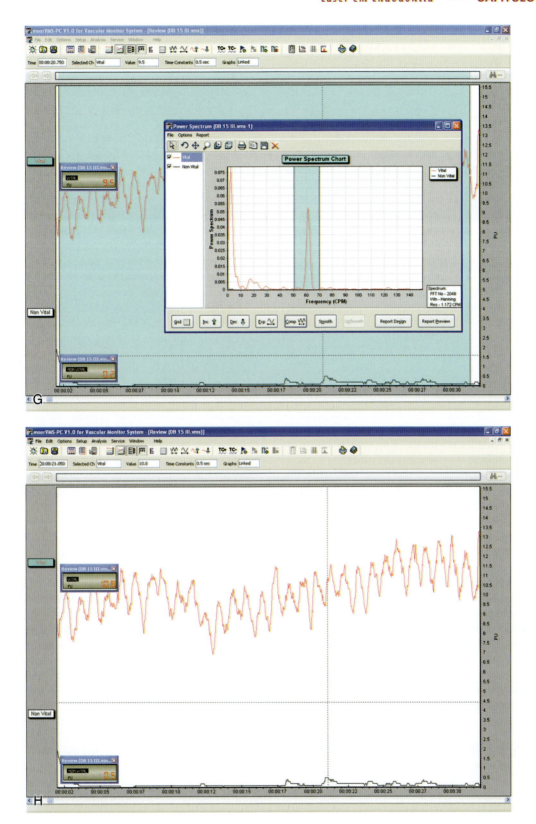

FIGURA 10-1, continuação • **G**, Análise da leitura do fluxo sanguíneo. **H**, Análise de Fourier dos dados do fluxo sanguíneo. (**A, D, E**, Cortesia de Moor Instruments Ltd.)

tenham causado dano pulpar, Melcer et al.[26] mostraram que o laser de dióxido de carbono (CO_2) produziu nova dentina mineralizada sem modificação celular do tecido pulpar em beagles e primatas. Shoji et al.[27] aplicaram o laser de CO_2 na polpa exposta de cães, usando-o no modo focado e desfocado e uma ampla gama de níveis de energia (3, 10, 30, e 60 W). Carbonização, necrose de coagulação e degeneração da camada odontoblástica ocorreram, embora nenhum dano tenha sido detectado na porção radicular da polpa.

Jukic et al.[28] usaram o laser de CO_2 e o laser de neodímio-ítrio-alumínio-granada (Nd:YAG) com uma densidade de energia de 4 J/cm² e 6,3 J/cm², respectivamente, no tecido pulpar exposto. Em ambos os grupos experimentais, carbonização, necrose, resposta inflamatória, edema e hemorragia, foram observados no tecido pulpar. Em algumas espécies, uma ponte de dentina foi formada.

Moritz et al.[29] usaram um laser de CO_2 em pacientes requerendo tratamento de capeamento pulpar direto. Uma potência de 1 W com um tempo de exposição de 0,1 segundo com um segundo de intervalo de pulso foi aplicada até que as polpas expostas fossem completamente seladas. As polpas foram então revestidas com $Ca(OH)_2$ (Life®, Kerr). No grupo controle, as polpas receberam capeamento somente com $Ca(OH)_2$. Sintomas e vitalidade foram examinados após uma semana e mensalmente por um ano; 89% do grupo experimental não tiveram sintomas e responderam normalmente aos testes de vitalidade, contra somente 68% do grupo controle.

Nos casos de cavidades profundas e hipersensíveis, o capeamento pulpar indireto deve ser considerado. Uma redução na permeabilidade da dentina, alcançada pelo selamento dos túbulos dentinários, é o principal. Os lasers de Nd:YAG e 9,6-micron (μm) do CO_2 podem ser usados para esta proposta. Os lasers de CO_2 9,6 μm é bem-absorvido pela hidroxiapatita da coroa e da dentina, causando ablação tecidual, derretimento, e resolidificação.[30] O uso do laser de CO_2 9,6 μm não causou dano notável nos tecidos pulpares em cães.[31]

White et al.[32] encontraram que o uso de um laser de Nd:YAG pulsado com uma potência menor que 1 W, com uma taxa de repetição de 10 Hz, e um tempo de exposição global de 10 segundos, não elevou significativamente a temperatura intrapulpar. De acordo com os resultados, esses podem ser considerados parâmetros seguros, pois a dentina delgada remanescente nas cavidades preparadas não pode ser medida *in vivo*. Dessa maneira, é recomendado que os clínicos escolham parâmetros de lasers mais baixos do que estes limites seguros.

LIMPEZA E DESINFECÇÃO DO SISTEMA DO CANAL RADICULAR

A contaminação bacteriana do sistema de canal radicular é considerada o principal fator etiológico no desenvolvimento de lesões pulpares e periapicais.[33-35] A criação de um sistema de canal radicular livre de irritantes é o principal objetivo da terapia do canal radicular, tradicionalmente alcançado por meio da instrumentação biomecânica. Por causa da complexidade do sistema de canal radicular, porém, a completa eliminação de debris, resultando em um sistema de canal radicular estéril, é difícil.[36,37] Também, um esfregaço dentinário, cobrindo as paredes instrumentadas do canal radicular, é formado durante esse tratamento.[38-40]

O esfregaço dentinário consiste em uma camada superficial na superfície da parede do canal radicular de aproximadamente 1 a 2 μm de espessura e uma camada profunda envolvida dentro dos túbulos dentinários a uma profundidade de mais de 40 μm.[40] O esfregaço dentinário contém substâncias inorgânicas e orgânicas que incluem micro-organismos e debris necróticos.[41] Em adição à possibilidade de infecção do esfregaço dentinário por ele mesmo, ele pode também se proteger da bactéria já presente na camada profunda nos túbulos dentinários por agentes desinfectantes intracanais preventivos por penetrarem dentro dos túbulos.[42] Pashley[43] cita que um esfregaço dentinário contendo bactérias ou produtos bacterianos pode prover um reservatório de irritantes. Assim, a remoção completa do esfregaço dentinário deve ser consistente com a eliminação de irritantes do sistema de canal radicular.[44]

Da mesma forma, Peters et al.[45] claramente demonstraram que mais de 35% das áreas de superfície dos canais permanecem inalterados após a instrumentação do canal radicular usando quatro diferentes técnicas de preparo com limas de níquel-titânio (NiTi). Em função de a maioria dos medicamentos intracanais atuais terem um espectro antibacteriano limitado e habilidade limitada para se difundir dentro dos túbulos dentinários, novas estratégias de tratamento desenhadas para eliminar micro-organismos do sistema do canal radicular devem ser consideradas. Estas devem incluir agentes que podem penetrar nos túbulos dentinários e destruir os micro-organismos localizados em uma área, além dos mecanismos de defesa do hospedeiro, onde eles não podem ser alcançados por agentes antibacterianos administrados sistemicamente.[46]

Vários estudos também têm documentado que a irradiação com laser de CO_2,[47] Nd:YAG,[47-49] argônio,[47-50] Er,Cr:YSGG,[51] e Er:YAG[52,53] têm a habilidade de remover debris e o esfregaço dentinário das paredes do canal radicular depois da instrumentação mecânica.

Porém, o uso intracanal dos lasers tem muitas limitações.[54] A emissão de energia laser a partir da ponta de uma fibra óptica ou a ponta do laser é direcionada ao longo do canal radicular e não necessariamente lateralmente ao longo das paredes do canal.[55] Assim, é quase impossível obter uniformemente 360 graus de cobertura do aspecto interno da superfície do sistema de canal radicular usando um laser.[54,55] Da mesma forma, como o dano térmico para os tecidos periapicais é possível, a segurança deve ser sempre considerada.[55] A emissão direta de irradiação laser na ponta da fibra óptica na região do forame apical de um dente pode resultar na transmissão de energia além do forame. Este, por sua vez, pode afetar adversamente os tecidos de suporte do dente e pode ser perigoso em dentes próximos ao forame mentual ou ao nervo mandibular.[55,56]

Matsumoto et al.[3] enfatizaram as possíveis limitações do uso do laser nos sistemas de canais radiculares, sugerindo que "a remoção do esfregaço dentinário e de debris causados pelo laser é possível, porém é difícil limpar todas as paredes do canal radicular, pois o laser é emitido em linha reta, sendo quase impossível irradiar as paredes laterais do canal." Eles recomendam fortemente improvisar pontas endodônticas de laser para viabilizar a irradiação de todas as áreas das paredes do canal radicular.

Lasers de érbio têm ganhado aumento na popularidade entre os clínicos após sua aprovação pela U.S. Food and Drug Administration (FDA) para uso nos tecidos dentários duros.[57] Stabholz et al.[55,56] descreveram uma nova ponta endodôntica que pode ser usada com o sistema de laser de érbio. O feixe de laser de érbio é emitido através de um tubo oco, ocasionando o desenvolvimento de uma ponta endodôntica que permite emissão lateral da irradiação (entrega lateral) em vez da emissão direta através de uma única abertura em sua extremidade. Essa nova *ponta espiral endodôntica de emissão lateral* foi desenhada para se ajustar à forma e ao volume dos canais radiculares preparados pós-instrumentação rotatória com limas de NiTi. Ela emite irradiação de laser de érbio lateralmente nas paredes do canal radicular através de fendas em espiral localizadas ao longo do comprimento da ponta. A ponta é selada em sua extremidade, prevenindo a transmissão de irradiação para ou através do forame apical do dente. Examinando a eficácia da ponta espiral endodôntica de emissão lateral na remoção de debris e do esfregaço dentinário dos canais das raízes distais e palatinas de dentes humanos recém-extraídos, a microscopia eletrônica de varredura (MEV) das paredes do canal radicular lesado revelou superfícies limpas, sem esfregaço dentinário e debris (Figs. 10-2 a 10-4).[56]

Os túbulos dentinários na raiz executam um curso relativamente reto entre a polpa e a periferia, em contraste com o contorno típico em forma de S dos túbulos na coroa dentária.[41] Estudos têm mostrado que bactérias e seus produtos, presentes nos canais radiculares infectados, podem invadir os túbulos dentinários. Bactérias presentes nos túbulos dentinários de dentes infectados também foram encontradas aproximadamente na metade da distância entre as paredes do canal radicular e a junção dentina-cemento.[58,59] Esses achados justificam a razão e a necessidade de desenvolver meios eficazes de remoção do esfregaço dentinário das paredes do canal radicular após a instrumentação mecânica. Isso permitiria que desinfetantes e as irradiações laser alcançassem e destruíssem micro-organismos dentro dos túbulos dentinários.

Em vários sistemas lasers usados na odontologia, a energia emitida pode ser dada dentro do sistema de canal radicular por uma fibra óptica delgada (Nd:YAG, KTP-Nd:YAG, Er:YSGG, argônio, diodo) ou por um tubo oco (CO_2, Er:YAG) (Fig. 10-5). Assim, o efeito potencial bactericida da irradiação do laser pode ser efetivamente usado para uma limpeza e desinfecção adicional do sistema de canal radicular após instrumentação mecânica. Este efeito foi extensivamente estudado usando lasers de CO_2,[60,61] Nd:YAG,[62-65] potássio titanil fosfato (KTP) – Nd:YAG,[66] excímero,[67,68] diodo,[69] e Er:YAG.[70-72]

O aparente consenso é que a irradiação laser emitida pelos sistemas de lasers dentais tem o potencial para reduzir micro-organismos. Na maioria dos casos o efeito é diretamente relacionado com a quantidade de irradiação e seu nível de energia. Estudo de Caso 10-1 ilustra o uso da energia do laser de érbio para limpar e desinfetar o sistema do canal radicular.

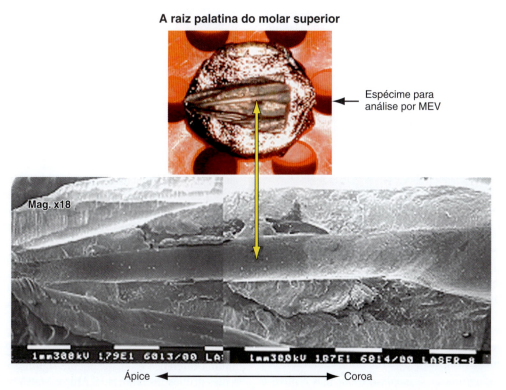

FIGURA 10-2 • Corte longitudinal da raiz palatina do molar superior, revestida por ouro e avaliada por microscopia eletrônica de varredura (MEV). Setas verticais indicam o canal radicular, como mostrado na eletromicrografia da MEV.

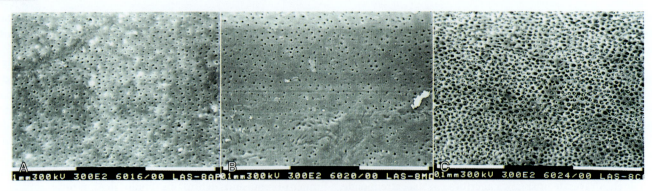

FIGURA 10-3 • De **A** a **C**, eletromicrografias da microscopia eletrônica de varredura da parede irradiada do canal radicular em seu ápice, terço médio e terço coronal, respectivamente, demonstrando superfícies limpas das paredes do canal radicular, livre de esfregaço dentinário e debris, e túbulos dentinários limpos e abertos. (Magnificação x300.)

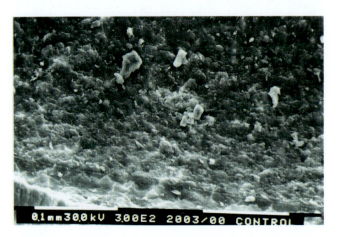

FIGURA 10-4 • Eletromicrografia da microscopia eletrônica de varredura de uma parede não irradiada do canal radicular no seu terço médio demonstrando superfícies não limpas das paredes do canal radicular, com esfregaço dentinário e debris. Túbulos dentinários não podem ser vistos. (Magnificação x300.)

OBTURAÇÃO DO SISTEMA DO CANAL RADICULAR

A obturação dos espaços do canal radicular preparado é feita (1) para eliminar todas as vias de escoamento da cavidade oral ou dos tecidos perirradiculares dentro do sistema de canal radicular e (2) para vedar alguns irritantes dentro do sistema que não podem ser removidos durante os procedimentos de limpeza e preparo.[73] A razão da introdução da tecnologia laser para ajudar na obturação do sistema do canal radicular é baseada nos dois seguintes conceitos sobre a habilidade do laser:

- Usar a irradiação laser como uma fonte de calor para derreter a guta-percha, a qual é empregada como um material obturador.

- Usar o laser como uma forma de condicionar as paredes da dentina antes de colocar o material obturador adesivo.

O conceito de *obturação termoplastificada* não é novo e cobre qualquer técnica que é baseada inteiramente no derretimento da guta-percha por calor combinada primariamente com a compactação vertical. A técnica tem muitos nomes diferentes, incluindo técnica do aquecimento seccional, compactação vertical com guta-percha aquecida, e a técnica de Schilder. Schilder[74] foi quem primeiro descreveu a técnica para preencher os canais radiculares tridimensionalmente há mais de quarenta anos. Alguns profissionais ainda usam essa técnica, embora outros usem novas técnicas da guta-percha aquecida tais como a compactação termomecânica, guta-percha termoplastificada e a injeção de guta-percha derretida, que tem sido introduzida para simplificar o procedimento de obturação do canal radicular.

O primeiro procedimento de obturação do canal radicular realizado com laser usou laser argônio de comprimento de onda de 488 nm. Este comprimento de onda, que é transmitido através da dentina, foi usado para polimerizar a resina colocada no canal radicular principal. O teste de habilidade desse biomaterial para penetrar dentro dos canais radiculares acessórios mostrou que a resina nos canais laterais foi rapidamente polimerizada em níveis baixos de energia (30 mW). Além disso, o uso desse comprimento de onda torna-se irrelevante por causa de suas propriedades deficientes para a maiorias dos outros procedimentos dentários.[75]

Anic e Matsumoto[76] foram os primeiros a comparar diferentes técnicas de obturação do canal radicular em dentes unirradiculares. Condensação lateral, condensação vertical, guta-percha de baixa temperatura (Ultrafil®) e resina fotoativada por laser com diferentes comprimentos de onda (argônio, CO_2, Nd:YAG) foram usadas. A habilidade do selamento apical alcançada por várias técnicas de obturação foi comparada por mensuração apical da penetração de corante após colocação de amostras em 1% de azul de metileno. A guta-percha derretida com um laser de argônio criou um selamento apical similar ao obtido com a condensação lateral e a técnica Ultrafil.

Maden et al.[77] usaram o método de penetração de corante para medir o escoamento apical ao comparar a condensação lateral, a técnica System B (com a compactação termoplastificada) e a guta-percha amolecida com laser de Nd:YAG. Nenhuma diferença estatisticamente significante entre os diferentes grupos foi reportada. Anic e Matsumoto[78] reportaram que a elevação da temperatura fora da superfície radicular foi de 14,4° C usando o laser de Nd:YAG e de 12,9° C usando o

Laser em Endodontia • • • CAPÍTULO 10 | 169

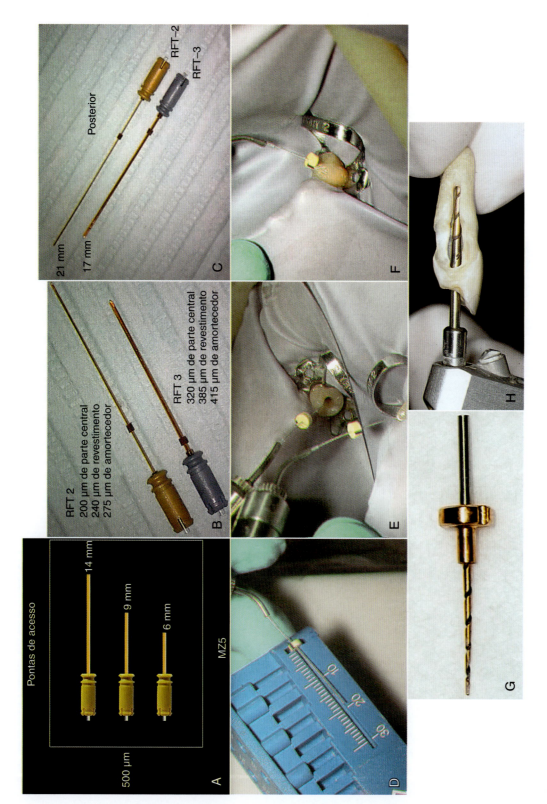

FIGURA 10-5 • De **A** a **C**, Pontas de lasers de érbio, cromo:ítrio-escândio-gálio-granada (Er,Cr:YSGG) para criar aberturas de acesso endodôntico (**A**) e instrumentar os canais nos dentes anteriores (**B**), e nos dentes posteriores (**C**). De **D** a **F**, Ponta de laser de érbio:ítrio-alumínio-granada (Er:YAG) sendo ajustada por um *stop* para um comprimento de trabalho do canal endodôntico menor que 1 mm (**D**), entrando no canal (**E**), e alcançando a profundidade de medida (**F**). **G**, RCLase de ponta espiral endodôntica de emissão lateral. **H**, Protótipo do RCLase de ponta espiral endodôntica de emissão lateral é mostrado no canal radicular de um canino superior extraído no qual a parede lateral da raiz foi removida para viabilizar a visualização da ponta. (De **A** a **C** cortesia de Dr. David Browdy, Lynbrook, NY; de **D** a **F** cortesia de Dr. Donald Coluzzi, Redwood City, Calif.)

Estudo de Caso 10-1

Paciente do sexo feminino, 18 anos, foi acompanhada de sua mãe para a clínica endodôntica reclamando de gosto ruim em sua boca e da presença de uma lesão em suas gengivas. O exame clínico revelou uma abertura do espaço sinusal próximo ao ápice do incisivo superior lateral direito. A radiografia mostrou reabsorção interna e uma grande área radiolúcida no terço apical da raiz. Uma radiografia de diagnóstico e medida de comprimento mostrou perfuração no terço apical da raiz.

A paciente e sua mãe foram avisadas do pobre prognóstico do dente e da opção de colocar um implante dental para substituir o incisivo lateral. A mãe perguntou se poderia ser feita uma tentativa para tentar salvar o dente, pois sua filha tinha uma viagem que não poderia ser adiada.

O dente foi aberto e o canal radicular limpo e preparado usando métodos convencionais. Ca(OH)$_2$ foi colocado por três meses e então recolocado com um outro recentemente preparado do mesmo material. O trato sinusal ainda estava presente após seis meses, sem nenhum sinal de cicatrização. A mãe e a paciente foram informadas de que, como um último recurso, o dente poderia ser tratado com um novo laser de ponta espiral endodôntica de emissão lateral (RCLase), o qual pode prover uma melhor desinfecção do sistema de canal radicular infectado. O canal foi tratado com o laser de érbio e selado com guta-percha. Uma radiografia de dois anos após o tratamento revelou cicatrização completa da lesão periapical. O trato sinusal desapareceu, e a paciente está livre de sintomas (Fig. 10-6).

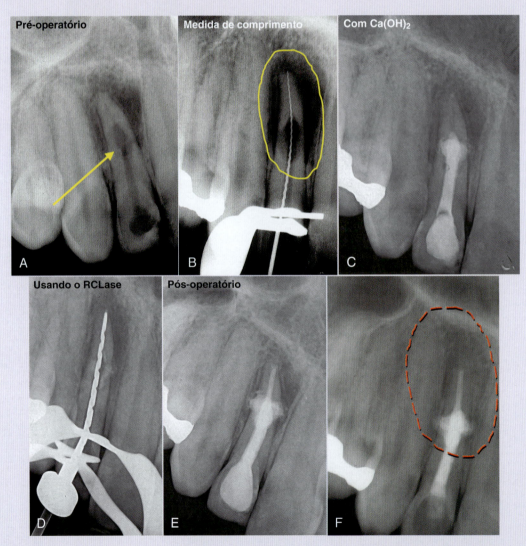

FIGURA 10-6 • Obturação do canal radicular auxiliado por laser. **A**, Radiografia pré-operatória do incisivo superior direito mostrando reabsorção interna. **B**, Uma perfuração na raiz é visível na radiografia de medida. **C**, Obturação do dente com hidróxido de cálcio. **D**, Ponta do laser no canal. **E**, Incisivo lateral superior após completa obturação do canal radicular usando a técnica de guta-percha aquecida. **F**, Radiografia de dois anos após o tratamento revela cicatrização completa da lesão periapical. O tracto sinusal desapareceu, e a paciente está livre de sintomas.

laser de argônio. Como um aumento da temperatura pode ser prejudicial para os tecidos do ligamento periodontal e fibras de inserção dos dentes, as implicações do uso como metodologia de tratamento permanecem questionáveis.

Ao examinar se a irradiação com laser melhora a adesão dos materiais endodônticos nas paredes dentinárias do canal radicular e reduz o escoamento apical, Park et al.[79] usaram diferentes materiais obturadores e duas técnicas de obturação do canal radicular. Eles concluíram que a irradiação com o laser de Nd:YAG no fim do preparo do canal radicular (5 W, 20 Hz) reduz o escoamento apical independentemente do material obturador ou da técnica usada. Kimura et al.[80] usaram o laser de Er:YAG (170-250 mJ, 2 Hz) e mostraram que a irradiação do canal radicular não afeta o escoamento apical após a obturação comparada com métodos convencionais. Da mesma forma, usar o laser de Nd:YAG com um corante preto no ápice ajudou a reduzir o escoamento apical.[81]

Gekelman et al.[82] reportaram significativa melhora na qualidade do selamento apical dos canais radiculares usando o laser de Nd:YAG (100 mJ/pulso, 1 W, 10 Hz). Sousa-Neto et al.[83] também demonstraram que aplicação do laser de Er:YAG (200 mJ, 4 Hz) por 60 segundos aumenta a adesão de materiais obturadores à base de resina epóxi comparado com materiais obturadores de canal radicular à base de óxido de zinco e eugenol (ZOE).

A evidência clínica na obturação realizada com laser é atualmente insuficiente. Por exemplo, não tem sido determinado se o uso de uma fibra óptica como uma fonte de calor para derreter a guta-percha é seguro para as estruturas vizinhas do dente. Também não é claro se o derretimento da guta-percha é homogêneo em todas as partes da obturação, como previamente sugerido, quando a técnica da condensação vertical é usada.[84] Porém, estudos mostram o papel significante dos materiais obturadores endodônticos quando técnicas de compactação da guta-percha aquecida são empregadas.[85] É aceito que materiais obturadores do canal radicular afetam a qualidade do selamento apical da guta-percha condensada verticalmente, e, sem um material selador, significantemente mais escoamento apical ocorre. Assim, o uso de materiais obturadores é recomendado (p. ex., seladores a base de ZOE).

Atualmente, a simplificação no procedimento parece ser apenas para prover vantagem para o uso do laser. Algumas questões a respeito da efetividade dos lasers para ajudar no processo de obturação dos canais radiculares permanecem. O clínico deve determinar o comprimento de onda mais adequado e assegurar parâmetros adequados.

RETRATAMENTO ENDODÔNTICO

Falhas endodônticas podem ser atribuídas às inadequações na limpeza do preparo e obturação; eventos iatrogênicos; ou reinfecção do sistema de canal radicular, quando o selamento coronário é perdido após completar o tratamento. Independentemente da causa inicial, a etiologia comum é a *infiltração*. O objetivo do retratamento não cirúrgico é eliminar o espaço do canal radicular como uma fonte de irritação para os aparatos de inserção.[86]

Algumas falhas podem ser controladas pelo retratamento endodôntico, o qual pode ser eficaz na eliminação de sinais clínicos e radiográficos de patógenos. Uma variedade de técnicas tem sido descrita para remover o preenchimento do canal radicular deficiente e obstruções metálicas que podem levar a resultados indesejáveis.[87]

O uso racional para a irradiação com laser no tratamento não cirúrgico pode envolver a necessidade de remover material estranho do sistema de canal radicular, o qual é difícil eliminar usando métodos convencionais.

Farge et al.[88] examinaram a eficiência do laser neodímio: ítrio-alumínio-perovskita (Nd:YAP) (1.340 nm) para o retratamento do canal radicular (200 mJ, 10 Hz de frequência) na remoção prévia do preenchimento do canal selado com guta-percha e ZOE, bem como cones de prata e instrumentos quebrados. Eles concluíram que usando apenas a irradiação laser não poderiam remover completamente os debris e os materiais de obturação do canal radicular. Yu et al.[89] usaram o laser de Nd:YAG em três potências de saída (1, 2, e 3 W) para remover o preenchimento de guta-percha (70% das amostras) e limas fraturadas (55%) no espaço do canal radicular. Anjo et al.[90] reportaram que o tempo requerido para remover os materiais de obturação do canal radicular usando ablação laser foi significantemente menor do que usando técnicas convencionais. Foi observado que alguns orifícios dos túbulos dentinários foram bloqueados com dentina derretida após a irradiação com laser. Os autores concluíram que a irradiação com o laser de Nd:YAG é um instrumento eficaz para a remoção dos materiais de obturação do canal radicular e pode oferecer vantagens sobre métodos convencionais.

A eficácia do laser de Er:YAG na remoção dos materiais obturadores à base de óxido de zinco e resinas fenoplásticas dos canais radiculares também tem sido estudada.[91] Em canais radiculares retos, a irradiação laser com 250 mJ/pulso em uma frequência de 10 Hz foi usada para eliminar o material selador de óxido de zinco, em combinação com instrumentos manuais, mas sem um solvente específico. Contudo, em canais radiculares curvos, o procedimento tem de ser parado devido ao risco de perfuração lateral da parede do canal radicular. Sob as mesmas condições experimentais, quando a irradiação laser foi realizada para remover resinas fenoplásticas, ocorreu uma saliência do canal radicular, e não foi possível retornar ao comprimento de trabalho estabelecido previamente.

Uma vantagem clínica que deve ser explorada no futuro é a possibilidade de eliminação do uso corrente de solventes tóxicos quando da remoção de materiais semissólidos, tais como guta-percha, do sistema do canal radicular.

Embora fosse mostrado que materiais obturadores podem ser removidos do canal radicular usando lasers como Nd:YAG e Er:YAG,[89-92] a vantagem decisiva no uso de lasers para essa proposta ainda não foi confirmada (Fig. 10-7).

CIRURGIA APICAL

A terapia endodôntica cirúrgica é indicada quando os dentes respondem pobremente ao tratamento convencional ou quando eles não podem ser tratados apropriadamente por métodos

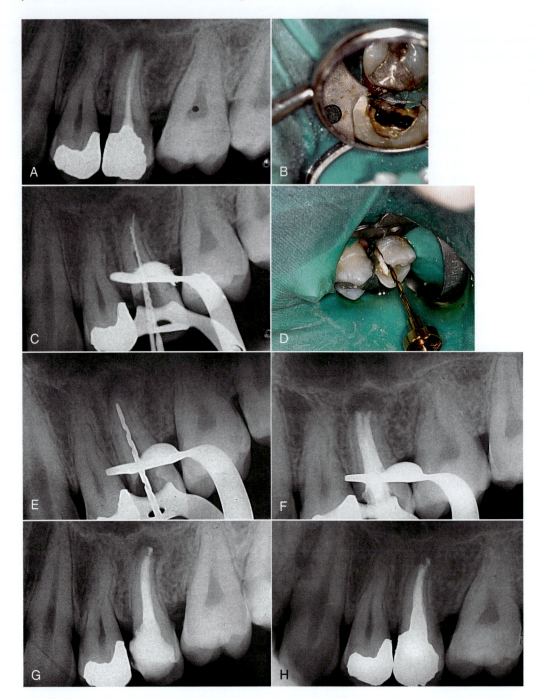

FIGURA 10-7 • **A**, Radiografia pré-operatória do segundo pré-molar superior esquerdo com periodontia apical crônica. Uma área radiolúcida periapical pode ser vista claramente; retratamento do canal radicular é indicado. **B**, Após a abertura de acesso, o material de preenchimento do canal radicular foi previamente removido; a vista oclusal mostra os canais radiculares não limpos. **C**, A radiografia da medida de comprimento mostra dois canais radiculares separados. **D**, Usando irradiação com laser de Er:YAG para limpar o sistema de canal radicular. RCLase de ponta espiral endodôntica de emissão lateral é introduzida no canal radicular após completar o preparo biomecânico do canal com limas de NiTi (ProTaper®). **E**, Ponta do RCLase no canal radicular. **F**, Radiografias mostrando ambos os canais radiculares preenchidos com guta-percha. **G**, Terapia endodôntica completada. **H**, Radiografia pós-operatória aos seis meses mostra bom reparo.

não cirúrgicos. O objetivo da cirurgia endodôntica é eliminar a doença e prevenir sua recorrência.[93] A opção cirúrgica deve ser considerada somente quando um melhor resultado não pode ser alcançado pelo tratamento não cirúrgico.[94,95]

A entrada de irritantes do sistema do canal radicular nos tecidos periapicais é considerada a principal causa de falha após apicectomia e obturação retrógrada.[96] Os irritantes presumivelmente penetram principalmente por uma fenda entre o material obturador retrógrado e a dentina. Um segundo caminho possível é através da dentina da superfície da raiz cortada após apicectomia e obturação retrógrada. A dentina das raízes seccionadas apicalmente é mais permeável a fluidos do que a dentina das raízes não seccionadas.[97]

A primeira tentativa do uso do laser na cirurgia endodôntica foi realizada para selar o forame apical de dentes extraídos nos quais a polpa foi removida.[98] Os ápices desses espécimes foram irradiados usando um laser de CO_2 de alta potência. O derretimento do cemento e da dentina foi observado com uma formação de uma "capa" que poderia ser facilmente removida. Miserendino[99] usou um laser de CO_2 para irradiar um ápice de um dente durante uma apicectomia e descreveu as vantagens de melhorar a hemostasia e a concomitante vascularização do campo operatório. Ele também enfatizou o efeito potencial da esterilização no ápice da raiz contaminada, bem como a permeabilidade reduzida da dentina da superfície da raiz. A recristalização da dentina do ápice da raiz aparece lisa e adequada para a colocação de material de obturação retrógrado.

Duclos et al.[100] usaram um laser de CO_2 para realizar apicectomias e preconizaram o uso de um "mini" contra-ângulo para emissão eficiente da irradiação do laser em um ângulo de 90°, para facilitar o acesso à parte apical dos dentes nas áreas posteriores.

Porém, o resultado desfavorável de um estudo in vivo em cães, sem nenhuma melhora no sucesso após a apicectomia, usando laser de CO_2,[101] não embasou a teoria do uso racional dos lasers, previamente descrito por Miserendino.[99] Um estudo prospectivo de dois preparos apicais endodônticos retrógrados com e sem laser de CO_2, no qual 320 casos foram avaliados, não mostrou que o laser de CO_2 melhora o processo de cicatrização.[102]

Estudos in vitro usando laser de Nd:YAG têm mostrado uma redução na penetração de corante ou bactéria através das raízes resseccionadas.[103-106] Stabholz et al.[104] sugeriram que a permeabilidade reduzida nos espécimes lesados foi provavelmente o resultado de alterações estruturais na dentina após a irradiação do laser. Embora a análise por MEV tenha mostrado derretimento, solidificação e recristalização do tecido duro, as alterações estruturais na dentina não foram uniformes, e as áreas derretidas aparecem conectadas por áreas similares àquelas nos espécimes não lesados. Os autores postularam que isso explica a reduzida, mas não completamente eliminada, permeabilidade da dentina. Superfícies lisas homogêneas seriam presumivelmente menos permeáveis do que as superfícies parcialmente lisas.

Ebihara et al.[107] usaram o laser de Er:YAG para preparo cavitários retrógrados (retropreparo) dos dentes extraídos. Eles não encontraram nenhuma diferença significativa na penetração do corante entre grupos submetidos ao laser e ao ultrassom, o que não é surpresa, pois o laser de Er:YAG não derrete e não sela os túbulos dentinários; portanto, não se esperaria redução, mesmo que pouca, na permeabilidade da dentina.

Gouw-Soares et al.[108] avaliaram a permeabilidade marginal nos dentes após apicectomia e a superfície da dentina apical tratada pelos lasers de Er:YAG e de CO_2 9,6 μm TEA. Ambos mostraram uma redução na permeabilidade para o corante azul de metileno.

Usando o laser de Er:YAG em uma baixa potência na cirurgia apical, é possível cortar os ápices dos dentes extraídos, com superfícies seccionadas lisas e limpas, desprovidas de carbonização.[109,110] Do mesmo modo, embora a velocidade de corte do laser de Er:YAG seja discretamente mais baixa do que a das brocas de alta rotação convencionais, a ausência de desconforto e vibração e o reduzido risco de contaminação no campo cirúrgico e trauma aos tecidos adjacentes podem compensar o extenso tempo de tratamento.[111]

Em um estudo clínico de três anos, Gouw-Soares et al.[112] reportaram um novo protocolo para ser usado na cirurgia apical. Um laser de Er:YAG foi aplicado para realizar a osteotomia e a ressecção radicular, enquanto a irradiação com o laser de Nd:YAG foi usada para selar os túbulos dentinários e reduzir a possibilidade de contaminação bacteriana da cavidade cirúrgica. A melhora na cicatrização foi alcançada pelo uso de um laser de baixa potência de diodo gálio-alumínio-arsênio. O acompanhamento clínico-radiográfico mostrou uma redução significativa nas áreas periapicais radiolúcidas, com nenhum sinal e sintoma clínico (Cap. 15).

Estudando o preparo das cavidades apicais pelo laser de Er:YAG e ultrassons, Karlovic et al.[113] encontraram baixos valores de microinfiltração quando as cavidades da extremidade radicular foram previamente preparadas com laser de Er:YAG, independentemente do material usado para selar essas cavidades.

Após o apropriado comprimento de onda para o derretimento dos tecidos duros do dente ter sido estabelecido, a principal contribuição da tecnologia laser para cirurgias endodônticas é converter a estrutura da dentina e do cemento em uma área uniformemente lisa que não permita a entrada de micro-organismos pelos túbulos dentinários e outras aberturas no ápice do dente. Hemostasia e esterilização do ápice radicular contaminado são benefícios adicionais.[114]

CONCLUSÃO

Os lasers estão fazendo contribuições significativas para todos os passos na prática da endodontia, do diagnóstico usando a tecnologia da fluxometria por laser-doppler a medidas preventivas envolvendo capeamento pulpar e pulpotomia. Os lasers podem ser usados para limpeza, desinfecção e obturação dos sistemas dos canais radiculares. Quando a terapia endodôntica convencional falha, o retratamento endodôntico auxiliado pelo laser é agora uma alternativa viável de tratamento. Como um último recurso para prevenir a extração de um dente, os lasers podem ser usados na cirurgia apical para selar a extremidade radicular do dente para prevenir a entrada de bactérias no sistema do canal radicular. Como essa tecnologia está evoluindo, mais usos e, talvez, mais comprimentos de onda, darão a endodontia um cuidado superior.

Referências

1. Kimura Y, Wilder-Smith P, Matsumoto K: Lasers in endodontics: a review, Int Endod J 33:173-185, 2000.

2. Cohen S, Liewehr F: Diagnostic procedures. In Cohen S, Burns RC, editors: *Pathways of the pulp*, ed 8, St Louis, 2002, Mosby, pp 3-30.
3. Matsumoto K: Lasers in endodontics, *Dent Clin North Am* 44:889-906, 2000.
4. Mesaros SV, Trope M: Revascularization of traumatized teeth assessed by laser Doppler flowmetry: case report, *Endod Dent Traumatol* 13:24-30, 1997.
5. Evans D, Reid J, Strang R, Stirrups D: A comparison of laser Doppler flowmetry with other methods of assessing the vitality of traumatized anterior teeth, *Endod Dent Traumatol* 15:284-290, 1999.
6. Ebihara A, Tokita Y, Izawa T, et al: Pulpal blood flow assessed by laser Doppler flowmetry in a tooth with a horizontal root fracture, *Oral Surg Oral Med Oral Pathol* 81:229-233, 1996.
7. Gazelius B, Olgart L, Edwall B, et al: Non-invasive recording of blood flow in human dental pulp, *Endod Dent Traumatol* 2:219-221, 1986.
8. Yanpiset K, Vongsavan N, Sigurdsson A, Trope M: Efficacy of laser Doppler flowmetry for the diagnosis of revascularization of reimplanted immature dog teeth, *Endod Dent Traumatol* 17:63-70, 2001.
9. Ritter AL, Ritter AV, Murrah V, et al: Pulp revascularization of replanted immature dog teeth after treatment with minocycline and doxycyline assessed by laser Doppler flowmetry, radiography, and histology, *Endod Dent Traumatol* 20:75-84, 2004.
10. Strobl H, Gojer G, Norer B, Emshoff R: Assessing revascularization of avulsed permanent maxillary incisors by laser Doppler flowmetry, *J Am Dent Assoc* 134:1597-1603, 2003.
11. Polat S, Er K, Akpinar KE, Polat NT: The sources of laser Doppler blood-flow signals recorded from vital and root canal treated teeth, *Arch Oral Biol* 49:53-57, 2004.
12. Roeykens H, Van Maele G, De Moor R, et al: Reliability of laser Doppler flowmetry in a 2-probe assessment of pulpal blood flow, *Oral Surg Oral Med Oral Pathol* 87:742-745, 1999.
13. Odor TM, Ford TR, McDonald F: Effect of probe design and bandwidth on laser Doppler readings from vital and root-filled teeth, *Med Eng Phys* 18:359-364, 1996.
14. Soo-ampon S, Vongsavan N, Soo-ampon M, et al: The sources of laser Doppler blood flow signals recorded from human teeth, *Arch Oral Biol* 48:353-360, 2003.
15. Hartman A, Azerad J, Boucher Y: Environmental effects of laser Doppler pulpal blood-flow measurements in man, *Arch Oral Biol* 41:333-339, 1996.
16. Frentzen M, Braun A, Koort HJ: Lasers in endodontics: an overview. In Rechmann P, Fried D, Hennig T, editors: *Lasers in dentistry VIII*, SPIE Proc 4610:1-8, 2002.
17. Isermann GT, Kaminski EJ: Pulpal response to minimal exposure in presence of bacteria and dycal, *J Endod* 5:322-327, 1979.
18. Cvek M, Cleaton-Jones PE, Austin JC, et al: Pulp reaction to exposure after experimental crown fractures or grinding in adult monkeys, *J Endod* 8:391-397, 1982.
19. Cvek M: Endodontic treatment of traumatized teeth. In Andreasen JO: *Traumatic injuries of the teeth*, ed 2, Philadelphia, 1981, Saunders.
20. Seltzer S, Bender IB: Pulp capping and pulpotomy. In Seltzer S, Bender IB, editors: *The dental pulp: biologic considerations in dental procedures*, ed 2, Philadelphia, 1975, Lippincott.
21. Torabinejad M, Chivian N: Clinical applications of mineral trioxide aggregate, *J Endod* 25:197-200, 1999.
22. Pitt-Ford TR, Torabinejad M, Abedi HR: Mineral trioxide aggregate as a pulp capping material, *J Am Dent Assoc* 127:1491, 1996.
23. Myers K, Kaminski E, Lautenschlager EP: The effect of mineral trioxide aggregate on the dog pulp, *J Endod* 22:198-202, 1996.
24. Klein H, Fuks A, Eidelman E, et al: Partial pulpotomy following complicated crown fracture in permanent incisors: a clinical and radiographical study, *J Pedod* 9:142-147, 1985.
25. Fuks AB, Chosack A, Klein H, et al: Partial pulpotomy as a treatment alternative for exposed pulps in crown-fractured permanent incisors, *Endod Dent Traumatol* 3:100-102, 1987.
26. Melcer J, Chaumate MT, Melcer F, et al: Preliminary report of the effect of CO_2 laser beam on the dental pulp of the *Macaca mulatta* primate and the beagle dog, *J Endod* 11:1-5, 1985.
27. Shoji S, Nakamura M, Horiuchi H: Histopathological changes in dental pulps irradiated by CO_2 laser: a preliminary report on laser pulpotomy, *J Endod* 11:379-384, 1985.
28. Jukic S, Anic I, Koba K: The effect of pulpotomy using CO_2 and Nd:YAG lasers on dental pulp tissue, *Int Endod J* 30:175-188, 1977.
29. Moritz A, Schoop U, Goharkhay K: The CO_2 laser as an aid in direct pulp capping, *J Endod* 24:248-251, 1998.
30. Fried D, Glena RE, Featherstone JD, et al: Permanent and transient changes in the reflectance of CO_2 laser–irradiated dental hard tissues at lambda = 9.3, 9.6, 10.3, and 10.6 microns and at fluences of 1-20 J/cm^2, *Lasers Surg Med* 20:22-31, 1997.
31. Wigdor HA, Walsh JT Jr: Histologic analysis of the effect on dental pulp of a 9.6-microm CO_2 laser, *Laser Surg Med* 30:261-266, 2002.
32. White JM, Fagan MC, Goodis HE: Intrapulpal temperatures during pulsed Nd:YAG laser treatment, in vitro, *J Periodontol* 65:255-259, 1994.
33. Kakehashi S, Stanley HR, Fitzgerald RJ: The effect of surgical exposures of dental pulps in germ-free and conventional laboratory rats, *Oral Surg Oral Med Oral Pathol* 20:340-349, 1965.
34. Bergenholz G: Microorganisms from necrotic pulps of traumatized teeth, *Odontologisk Revy* 25:347-358, 1974.
35. Moller AJ, Fabricius L, Dahlen G, et al: Influence on periapical tissues of indigenous oral bacteria and necrotic pulp tissue in monkeys, *Scand J Dent Res* 89:475-484, 1981.
36. Bystrom A, Sundquist G: Bacteriologic evaluation of the efficacy of mechanical root canal instrumentation in endodontic therapy, *Scand J Dent Res* 89:321-328, 1981.
37. Sjogren U, Hagglund B, Sundquist G, et al: Factors affecting the long-term results of endodontic treatment, *J Endod* 16:498-504, 1990.
38. McComb D, Smith DC: A preliminary scanning electron microscope study of root canals after endodontic procedures, *J Endod* 1:238-242, 1975.
39. Moodnik RM, Dorn SO, Feldman MJ, et al: Efficacy of biomechanical instrumentation: a scanning electron microscopy study, *J Endod* 2:261-266, 1976.
40. Mader CL, Baumgartner JC, Peters DD: Scanning electron microscopic investigation of the smeared layer on root canal walls, *J Endod* 10:477-483, 1984.
41. Torabinejad M, Handysides R, Khademi AA, et al: Clinical implications of the smear layer in endodontics: a review, *Oral Surg Oral Med Oral Pathol* 94:658-666, 2002.
42. Haapasalo M, Orstavik D: In vitro infection and disinfection of dentinal tubules, *J Dent Res* 66:1375-1379, 1986.
43. Pashley DH: Smear layer: physiological considerations, *Oper Dent Suppl* 3:13-29, 1984.
44. Drake DR, Wiemann AH, Rivera EM, et al: Bacterial retention in canal walls in vitro: effect of smear layer, *J Endod* 20:78-82, 1994.
45. Peters OA, Schonenberger K, Laib A: Effects of four Ni-Ti preparation techniques on root canal geometry assessed by micro computed tomography, *Int Endod J* 34:221-230, 2001.
46. Oguntebi BR: Dentin tubule infection and endodontic therapy implications, *Int Endod J* 27:218-222, 1994.

47. Anic I, Tachibana H, Matsumoto K, et al: Permeability, morphologic and temperature changes of canal dentin walls induced by Nd:YAG, CO_2 and argon lasers, *Int Endod J* 29:13-22, 1996.
48. Harashima T, Takeda FH, Kimura, et al: Effect of Nd:YAG laser irradiation for removal of intracanal debris and smear layer in extracted human teeth, *J Clin Laser Med Surg* 15:131-135, 1997.
49. Saunders WP, Whitters CJ, Strang R, et al: The effect of an Nd:YAG pulsed laser on the cleaning of the root canal and the formation of a fused apical plug, *Int Endod J* 28:213-220, 1995.
50. Moshonov J, Sion A, Kasirer J, et al: Efficacy of argon laser irradiation in removing intracanal debris, *Oral Surg Oral Med Oral Pathol* 79:221-225, 1995.
51. Yamazaki R, Goya C, Yu DG, et al: Effect of erbium, chromium:YSGG laser irradiation on root canal walls: a scanning electron microscopic and thermographic study, *J Endod* 27:9-12, 2001.
52. Takeda FH, Harashima T, Kimura Y, et al: Efficacy of Er:YAG laser irradiation in removing debris and smear layer on root canal walls, *J Endod* 24:548-551, 1998.
53. Kimura Y, Yonaga K, Yokoyama K, et al: Root surface temperature increase during Er:YAG laser irradiation of root canals, *J Endod* 28:76-78, 2002.
54. Goodis HE, Pashley D, Stabholz A: Pulpal effects of thermal and mechanical irritants. In Hargreaves KM, Goodis HE, editors: *Seltzer and Bender's dental pulp,* Chicago, 2002, Quintessence, pp 371-410.
55. Stabholz A, Zeltzser R, Sela M, et al: The use of lasers in dentistry: principles of operation and clinical applications, *Compendium* 24:811-824, 2003.
56. Stabholz A: The role of laser technology in modern endodontics. In Ishikawa I, Frame JW, Aoki A, editors: *Lasers in dentistry: revolution of dental treatment in the new millennium,* Elsevier Science, *Int Congr Series* 1248:21-27, 2003.
57. Cozean C, Arcoria CJ, Pelagalli J, et al: Dentistry for the 21st century? Erbium:YAG laser for teeth, *J Am Dent Assoc* 128:1080-1087, 1997.
58. Ando N, Hoshino E: Predominant obligate anaerobes invading the deep layers of root canal dentine, *Int Endod J* 23:20-27, 1990.
59. Armitage GC, Ryder MI, Wilcox SE: Cemental changes in teeth with heavily infected root canals, *J Endod* 9:127-130, 1983.
60. Zakariasen KL, Dederich DN, Tulip J, et al: Bactericidal action of carbon dioxide laser radiation in experimental root canals, *Can J Microbiol* 32:942-946, 1986.
61. Le Goff A, Morazin-Dautel A, Guigand M, et al: An evaluation of the CO_2 laser for endodontic disinfection, *J Endod* 25:105-108, 1999.
62. Moshonov J, Orstavik D, Yamauchi S, et al: Nd:YAG laser irradiation in root canal disinfection, *Endod Dent Traumatol* 11:220-224, 1995.
63. Fegan SE, Steiman HR: Comparative evaluation of the antibacterial effects of intracanal Nd:YAG laser irradiation: an in vitro study, *J Endod* 21:415-417, 1995.
64. Rooney J, Midda M, Leeming J: A laboratory investigation of the bactericidal effect of Nd:YAG laser, *Br Dent J* 176:61-64, 1994.
65. Gutknecht N, Moritz A, Conrads G: Bactericidal effect of the Nd:YAG laser in *in vitro* root canals, *J Clin Laser Med Surg* 14:77-80, 1996.
66. Nammour S, Kowaly K, Powell L, et al: External temperature during KTP-Nd:YAG laser irradiation in root canals: an in vitro study, *Lasers Med Sci* 19:27-32, 2004.
67. Stabholz A, Kettering J, Neev J, et al: Effects of XeCl excimer laser on *Streptococcus mutans, J Endod* 19:232-235, 1993.
68. Folwaczny M, Liesenhoff T, Lehn N, et al: Bactericidal action of 308-nm excimer-laser radiation: an in vitro investigation, *J Endod* 24:781-785, 1998.
69. Moritz A, Gutknecht N, Goharkhay K, et al: In vitro irradiation of infected root canals with diode laser: results of microbiologic, infrared spectrometric and stain penetration examination, *Quintessence Int* 28:205-209, 1997.
70. Mehl A, Folwaczny M, Haffner C, et al: Bactericidal effects of 2.94-μ Er:YAG laser irradiation in dental root canals, *J Endod* 25:490-493, 1999.
71. Dostalova T, Jelinkova H, Housova D, et al: Endodontic treatment with application of Er:YAG laser waveguide radiation disinfection, *J Clin Laser Med Surg* 20:135-139, 2002.
72. Schoop U, Moritz A, Kluger W, et al: The Er:YAG laser in endodontics: results of an in vitro study, *Lasers Surg Med* 30:360-364, 2002.
73. Gutmann JL, Whitherspoon DE: Obturation of the cleaned and shaped root canal system. In Cohen S, Burns RC, editors: *Pathways of the pulp,* ed 8, St Louis, 2002, Mosby, pp 293-364.
74. Schilder H: Filling root canals in three dimensions, *Dent Clin North Am* 11:723-729, 1967.
75. Potts TV, Petrou A: Laser photopolymerization of dental materials with potential endodontic applications, *J Endod* 16:265-268, 1990.
76. Anic I, Matsumoto K: Comparison of the sealing ability of laser-softened, laterally condensed and low-temperature thermoplasticized gutta-percha, *J Endod* 21:464-469, 1995.
77. Maden M, Gorgul G, Tinaz AC: Evaluation of apical leakage of root canals obturated with Nd:YAG laser–softened gutta-percha, System-B, and lateral condensation techniques, *Contemp Dent Pract* 15:16-26, 2002.
78. Anic I, Matsumoto K: Dentinal heat transmission induced by a laser-softened gutta-percha obturation technique, *J Endod* 21:470-474, 1995.
79. Park DS, Yoo HM, Oh TS: Effect of Nd:YAG laser irradiation on the apical leakage of obturated root canals: an electrochemical study, *Int Endod J* 4:318-321, 2001.
80. Kimura Y, Yonaga K, Yokoyama K, et al: Apical leakage of obturated canals prepared by Er:YAG laser, *J Endod* 27:567-570, 2001.
81. Kimura Y, Yamazaki R, Goya C, et al: A comparative study on the effects of three types of laser irradiation at the apical stop and apical leakage after obturation, *J Clin Laser Med Surg* 17:261-266, 1999.
82. Gekelman D, Prokopowitsch I, Eduardo CP: In vitro study of the effects of Nd:YAG laser irradiation on the apical sealing of endodontic fillings performed with and without dentin plugs, *J Clin Laser Med Surg* 20:117-121, 2002.
83. Sousa-Neto MD, Marchesan MA, Pecora JD, et al: Effect of Er:YAG laser on adhesion of root canal sealers, *J Endod* 28:185-187, 2002.
84. Blum JY, Parahy E, Machtou P: Warm vertical compaction sequences in relation to gutta-percha temperature, *J Endod* 23:307-311, 1997.
85. Yared GM, Bou Dagher F: Sealing ability of the vertical condensation with different root canal sealers, *J Endod* 21:6-8, 1996.
86. Ruddle CJ: Nonsurgical endodontic retreatment. In Cohen S, Burns RC, editors: *Pathways of the pulp,* ed 8, St Louis, 2002, Mosby, pp 875-929.
87. Hulssman R: Methods for removing metal obstructions from the root canal, *Endod Dent Traumatol* 9:223-237, 1983.
88. Farge P, Nahas P, Bonin P: In vitro study of a Nd-YAP laser in endodontic retreatment, *J Endod* 42:359-363, 1998.
89. Yu DG, Kimura Y, Tomita Y, et al: Study on removal effects of filling materials and broken files from root canals using pulsed Nd:YAG laser, *J Clin Laser Med Surg* 18:23-28, 2000.
90. Anjo T, Ebihara A, Takeda A, et al: Removal of two types of root canal filling material using pulsed Nd:YAG laser irradiation, *Photomed Laser Surg* 22:470-476, 2004.
91. Warembourg P, Rocca JP, Bertrand MF: Efficacy of an Er:YAG laser to remove endodontic pastes: an in vitro study, *J Oral Laser Appl* 1:43-47, 2001.

92. Viducic D, Jukic S, Karlovic Z, et al: Removal of gutta-percha using an Nd:YAG laser, *Int Endod J* 36: 670-673, 2003.
93. Carr GB: Surgical endodontics. In Cohen S, Burns RC, editors: *Pathways of the pulp*, ed 6, St Louis, 1994, Mosby, pp 531-567.
94. Gutmann JL: Principles of endodontic surgery for the general practitioner, *Dent Clin North Am* 28:895-908, 1984.
95. Leubke RG: Surgical endodontics, *Dent Clin North Am* 18:379, 1974.
96. Stabholz A, Shani J, Friedman S, et al: Marginal adaptation of retrograde fillings and its correlation with sealability, *J Endod* 11:218-223, 1985.
97. Ichesco E, Ellison R, Corcoran J: A spectrophotometric analysis of dentinal leakage in the resected root (abstract), *J Endod* 12:129, 1986.
98. Weichman JA, Johnson FM: Laser use in endodontics: a preliminary investigation, *Oral Surg Oral Med Oral Pathol* 31:416-420, 1971.
99. Miserendino LL: The laser apicoectomy: endodontic application of CO_2 laser for periapical surgery, *Oral Surg Oral Med Oral Pathol* 66:615-619, 1988.
100. Duclos P, Behlert V, Lenz P: New technique of surgical treatment of periapical lesions using carbon dioxide laser, *Rev Odontostomatol* 19:143-150, 1990.
101. Friedman S, Rotstein I, Mahamid A: In vivo efficacy of various retrofills and of CO_2 laser in apical surgery, *Endod Dent Traumatol* 7:19-25, 1991.
102. Bader G, Lejeune S: Prospective study of two retrograde endodontic apical preparations with and without the use of CO_2 laser, *Endod Dent Traumatol* 14:75-78, 1998.
103. Stabholz A, Khayat A, Ravanshad SH, et al: Effects of Nd:YAG laser on apical seal of teeth after apicoectomy and retrofill, *J Endod* 18:371-375, 1992.
104. Stabholz A, Khayat A, Weeks DA, et al: Scanning electron microscopic study of the apical dentine surfaces lased with Nd:YAG laser following apicectomy and retrofill, *Int Endod J* 25:288-291, 1992.
105. Arens DL, Levy GC, Rizoiu IM: A comparison of dentin permeability after bur and laser apicoectomies, *Compendium* 14:1290-1297, 1993.
106. Wong WS, Rosenberg PA, Boylan RJ, et al: A comparison of the apical seals achieved using retrograde amalgam fillings and the Nd:YAG laser, *J Endod* 20:595-597, 1994.
107. Ebihara A, Wadachi R, Sekine Y, et al: Application of Er:YAG laser to retrograde cavity preparation, *J Jpn Soc Laser Dent* 9:23-31, 1998.
108. Gouw-Soares S, Stabholz A, Lage-Marques JL, et al: Comparative study of dentine permeability after apicectomy and surface treatment with 9.6-micrometer TEA CO_2 and Er-YAG laser irradiation, *J Clin Laser Med Surg* 22:129-139, 2004.
109. Paghdiwala AF: Root resection of endodotically treated teeth by Er:YAG laser radiation, *J Endod* 19:91-94, 1993.
110. Komori T, Yokoyama K, Matsumoto Y, Matsumoto K: Er-YAG and Ho-YAG laser root resection of extracted human teeth, *J Clin Laser Med Surg* 15:9-13, 1997.
111. Komori T, Yokoyama K, Takato T, Matsumoto K: Clinical application of the Er-YAG laser for apicoectomy, *J Endod* 23:748-750, 1997.
112. Gouw-Soares S, Tanji E, Haypek P, et al: The use of Er-YAG, Nd-YAG and Ga-AlAs lasers in periapical surgery: a three year clinical study, *J Clin Surg Med* 19:193-198, 2001.
113. Karlovic Z, Pezelj-Ribaric S, Miletic I, et al: Er-YAG laser versus ultrasonic in preparation of root-end cavities, *J Endod* 31:821-823, 2005.
114. Stabholz A, Sahar-Helft S, Moshonov J: Lasers in endodontics, *Dent Clin North Am* 48:809-832, 2004.

Lasers na Odontologia Restauradora 11

Steven Parkers, BDS

Apesar dos avanços na odontologia preventiva, o objetivo principal do profissional da odontologia permanece sendo a restauração dos dentes cariados. Junto com a modificação da estrutura dental associada a procedimentos restauradores estéticos, a restauração das cáries conduz ao dilema de realizar a manipulação do tecido duro enquanto se tenta preservar os tecidos circundantes saudáveis dos dentes naturais e a vitalidade pulpar. O corte do tecido duro dental durante procedimentos restauradores desafia a habilidade de remover seletivamente o tecido cariado e manter a integridade do tecido dental de suporte sem enfraquecimento de sua estrutura. A necessidade adicional de prevenção de uma futura fratura na restauração coloca a escolha da instrumentação e da técnica clínica como fatores primários para o cirurgião-dentista. Essencialmente, a questão para uma modalidade de tratamento alternativo para a caneta de alta rotação tem sido orientar e conduzir o paciente para o desenvolvimento de dispositivos mecânicos e clínicos, incluindo os lasers.

REMOÇÃO DAS CÁRIES: JUSTIFICATIVA E DEBATE

A U.S. National Health and Nutrition Examination Survey (NHANES), em uma pesquisa (1999-2002) na população civil não institucionalizada, constatou que 41% das crianças com idade entre dois e 11 anos tiveram cárie dental nos seus primeiros dentes, e que 42% das crianças e adolescentes com idade entre seis e 19 anos, e aproximadamente 90% dos adultos, tiveram cárie dental nos seus dentes permanentes.[1] Outros estudos refletem uma prevalência de cáries ainda maior: 96% das crianças entre seis e sete anos de idade na Arábia Saudita têm cáries.[2] Tais achados indicam uma demanda continuada para o tratamento restaurador interceptivo.

Além da prevalência, há um ceticismo crescente em relação a dois pilares básicos da odontologia restauradora: a classificação de G.V. Black das cavidades (Classes I-V) e o uso contínuo de amálgama como um material restaurador.[3] A ideologia de Black, baseada no dogma "extensão para prevensão", tem resultado frequentemente na remoção de grandes áreas de esmalte e dentinas sadios. Isso tem sido exacerbado pela necessidade de direcionar o sucesso mecânico do amálgama: a forma de contorno e a forma de retenção do desenho da cavidade. Estudos avaliando o dano iatrogênico do tecido dental natural durante procedimentos restauradores reportam microfraturas adjacentes às margens da cavidade, dano para os dentes adjacentes ao desenho da cavidade interproximal[4] e lesão térmica da polpa causada por instrumentação rotatória.[5]

Apesar da redução gradual nas restaurações de amálgama (56 para 52 milhões nos Estados Unidos[6]; oito para seis milhões no Reino Unido[7]), existe ainda uma considerável necessidade do serviço já existente de restaurações metálicas. Porém, a evolução de restaurações com materiais não metálicos, como as resinas compostas, e o desejo de um tratamento estético a partir de um paciente com alta sensibilidade e expectativas têm resultado em uma mudança em torno de restaurações pequenas, uma alteração no desenho da cavidade (p. ex., restaurações em "túnel") e uma maior confiança nas técnicas microrretentivas com ataque ácido.[9,10]

INSTRUMENTAÇÃO E LASERS

Os procedimentos mais comuns para a remoção do tecido duro dental doente durante procedimentos de restauração envolvem o uso escavadores e brocas. A acurácia de tal instrumentação é questionada,[11] com análise objetiva mínima da remoção total do esmalte e da dentina desmineralizada e infectada, bem como a possível remoção de quantidades excessivas de tecido sadio.[12] Por outro lado, o uso de um laser com comprimento de onda adequado pode permitir uma maior abordagem conservadora para a preservação do tecido dental sadio, mineralizado, com remoção preferencial de cáries com alto teor de água, maior precisão, e reduzida contaminação bacteriana da cavidade preparada por laser.[13,14]

Um fator-chave na injúria pulpar é a condução térmica a partir da extensão da instrumentação escolhida.[15] Estudos têm estabelecido que a instrumentação rotatória pode causar aumento em excesso da condução térmica de 20° C para acima de 37,4° C.[16,17] No que diz respeito à irradiação laser do tecido dental, a desfragmentação explosiva resultante dos comprimentos de onda de infravermelho médio (IV) com refrigeração por água permite que muito do calor resultante escape da cavidade (transportado em partículas ablacionadas), resultando em um aumento térmico pulpar de menos de 5° C.[18-20] A afinidade dos comprimentos de onda do laser de IV médio pela água permite maior absorção em tecido desmineralizado rico em material orgânico e com uma alta porcentagem de água, protegendo assim qualquer tecido sadio sobrejacente à polpa, com uma penetração reduzida do feixe (Fig. 11-1). Com a escolha dos parâmetros operatórios para padronizar o uso clínico de cada equipamento, protocolos baseados em evidências agora servem para provar o que é melhor para o paciente. Como tratamentos levam a diagnósticos precoces e à ação interceptadora que é mais seletiva na preservação do tecido sadio, a escolha de um laser deve tornar-se mais comum, colocando o profissional da odontologia em posição de crescente responsabilidade para dar ao paciente cuidado restaurador centrado.

A afirmação precisa do uso do laser em muitas áreas da cirurgia deveria aparecer para complementar as demandas da dentística restauradora. Também, embora um dente fosse o primeiro tecido a ser exposto a luz do laser nas investigações de Maiman em 1960,[21] o primeiro laser "dental" não tornou-se comercialmente viável até 1989. A escolha do comprimento de onda deste laser, neodímio:ítrio-alumínio-granada (Nd:YAG), de 1.064 nm, tem limitada ação terapêutica no tecido dental duro. Desenvolvimentos mais recentes apontam para comprimentos de onda do laser érbio, cromo – dopado com ítrio-escândio-gálio-granada (Er,Cr:YSGG, 2.780 nm) e Er:YAG (2.940 nm), para o uso em preparo cavitário.

Em adição ao uso do laser na cirurgia dental, outros comprimentos de onda de laser não cirúrgico têm sido desenvolvidos para procedimentos de diagnóstico, para auxiliar o clínico na detecção de cáries e na avaliação da efetiva remoção do tecido doente.

A Tabela 11-1 resume as vantagens do uso do laser nos procedimentos restauradores dentais.

INTERAÇÃO DA ENERGIA FOTÔNICA DO LASER EM TECIDO DURO

O tecido duro coronário sadio compreende o esmalte e a dentina primária e secundária. Por volume, o esmalte é 85% mineral (predominantemente hidroxiapatita carbonatada), 12% água e 3% proteínas orgânicas; a maior parte da água livre existe na matriz proteica periprismática. A dentina tem um alto conteúdo de água, sendo 47% mineral (hidroxiapatita carbonatada), e 20% água. O conteúdo de água na dentina cariada pode ser maior que 54%.[22]

Cada um desses componentes representa um alvo *cromóforo*, um elemento tecidual ou molecular, capaz de absorver seletivamente a energia do laser fotônico. O entendimento atual dos cromóforos que oferecem interação laser-tecido aceitável clinicamente indentifica alta absorção de energia fotônica pela água (moléculas livres e radicais OH$^-$), em um comprimento de onda de aproximadamente 3,0 microns (μm); pelo radical fosfato (PO_4) da hidroxiapatita carbonatada (aproximadamente 7,0 μm); e pelo radical carbonato (CO_3) do mineral dental, aproximadamente em 9,6 μm. Assumindo que a energia fotônica incidente está acima do limiar de ablação do alvo, a conversão resultante da energia fotônica em calor pode levar a uma alteração estrutural ou de fase no material-alvo (alteração fototérmica). Com a aplicação da energia do laser em procedimentos dentais restauradores, o tecido duro desmineralizado e cariado também deve ser considerado, onde o maior conteúdo de água e proteínas (pigmentadas, comprimento de onda de ~1,0 μm) são cromóforos.

Com tal amplitude dos elementos-alvo, muitos comprimentos de onda de lasers têm sido investigados como possíveis

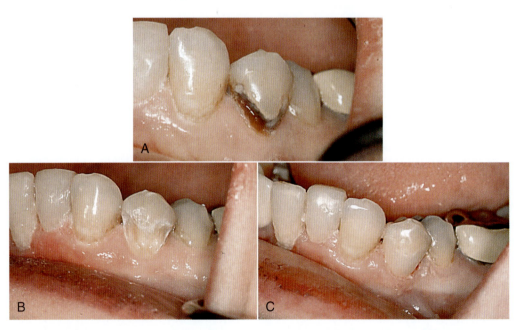

FIGURA 11-1 • **A**, Cáries dentais representam um risco à estrutura natural do dente e à vitalidade da polpa dental, bem como um desafio para o clínico. O tratamento das cáries dentais é essencial para evitar dano futuro ao dente. **B**, Remoção seletiva de cáries dentais pode ser alcançada com preservação máxima do tecido dental sadio, mineralizado usando o laser de Er:YAG. **C**, Restauração finalizada alcança forma funcional e estética.

Tabela 11-1 — Resumo dos Benefícios do Uso do Laser Comparado com a Instrumentação Rotatória no Preparo Cavitário Dental

Procedimento Restaurador	Rotatório	Laser*
Corte do esmalte-dentina	Sim	Sim
Remoção seletiva de cáries	Não	Sim
Precisão	Precisão > 1.000-2.000 μ	Precisão < 300 μ
Esfregaço dentinário	Produção de esfregaço dentinário	Sem esfregaço dentinário
Aumento térmico	Aumento térmico > 15° C	Aumento térmico < 5° C
Risco de dano iatrogênico	Maior	Menor
Barulho/vibração	> 120 dB/vibração	< 120 dB/vibração
Ação bactericida	Não	Descontaminação da superfície
Velocidade do corte do esmalte	Rápido	< 30% da velocidade rotatória
Velocidade do corte da dentina	Rápido	Comparável
Contato com o tecido dental	Requer contato	Contato não é possível
Resposta dolorosa	Alta	Menos dolorosa/ sem dor

*Família do érbio (Er:YAG, Er,Cr:YSGG).

adjuntos no corte de tecido duro do dente e remoção do tecido cariado. Os coeficientes de absorção de água e tecido dental mineralizado são mostrados na Figura 11-2.

Investigações iniciais com o laser de Nd:YAG, primeiro laser disponível no mercado para uso em tecido mole nos Estados Unidos, foram realizadas para estabelecer sua utilidade para tecido duro.[23-27] Isto inclui ablação de tecido pigmentado e doente, o efeito antibacteriano deste comprimento de onda, e os possíveis efeitos na polpa dental vital. Embora estudos tenham estabelecido parâmetros seguros e efetivos, a significância clínica do laser de Nd:YAG foi somente do benefício marginal para a restauração dental devido à sua absorção muito baixa no esmalte ou dentina sadia. Além disso, muitos estudos concluem que o comprimento de onda do laser de Nd:YAG deve causar efeitos de aquecimento indesejáveis, tais como fratura e derretimento das estruturas minerais[28-30] (Fig. 11-3).

Estudos recentes na ablação do esmalte também usaram outros comprimentos de onda disponíveis, tal como o dióxido de carbono (CO_2, 10.600 nm), mas este laser oferece interações fracas, com relatos de carbonização, fratura, e acúmulo de calor prejudicial no dente e estrutura óssea.[31,32] Embora a análise dos dados de absorção desse comprimento de onda com hidroxiapatita mostre uma interação efetiva, lasers atuais de CO_2 empregam emissão de onda contínua (OC) sem nenhuma água refrigerada, a qual resulta em deposição de alta energia no tecido duro (Fig. 11-4).

Em meados de 1990, o uso de um comprimento de onda mais adequado por Keller e Hibst[33,34] levou ao desenvolvimento do comprimento de onda de Er:YAG (2.940 nm), um laser IR-médio pulsado (microssegundo-pulsado) para uma ablação efetiva dos tecidos duros dentais. Isso foi seguido por investigações similares no uso de um outro comprimento de onda IR-médio pulsado, o Er,Cr:YSGG (2.780 nm), o qual poderia efetuar evaporação fototérmica da água intersticial e disrupção ablativa do material dental-alvo de forma segura e precisa.[35-38]

Relativamente, esmalte, dentina, osso, cemento e tecidos cariados têm densidade mineral descendente e composição de água ascendente.[39,40] Ambos os comprimentos de onda do Er,Cr:YSGG e Er:YAG são bem-absorvidos em água, com o Er:YAG discretamente absorvido mais fortemente em água do que o Er,Cr:YSGG (Fig. 11-2). Essa absorção é de magnitude de várias ordens maior do que a observada com o comprimento de onda do Nd:YAG (Fig. 11-5).

A absorção em água com os comprimentos de onda de érbio resulta de uma faixa de água relativamente ampla de aproximadamente 3.000 nm, junto com pequena absorção de aproximadamente 2.800 nm pelo grupo hidroxila do mineral de hidroxiapatita (carbonatado) dos tecidos.[41-44]

Quando a energia incidente e direcionada do laser para o tecido duro dental é absorvida pelos cromóforos primários (água ou hidroxiapatita carbonatada), um dos dois efeitos ocorrem. Para ambos os comprimentos de onda de Er:YAG e Er,Cr:YSGG, essa energia é absorvida principalmente pela água e é rapidamente convertida em calor, que causa superaquecimento e uma transferência de fase na água sublocalizada, resultando em uma disrupção tecido. Através desse mecanismo, fragmentos teciduais são ejetados e um buraco é feito no dente, com pequena ou nenhuma alteração para o próprio mineral. Um termo comum para este efeito é *espalação* (Figs. 11-6 a 11-8).

Fluências relativamente altas (densidade de energia-energia fotônica de laser por unidade de área) são necessárias nestes comprimentos de onda para a espalação ocorrer. O modo de emissão dos lasers IR-médio atuais é definido como pulsado. Lasers atuais disponíveis emitem um pulso de 50 a 250 microssegundos, em média, o qual, quando entregue nas taxas de repetição de 3 a 50 Hz (pulsos por segundo), representa altos

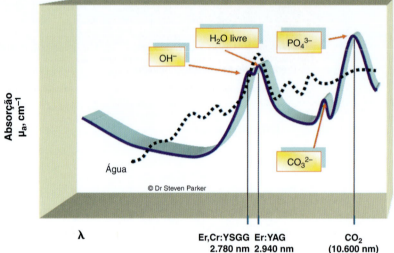

FIGURA 11-2 • Representação gráfica da absorção por água e hidroxiapatita carbonatada *(HAC)* de variantes de energia de radiação fotônica com laser infravermelho-médio e infravermelho-longe. Picos coincidentes de água e HAC entre 2.780 e 2.940 nm representam a grande afinidade destes comprimentos de onda para a água. Em HAC, alta absorção da energia do laser de aproximadamente 10.600 nm é causada principalmente pela interação com o radical fosfato da molécula do mineral.

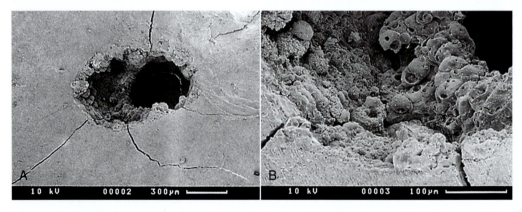

FIGURA 11-3 • **A**, Eletromicrografia de microscopia eletrônica de varredura ambiental (MEV) mostrando o efeito da incidência da energia fotônica do laser de Nd:YAG no esmalte humano. As fraturas representam acúmulo térmico da matriz do mineral. **B**, MEV de alta resolução (x300) do tecido dental. O dano térmico derreteu o mineral cristalino, resultando em glóbulos de hidroxiapatita amorfa. Ironicamente, tal mineral reformado exibe alta resistência à dissolução ácida, levando à afirmação que este tratamento com laser pode ajudar a prevenir cárie dental.

valores de potência pico, suficiente para ablacionar o tecido mineral dental. Embora as durações de pulso estejam próximas dos tempos de relaxamento térmico do esmalte e da dentina, mais estudos sobre os pulsos ultracurtos (e associados com valores de alta potência de pico) são necessários para criar força ablativa suficiente sem induzir dano térmico colateral.[45,46]

A taxa de ablação do tecido duro dental depende da quantidade de energia do laser incidente entregue ao tecido, bem como os efeitos do comprimento de onda, duração do pulso, formato do pulso, taxa de repetição, densidade de potência, tempo de relaxamento térmico do tecido e o modo de distribuição.[47,48] Além disso, o acúmulo de calor no tecido (e condução de calor indesejado para a polpa) deve ser evitado, e o acúmulo de produtos de ablação (carbonizado), prevenido.

A ablação do IR-médio do tecido duro dental tem levado ao conceito de duas faces de interação: uma face de *ablação* e uma face *térmica*. É importante que a face de ablação sempre preceda a face térmica, para evitar o risco de uma aumento de calor danoso através do acúmulo de debris de ablação dentro de uma cavidade profunda.[49] Estudos, portanto, têm examinado

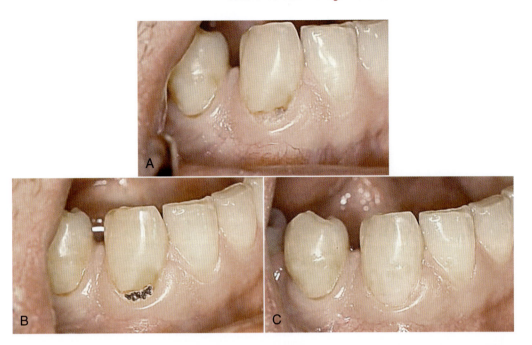

FIGURA 11-4 • **A**, Cavidade bucal no canino inferior direito. O paciente requisitou tratamento realizado por laser, e o autor erroneamente presumiu que a alta absorção do laser de CO_2 na hidroxiapatita deveria permitir eficiente ablação. **B**, Falta de vaporização de água e emissão contínua de onda do laser causaram carbonização danosa às cáries de superfície. Consequentemente, a cavidade foi preparada usando instrumentos manuais. **C**, Restauração finalizada. Teste posterior positivo do dente para a vitalidade pulpar. Uso do laser de CO_2 neste caso antecipa a disponibilidade comercial dos comprimentos de onda dos lasers de érbio.

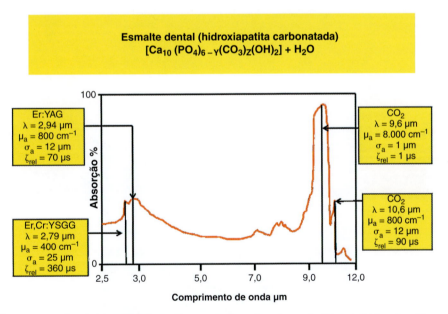

FIGURA 11-5 • Interação comparativa (absorção) de quatro comprimentos de onda (λ) pela hidroxiapatita carbonatada: Er:YAG (2.940 nm); Er,Cr:YSGG (2.780 nm); CO_2 (9.600 nm); e CO_2 (10.600 nm). Outros símbolos usados: μ_a = coeficiente de absorção, σ_a = superfície de penetração do feixe (mícrons), ζ_{rel} = relaxamento térmico (microssegundos). (Dado de Fried D, Ragadio J, Akrivou M, et al: *J Biomed Opt* 6(2): 231-238, 2001.)

os efeitos da energia incidente excessiva e o acúmulo de produtos de ablação, ou sua remoção por meios de um spray de água coaxial.[50] A polpa dental vital é agudamente sensível à alteração térmica. A desfragmentação explosiva do tecido dental desmineralizado, resultante dos comprimentos de onda de érbio refrigerado com água, permite que muito do calor escape da cavidade, transportado nas partículas ablacionadas e resultando no aumento térmico pulpar de menos de 5° C.[51-53]

182 Princípios e Práticas do Laser na Odontologia

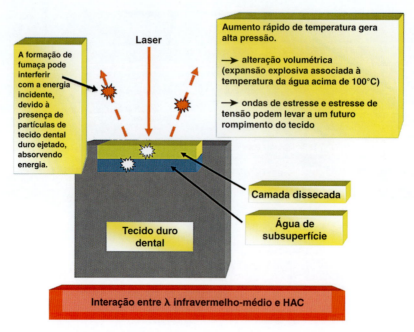

FIGURA 11-6 • Representação gráfica da interação do comprimento de onda do laser no infravermelho-médio com o tecido dental (mineralizado). A energia fotônica incidente do laser pulsado no comprimento de onda infravermelho-médio é preferencialmente absorvida pela água contida no tecido dental-alvo. Aquecimento rápido, além da temperatura de vaporização da água, causa expansão volumétrica e fragmentação estrutural do mineral associado. Tal ação pode ser acompanhada por um audível "pop" e pela evidência visual da formação de uma microcratera na superfície do dente.

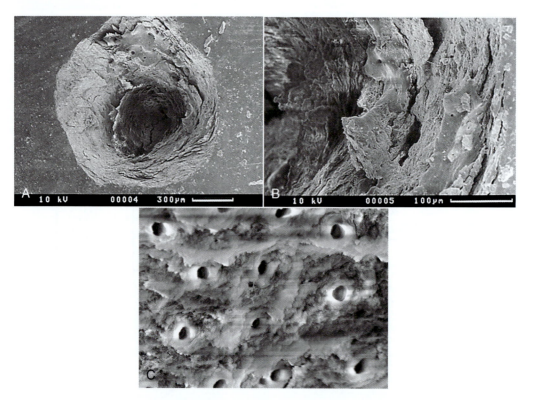

FIGURA 11-7 • Eletromicrografias de microscopia eletrônica de varredura mostrando os efeitos da energia do laser de Er:YAG pulsado (2.940 nm) com vaporização de água no esmalte e dentina humana. **A**, Interação laser-esmalte. Note os efeitos da ablação e a ausência de sinais da alteração térmica, ou rachaduras, na estrutura mineral. **B**, MEV de alta resolução (x300) do mesmo espécime **(A)**. **C**, Interação laser-dentina. Note a ausência de dano térmico, ausência de esfregaço dentinário e túbulos dentinários abertos.

Lasers na Odontologia Restauradora ••• **CAPÍTULO 11** **183**

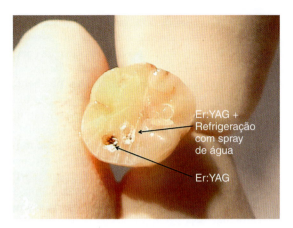

FIGURA 11-8 • Espécime (molar humano) segurado pela mão (seccionada) exposto à energia do laser de Er:YAG pulsado (2.940 nm). Uso da energia do laser sem vaporização de água resulta em carbonização do tecido-alvo.

FIGURA 11-9 • Eletromicrografia de microscopia eletrônica de varredura do esmalte humano mostrando a cavidade preparada com instrumentação de alta rotação. Note rachaduras causadas por vibração.

USO DO LASER *VS.* INSTRUMENTAÇÃO CONVENCIONAL

Para qualquer clínico que escolha usar o laser na odontologia restauradora, a broca de alta rotação é vista como o "padrão-ouro". Facilidade de uso e rapidez são frequentemente aceitos como plausíveis, apesar de muitos estudos mostrarem que as brocas de alta rotação levam a um aumento da temperatura de superfície e da polpa, fratura tecidual, e remoção desnecessária de tecido circundante sadio durante o preparo cavitário[56] (Fig. 11-9).

A ablação precisa e seletiva do tecido dental com os comprimentos de onda dos lasers de Er,Cr:YSGG e Er:YAG é bem-documentada. Geralmente, o único inconveniente é a "baixa" velocidade de corte quando comparado com a broca de baixa rotação,[57-59] com alegações de 80% mais lenta no esmalte e velocidade comparável na dentina. Da mesma forma, o desejo de equiparar as velocidades de corte dos lasers com àqueles dos instrumentos rotatórios tem levado a potências muito superiores do que as postuladas por Keller e Hibst, relativa ao limiar de ablação do esmalte. Na coexistência com tais níveis de potência e conversão de calor, estudos têm mostrado que pela redução da duração do pulso da energia do laser (largura do pulso), os valores de potência pico aumentam, a ablação é mais eficiente e a transferência de calor é minimizada,[33,60-62] para estabelecer uma taxa aceitável clinicamente de interação proporcional ao tempo de tratamento.

Diferentes pontas têm sido desenhadas para direcionar as necessidades de distribuição de energia, eficiência de corte e acesso. Pontas arredondadas podem variar no diâmetro de 200 para 1.300 μm. Cuidado deve ser tomado na avaliação da densidade de potência do feixe emitido; como o tamanho do spot size (diâmetro do feixe) é reduzido, a energia por área-alvo exposta aumenta dramaticamente, assumindo que todas as outras variáveis permanecem as mesmas, e traz um risco maior de superaquecimento do tecido. A maioria das pontas de distribuição é feita de quartz e provêm transmissão eficiente de energia do laser para o alvo. Com o efeito da ablação do tecido duro, o impacto dos produtos de ablação ejetados pode causar irregularidades tanto na configuração do feixe quanto na dinâmica de corte. Assim, as pontas devem ser inspecionadas regularmente para danos, e as extremidades podem ser repolidas usando discos finos e pasta diamantadas. Pontas feitas de safira oferecem melhor distribuição marginal de energia, assim como as pontas ocas.[63,64] Porém, pontas de safira são mais caras e não são passíveis de ser recondicionadas, e sua rigidez coloca-as com alto risco de fratura durante o uso.

Dica Clínica: Outros fatores, como fluoretação do tecido, ângulo de incidência da ponta de entrega relativa ao dente e presença de produtos de ablação também afetam a velocidade de ablação.

Vários relatórios sucintos têm mostrado a efetividade do direcionamento da ponta de entrega paralela ao eixo dos prismas de esmalte, para acessar a estrutura interprismática de alto conteúdo de água.

USO DO LASER NO PREPARO CAVITÁRIO

O uso dos lasers de Er:YAG e Er,Cr:YSGG por mais de uma década na prática clínica tem resultado em protocolos que regem seu uso na odontologia restauradora, de um simples selamento de fissura ao completo manejo da cavidade e preparo da superfície para restaurações de resina composta direta. O efeito da espalação para exposição da superfície do esmalte à energia do laser resulta em microcavitação; embora ideal para o futuro ataque ácido e adesão, é considerado impraticável usar como uma superfície para cimentar facetas cerâmicas indiretas. Não obstante, alguns defendem o uso do laser no preparo de coroas e facetas[65,66] apesar da falta de revisão de literatura para validar o uso destes lasers para preparo de coroas (Figs. 11-10 e 11-11).

Lasers de érbio iniciais possuíam canetas rudimentares que eram comparativamente pesadas. Além disso, a distribuição da energia do laser através de uma janela de safira sem contato fornecia inacurácia na distribuição de uma ação de corte precisa. Novos desenvolvimentos têm resultado em guias de onda balanceados ou fibras de baixo OH⁻ (p. ex., óxido de germânio), junto com canetas que são similares às canetas de alta rotação, uso de pontas de contato, iluminação coaxial e spray de água. Isto permite maior precisão de interação com o tecido dental, usando uma instrumentação familiar ao cirurgião (Fig. 11-12).

A ablação tecidual resulta da emissão final da energia do laser em sua ponta. A progressiva remoção tecidual acontece através da ablação; tal qual, isto está em variância com a broca rotatória, a qual predominantemente usa uma ação lado--ablação. A ablação ideal do tecido dental é alcançada ao aproximar a ponta da caneta fora do contato com a superfície do dente; durante a emissão do laser, a ponta deve ser movida para trás e para a frente do alvo para desenvolver a cavitação. Uma vez dentro da cavidade dental, é importante permitir adequado acesso ao spray de água, ambos para promover refrigeração e prevenir acúmulo de debris de ablação. É recomendado que a ponta do laser seja bombardeada dentro e fora da cavidade para assegurar adequado spray de água (Figs. 11-13 e 11-14).

Nenhum laser é capaz de remover restaurações de amálgama ou de ouro; intrinsicamente, o risco significante da reflexão do feixe pode resultar na exposição não alvo da energia do laser. Além disso, o rápido acúmulo de calor no metal pode causar dano pulpar e, com amálgama, resultar na liberação de fumaça tóxica do metal. Similarmente, restaurações indiretas de cerâmica termicamente fundida estão sujeitas a rápido acúmulo pontual de calor, levando à carbonização e rachaduras.

Porém, em um mundo emergente de intervenção mínima e cuidado precoce de cáries do dente natural, o uso do laser pode ser indispensável. O preparo cavitário pode proceder similarmente à instrumentação rotatória para definir a cavidade e remover as cáries. A forma do acesso e da restauração são determinadas pela extensão das cáries, mas a forma de retenção pode ser diferentemente visualizada. A ablação microexplosiva do mineral resulta em uma superfície áspera, que, junto com uma técnica de ataque ácido, produz uma forte adesão para restaurações de resina composta e frequentemente reduz a necessidade de enfraquecimento físico na margem da cavidade.[67,68]

Durante o preparo cavitário, um estalo sonoro é ouvido quando a ablação ocorre. O volume é baixo com o tecido dental sadio, mas torna-se mais alto com ablação de cáries, pois mais água está presente. Com uma mínima experiência, esse fenômeno pode ajudar o operador a usar o laser para remover tecido doente seletivamente enquanto preserva a dentina e o esmalte sadio. Desse modo, a ação do laser pode beneficiar o

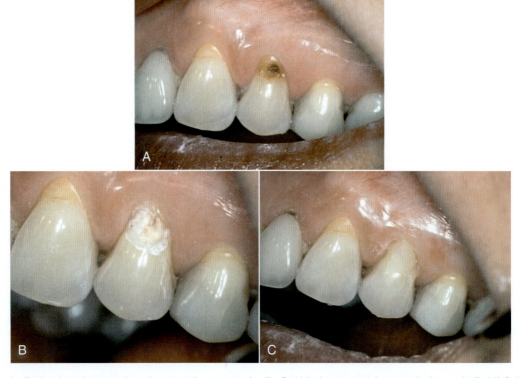

FIGURA 11-10 • **A**, Cáries bucais no pré-molar superior esquerdo. **B**, Cavidade preparada usando laser de Er:YAG (2.940 nm) e refrigeração com spray de água (350 mJ/pulso, 10 Hz). Anestésico tópico foi aplicado. **C**, Restauração com compósito com ataque ácido finalizada, antes do polimento.

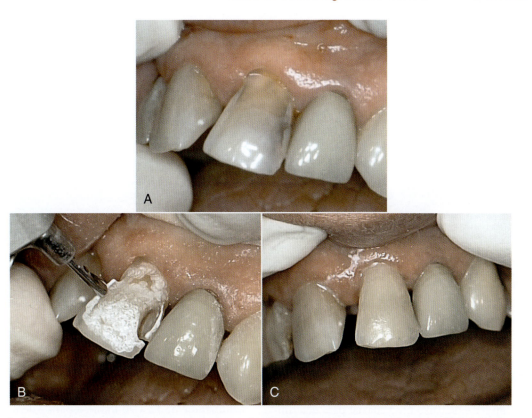

FIGURA 11-11 • **A**, Incisivo central superior esquerdo mostrando sinais de perda dental na face vestibular. Paciente escolheu tratamento com o uso de laser e cimentação de faceta direta com compósito. **B**, Dente preparado usando laser de Er:YAG (2.940 nm) e refrigeração com spray de água (350 mJ/pulso, 10 Hz). **C**, Restauração finalizada.

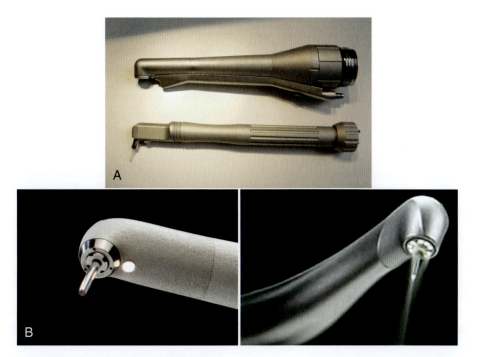

FIGURA 11-12 • **A**, Comparação de uma recente caneta manual para uso com laser de Er:YAG (2.940 nm) com uma versão mais antiga. **B**, Variedades de canetas manuais mais modernas do que aquelas mostradas em **A**. Note a similaridade para a caneta manual rotatória, spray de água coaxial e iluminação.

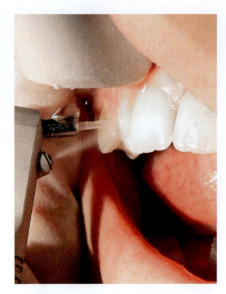

FIGURA 11-13 • Spray de água e iluminação durante o uso do laser.

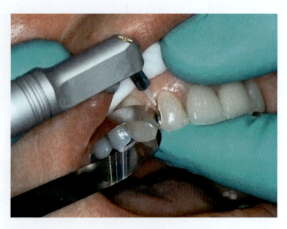

FIGURA 11-14 • Onde existe risco de danificar tecido dental adjacente não alvo, um material não reflexivo adequado pode prover proteção. Aqui, uma banda matriz de metal foi usada para prevenir reflexão do feixe laser.

clínico no estabelecimento do sucesso do preparo cavitário como um adjunto ao uso do explorador. Ao menos um laser de Er:YAG tem um feixe de baixo nível coaxial para determinar a fluorescência do tecido-alvo e, assim, o conteúdo mineral. Isso está eletronicamente associado ao feixe de emissão do laser de érbio, com um nível adicional de detecção do tecido cariado.

A aparência característica de uma cavidade recém-preparada com um laser pode ser vista com algum desdém por aqueles treinados nas disciplinas de G.V. Black;[69] ângulos cavossuperficiais agudos estão ausentes, e o contorno da cavidade pode aparecer distintamente irregular. A premissa do desenho da cavidade de Black é extraída da "extensão para prevenção" e da necessidade para prover maior força para a retenção e estabilidade para o amálgama. O preparo de cavidade realizado por laser baseia-se em uma abordagem "minimalista": a vantagem de remover apenas o tecido doente e a escolha da resinas compostas como materiais restauradores (Figs. 11-15 e 11-16).

Estudos da integridade marginal de tais restaurações refletem estabilidade deficiente, parcialmente explicadas por fraqueza pós-ablação no esmalte marginal.[70-72] Porém, tratar a superfície do corte com ataque ácido, melhora a longevidade da restauração, com aumento da força de resistência de união.[73,74] Isso pode ser usado como um adjunto quando procedimentos restauradores requerendo adesão vestibular ou incisal de resina composta direta são necessários. Com a dentina cariada, o feixe laser pode passar rapidamente através da camada de superfície na cárie, levando a uma desidratação das camadas profundas. Quando cárie está presente, é prudente usar um escavador para remover volume em massa, tanto para prevenir o dano por calor quanto para acelerar o preparo cavitário (Fig. 11-17).

Todos os lasers de érbio deixarão a superfície de corte sem esfregaço dentinário, e usar um adesivo apropriado de dentina, hidróxido de cálcio, ou um ionômero de vidro, é recomendado nos túbulos abertos expostos pelo processo de ablação.

Instituir uma potência "recomendada" para ablação realizada por laser no tecido duro dental envolve fatores conflitantes e sucintos. O limiar de ablação reportado para o esmalte humano é de 12 a 20 J/cm², e para a dentina, de 8 a 14 J/cm², usando comprimentos de onda de Er:YAG e Er,Cr:YSGG. Para um tamanho de spot size médio, usando um modo de emissão pulsado, isto pode ser de 150 a 250 mJ/pulso. O conceito é entregar energia laser suficiente, dentro de um tempo mínimo, para alcançar uma taxa de ablação clínica aceitável sem causar dano aos tecidos adjacentes. Além de estudos que têm determinado níveis mínimos de energia necessária, os relatos têm aumentado. Certamente, os lasers de Er:YAG e Er,Cr:YSGG realizam preparos cavitários comparáveis, com efeitos similares no tecido dental[75] (Fig. 11-18).

Os clínicos devem seguir as orientações dos fabricantes no estabelecimento de protocolos de tratamento para um dado laser, tendo em mente os diferentes parâmetros operatórios de ar, água, tamanho do feixe (spot size), escolha da ponta de distribuição e alguma perda de energia que pode ocorrer entre os sistemas de entrega. Muitos lasers apresentam "teste de medidor de potência" para estabelecer os níveis de energia emitidos através do sistema de entrega, que deve ser checado antes do uso clínico. O teste do laser irá também determinar a saída do sistema de entrega de energia.

Os critérios-chave na ablação do tecido duro dental com laser são (1) comprimento de onda incidente correspondente para cromóforos-alvo, (2) distribuição de energia e interação durante um tempo que não induza eventos térmicos condutivos, e (3) evacuação dos produtos de ablação. O baixo conteúdo de água do esmalte pode apresentar dificuldades quando são feitas tentativas para acesso a cáries de subsuperfície. Isso é visto mais frequentemente em áreas oclusais sadias fluoretadas, onde a taxa de ablação é aproximadamente 20% daquela alcançada com alta rotação. O esmalte fluoretado apresenta alta resistência por causa de mineral de fluoroapatita mais duro ($Ca_{10}[PO_4]_6F_2$) e reposição do grupo hidroxila

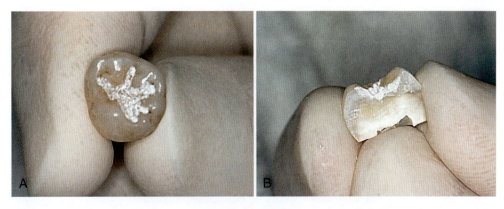

FIGURA 11-15 • **A**, Face oclusal de um molar humano exposto a energia do laser de Er:YAG (2.940 nm), mostrando efeitos da interação após a secagem com ar. **B**, Secção vertical do mesmo dente mostra a penetração profunda do feixe laser.

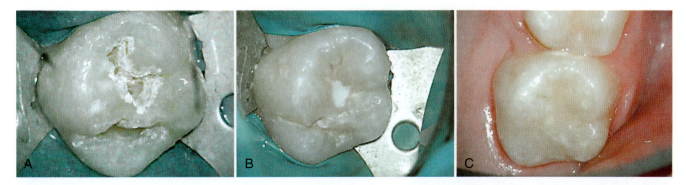

FIGURA 11-16 • Uso clínico do laser de Er:YAG (2.940 nm) e refrigeração com spray de água (700 mJ/pulso, 10 Hz) no molar superior mostrando a aparência da restauração com compósito em **A**, pré-operatório, **B**, intraoperatório, e **C**, pós-operatório imediato.

pelo radical fluoreto. Sucintamente, isso pode ser um pouco superior por meio do alinhamento do feixe de laser paralelo às ligações prismáticas, ou pelo uso de uma broca rotatória conservadora, tal como uma broca para fóssulas e fissuras, para estabelecer acesso dentro do esmalte para o feixe laser (Fig. 11-19).

Nas áreas das cavidades de classe III, IV, e V, e onde a densidade prismática é menor (p. ex., dentes decíduos), a taxa de ablação é comparável à instrumentação em baixa rotação.[76-78]

Como previamente discutido, as restrições dos modos de emissão disponíveis com os lasers existentes têm limitado a ablação clínica significativa de cáries e do tecido duro dental para os lasers da família do érbio no IR-médio. Sua adequação é obtida através da absorção da energia do laser por água e por emissão micropulsante curta. Estudos de pulsos extremamente curtos (nanossegundo e femtossegundo) da energia do laser têm mostrado como outros comprimentos de onda podem ser utilizados na clínica odontológica restauradora.[79] É importante salientar o uso do comprimento de onda 9.600 nm de CO_2, que tem alta absorção na hidroxiapatita.[80-82]

As vantagens da refrigeração com spray de água durante a ablação com laser incluem resfriamento do tecido-alvo e remoção dos produtos da ablação. Recente pesquisa com o laser de Er:YAG em esmalte revelou que parâmetros de energia do laser de aproximadamente 350 mJ por 2 a 4 pulsos por segundo (PPS; potência média, 0,7-1,4 W) iniciariam a ablação do esmalte em dentes humanos. Com o desenvolvimento de uma melhor refrigeração coaxial e pulsos mais curtos, o preparo da cavidade rápido e eficiente pode ser alcançado com níveis de energia de 400 a 700 mJ por 10 a 20 pps (potência média, 4-8 W), o qual, com adequado resfriamento com água, não causa dano pulpar. Experiência clínica sugere que com o esmalte oclusal "mais duro", o uso de uma energia maior por pulso e taxas de repetições mais baixas fornecem ablação mais fácil.

O clínico deve assegurar adequado spray com água durante o preparo da cavidade.[34] Pulsos de laser sucessivos podem interagir com produtos de ablação e não com a superfície da cavidade, e a necessidade de manter o adequado resfriamento com água pode ser comprometida por problemas de acesso. Tais conceitos também se aplicam ao uso de instrumentos rotatórios em situações similares, possivelmente aumentando a agressão térmica a polpa.[83-85]

A limitação na emissão final da energia do laser pode colocar um problema ao definir a maior amplitude para uma cavidade já estabelecida. Onde estiver saliente, existe esmalte não suportado, um cinzel manual adequado pode ser usado para aparar tal tecido. Alternativamente, uma broca rotatória pode ser usada, ou ablação de superfície de tal tecido saliente é possível. A profundidade da cavidade pode proceder através de

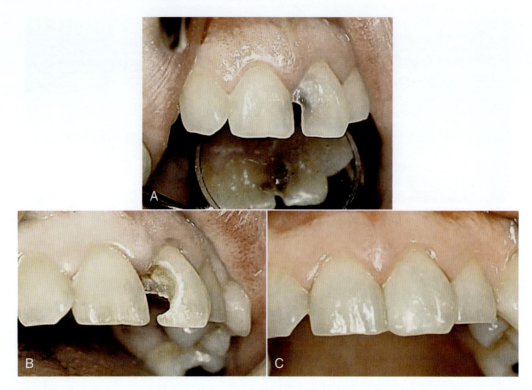

FIGURA 11-17 • **A**, Cavidade cariada no incisivo central superior esquerdo. **B**, A forma de contorno foi determinada usando o laser de Er:YAG (2.940 nm) com refrigeração com spray de água (450 mJ/pulso, 10 Hz). O grosso das cáries foi removido usando escavadores manuais e a forma final obtida usando o laser. Os níveis de energia do laser foram reduzidos (250-300 mJ/pulso, 10 Hz, spray com água) para remover cáries profundas e modificar as margens do esmalte. Preparo dental feito usando anestésico local. **C**, Restauração finalizada.

movimento de varredura para trás e para frente do feixe dentro dela, garantindo boa irrigação com água para prevenir acúmulo de debris e de temperatura. É indispensável que o feixe laser seja mantido em movimento o tempo todo. O *feedback* tátil é intrinsicamente perdido quando do uso do laser, e o clínico deve checar visualmente o progresso do preparo cavitário de modo que tecido excessivo não seja removido (Fig. 11-20).

Energia fotônica do laser pode ser usada na ablação do tecido duro dental durante o tratamento de cáries e preparo cavitário dentro de um tempo clinicamente aceitável. O uso de uma energia segura e parâmetros de distribuição permitem que o procedimento seja feito sem causar dano térmico local ou injúria pulpar. A superfície da cavidade preparada pode ser usada com sucesso para obter restaurações estáveis e retentivas quando técnicas de ataque ácido adicionais são empregadas antes da inserção de compósitos.

ANALGESIA A LASER

O ruído, a vibração e a percepção de dor associada à broca dental de alta rotação, bem como o sangramento, a tumefação/inflamação pós-operatória, e suturas/curativos associados com procedimentos cirúrgicos dos tecidos moles, interferem com todos os aspectos da função oral do paciente durante um período longo de cicatrização.[86] A oportunidade de direcionar essas desvantagens subjetivas na experiência do paciente e fornecer um tratamento dental de alta qualidade deve certamente representar um padrão-ouro.

A possibilidade de evitar a dor durante procedimentos restauradores permanece um fator forte ao promover a aceitação do paciente ao tratamento.[87-89] O uso do laser de Nd:YAG no desenvolvimento da analgesia pulpar, possivelmente através da interferência com a "teoria do portão para o controle da dor" da propagação dos estímulos neurais, tem sido sugerido; estimulação nociceptiva aferente das fibras nervosas pulpares passa por transmissão sináptica no subnúcleos cordalis, antes da transmissão para o cérebro. A influência de tal transmissão pode ser afetada pela reestimulação em uma velocidade maior que a taxa de reformação de acetilcolina na sinapse ou a taxa de reversão da polaridade da fibra nervosa. O período refratário de neurotransmissão sináptica é de aproximadamente 1 ms, embora uma amplitude de pulso típica de um laser pulsado seja de 100 a 150 μs. Além disso, influências inibitórias a partir do cérebro, particularmente do periaqueduto e substância negra, na forma de norepinefrina e endorfina, podem influenciar ou substituir a transmissão ascendente do estímulo. Investigação da subjetividade ou do efeito placebo tem colocado de forma inconsistente a aplicação do laser de Er:YAG.[90,91]

Relatos sucintos afirmam efeitos similares aos da teoria do portão de controle da dor com ambos os lasers de Er:YAG e Er,Cr:YSGG, cada um tendo emissão pulsada similar para

Lasers na Odontologia Restauradora ••• **CAPÍTULO 11** **189**

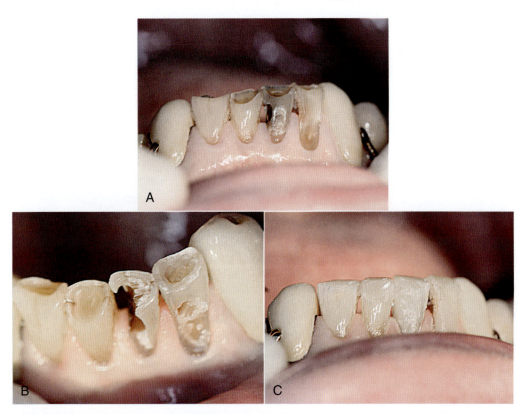

FIGURA 11-18 • **A**, Cavidades múltiplas nos dentes anteriores inferiores. A necessidade de preservação do tecido dental sadio foi considerada importante. **B**, Cavidade preparada usando anestésico tópico. O benefício do laser tem a finalidade de remover precisamente tecido doente apenas. A microrretenção oferecida pela ablação do esmalte e da dentina reduziu a necessidade de pinos de retenção nas cavidades. Ablação tecidual microexplosiva contribuiu para o controle do aumento térmico, protegendo, assim, a polpa dental. **C**, Restaurações diretas com compósitos finalizadas.

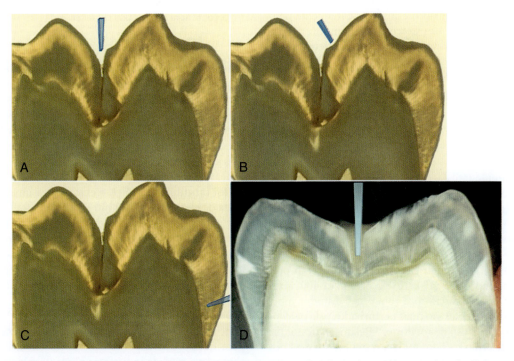

FIGURA 11-19 • Secções verticais de dente humano. **A-C**, Organização radial dos prismas de esmalte. O alinhamento da ponta do laser paralelo ao eixo dos prismas pode permitir uma ablação mais eficiente do material interprismático e acelerar o preparo cavitário. Alinhamento da fibra laser e início do preparo em físsula.

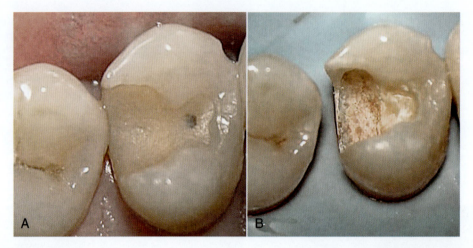

FIGURA 11-20 • **A**, Visão pré-operatóriia do dente pré-molar superior. A restauração por compósito existente requer substituição. **B**, Ablação do compósito usando comprimentos de onda do laser de érbio (2.780 nm, 2.940 nm) pode ser realizada através do spray de água intersticial, vaporização do componente monômero do compósito, ou uma combinação de ambos. A ação pode diferir dependendo do tipo de compósito. A profundidade da cavidade pode ser alcançada por meio de movimentos para trás e para frente da ponta de entrega do laser. Contorno final da cavidade pode ser alcançado usando cinzéis manuais.

aquele do laser de Nd:YAG. O uso de fluências subablativas durante uma exposição de 60 segundos da superfície dental inteira aparece para definir um protocolo aceitável. Os clínicos necessitam estabelecer confiança no paciente para alcançar o sucesso na analgesia induzida por laser caso a caso. Ao menos um estudo estabeleceu que, quando o laser de Er:YAG é usado para cortar a estrutura dental dura, uma resposta neural positiva nas fibras interdentais A e B é criada, então não parece haver induzido alteração no balanço iônico do nociceptor.[92] Na experiência dos autores, um gel anestésico de tetracaína a 20% aplicado adjacente ao dente é frequentemente suficiente para superar um desconforto temporário. Os seguintes fatores centrados no paciente podem afetar a percepção de dor durante o preparo cavitário:

- *Emoção*: medo, ansiedade, síndrome do estresse, excitação.
- *Sensibilização*: confiança, experiência prévia, condicionamento (p. ex., hipnose), subordinação de atividade.
- *Potencial de ação*: idade, enfermidade, drogas, álcool, fatores sociais.

A falta de estímulo tátil e térmico comparada com a instrumentação rotatória também é significante em direcionar afirmações de ausência de dor durante o preparo do dente realizado por laser. Outros fatores centrados no paciente incluem experiência prévia do uso dos motores rotatórios, bem como outros estados emocionais e condicionadores (Fig. 11-21).

Usando medição "vibrométrica" por laser Doppler, o preparo cavitário usando 145 mJ a 10 Hz produziu 400 vezes menos vibração do que uma broca rotatória.[93] Estudos mostram também que pacientes são mais perturbados pela percepção de vibração com o uso de rotatório.[58] Relatos indicam que o uso de lasers de érbio na odontologia restauradora é menos doloroso.[14,94-97] De forma global, relatos sucintos de preparo cavitário "livre de dor" com entrega de feixe laser são ainda contraditórios, possivelmente prejudicando a verdadeira capacidade dos lasers de Er:YAG e Fr,Cr:YSGG como uma alternativa à instrumentação rotatória convencional.

Os benefícios da redução bacteriana associada ao laser *versus* o uso de broca envolve menos dor pós-operatória e reduzida recorrência de cáries. Estudos mostram uma redução nas cepas de bactérias associadas às cáries (p. ex., *Streptococcus mutans*), bem como outras cepas (p. ex., *Escherichia coli*, *Enterococcus faecalis*), quando do uso do laser.[98,99] Embora a esterilização "absoluta" não seja possível, uma redução bacteriana pode ajudar a diminuir a dor pós-operatória e a possibilidade de recorrência com o uso do laser.

USO DO LASER NO DIAGNÓSTICO DE CÁRIES

O uso de *fluorescência* na detecção de cáries foi originalmente sugerido há mais de um século; técnicas de detecção óptica de cáries atuais surgiram com a introdução da tecnologia laser. Nos anos de 1980, um método de detecção visual clinicamente aplicável focando na fluorescência verde natural do tecido dental foi introduzido.[100,101] A técnica usava um comprimento de onda de excitação de 488 nm a partir de um laser de íon argônio para discriminar tecido dental sadio fluorescente-verde-brilhante das lesões cariosas pouco fluorescentes. Esta técnica foi refinada futuramente, no início dos anos de 1990; o laser de íon de argônio foi substituído por uma lâmpada de arco de plasma de xenônio, com emissão de luz brilhante através de um filtro de transmissão azul. Isso se tornou conhecido como *fluorescência induzida por luz quantitativa* (QLF – Quantitative-light-induced fluorescence), usando a digitalização de imagens para quantificar a perda da fluorescência verde observada como uma medida indireta da perda de mineral.[102,103] O QLF é um método altamente sensível para determinar alterações a curto prazo em lesões do tecido duro na boca[104] (Fig. 11-22).

Lasers na Odontologia Restauradora ••• **CAPÍTULO 11** 191

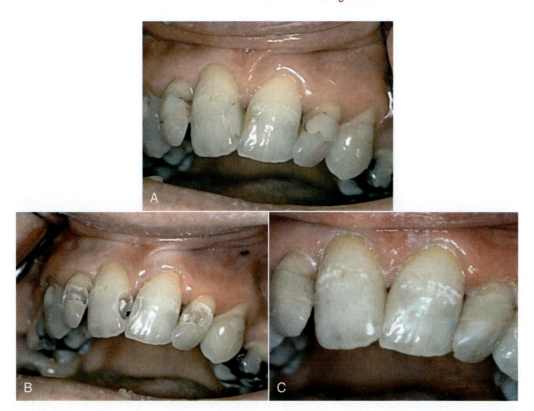

FIGURA 11-21 • **A**, Substituição das restaurações por compósitos usadas nos dentes superiores anteriores. O paciente relutou para receber o tratamento dental por causa da instrumentação rotatória e injeções intraorais. **B**, Os preparos cavitários foram realizados com anestesia tópica, usando laser de Er:YAG (2.940 nm) e spray de água (350 mJ/pulso, 10 Hz). Preparos múltiplos foram feitos em uma sessão de tratamento. **C**, Restaurações finalizadas.

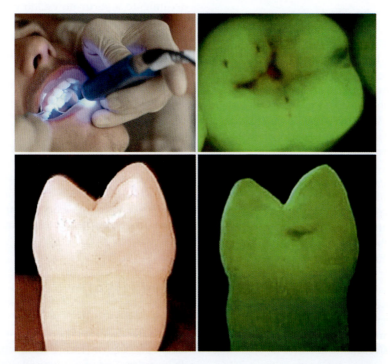

FIGURA 11-22 • Uso de energia de laser não ablativa (405 nm) para causar fluorescência diferencial no tecido dental. Fluorescência induzida por luz quantitativa (QLF) produz uma aparência verde no tecido dental sadio (mudança de calor causada por fenômeno da absorção e alguma perda de energia, resultando em uma emissão pós-exposição longa). Correspondetemente, a absorção da luz por bactéria produz uma mudança discernível para o vermelho.

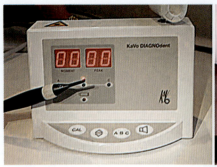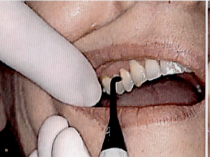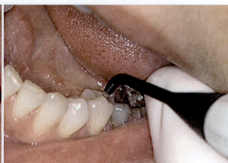

FIGURA 11-23 • Sistema DiagnoDent (Kavo, Alemanha). Desmineralização no tecido dental afeta a dinâmica da fluorescência do dente. Isto é registrado através da ponta da caneta, calibrada, e exibida através de um escore e som análogo.

O comprimento de onda de excitação (~405 nm) produzido pelo sistema QLF permite a visualização e a quantificação da fluorescência verde intrínseca do tecido dental e da *fluorescência vermelha* de origem bacteriana, como observado nos cálculos dentais, placas bacterianas e em cáries avançadas.[105,106] A perda de fluorescência verde do esmalte desmineralizado e as lesões cariosas naturais são fortemente correlacionadas com perda mineral.[107] A fluorescência vermelha da bactéria permite a identificação de escoamento marginal de selantes e restaurações.

O fenômeno da fluorescência vermelha substancial usando comprimentos de onda do laser entre 650 e 800 nm em lesões cariosas, cujo brilho é mais intenso do que aquele do esmalte e dentina sadia,[108,109] tem resultado em um dispositivo portátil para detectar cáries dentais.[110] A primeira unidade foi fabricada pela Kavo® (Alemanha) em 1998, com uma emissão de um comprimento de onda de 655 nm (Fig. 11-23).

O sistema QLF é mais bem-incorporado como um adjunto a outros métodos de diagnóstico (tátil, visual, radiográfico), para limitar a possibilidade de resultados falso-positivos.[111,112] A unidade oferece pontuação análoga reprodutível do sítio de examinação, permitindo um grau de avaliação objetiva de áreas suspeitas de cáries, embora a acurácia dos resultados no esmalte primário do dente seja uma preocupação, possivelmente um resultado da redução da densidade do mineral.[113,114] A presença de restaurações existentes (amálgama, ouro, porcelana, compósito) aparece para permitir somente a detecção de cáries marginais. A consistência de leituras acuradas tem sido questionada,[115,116] como a situação com selantes de fissuras existentes, especialmente quando visualmente opaca.[117,118]

Estudos comparando o QLF com o dispositivo fluorescente de diodo sugere igual confiabilidade, embora técnicas de QLF pareçam melhores na determinação da perda mineral.[119]

Técnicas de *tomografia de coerência óptica sensitiva-polarizada* (OCT) têm tido sucesso em imagens de tecido duro e mole na cavidade oral, provendo análise numérica das propriedades ópticas da superfície e subsuperfície do esmalte. Em níveis de pesquisa usando um feixe IR-próximo (λ 1.310 nm), a detecção de cáries é possível tanto no nível de superfície quanto debaixo de restaurações com compósitos e selantes[120,121] (Cap. 17). Outros dispositivos espectroscópicos usam o fenômeno efeito-Raman para quantificar a perda de mineral associada a cáries dentais.[122,124]

PREVENÇÃO DE CÁRIES COM LASER

Recente trabalho com o laser de Nd:YAG em 1989, ostensivamente utilizado para investigar sua capacidade de corte do dente, revelou alterações termicamente induzidas na hidroxiapatita carbonatada no esmalte, a partir da estrutura cristalina ordenada para a formação de mineral amorfo. Esses achados predominaram nas margens das cavidades irradiadas com laser, sugerindo a possibilidade da ação benéfica de baixos parâmetros de emissão. Da mesma forma, tal mineral tem alta resistência à dissolução ácida comparado com os cristais originais. Isso levou a uma defesa de tais técnicas laser em selante de fissura para dentes posteriores erupcionados.[125-128]

Durante a geração de luz em um laser de CO_2, o baixo decaimento a partir do estado energizado pode resultar em comprimentos de onda adicionais produzidos (mas não emitidos) a partir deste laser (9.300, 9.600, 10.300, e 10.600 nm). Se um curto comprimento de onda, ou seja, outro que não aquele usual de 10.600 nm, é selecionado, o coeficiente de absorção da hidroxiapatita carbonatada (radical carbonado) aumenta muito.[129,130] Featherstone e colaboradores na Universidade da Califórnia, São Francisco, têm investigado extensivamente um laser ultrapulsado de 9.300 nm e 9.600 nm experimental. A alta seletividade desses comprimentos de onda na segmentação e remoção do grupo carbonato a partir da molécula do mineral do esmalte resulta em um grande aumento do composto ácido-resistente.[131-134] Adicionalmente, o mineral alterado tem alta absorção de fluoreto aplicado topicamente, com a expectativa de resistência ácida ainda maior e a prevenção de cáries (Cap. 17).[135]

CONCLUSÃO

A odontologia restauradora está evoluindo a partir da necessidade de tratar doenças dentais, em especial as cáries. Esta necessidade está frequentemente acompanhada pelos requerimentos da manutenção da força integral dos dentes durante a função e do estabelecimento de uma interface sadia entre a restauração e o tecido mole suportado por tecido duro, na prevenção de futuro colapso e para permitir a manutenção, tudo dentro de uma crescente demanda de pacientes orientados para o tratamento sem dor e estético. Da mesma forma, o cuidado dental profissional demanda um diagnóstico correto, tratamento interceptivo, e prevenção terapêutica da doença dental. Esses fatores suprem a necessidade do potencial para a energia fotônica do laser em interagir com os vários cromóforos-alvo, ablação efetiva ou modificar a estrutura precisa e previsivelmente.

Para a realização clínica dos procedimentos restauradores comuns, surgem muitas situações nas quais o laser pode substituir instrumentação convencional e alcançar resultados comparáveis ou melhores. Para o paciente, o uso do laser pode representar uma oportunidade para sentir menos estresse e dor no tratamento restaurador, com menores efeitos pós-operatórios.

Referências

1. Beltrán-Aguilar ED, Barker LK, Canto MT, et al: Centers for Disease Control and Prevention (CDC): Surveillance for dental caries, dental sealants, tooth retention, edentulism, and enamel fluorosis—United States, 1988-1994 and 1999-2002, *MMWR Surveill Summ* 54(3):1-43, 2005.
2. Al Malik M, Rehbini Y: Prevalence of dental caries, severity, and pattern in age 6 to 7-year-old children in a selected community in Saudi Arabia, *J Contemp Dent Pract* 7(2):1-8, 2006.
3. Osborne JW, Summitt JB: Extension for prevention: is it relevant today? *Am J Dent* 11(4):189-196, 1998.
4. Qvist V, Johannessen L: Progression of approximal caries in relation to iatrogenic preparation damage, *J Dent Res* 71(7):1370-1373, 1992.
5. Baldissara P, Catapano S: Clinical and histological evaluation of thermal injury thresholds in human teeth: a preliminary study, *J Oral Rehabil* 24(11):791-801, 1997.
6. Beazoglou T, Eklund S, Heffley D, et al: Economic impact of regulating the use of amalgam restorations, *Public Health Rep* 122:657-663, 2007.
7. United Kingdom Government Department of Health: *Dental Practice Board report*, London, 2006, HMSO.
8. Hörsted-Bindslev P, Heyde-Petersen B, Simonsen P, Baelum V: Tunnel or saucer-shaped restorations: a survival analysis, *Clin Oral Invest* 9(4):233-238, 2005.
9. Martin FE: Adhesive bonding: some clinical considerations, *Ann R Australas Coll Dent Surg* 18:30-35, 2006.
10. Breschi L, Mazzoni A, Ruggeri A, et al: Dental adhesion review: aging and stability of the bonded interface, *Dent Mater* 24(1):90-101, 2008.
11. Freitas PM, Navarro RS, Barros JA, de Paula Eduardo C: The use of Er:YAG laser for cavity preparation: an SEM evaluation, *Microsc Res Tech* 70(9):803-808, 2007.
12. Banerjee A, Watson TF, Kidd EA: Dentine caries excavation: a review of current techniques, *Br Dent J* 188(9):476-482, 2000.
13. Pellagalli J, Gimbel C, Hansen R, et al: Investigational study of the use of the Er:YAG laser versus the drill for caries removal and cavity preparation: phase 1, *J Clin Laser Med Surg* 15:109, 1997.
14. Keller U, Hibst R: Effects of Er:YAG laser in caries treatment: a clinical pilot study, *Lasers Surg Med* 20:32, 1997.
15. Mjör IA, Odont D: Pulp-dentin biology in restorative dentistry. Part 2. Initial reactions to preparation of teeth for restorative procedures, *Quintessence Int* 32(7):537-551, 2001.
16. Ozturk B, Usumez A, Ozturk AN, Ozer F: In vitro assessment of temperature change in the pulp chamber during cavity preparation, *J Prosthet Dent* 91(5):436-440, 2004.
17. Vaughn RC, Peyton FA: The influence of rotational speed on temperature rise during cavity preparation, *J Dent Res* 30(5):737-744, 1951.
18. Rizoiu I, Kohanghadosh F, Kimmel AI, Eversole LR: Pulpal thermal responses to an erbium,chromium: YSGG pulsed laser hydrokinetic system, *Oral Surg Oral Med Oral Pathol Oral Radiol Endod* 86(2):220-223, 1998.
19. Paghdiwala AF, Vaidyanathan TK, Paghdiwala MF: Evaluation of erbium:YAG laser radiation of hard dental tissues: analysis of temperature changes, depth of cuts and structural effects, *Scan Microsc* 7(3):989-997, 1993.
20. Oelgiesser D, Blasbalg J, Ben-Amar A: Cavity preparation by Er-YAG laser on pulpal temperature rise, *Am J Dent* 16(2):96-98, 2003.
21. Maiman TH: Stimulated optical radiation in ruby, *Nature* 187:493-494, 1960.
22. Ito S, Saito T, et al: Water content and apparent stiffness of non-caries versus caries-affected human dentin, *J Biomed Mater Res B Appl Biomater* 72(1):109-116, 2005.
23. Bassi G, Chawla S, Patel M: The Nd:YAG laser in caries removal, *Br Dent J* 177(7):248-250, 1994.
24. Cox CJ, Pearson GJ, Palmer G: Preliminary in vitro investigation of the effects of pulsed Nd:YAG laser radiation on enamel and dentine, *Biomaterials* 15(14):1145-1151, 1994.
25. Harris DM, White JM, Goodis H, et al: Selective ablation of surface enamel caries with a pulsed Nd:YAG dental laser, *Lasers Surg Med* 30(5):342-350, 2002.
26. Yamada MK, Watari F: Imaging and non-contact profile analysis of Nd:YAG laser-irradiated teeth by scanning electron microscopy and confocal laser scanning microscopy, *Dent Mater J* 22(4):556-568, 2003.
27. McDonald A, Claffey N, Pearson G, et al: The effect of Nd:YAG pulse duration on dentine crater depth, *J Dent* 29(1):43-53, 2001.
28. Goodis HE, White JM, Marshall GW Jr, et al: Effects of Nd: and Ho:yttrium-aluminium-garnet lasers on human dentine fluid flow and dental pulp-chamber temperature in vitro, *Arch Oral Biol* 42(12):845-854, 1997.
29. Seka W, Fried D, Featherstone JD, Borzillary SF: Light deposition in dental hard tissue and simulated thermal response, *J Dent Res* 74(4):1086-1092, 1995.
30. Srimaneepong V, Palamara JE, Wilson PR: Pulpal space pressure and temperature changes from Nd:YAG laser irradiation of dentin, *J Dent* 30(7-8):291-296, 2002.
31. Lan WH, Chen KW, Jeng JH, et al: A comparison of the morphological changes after Nd-YAG and CO_2 laser irradiation of dentin surfaces, *J Endod* 26(8):450-453, 2000.
32. Yamada MK, Uo M, Ohkawa S, et al: Three-dimensional topographic scanning electron microscope and Raman spectroscopic analyses of the irradiation effect on teeth by Nd:YAG, Er:YAG, and CO_2 lasers, *J Biomed Mater Res B Appl Biomater* 71(1):7-15, 2004.
33. Keller U, Raab WH, Hibst R: Pulp reactions during erbium YAG laser irradiation of hard tooth structure, *Dtsch Zahnarztl Z* 46(2):158-160, 1991.
34. Hibst R, Keller U: Mechanism of Er:YAG laser–induced ablation of dental hard substances, *Proc SPIE* 1880:156-162, 1993.
35. Fried D: IR laser ablation of dental enamel, *Proc SPIE* 3910:136-148, 2000.
36. Walsh JT Jr, Cummings JP: Effect of the dynamic optical properties of water on mid infrared laser ablation, *Lasers Surg Med* 15:295-305, 1994.
37. Apel C, Meister J, Ioana RS, et al: The ablation threshold of Er:YAG and Er:YSGG laser radiation in dental enamel, *Lasers Med Sci* 17:246-252, 2002.

38. Harashima T, Kinoshita J, Kimura Y, et al: Morphological comparative study on ablation of dental hard tissues at cavity preparation by Er:YAG and Er,Cr:YSGG lasers, *Photomed Laser Surg* 23:52-55, 2005.
39. Meister J, Franzen R, Forner K, et al: Influence of the water content in dental enamel and dentin on ablation with erbium YAG and erbium YSGG lasers, *J Biomed Opt* 11(3):340-350, 2006.
40. Wigdor H, Abt E, Ashrafi S, Walsh JT Jr: The effect of lasers on dental hard tissues, *J Am Dent Assoc* 124(2):65-70, 1993.
41. Featherstone JDB, Nelson DGA: Laser effects on dental hard tissues, *Adv Dent Res* 1:21-26, 1987.
42. Zuerlein MJ, Fried D, Featherstone JDB, Seka W: Optical properties of dental enamel in the mid-IR determined by pulsed photothermal radiometry, *J Select Top Quantum Electron* 5:1083-1089, 1999.
43. Nelson DGA, Featherstone JDB: The preparation, analysis and characterization of carbonated apatites, *Calcif Tiss Int* 34:S69-S81, 1982.
44. Featherstone JDB, Fried D: Fundamental interactions of lasers with dental hard tissues, *Med Laser Appl* 16:181-194, 2001.
45. Cozean C, Arcoria CJ, Pelagalli J, Powell GL: Dentistry for the 21st century? Erbium:YAG laser for teeth, *J Am Dent Assoc* 128(8):1080-1087, 1997.
46. Curti M, Rocca JP, Bertrand MF, Nammour S: Morpho-structural aspects of Er:YAG prepared class V cavities, *J Clin Laser Med Surg* 22(2):119-123, 2004.
47. Mercer CE, Anderson P, Davis GR: Sequential 3D X-ray microtomographic measurement of enamel and dentine ablation by an Er:YAG laser, *Br Dent J* 194(2):99-104, 2003.
48. Mehl A, Kremers L, Salzmann K, Hickel R: 3D volume-ablation rate and thermal side effects with the Er:YAG and Nd:YAG laser, *Dent Mater* 13(4):246-251, 1997.
49. Dostalova T, Jelinkova H, Krejsa O, Hamal H: Evaluation of the surface changes in enamel and dentin due to possibility of thermal overheating induced by erbium:YAG laser radiation, *Scan Microsc* 10(1):285-290, 1996.
50. Freiberg RJ, Cozean C: Pulsed erbium laser ablation of hard dental tissue: the effects of atomised water spray vs water surface film, *Proc SPIE* 4610:74-84, 2002.
51. Rizoiu I, Kohanghadosh F, Kimmel AI, Eversole LR: Pulpal thermal responses to an erbium, chromium:YSGG pulsed laser hydrokinetic system, *Oral Surg Oral Med Oral Pathol Oral Radiol Endod* 86(2):220-223, 1998.
52. Paghdiwala AF, Vaidyanathan TK, Paghdiwala MF: Evaluation of erbium:YAG laser radiation of hard dental tissues: analysis of temperature changes, depth of cuts and structural effects, *Scan Microsc* 7(3):989-997, 1993.
53. Oelgiesser D, Blasbalg J, Ben-Amar A: Cavity preparation by Er:YAG laser on pulpal temperature rise, *Am J Dent* 16(2):96-98, 2003.
54. Baldissara P, Catapano S, Scotti R: Clinical and histological evaluation of thermal injury thresholds in human teeth: a preliminary study, *J Oral Rehabil* 24(11):791-801, 1997.
55. Spierings TA, Peters MC, Plasschaert AJ: Thermal trauma to teeth, *Endod Dent Traumatol* 1(4):123-129, 1985.
56. Watson TF, Cook RJ: The influence of bur blade concentricity on high-speed tooth-cutting interactions: a video-rate confocal microscopic study, *J Dent Res* 74(11):1749-1755, 1995.
57. Aoki A, Ishikawa I, Yamada T, et al: Comparison between Er:YAG laser and conventional technique for root caries in vitro, *J Dent Res* 77:1401-1414, 1998.
58. Evans DJ, Matthews S, Pitts N, et al: A clinical evaluation of an erbium:YAG laser for dental cavity preparation, *Br Dent J* 188:677-679, 2000.
59. Levy G, Koubi GF, Miserendino LJ: Cutting efficiency of a mid-infrared laser on human enamel, *J Endod* 24(2):97-101, 1998.
60. Khabbaz MG, Makropoulou MI, Serafetinides AA, et al: Q-switched versus free-running Er:YAG laser efficacy on the root canal walls of human teeth: a SEM study, *J Endod* 30(8):585-588, 2004.
61. Hibst R: Mechanical effects of erbium:YAG laser bone ablation, *Lasers Surg Med* 12(2):125-130, 1992.
62. Pozner JM, Goldberg DJ: Histologic effect of a variable pulsed Er:YAG laser, *Dermatol Surg* 26(8):733-736, 2000.
63. Polletto TJ, Ngo AK, Tchapyjnikov A, et al: Comparison of germanium oxide fibers with silica and sapphire fiber tips for transmission of erbium:YAG laser radiation, *Lasers Surg Med* 38(8):787-791, 2006.
64. Alves PR, Aranha N, Alfredo E, et al: Evaluation of hollow fiberoptic tips for the conduction of Er:YAG laser, *Photomed Laser Surg* 23(4):410-415, 2005.
65. Nash R, Colonna M: Crown and veneer preparation using the Er,Cr:YSGG Waterlase hard and soft tissue laser, *Contemp Esthet Restorative Pract* October 2002.
66. Usumez A, Aykent F: Bond strengths of porcelain laminate veneers to tooth surfaces prepared with acid and Er,Cr:YSGG laser etching, *J Prosthet Dent* 90(1):24-30, 2003.
67. Borsatto MC, Corona SA, de Araújo FP, et al: Effect of Er:YAG laser on tensile bond strength of sealants in primary teeth, *J Dent Child* 74(2):104-108, 2007.
68. Gurgan S, Kiremitci A, Cakir FY, et al: Shear bond strength of composite bonded to erbium:yttrium-aluminum-garnet laser–prepared dentin, *Lasers Med Sci* Dec 12, 2007.
69. Boyde A: Enamel structure and cavity margins, *Oper Dent* 1:13-28, 1976.
70. Chinelatti MA, Ramos RP, Chimello DT, et al: Influence of the use of Er:YAG laser for cavity preparation and surface treatment in microleakage of resin-modified glass ionomer restorations, *Oper Dent* 29:430-436, 2004.
71. Corona SA, Borsatto MC, Pecora JD, et al: Assessing microleakage of different class V restorations after Er:YAG laser and bur preparation, *J Oral Rehabil* 30:1008-1014, 2003.
72. Corona SA, Borsatto M, Dibb RG, et al: Microleakage of class V resin composite restorations after bur, air-abrasion or Er:YAG laser preparation, *Oper Dent* 26:491-497, 2001.
73. Niu W, Eto JN, Kimura Y, et al: A study on microleakage after resin filling of class V cavities prepared by Er:YAG laser, *J Clin Laser Med Surg* 16:227-231, 1998.
74. Gutknecht N, Apel C, Schafer C, Lampert F: Microleakage of composite fillings in Er,Cr:YSGG laser–prepared class II cavities, *Lasers Surg Med* 28:371-374, 2001.
75. Harashima T, Kinoshita J, Kimura Y, et al: Morphological comparative study on ablation of dental hard tissues at cavity preparation by Er:YAG and Er,Cr:YSGG lasers, *Photomed Laser Surg* 23(1):52-55, 2005.
76. Stock K, Hibst R, Keller U: Comparison of Er:YAG and Er:YSGG laser ablation of dental hard tissues, *Proc SPIE* 3192:88-95, 2000.
77. Belikov AV, Erofeev AV, Shumilin VV, Tkachuk AM: Comparative study of the 3um laser action on different hard tissue samples using free running pulsed Er-doped YAG, YSGG, YAP and YLF lasers, *Proc SPIE* 2080:60-67, 1993.
78. Mercer C, Anderson P, Davis G: Sequential 3D x-ray microtomographic measurement of enamel and dentine ablation by an Er:YAG laser, *Br Dent J* 194:99-104, 2003.
79. Kim BM, Feit MD, Rubenchik AM, et al: Influence of pulse duration on ultrashort laser pulse ablation of biological tissues, *J Biomed Opt* 6(3):332-338, 2001.
80. Fried D, Ragadio J, Champion A: Residual heat deposition in dental enamel during IR laser ablation at 2.79, 2.94, 9.6, and 10.6 μm, *Lasers Surg Med* 29(3):221-229, 2001.

81. Dela Rosa A, Sarma AV, Jones RS, et al: Peripheral thermal and mechanical damage to dentin with microsecond and sub-microsecond 9.6 μm, 2.79 μm, and 0.355 μm laser pulses, *Lasers Surg Med* 35(3):214-228, 2004.
82. Fried D, Ragadio J, Akrivou M, et al: Dental hard tissue modification and removal using sealed transverse excited atmospheric-pressure lasers operating at λ 9.6 and 10.6 μm, *J Biomed Opt* 6(2):231-238, 2001.
83. Kim ME, Jeoung DJ, Kim KS: Effects of water flow on dental hard tissue ablation using Er:YAG laser, *J Clin Laser Med Surg* 21(3):139-144, 2003.
84. Fried D, Ashouri N, Breunig T, Shori R: Mechanism of water augmentation during IR laser ablation of dental enamel, *Lasers Surg Med* 31(3):186-193, 2002.
85. Hossain M, Nakamura Y, Yamada Y, et al: Ablation depths and morphological changes in human enamel and dentin after Er:YAG laser irradiation with or without water mist, *J Clin Laser Med Surg* 17(3):105-109, 1999.
86. Malamed SF: Pain and anxiety control in dentistry, *J Calif Dent Assoc* 21:35-41, 1993.
87. Penfold CN: Pain-free oral surgery, *Dent Update* 20:421-426, 1993.
88. Maskell R: Pain-free dental treatment is changing dentistry's image, *Probe (Lond)* 33(9):36-37, 1991.
89. Delfi J: Public attitudes toward oral surgery: results of a Gallup poll, *J Oral Maxillofac Surg* 55:564-567, 1997.
90. Whitters CJ, Hall A, Creanor SL, et al: A clinical study of pulsed Nd:YAG laser–induced pulpal analgesia, *J Dent* 23:145-150, 1995.
91. Orchardson R, Whitters CJ: Effect of HeNe and pulsed Nd:YAG laser irradiation on intradental nerve responses to mechanical stimulation of dentine, *Lasers Surg Med* 26:241-249, 2000.
92. Chaiyavej S, Yamamoto H, Takeda A, Suda H: Response of feline intradental nerve fibers to tooth cutting by Er:YAG laser, *Lasers Surg Med* 27:341-349, 2000.
93. Takamori K, Furukawa H, Morikawa Y, et al: Basic study on vibrations during tooth preparations caused by high speed drilling and Er:YAG laser irradiation, *Lasers Surg Med* 32(1):25-31, 2003.
94. Smith TA, Thompson JA, Lee WE: Assessing patient pain during dental laser treatment, *J Am Dent Assoc* 124:90-95, 1993.
95. Kato J, Moriya K, Jayawardena JA, Wijeyeweera RL: Clinical application of Er:YAG laser for cavity preparation in children, *J Clin Laser Med Surg* 21:151-155, 2003.
96. Dostalova T, Jelinkova H, Kucerova H, et al: Noncontact Er:YAG laser ablation: clinical evaluation, *J Clin Laser Med Surg* 16:273-282, 1998.
97. Matsumoto K, Nakamura Y, Mazeki K, Kimura Y: Clinical dental application of Er:YAG laser for class V cavity preparation, *J Clin Laser Med Surg* 14:123-127, 1996.
98. Turkun M, Turkun L, et al: Bactericidal effect of Er,Cr:YSGG laser on *Streptococcus mutans*, *Dent Mater J* 25(1):81-86, 2006.
99. Schoop U, Kluger W, et al: Bactericidal effect of different lasers systems in the deep layers of dentin, *Lasers Surg Med* 35(2):111-116, 2004.
100. Bjelkhagen H, Sundström F: A clinically applicable laser luminescence method for the early detection of dental caries, *IEEE J Quantum Electron* 17:266-270, 1981.
101. Bjelkhagen H, Sundström F, Angmar-Månsson B, Ryden H: Early detection of enamel caries by the luminescence excited by visible laser light, *Swed Dent J* 6:1-7, 1982.
102. Hafström-Björkman U, Sundström F, de Josselin de Jong E, et al: Comparison of laser fluorescence and longitudinal microradiography for quantitative assessment of in vitro enamel caries, *Caries Res* 26:241-247, 1992.
103. de Josselin de Jong E, Sundström F, Westerling H, et al: A new method for in vivo quantification of changes in initial enamel caries with laser fluorescence, *Caries Res* 29:2-7, 1995.
104. Stookey GK: Optical methods: quantitative light fluorescence, *J Dent Res* 83(suppl):C84-C88, 2004.
105. Heinrich-Weltzien R, Kühnisch J, van der Veen M, et al: Quantitative light-induced fluorescence (QLF): a potential method for the dental practitioner, *Quintessence Int* 34:181-188, 2003.
106. van der Veen MH, Buchalla W, de Josselin de Jong E: QLF technologies: recent advances. In Stookey GK, editor: *Early detection of dental caries*. III. Proceedings of the 6th Conference, Indianapolis, 2003, Indiana University School of Dentistry, pp 291-304.
107. Emami Z, Al-Khateeb S, de Josselin de Jong E, et al: Mineral loss in incipient caries lesions quantified with laser fluorescence and longitudinal microradiography: a methodologic study, *Acta Odontol Scand* 54:8-13, 1996.
108. Hibst R, Gall R: Development of a diode laser–based fluorescence detector, *Caries Res* 32:294, 1998.
109. Hibst R, Paulus R: Caries detection by red excited fluorescence: investigations on fluorophores, *Caries Res* 33:295, 1999.
110. Lussi A, Megert B, Longbottom C, et al: Clinical performance of a laser fluorescence device for detection of occlusal caries lesions, *Eur J Oral Sci* 109:14-19, 2001.
111. Bader JD, Shugars DA: A systematic review of the performance of a laser fluorescence device for detecting caries, *J Am Dent Assoc* 135:1413-1426, 2004.
112. Huth KC, Neuhaus KW, Gygax M, et al: Clinical performance of a new laser fluorescence device for detection of occlusal caries lesions in permanent molars, *Dentistry* Oct 17, 2008.
113. Braga M, Nicolau J, Rodrigues CR, et al: Laser fluorescence device does not perform well in detection of early caries lesions in primary teeth: an in vitro study, *Oral Health Prev Dent* 6(2):165-169, 2008.
114. Bengtson AL, Gomes AC, Mendes FM, et al: Influence of examiner's clinical experience in detecting occlusal caries lesions in primary teeth, *Pediatr Dent* 27(3):238-243, 2005.
115. Bamzahim M, Aljehani A, Shi XQ: Clinical performance of DiagnoDent in the detection of secondary carious lesions, *Acta Odontol Scand* 63(1):26-30, 2005.
116. Boston DW: Initial in vitro evaluation of DiagnoDent for detecting secondary carious lesions associated with resin composite restorations, *Quintessence Int* 34(2):109-116, 2003.
117. Krause F, Braun A, Frentzen M, Jepsen S: Effects of composite fissure sealants on IR laser fluorescence measurements, *Lasers Med Sci* 23(2):133-139, 2008.
118. Gostanian HV, Shey Z, Kasinathan C, et al: An in vitro evaluation of the effect of sealant characteristics on laser fluorescence for caries detection, *Pediatr Dent* 28(5):445-450, 2006.
119. Shi XQ, Tranaeus S, Angmar-Månsson B: Comparison of QLF and DiagnoDent for quantification of smooth surface caries, *Caries Res* 35(1):21-26, 2001.
120. Fried D, Xie J, Shafi S, et al: Imaging caries lesions and lesion progression with polarization sensitive optical coherence tomography, *J Biomed Opt* 7:618-627, 2002.
121. Jones RS, Staninec M, Fried D: Imaging artificial caries under composite sealants and restorations, *J Biomed Opt* 9:1297-1304, 2004.
122. Ribeiro A, Rousseau C, Girkin J, et al: A preliminary investigation of a spectroscopic technique for the diagnosis of natural caries lesions, *J Dent* 33:73-78, 2005.
123. Rousseau C, Poland S, Girkin JM, et al: Development of fibre-optic confocal microscopy for detection and diagnosis of dental caries, *Caries Res* 41(4):245-251, 2007.

124. Ko AC, Hewko M, Sowa MG, et al: Early dental caries detection using a fibre-optic coupled polarization-resolved Raman spectroscopic system, *Opt Express* 16(9):6274-6284, 2008.
125. Harazaki M, Hayakawa K, Fukui T, et al: The Nd-YAG laser is useful in prevention of dental caries during orthodontic treatment, *Bull Tokyo Dent Coll* 42(2):79-86, 2001.
126. Hossain M, Nakamura Y, Kimura Y, et al: Effect of pulsed Nd:YAG laser irradiation on acid demineralization of enamel and dentin, *J Clin Laser Med Surg* 19(2):105-108, 2001.
127. Tsai CL, Lin YT, Huang ST, Chang HW: In vitro acid resistance of CO_2 and Nd-YAG laser–treated human tooth enamel, *Caries Res* 36:423-429, 2002.
128. Kwon YH, Kwon OW, Kim HI, Kim KH: Nd:YAG laser ablation and acid resistance of enamel, *Dent Mater J* 22(3):404-411, 2003.
129. Konishi N, Fried D, Staninec M, Featherstone JD: Artificial caries removal and inhibition of artificial secondary caries by pulsed CO_2 laser irradiation, *Am J Dent* 12:213-216, 1999.
130. Mullejans R, Eyrich G, Raab WH, Frentzen M: Cavity preparation using a super-pulsed 9.6-µm CO_2 laser: a histological investigation, *Lasers Surg Med* 30:331-336, 2002.
131. Featherstone JD, Barrett-Vespone NA, Fried D, et al: CO_2 laser inhibitor of artificial caries-like lesion progression in dental enamel, *J Dent Res* 77:1397-1403, 1998.
132. Kantorowitz Z, Featherstone JD, Fried D: Caries prevention by CO_2 laser treatment: dependency on the number of pulses used, *J Am Dent Assoc* 129:585-591, 1998.
133. Goodis HE, Fried D, Gansky S, et al: Pulpal safety of 9.6 µm TEA CO_2 laser used for caries prevention, *Lasers Surg Med* 35:104-110, 2004.
134. McCormack SM, Fried D, Featherstone JD, et al: Scanning electron microscope observations of CO_2 laser effects on dental enamel, *J Dent Res* 74:1702-1708, 1995.
135. Tepper SA, Zehnder M, Pajarola GF, Schmidlin PR: Increased fluoride uptake and acid resistance by CO_2 laser-irradiation through topically applied fluoride on human enamel in vitro, *J Dent* 32:635-641, 2004.

Laser em Odontopediatria

Lawrence Kotlow, DDS

Em 1960, o Dr. Theodore Maiman, trabalhando na teoria da amplificação da luz proposta por Albert Einstein, criou o primeiro laser.[1] Oitenta anos depois do artigo de Einstein de 1917, o primeiro laser de érbio para tecido dental duro foi liberado para comercialização pela U.S. Food and Drug Administration (FDA). Desde então, a Odontologia sofreu mudanças drásticas no tratamento das doenças e alterações dos tecidos moles e tecidos duros. Na Odontopediatria, os principais objetivos são a prevenção e a interceptação das doenças orais e alterações dos tecidos moles de modo que os pacientes não relutem em ir ao dentista. Se esses objetivos principais de prevenção e interceptação não forem atingidos, os clínicos restauram os dentes doentes e reparam ou eliminam as condições dos tecidos moles.

Preocupações com a visita ao dentista normalmente surgem devido ao uso de agulhas para anestesiar os tecidos duros e moles. Outros estímulos nocivos (p. ex., barulho da turbina de alta rotação, cheiro do dente preparado com a caneta de alta rotação, vibrações durante o preparo do dente) contribuem para o desenvolvimento de fobias dentais. Lasers representam um salto quântico no tratamento de todos os pacientes, especialmente o paciente pediátrico.

TIPOS DE LASER

FAMÍLIA DOS LASERS DE ÉRBIO

O desenvolvimento da família dos lasers de érbio (Er:YAG e Er,Cr:YSGG) tornou o tratamento das crianças mais seguro e fácil. O atendimento odontológico com laser mudou a maneira com que os dentistas preparam dentes doentes, o modo de ablação do osso e o tratamento das alterações dos tecidos moles e doenças. Um padrão totalmente novo de cuidados está se tornando uma realidade. O laser de érbio tem ajudado a criar uma atmosfera positiva, com a maioria dos pacientes pediátricos em tratamento da cárie dental sem medo.[2,3]

Os benefícios dos lasers tornaram-se bem-documentados na última década. O laser de érbio é uma alternativa ao uso convencional da broca e à restauração, muitas vezes permitindo ao dentista usar as caneta de alta e baixa rotação para completar os procedimentos (p. ex., preparos cavitários extensos para amálgama), sem a necessidade de anestesia local. Lasers de érbio têm a capacidade única de ablação de tecidos duros (osso, dentina, esmalte), bem como de executar procedimentos em tecidos moles.[4-7] Com capacidades semelhantes, a família de lasers de érbio inclui érbio dopado com ítrio-alumínio-granada (Er:YAG) 2940nm e érbio, cromo dopado com ítrio-escândio-gálio-granada (Er,Cr:YSGG) 2.780nm.

As principais diferenças entre os fabricantes de lasers de érbio são as variedades de peças de mão e pontas e, mais importante, os parâmetros que cada fabricante incorpora no equipamento específico. Esses parâmetros incluem a variabilidade dos ajustes de milijoules (mJ), hertz (Hz) e das durações de pulso. Outras diferenças criticamente importantes incluem o sistema de entrega (fibra *vs.* guia de onda oco *vs.* braço articulado), quantidade e tipo de treinamento oferecido (prático *vs.* CD e manual de instruções) e a garantia sobre uma peça cara do equipamento (acima de 90 mil dólares). Aplicar o conhecimento da física do laser permite ao dentista ajustar cada parâmetro, reduzindo a necessidade de anestesia local, e proporcionar um bom controle do sangramento durante os procedimentos cirúrgicos de tecidos moles. Além disso, os ajustes adequados permitem ao dentista realizar um atendimento odontológico minimamente invasivo, removendo apenas o tecido cariado e preservando a estrutura dos dentes saudáveis.

LASERS PARA TECIDOS MOLES

Complementando os lasers de érbio, está um segundo grupo, os lasers para tecidos moles. Uma variedade de comprimentos de onda é útil para os procedimentos em tecido mole. Os principais lasers de tecidos moles atualmente utilizados incluem o dióxido de carbono (CO_2),[8,9] neodímio dopado com YAG (Nd:YAG)[10], e os lasers de diodo.[11,12] Estes lasers de tecidos moles não têm capacidade para ablação de tecido duro. Embora os lasers de Nd:YAG tenham autorização da FDA para a ablação de cárie de primeiro grau em esmalte, o processo é extremamente vagaroso e tedioso e tem sido essencialmente substituído pela família dos lasers de érbio.

LASERS DE BAIXA POTÊNCIA

O terceiro grupo de lasers útil nos cuidados pediátricos são os *fotobioestimuladores* (PBS), ou laser de *baixa potência* (LLLT – Low-level laser therapy).[13-15] Os comprimentos de onda do

CO_2, diodo, érbio e lasers de Nd:YAG são classificados pelo FDA como lasers Classe IV devido à capacidade de ablação de tecido. Entretanto, a FDA classifica os equipamentos de baixa potência (LLLT) como lasers de Classe III com "nenhum risco significativo" (NSR), pois produzem menos de 500 mW de energia. Os efeitos fotobioestimuladores desses lasers são geralmente rotulados como *terapia com laser de baixa potência* (LLLT).

Os lasers de baixa potência (LLLT) não causam aumento da temperatura no tecido irradiado, mas particularmente produzem seus efeitos a partir da fotobioestimulação (ou modulação) no interior do tecido irradiado. Esses lasers não são capazes de realizar ablação do tecido. Essas unidades são geralmente lasers de diodo semicondutores consistindo de índio-gálio-alumínio-fosfato (InGaAlP), na faixa de 630 a 700 nm, ou gálio-alumínio-arsênio (GaAlAs), na faixa de 800 a 830 nm. Esses lasers podem penetrar até a profundidade de 2 a 3 cm, dependendo do exato comprimento de onda usado e do tecido irradiado.

Fora da odontologia, FDA aprovou o uso do laser de baixa potência na medicina para condições tais como síndrome do túnel do carpo e no tratamento da dor. Aplicações dentais atualmente devem ser consideradas de uso "*off-label*" (não autorizado pela FDA). Apesar destes lasers de baixa potência serem seguros, deve-se tomar cuidado, e as contraindicações devem incluir o uso durante a gravidez, presença de neoplasias, e próximo aos olhos ou, em alguns casos, sobre a glândula tireoide[16] (Cap. 15).

AUXILIARES E BENEFÍCIOS

Para otimizar os benefícios do laser ao integrá-lo à prática da odontopediatria, outras tecnologias também devem ser consideradas. Procedimentos dentais com laser são parte de uma nova abordagem na prática de uma odontologia conservadora, indolor envolvendo flúor, radiografia digital e aumento (microscópico) visual. O incremento de tecnologias tais como a radiografia digital permite um diagnóstico mais precoce da cárie e o uso de lasers minimamente invasivos antes que lesões se tornem maiores. Com o uso de um laser para tecidos duros e a melhora dos materiais adesivos atualmente disponíveis, o dentista pode remover com precisão somente o tecido dental cariado e, assim, preservar mais estrutura dental sadia do que com as técnicas convencionais.

Algum grau de aumento visual é altamente recomendado ao dentista durante o uso de lasers. Os lasers habilitam o profissional a realizar a micro-odontologia já que pode remover as áreas minuciosas de tecido duro cariado que não foi facilmente visualizado. Ao executar os procedimentos em tecidos moles, é benéfico usar a ampliação para ver a área cirúrgica.[17,18] As lupas são uma excelente opção para uma melhor visualização; entretanto, a limitação da ampliação faz com que a aquisição de um microscópio cirúrgico odontológico seja o investimento ideal. O autor tem usado um microscópio cirúrgico odontológico desde 2001 e tem encontrado crianças que aceitam sem dificuldades e que permanecem completamente imóveis durante os procedimentos odontológicos.

> **Dica Clínica:** Os odontopediatras apreciam os muitos benefícios do uso de isolamento absoluto com dique de borracha. Quando os procedimentos operatórios são realizados com laser, o uso de anestesia local pode não ser necessário para a remoção de tecido cariado. Para utilizar o dique de borracha sem a necessidade de anestesia local, o autor utiliza um grampo nº 3 com uma quantidade pequena de anestésico tópico. Essa técnica permite ao cirurgião-dentista colocar o dique sem causar desconforto à criança. Da mesma forma, o uso de um mordedor de borracha durante o tratamento previne a criança de acidentalmente fechar a boca e quebrar a ponta do laser. Uma alternativa excelente ao dique de borracha é o sistema Isolite para isolamento (Isolite system, Santa Barbara, Califórnia). A unidade isolite incorpora todos os benefícios do dique de borracha com a adição de uma fonte de luz inerente, um mordedor de borracha e um sistema de evacuação de alta potência. A unidade isolite também previne que a água seja retirada do dente durante a remoção da cárie, ao contrário do sugador normal de alto volume. Isso previne a desidratação do dente, que pode causar o desconforto ao paciente durante a odontologia a laser.

LASERS NA PRÁTICA DA ODONTOPEDIATRIA

A família dos lasers de érbio foi inicialmente desenvolvida, fabricada e comercializada somente para procedimentos em tecidos duros envolvendo esmalte, dentina, cemento e osso. Somente com esforços subsequentes dos pioneiros do laser de érbio e apelos dos fabricantes, muitos procedimentos em tecidos moles foram adicionados à lista de procedimentos aprovados pela FDA para os lasers érbio.

Nenhum comprimento de onda único pode ser usado para realizar todos os procedimentos odontológicos, mas o autor acredita que a família dos lasers érbio é a melhor "para fins diversos" na odontopediatria. Os lasers de érbio irradiam principalmente a água tecidual e a hidroxiapatita e eliminam o cheiro e a vibração associados às peças de mão dentais. Além disso, a necessidade de anestesia local é reduzida significativamente durante a remoção do esmalte, dentina e cárie dental. Os lasers são bactericidas, proporcionando assim uma defesa adicional contra a infecção nos tecidos moles e cáries recorrentes no tecido duro.

Os lasers têm levado a uma reavaliação do preparo da cavidade dental e a uma mudança fundamental na prática da odontologia restauradora. Precisamos agora reavaliar e muitas vezes modificar os princípios da "extenção para a prevenção" de G.V. Black com o conceito da *micro-odontologia minimamente invasiva*. O uso dos lasers de érbio para restaurar a cárie incipiente em tecido duro fornece um meio livre de estresse para o dente ser restaurado com mínima invasão e geralmente sem anestesia local.[19,20] Outros benefícios para o paciente em relação aos métodos convencionais incluem a redução do número de visitas ao consultório necessárias aos procedimentos restauradores, diminuindo o tempo de cicatrização para procedimentos em tecidos moles, eliminando a necessidade de sutura e reduzindo a necessidade de medicação para a dor pós-operatória e antibióticos.

A eficácia do uso de lasers de tecido duro é segura e bem-documentada na literatura. O laser de Nd:YAG tem uma utilidade limitada no tratamento da cárie dental mas é aprovado para a remoção de cáries superficiais pigmentadas.[21] No entanto, a família do laser de érbio é de escolha e mais prática para a remoção de cáries profundas em esmalte, dentina e cemento. O laser de érbio pode ser utilizado para restaurar dentes decíduos e permanentes, novamente com mínima ou nenhuma anestesia local. Na maioria dos casos, as crianças não necessitam de anestésico local para restaurações Classes I, II, III, IV, ou V utilizando materiais adesivos.

Por meio do conceito de procedimentos restauradores minimamente invasivos, o laser de érbio permite ao operador remover apenas o tecido doente, preservando, assim, muito mais a estrutura não afetada do dente saudável. Lasers também previnem microfraturas que ocorrem no esmalte, durante o uso das peças de mão dentais convencionais. Nos casos em que as restaurações metálicas são as preferidas, o efeito analgésico do laser de baixa potência pode permitir que o dentista faça um preparo restaurador usando uma peça de mão convencional sem anestesia. Os lasers de érbio criam o seu efeito da ablação por serem absorvidos pela água no interior da hidroxiapatita da estrutura dental. Isso aquece a água de dentro do mineral, criando microexplosões da hidroxiapatita para fora do dente. O laser de érbio é absorvido pela água, e o tecido duro cariado tem mais conteúdo de água do que tecidos duros saudáveis, e, portanto, os lasers de érbio são mais específicos para a cárie do que instrumentos convencionais. Instrumentos convencionais (peças de mão, abrasão a ar, colher de dentina) removem o que estiver em seu caminho. Lasers de érbio removem preferencialmente o tecido com maior conteúdo de água (cariado), deixando o tecido com menor conteúdo de água (saudável) não afetado[22] (Cap. 11).

A Tabela 12-1 enumera os vários usos dos lasers em odontopediatria.

PROCEDIMENTOS EM TECIDO DURO

ANALGESIA PARA COLOCAÇÃO DE SELANTES E REMOÇÃO DE CÁRIES

Ambos os lasers cirúrgicos e de baixa potência (LLLT) podem produzir um efeito analgésico nos dentes. O laser de baixa

Tabela 12-1 — Procedimentos Odontopediátricos e o Uso de Vários Lasers

Procedimento	Érbio	Diodo	CO₂	Nd:YAG	Baixa Potência*
Investimento	U$35.000+	U$2.500+	U$35.000+	U$20.000+	U$3.500+
Remoção de cárie	Sim	Não	Não	Extremamente limitada	Não
Ablação óssea	Sim	Não	Não	Não	Não
Hemostasia	Razoável a boa	Excelente	Excelente	Muito boa	Limitada
Efeito analgésico nos dentes	Sim	Limitado	Muito limitado	Limitado	Sim
Bactericida	Sim	Sim	Sim	Sim	Não
Menos dor pós-operatória	Sim	Sim	Sim	Sim	Sim
Tratamento da úlcera aftosa	Sim	Sim	Sim	Sim	Sim
Pulpotomia	Sim	Sim	Sim	Sim	Não
Correção do freio maxilar	Sim	Sim	Sim	Sim	Não
Correção do freio mandibular	Sim	Sim	Sim	Sim	Não
Correção do freio lingual	Sim	Sim	Sim	Sim	Não
Recontorno gengival	Sim	Sim	Sim	Sim	Não
Gengivectomia	Sim	Sim	Sim	Sim	Não
Biópsia	Sim	Sim	Sim	Sim	Não
Consolidação de tecido	Sim	Sim	Sim	Sim	Não
Herpes primária	Sim	Sim	Sim	Sim	Sim
Herpes labial	Sim	Sim	Sim	Sim	Sim
Terapia periodontal	Uso seletivo	Sim	Sim	Sim	Não
Remoção das varizes	Uso limitado	Sim	Sim	Sim	Não

*Fotobioestimulação (PBS), Terapia a laser de baixa potência (LLLT).

potência é posicionado sobre as áreas oclusais e radiculares do dente para criar esse efeito analgésico. Um resultado semelhante pode ser produzido usando lasers cirúrgicos no modo desfocado de dois a três minutos. Lasers com durações de pulso extremamente curtas são muito eficientes para produzir esse efeito. A colocação de selantes, restaurações de resina preventivas e remoção de cáries Classe I, Classe III e Classe V podem ser realizadas usando lasers de érbio com mínima ou nenhuma anestesia local. Em caso de cáries profundas, pode-se realizar essa técnica para a remoção de estrutura dental com turbinas de alta rotação ou de baixa rotação sem o uso de anestésico local e sem o desconforto do paciente. A analgesia através do laser de baixa potência é uma técnica sensível (Cap. 15).

REMOÇÃO DE CÁRIE COM O LASER DE ÉRBIO

Preparos cavitários Classe II são mais demorados quando são utilizados lasers; no entanto, usar os parâmetros corretos permitirá que o procedimento seja realizado com sucesso e sem desconforto para o paciente. Em geral, preparar o dente para uma coroa de aço ou outro tipo de coroa é possível, mas geralmente não é prático, pois leva muito tempo. Cada laser de érbio tem diferentes durações de pulso, ajustes de Hz/mJ, diâmetros de ponta (produção de diferentes diâmetros de saída de feixe/spot size) de diferentes materiais, e diferentes taxas de fluxo de ar e água entregues através da peça de mão. Portanto, é impossível incluir os ajustes sugeridos para cada procedimento. No entanto, as generalidades a seguir se aplicam a todos os procedimentos da Dentística operatória com laser de érbio, com base no modo em que o comprimento de onda do érbio é absorvido pelo tecido irradiado, no diâmetro do feixe (Cap. 2), e na absorção preferencial do laser de érbio pela água:

1. Quanto maior o teor de água do tecido, mais facilmente o laser de érbio vai cortá-lo. Portanto, em tecido muito cariado (com maior teor de água) cortará mais facilmente – e necessitará menor potência – do que em tecido pouco cariado.

2. Cortar o esmalte saudável (menor teor de água) será mais difícil do que qualquer outro tecido duro e, portanto, exigirá maior potência.

3. Os lasers de érbio são absorvidos pela água na hidroxiapatita. Em áreas de fluoretação as superfícies oclusais dentais são geralmente compostas por *fluorapatita*, em vez de hidroxiapatita. Uma vez que os lasers de érbio não são bem-absorvidos por fluorapatita, pode ser difícil iniciar um preparo para cárie do tipo Classe I ou Classe II em um molar permanente inferior, com muitas fóssulas e fissuras de fluorapatita. Para esses procedimentos, o tratamento deve começar com uma broca indicada para *perfuração de fissuras*, que pode desgastar a camada externa da fluorapatita, deixando a hidroxiapatita exposta. As brocas para esse procedimento podem ser usadas nas fóssulas e fissuras sem anestesia local, já que são usadas apenas na superfície do esmalte, que não apresenta inervação.

4. Ao aprofundar o preparo cavitário, passando do desgaste do esmalte para a dentina, o clínico deve ajustar os protocolos da energia mais alta para a mais baixa por dois motivos:

    a. O esmalte não é inervado, porém a dentina é composta dos túbulos dentinários, que têm tecido nervoso, e, uma vez que o esmalte sofre ablação para expor a junção amelodentinária (DEJ), os protocolos devem ser diminuídos. A maioria dos lasers de érbio apresenta protocolos com potências predefinidas, que são menores para a dentina do que para o esmalte. Como o laser desgasta o esmalte cariado, e a dentina fica exposta, o tecido nervoso nos túbulos dentinários expostos pode ser afetado pelo ar ou pela água do laser, o que o paciente percebe como dor. A redução dos parâmetros quando o clínico se aproxima da DEJ, faz com que o paciente possa não ter nenhuma sensação.

    b. Ao se deslocar de um tecido mais calcificado (saudável) para um tecido menos calcificado (com maior teor de água), os parâmetros devem ser reduzidos. A dentina possui um maior conteúdo de água que o esmalte, logo o laser irá desgastar a dentina mais rapidamente do que o esmalte, possivelmente cortando a dentina muito rapidamente, levando à excessiva remoção de estrutura dental.

5. O conhecimento do diâmetro do feixe/spot size e da densidade de potência permite a seleção da ponta de safira ou de quartzo apropriada para o procedimento (Cap. 2). Com a escolha de brocas esféricas nº 1 ou nº 6 de acordo com a quantidade de cárie, a escolha do tamanho correto da ponta do laser irá afetar a eficácia do processo. Preparos Classe V geralmente são amplos, porém não profundos; portanto deve-se procurar um diâmetro do feixe/spot size maior para esses preparos, com a seleção de uma ponta larga. Uma fissura oclusal pequena pode ser estreitada vestibulolingualmente ou mediodistalmente caso se estenda em profundidade no dente. Um pequeno diâmetro do feixe/spot size seria mais eficaz para esse procedimento, dessa forma uma ponta laser de pequeno diâmetro seria apropriada. Outros preparos cavitários exigiriam pontas de tamanhos diferentes, com base na largura e profundidade da cárie. Devido à relação inversa que existe entre a densidade de potência e spot size, uma mudança no diâmetro da ponta durante o processo exigiria uma modificação nos parâmetros do laser.

6. Ao realizar preparos cavitários Classe V que se estendem subgengivalmente, pode ser impossível completar o procedimento sem a realização de uma gengivectomia. Quando se muda do tratamento de tecido duro para o de tecidos moles, o spray de água deve ser desligado. O uso do spray de água durante a ablação do tecido mole com um laser de érbio não possibilitará que ocorra a hemostasia adequada dos tecidos moles. Uma vez concluído esse procedimento nos tecido moles, o spray de água deve ser ativado para concluir o procedimento. Os parâmetros de energia também devem ser ajustados.

As Figuras 12-1 a 12-5 mostram a remoção de cáries Classe I a V com o laser de érbio. A Figura 12-6 mostra o resultado da instrumentação convencional com anestesia local em um paciente pediátrico.

Dica Clínica: O autor sugere a colocação de uma matriz metálica nos dentes adjacentes durante o uso do laser em preparos Classe II para evitar o desgaste de dentes adjacentes hígidos (Fig. 12-2, A).

PROCEDIMENTOS EM TECIDOS MOLES

Uma ampla variedade de procedimentos em tecidos moles pode ser realizada com lasers no consultório odontopediátrico.[23-29] Os laser de érbio podem ser usados para realizar muitos procedimentos com pouco ou nenhum sangramento quando usados com níveis de energia menores do que para tecidos duros, e sem spray de água. Em alguns casos, entretanto, os lasers de diodo, CO_2, ou Nd:YAG são melhores para este procedimento. Os pacientes com distúrbios sanguíneos (p. ex., doença de von Willebrand, hemofilia) ou aqueles que usam anticoagulantes (p. ex., aspirina, varfarina) se beneficiarão da capacidade superior hemostática destes lasers.

Os procedimentos com laser em tecidos moles na Pediatria incluem:
- Correções do freio maxilar.
- Correções do freio mandibular.
- Correções do freio lingual.
- Tratamento da dor ou infecção da pericoronarite.
- Remoção de tecido hiperplásico causado por drogas ou pela higiene oral deficiente em pacientes ortodônticos.
- Biópsias.
- Tratamento da úlcera aftosa e herpes labial.
- Pulpotomias.
- Capeamento direto.
- Exposição de dente não irrompido.

Dica Clínica: A fumaça do laser pode conter benzeno, formaldeído, DNA viral, e outros carcinógenos em potencial. É importante que a equipe dental use as medidas de prevenção adequadas para a fumaça; recomenda-se fortemente máscaras de filtração de 0,1 mícron para todos os procedimentos realizados com laser.

CORREÇÃO DO FREIO

As indicações para a correção do freio no paciente bebê, criança ou adolescente variam da incapacidade de sucção em recém-nascidos às patologias da fala nas crianças e aos problemas ortodônticos nos pacientes pré-adolescentes e adolescentes. A correção de um freio alterado, seja por bisturi,

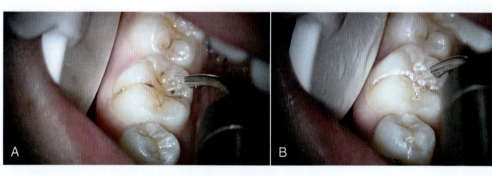

FIGURA 12-1 • **A**, Cárie Classe I. **B**, Remoção com laser de érbio.

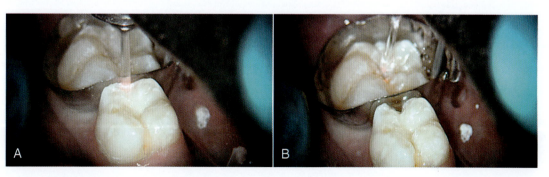

FIGURA 12-2 • **A**, Cárie Classe II. Matriz metálica colocada no dente adjacente para prevenir a remoção acidental de sua estrutura. **B**, Remoção de cárie Classe II com laser de érbio.

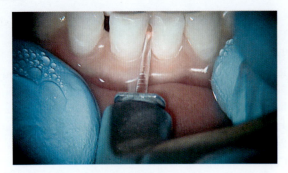

FIGURA 12-3 • Remoção de cárie Classe III em incisivos centrais permanentes com laser de érbio.

eletrocauterização ou laser, é basicamente a mesma: a remoção das fibras causando o problema. Os três tipos de frenectomia são lingual, maxilar anterior e mandibular anterior.

Correção de Problemas na Amamentação

Os pais têm muitas preocupações quando se recomenda um tratamento cirúrgico menor para bebês e crianças pequenas. Um cenário comum envolve os exames físico e sanguíneo pré-operatórios; cirurgia matinal com jejum nas seis horas antecedentes; anestesia geral no centro cirúrgico; e desconforto pós-operatório por poucos dias. O clínico pode ter ouvido as seguintes perguntas sobre o tratamento pediátrico:

- Este é um procedimento opcional?
- A criança realmente precisa ser submetida à anestesia geral? A criança não é muito jovem para realizar uma frenectomia sob anestesia geral?
- O procedimento pode ser postergado até que a criança fique mais velha (e o centro cirúrgico "mais seguro")?
- O paciente pediátrico não deveria ser encaminhado a um cirurgião bucomaxilofacial, a um cirurgião geral, ou a um cirurgião de cabeça e pescoço?
- Pais: "Por que não podemos esperar para ver se o problema se autocorrige conforme nosso filho amadurece?"
- "Eu não quero deixar meu filho passar por este procedimento pois eu tive uma dor horrível quando fiz isso quando criança."

Embora essas objeções possam ter sido criadas antes da introdução dos lasers na odontologia, elas ainda refletem como alguns pais, amigos, parentes e médicos reagem quando uma criança nasce com uma anomalia dental como um freio lingual anormal ou a inserção do freio maxilar anterior que deve ser corrigido. As mães atuais procuram dar conforto e nutrição ao seu recém-nascido por meio da amamentação, que consideram como a melhor maneira de garantir que seu filho receba a melhor e mais segura nutrição. Quando acontece algum problema e a mãe consulta um especialista em lactação, o diagnóstico de um freio lingual curto ou preso com ou sem o freio maxilar preso pode ser a principal causa do problema de amamentação.[30-35]

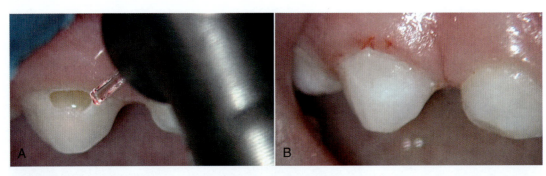

FIGURA 12-4 • **A,** Remoção de cárie Classe V combinada com gengivectomia. Ambos os procedimentos foram realizados com laser de érbio. **B,** Visão pós-operatória imediata da restauração.

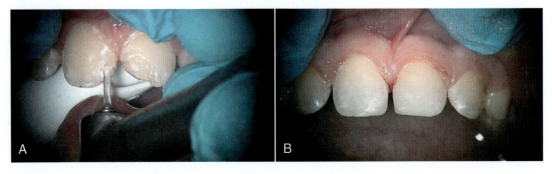

FIGURA 12-5 • **A,** Preparos cavitários Classe V a laser de érbio em incisivos centrais superiores fraturados por trauma. **B,** Fraturas restauradas.

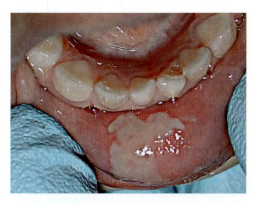

FIGURA 12-6 • Mordedura de lábio em uma criança resultante do uso de anestésico local. A capacidade de realizar dentística restauradora sem a injeção de anestésico local faz com que este procedimento seja uma relíquia da odontologia do século XXI.

Um dos procedimentos mais satisfatórios que o autor oferece é a correção da incapacidade do recém-nascido de mamar. Um freio lingual curto, que ocorre em aproximadamente 3% a 4% dos bebês, pode preveni-lo de pegar corretamente o mamilo da mãe. Isso pode resultar em um bebê que não consegue ganhar o peso apropriado mesmo mamando a cada duas horas, e, para a mãe, em períodos de amamentação dolorosos acompanhados de mamilos doloridos, mastite dolorosa, e, eventualmente, com a mamadeira substituindo a amamentação de seu filho.[25,36-40]

A correção do freio com laser é uma opção segura, simples, rápida, e significativamente mais barata que a cirurgia convencional. Qualquer laser odontológico atualmente disponível (Nd:YAG, diodo, CO_2, érbio) pode realizar este procedimento literalmente em segundos, sem a necessidade de centro cirúrgico ou anestesia geral e em uma rápida visita ao consultório, geralmente menos doloroso que a injeção de anestesia local, e permitindo que a mãe comece a amamentar eficientemente e de modo menos doloroso.

O procedimento é realizado colocando a criança em um dispositivo de estabilização ou embrulhando a criança em um cobertor pequeno. Eleva-se a língua usando um posicionador lingual fenestrado e coloca-se uma pequena quantidade de anestésico tópico. Se o comprimento da onda do laser de érbio é selecionado, não se usa água. Não há necessidade de sutura. A criança retorna em cinco a seis dias para um exame de acompanhamento (Figs. 12-7 e 12-8).

Frenectomia Maxilar e Mandibular

Embora todos os comprimentos de onda possam ser usados com sucesso para realizar as frenectomias maxilar e mandibular, os pacientes com distúrbios de sangramento que necessitam de hemostasia durante uma cirurgia nos tecidos moles beneficiam-se do uso de lasers de diodo, CO_2, ou Nd:YAG. Estes três tipos de lasers são muito melhores que os lasers de érbio para a realização de hemostasia imediatamente depois da correção do freio. Os pacientes com sangramento ou distúrbios de coagulação podem ser tratados com esses lasers sem intervenção médica evitando uma possível hospitalização para prevenir ou tratar complicações de sangramento pós-cirúrgicas, assim como gastos com medicação. A Figura 12-9 ilustra a frenectomia maxilar anterior com laser em uma criança com doença de von Willebrand. Em casos de pacientes comprometidos sistemicamente tais como este, é altamente recomendada uma conversa consultiva por telefone com o médico principal.

Dica Clínica: Para a maioria dos pacientes, o autor recomenda uma pequena quantidade de anestesia local depois de aplicar uma pequena quantidade de anestésico tópico sobre a área. Para todas as correções de freio maxilar, deve-se puxar suavemente o lábio para cima enquanto se realiza a ablação do tecido. Durante a ablação do freio mandibular, deve-se puxar o lábio inferior conforme o laser realiza a ablação do tecido. Em ambas as correções dos freios, maxilar e mandibular, é importante que os pais separem a área ferida duas vezes por dia puxando o lábio superior para cima ou puxando o lábio inferior para baixo. Isto é efetivo na prevenção da reinserção deste tecido. Logo em seguida deve-se dar instruções pós-operatórias cuidadosamente para prevenir a necessidade de procedimentos de enxerto inferior (Fig. 12-10).

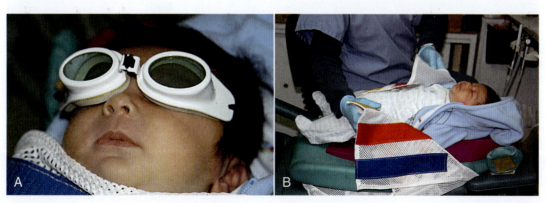

FIGURA 12-7 • Recém-nascido com um dia de vida incapaz de mamar preparado para a cirurgia com laser. **A**, Usando óculos de proteção específicos para o comprimento de onda. **B**, Paciente colocado em um dispositivo de estabilização protetor.

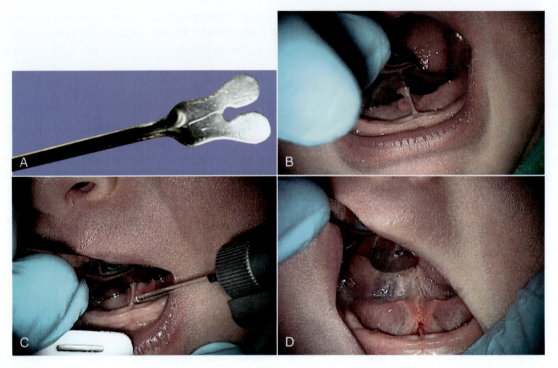

FIGURA 12-8 • Correção do freio lingual em um bebê de um dia de vida da Figura 12-7. **A,** Posicionador lingual fenestrado usado para estabilizar a língua. **B,** Aspecto pré-operatório do bebê necessitando de correção do freio lingual devido à incapacidade de mamar. **C,** Aspecto transoperatório da frenectomia lingual. Não foi utilizada anestesia local. **D,** Aspecto pós-operatório imediato.

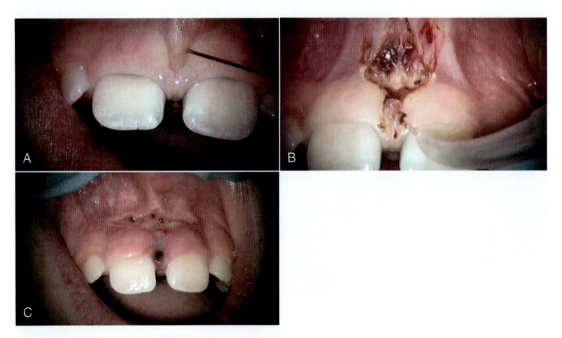

FIGURA 12-9 • Correção de freio maxilar em paciente pediátrico com discrasia sanguínea (doença de von Willebrand). **A,** Aspecto pré-operatório. **B,** Aspecto pós-operatório imediato. **C,** Aspecto do sexto dia pós-operatório. Este caso foi realizado com laser de diodo de 980 nm.

Correção do Freio Lingual

Para auxiliar no diagnóstico e tratamento do freio lingual, o autor criou um sistema de classificação baseado na distância entre a origem do freio na ponta da língua até a inserção do freio na mandíbula. A inserção do freio normal apresenta mais do que 16 mm até a ponta da língua.[25] O comprimento de um freio Classe I varia de 12 a 16 mm; de um Classe II, de 8 a 12 mm; de um Classe III, de 4 a 8 mm; e de um Classe IV, de 0 a 4 mm.

Quando a inserção do freio é menor que 8 mm, o autor normalmente recomenda a correção. Se o paciente é recém-nascido ou está na adolescência, a correção do freio lingual é facilmente feita através de qualquer comprimento de onda em 15 a 30 segundos. Cuidados pós-operatórios incluem analgésicos sem necessidade de prescrição médica em caso de desconforto. Para prevenir a recidiva, instrui-se o responsável a estimular exercícios com a língua da criança e o alongamento da área diariamente. A consulta de retorno é agendada após seis a sete dias (Figs. 12-11 e 12-12).

Dica Clínica: O autor aconselha o uso de um *posicionador lingual fenestrado* (Miltex). Quando o tecido do freio é um tecido fibroso fino, a anestesia local normalmente é desnecessária. Quando o tecido do freio é espesso e fibroso, a anestesia local deve ser utilizada e será necessária uma única sutura na ponta de liberação final para prevenir a recidiva. Se o freio é denso ou muscular, após ser anestesiado, segure-o com auxílio de uma pinça hemostática, colocada perto da base da língua. A excisão com o laser é realizada no lado exposto da pinça hemostática, e não sobre a superfície da pinça hemostática que toca a língua.

Os lasers de diodo e de Nd:YAG são absorvidos por cromóforos pigmentados, como a hemoglobina, que é abundante em áreas vasculares como o assoalho da boca. Os lasers de CO_2 e érbio são absorvidos pela água, que é abundante na mucosa do assoalho da boca. O clínico sem experiência com o laser deve colocar rolos de algodão ou gaze molhada no assoalho da boca para proteger os tecidos delicados de algum desvio da energia do laser. Além disso, deve-se evitar o tratamento significativamente inferior na superfície lingual dos incisivos inferiores devido à proximidade das glândulas sublinguais.

TECIDO GENGIVAL HIPERPLÁSICO

Quando ao final do posicionamento ortodôntico dos dentes anteriores ocorre uma hipertrofia gengival, ou quando a terapia ortodôntica em si causa a hipertrofia gengival devido à má higiene oral, o laser pode ser uma opção útil para aumentar o comprimento da coroa e dar ao paciente um sorriso mais estético. Dependendo do comprimento de onda utilizado e da quantidade de remoção de tecido necessário, esse procedimento pode ser realizado sem anestesia local. Pacientes que têm tecido hiperplásico induzido por drogas, através do uso da fenitoína (Dilantin), bem como receptores de órgãos transplantados usando a ciclosporina, também podem reduzir e remodelar o tecido com lasers[41,42] (Figs. 12-13 a 12-15).

REMOÇÃO DE LESÃO E BIÓPSIA

Lesões fibróticas, crescimentos gengivais, mucocele, e outros tipos de lesões podem ser removidos com rapidez e segurança utilizando lasers. A remoção da lesão geralmente requer uma anestesia local (Figs. 12-16 e 12-17). Este tópico é discutido em detalhes no Capítulo 6.

HERPES LABIAL E ÚLCERA AFTOSA

Duas das lesões orais mais debilitantes em crianças são o herpes labial recidivante e as aftas. Os lasers dentais podem aliviar imediatamente as lesões por úlcera aftosa[43,44] e frequentemente interromper ou reduzir as lesões do herpes labial. O tratamento dessas lesões é geralmente realizado em baixa intensidade e no modo desfocado. O propósito não é realizar ablação do tecido, mas modificar o epitélio superficial da lesão (Figs. 12-18 e 12-19).

Informações relatadas indicam que a úlcera aftosa não se repete no local específico tratado com laser, mas a razão para isto é desconhecida.

O tratamento do herpes labial envolve a passagem da ponta do laser lentamente sobre toda a porção do lábio que está infectada, até que se observe uma alteração esbranquiçada na coloração do tecido. Isso geralmente envolve o tratamento de uma metade inteira do lábio envolvido. O processo leva de 1 a 2 minutos, geralmente sem anestesia. Quando as lesões semelhantes a herpes são tratadas assim que aparecem os primeiros sinais da infecção, elas podem ser eliminadas.

Dica Clínica: Durante o tratamento de úlceras aftosas, certifique-se de que a área tratada inclui toda a lesão, bem como, pelo menos, 3 a 5 mm lateralmente à borda do halo eritematoso que marca esta lesão. Se uma pequena área de tecido saudável ao redor da lesão não for tratada juntamente com toda a lesão, a úlcera retornará.

PERICORONITE (OPERCULITIS)

A inflamação pericoronária ou infecção da gengiva ao redor da coroa do dente durante a erupção dos molares pode causar desconforto ao paciente. Esse tecido pode ser removido com qualquer comprimento de onda do laser. Se for escolhido o laser de érbio, este não deve entrar em contato com o esmalte, ou uma pequena área de tecido duro pode sofrer ablação. A vantagem do laser de érbio é que se pode usar apenas a anestesia tópica. Em outros comprimentos de onda para o tratamento de pericoronarite, a anestesia local é necessária. A desvantagem potencial do uso do laser de érbio é a menor hemostasia no pós-operatório do que em outros comprimentos de onda, e o menor risco de ablação de tecido duro já que o tecido mole foi removido (Fig. 12-20).

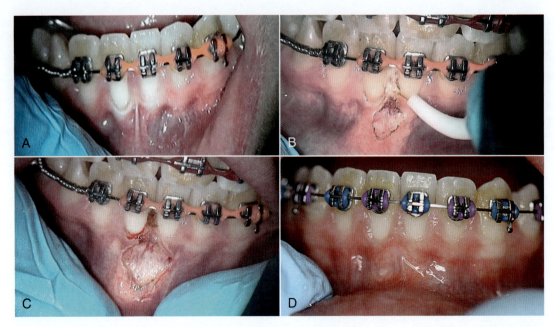

FIGURA 12-10 • Paciente pediátrico com retração causada por um freio lingual aberrante. **A,** Aspecto pré-operatório. **B,** Aspecto transoperatório da frenectomia lingual. **C,** Aspecto pós-operatório imediato. **D,** Aspecto pós-operatório após seis meses. Este caso foi realizado com laser de diodo de 810 nm.

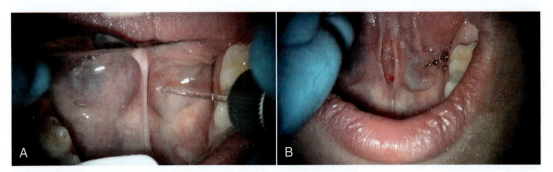

FIGURA 12-11 • **A,** Correção de freio lingual em uma criança de três anos usando somente anestésico tópico. **B,** Aspecto pós-operatório imediato. Este caso foi realizado com um laser de érbio.

CONSOLIDAÇÃO DE TECIDOS COM LASER

Para as crianças que desenvolvem fissuras e rachaduras nos lábios, os lasers podem ser usados para consolidar/soldar o tecido.[45,46] O objetivo não é a ablação de tecido, logo é utilizada baixa potência no modo desfocado. O tecido parece autossoldado, melhorando a cicatrização. O efeito bactericida do laser também promove a cicatrização (Fig. 12-21).

MESIODENTES IMPACTADOS

Os lasers podem ser utilizados para a remoção cirúrgica do mesiodentes. O laser substitui o bisturi no corte do tecido palatino para acesar o dente incluso. A área deve ser anestesiada. Se o osso está cobrindo o dente, ou se o dente está anquilosado, e o corte de dentes ou osso é necessário, os lasers de érbio podem ser utilizados para o procedimento de tecido duro. Separa-se o tecido mole do osso por meio de um elevador periosteal. As vantagens dos lasers incluem a redução do tempo de cicatrização, efeitos bactericidas no local da cirurgia, e redução significativa do desconforto pós-cirúrgico (Fig. 12-22).

LESÕES VASCULARES NO LÁBIO INFERIOR

Uma lesão vascular se apresenta como um nódulo macio, azulado, discreto e indolor abaixo do epitélio do lábio inferior. Apesar de normalmente se manifestar após os 40 anos de idade, o paciente mostrado na Figura 12-23 apresentou uma lesão vascular na idade de oito anos. Essas lesões, muitas vezes aparecem como o resultado de um ferimento no lábio. O tratamento envolve duas etapas, primeiro a utilização do laser

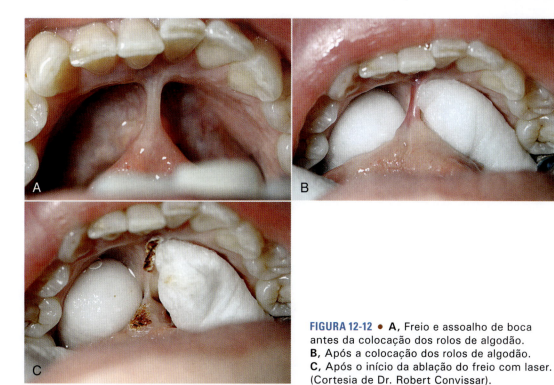

FIGURA 12-12 • **A,** Freio e assoalho de boca antes da colocação dos rolos de algodão. **B,** Após a colocação dos rolos de algodão. **C,** Após o início da ablação do freio com laser. (Cortesia de Dr. Robert Convissar).

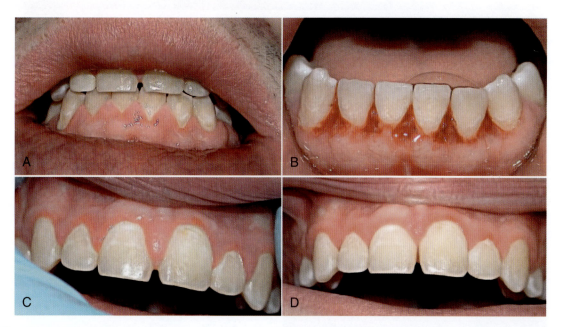

FIGURA 12-13 • Hiperplasia gengival induzida por fenitoína. **A,** Visão anterior mandibular. **B,** Visão anterior mandibular imediatamente após a cirurgia com laser. **C,** Visão da maxilar anterior. **D,** Visão anterior da maxila, imediatamente após a cirurgia.

fora de contato com potência baixa (<1 W) por alguns minutos para a penetração em profundidade da lesão, que é rica em hemoglobina, portanto, pode-se preferir o laser de Nd:YAG ou de diodo. Após a lesão absorver energia suficiente, qualquer laser pode ser utilizado em contato para abrir o tecido e remover o sangue seco remanescente.[47-51]

EXPOSIÇÃO DENTAL PARA BANDAGEM ORTODÔNTICA

A remoção de tecido mole cobrindo um dente permanente não erupcionado geralmente não requer anestesia local. Todos os lasers podem realizar esse tratamento; porém, deve-se tomar cuidado com a angulação da ponta do laser sobre o tecido. O

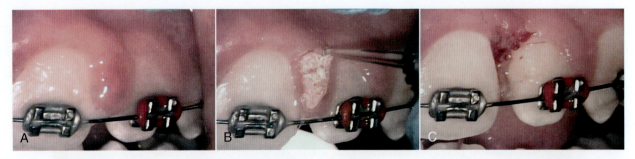

FIGURA 12-14 • Remoção com laser de hipertrofia gengival interproximal utilizando anestesia tópica. **A,** Visão pré-operatória. **B,** Visão intraoperatória. **C,** Visão pós-operatória imediata.

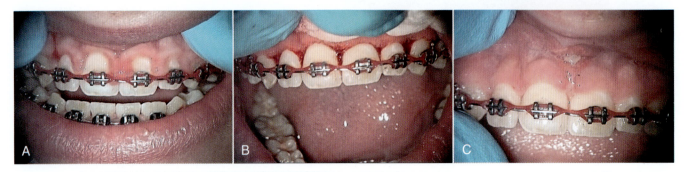

FIGURA 12-15 • Remoção com laser de uma hiperplasia gengival induzida ortodonticamente. **A,** Visão pré-operatória. **B,** Visão pós-operatória imediata. **C,** Visão pós-operatória após cinco dias e meio.

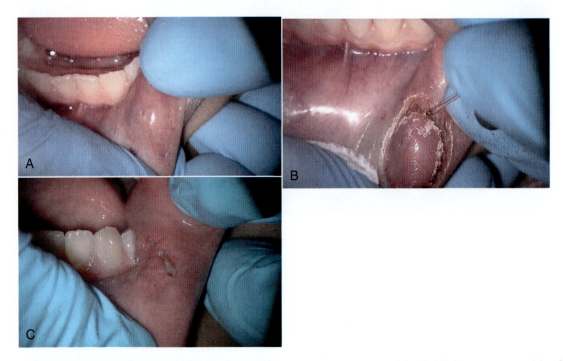

FIGURA 12-16 • Biópsia com laser de uma extensa lesão intraoral. **A,** Visão pré-operatória. **B,** Visão transoperatória. **C,** Visão pós-operatória após seis dias. Diagnóstico da patologia: mucocele. Um laser de érbio foi utilizado para realizar este procedimento.

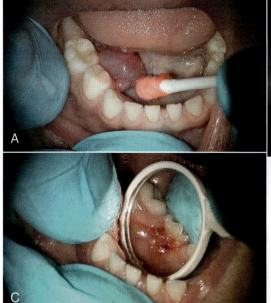
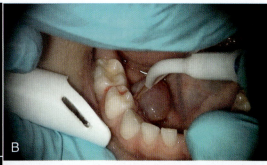

FIGURA 12-17 • Biópsia com laser de uma lesão ampla, pedunculada anexada ao tecido gengival lingual do primeiro molar decíduo. Diagnóstico: desconhecido. **A,** Visão pré-operatória. **B,** Visão transoperatória. **C,** Visão pós-operatória imediata. Diagnóstico da patologia: neurofibroma. Um laser de diodo de 980 nm foi utilizado para realizar este procedimento.

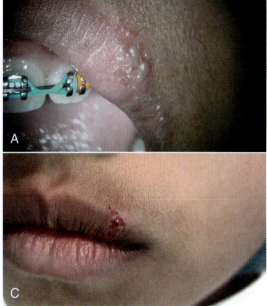
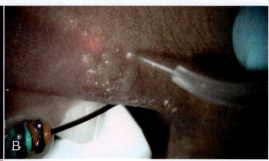

FIGURA 12-18 • Herpes labial tratado com laser de diodo 810. **A,** Lesões iniciais desenvolvendo-se no lábio superior. **B,** Tratamento cirúrgico com laser de diodo sem contato. Nenhum anestésico local foi utilizado. **C,** Visão pós-operatória após 24 horas.

contato direto de um laser de érbio com o dente pode realizar ablação e causar lesões à estrutura dental. O contato direto com outros comprimentos de onda pode causar a carbonização do esmalte, que é facilmente polido com uma escova profilática ou um disco de borracha (Fig. 12-24) (Consulte o Cap. 13).

PULPOTOMIA E PULPECTOMIA

Dentes decíduos que têm a polpa exposta como resultado de cáries, da remoção mecânica de tecido cariado, ou de procedimentos preventivos em dentes severamente desgastados necessitam de pulpotomia ou pulpectomia.[52,53] Em uma *pulpotomia*, conforme definido pela American Academy of Pediatric Dentistry, a polpa coronária é amputada e os remanescentes da superfície do tecido radicular vital da polpa são tratados com um medicamento (p. ex., formocresol, sulfato férrico)[54] ou com a eletrocauterização para preservar a saúde da polpa. O agregado trióxido mineral (MTA) tem sido usado também como agente forrador terapêutico do tecido pulpar remanescente.[55]

A pulpectomia é definida como um procedimento no tecido pulpar do canal radicular, que é irreversivelmente contaminado ou necrótico em consequência de cárie ou trauma. O objetivo de ambos os procedimentos é manter um dente funcional e sem dor, sem patologia até que o dente decíduo esfolie normalmente e ocorra a erupção do dente permanente

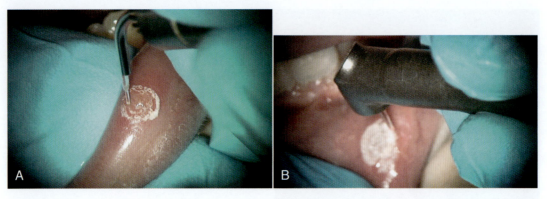

FIGURA 12-19 • Tratamento da úlcera aftosa usando um laser de érbio. **A,** Visão transoperatória. **B,** Lesão branca ao final do tratamento.

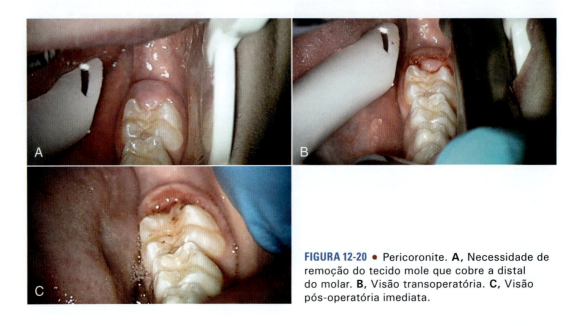

FIGURA 12-20 • Pericoronite. **A,** Necessidade de remoção do tecido mole que cobre a distal do molar. **B,** Visão transoperatória. **C,** Visão pós-operatória imediata.

subjacente, ou até que o dente esteja adequadamente desenvolvido para o tratamento definitivo do canal radicular.

Os lasers são uma alternativa eficaz para o tratamento pulpar, com o benefício adicional de fornecer a terapia pulpar sem introduzir produtos químicos no organismo das crianças, pois, caso sejam utilizados, pequenas quantidades de formocresol podem ser absorvidas e distribuídas por todo o corpo da criança minutos após a sua utilização no local da pulpotomia,[56] e os pais podem preocupar-se com o efeito de tais medicamentos.

A pulpotomia é uma das indicações clínicas para o uso de lasers.[29,57,58] O sucesso do tratamento pode retardar a necessidade de extração de um dente decíduo não vital até que um mantenedor de espaço possa ser inserido. Os lasers são uma alternativa segura, eficaz e não química para as pulpotomias.[59,60] Com mais de seis anos de resultados em mais de 5.000 pulpotomias com laser apresentando excelentes resultados, o autor pode confirmar a segurança e a eficácia desta técnica em crianças sem a utilização de produtos químicos ou eletrocirurgia (Fig. 12-25).

PROCEDIMENTOS COMBINADOS

A vantagem do comprimento de onda do érbio é que ele pode ser utilizado para procedimentos em tecidos duros e em tecidos moles como mostrado na Figura 12-26.

TERAPIA COM LASER DE BAIXA POTÊNCIA (FOTOBIOESTIMULAÇÃO)

Como discutido anteriormente, a eficácia dos lasers de baixa potência (LLLT), também conhecidos como "lasers frios", é apoiada por mais de 2.500 estudos, embora muitos deles sejam malcontrolados e não satisfaçam os critérios médicos ocidentais (Cap. 15).

Os usos pediátricos descritos nesta seção não estão bem-documentados na literatura mas foram reveladas como modalidades de tratamento bem-sucedidas nos consultórios do autor e de muitos outros dentistas que utilizam os lasers de baixa potência. O uso da laserterapia no consultório

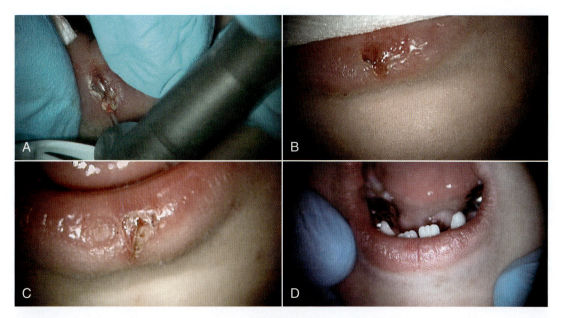

FIGURA 12-21 • **A,** Consolidação tecidual de fissura aberta no lábio inferior realizada com laser. **B,** Visão pós-operatória imediata. **C,** Visão pós-operatória após 48 horas. **D,** Tecido totalmente cicatrizado sem reabertura após três semanas.

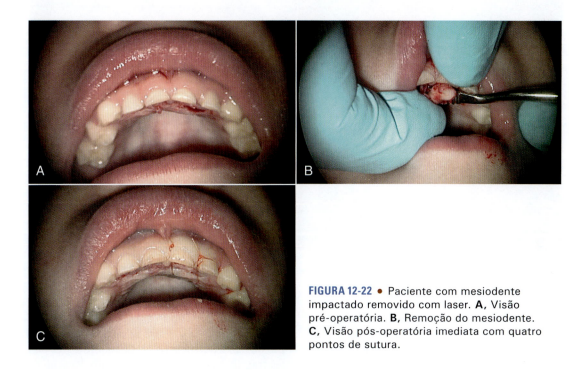

FIGURA 12-22 • Paciente com mesiodente impactado removido com laser. **A,** Visão pré-operatória. **B,** Remoção do mesiodente. **C,** Visão pós-operatória imediata com quatro pontos de sutura.

odontopediátrico oferece mais um instrumento para as seguintes indicações:
- Analgesia dental.
- Tratamento de trauma nos tecidos duros.
- Tratamento de trauma nos tecidos moles.
- Tratamento do herpes primário e herpes labial.
- Controle do reflexo de vômito.

EFEITO ANALGÉSICO

O efeito analgésico do laser de baixa potência pode ser obtido com qualquer laser específico limitado à energia de baixa potência[61-63] ou laser cirúrgico em um modo desfocado, o que não causa acúmulo fototérmico no tecido dental. A técnica consiste em colocar a ponta do laser desfocado (sem contato, 1-3 mm distante da superfície do dente) sobre a coroa do

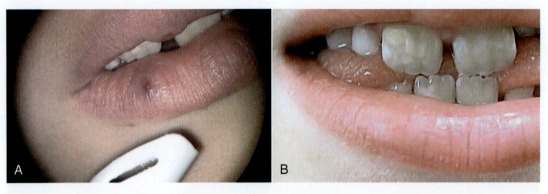

FIGURA 12-23 • **A,** Lesão vascular no lábio de uma menina de oito anos de idade. **B,** Seis semanas após o tratamento com laser.

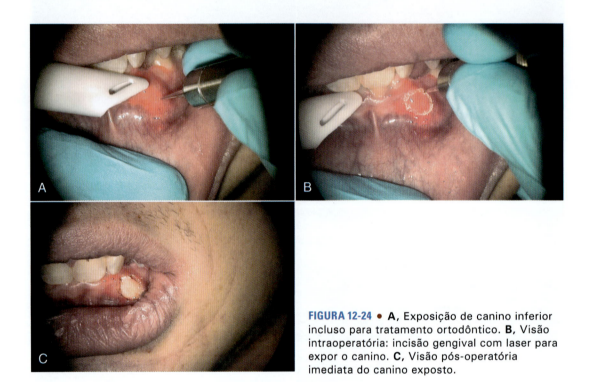

FIGURA 12-24 • **A,** Exposição de canino inferior incluso para tratamento ortodôntico. **B,** Visão intraoperatória: incisão gengival com laser para expor o canino. **C,** Visão pós-operatória imediata do canino exposto.

dente por um ou dois minutos. O preparo dental pode ser realizado usando um laser de érbio para tecido duro. Alternativamente, durante o preparo de dentes decíduos ou permanentes, pode-se usar a turbina de alta velocidade para completar um preparo cavitário para restauração metálica sem causar desconforto ao paciente (se não utilizado anteriormente no paciente pediátrico). Se uma restauração em resina composta ou amálgama é realizada, o paciente pode sair do consultório sem a necessidade de um anestésico local. Nas crianças, isso elimina o potencial para o desenvolvimento de trauma pela mordedura dos lábios (Fig. 12-27).

DENTES ANTERIORES PERMANENTES E DECÍDUOS TRAUMATIZADOS

As crianças geralmente são acometidas por lesões acidentais nos dentes decíduos anteriores superiores e inferiores, o que pode resultar em necrose pulpar e descoloração dental.[64,65] Isso geralmente irá se desenvolver dentro de duas a seis semanas após o trauma na área. Lactentes e crianças de sete meses a cinco anos de idade têm se beneficiado de 660 nm ou 830 nm de baixa potência colocados sobre a área da raiz dos dentes traumatizados durante 1 minuto. Pacientes que apresentam dentes com pequena mobilidade, parcialmente avulsionados ou deslocados para a frente e que foram atendidos no prazo de 24 horas após o trauma demonstraram clínica e radiograficamente dentes sem alteração na cor e vitalidade e permaneceram assintomáticos 36 meses após o trauma (Figs. 12-28 e 12-29).

Para o tratamento de lesões traumáticas em dentes decíduos e permanentes, realiza-se a primeira radiografia para verificar se o dente sofreu alguma fratura radicular. O laser de baixa potência é colocado sobre as áreas lingual e facial da raiz por aproximadamente um minuto (4J/área). A criança deve

Laser em Odontopediatria ••• **CAPÍTULO 12** **213**

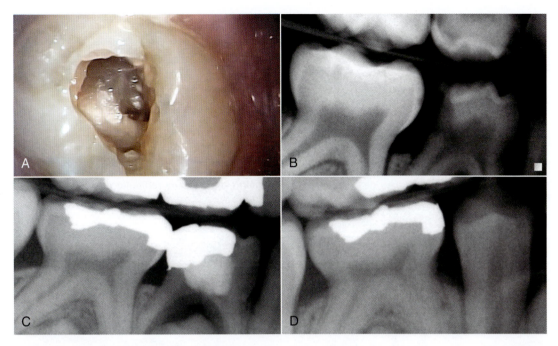

FIGURA 12-25 • **A,** Acesso para pulpotomia. **B,** Radiografia do primeiro molar inferior decíduo com necessidade de pulpotomia. **C,** Aspecto radiográfico da pulpotomia realizada. Este tratamento bem-sucedido com laser permitiu a erupção com sucesso do pré-molar permanente após cinco anos. **D,** Aspecto radiográfico pós-operatório após cinco anos mostrando o pré-molar permanente no local.

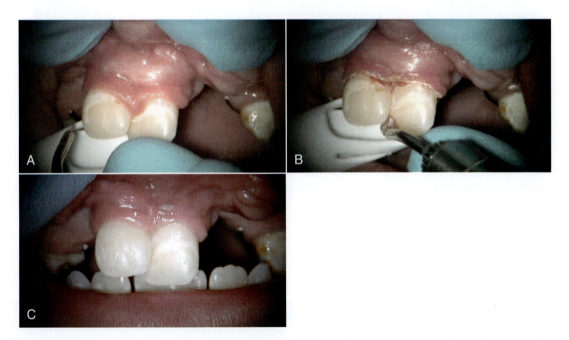

FIGURA 12-26 • **A,** Tratamento com laser combinando gengivectomia de tecidos moles e remoção de cárie em tecido duro. **B,** Aspecto pós-operatório imediato da remoção de tecido mole. **C,** Aspecto pós-operatório após seis dias mostrando a cicatrização.

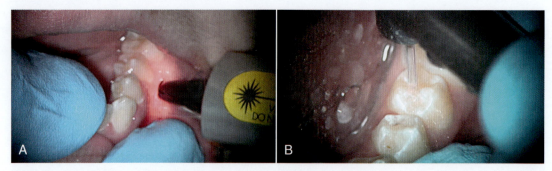

FIGURA 12-27 • Analgesia com laser. **A**, Laser de baixa potência colocado sobre a área radicular do dente por um minuto. **B**, Laser de érbio sobre a superfície dental oclusal durante dois minutos.

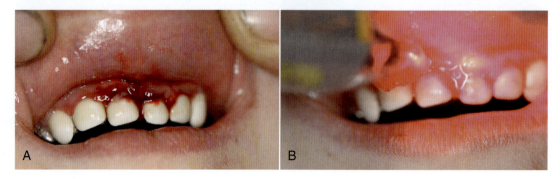

FIGURA 12-28 • **A**, Trauma anterior. **B**, Tratamento usando o laser durante um minuto por dente.

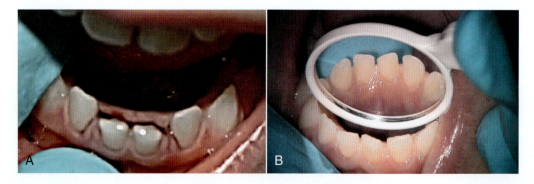

FIGURA 12-29 • **A**, Trauma com avulsão parcial dos dentes anteriores. **B**, Dois anos após o tratamento com laser.

adotar uma dieta pastosa. Dependendo do grau da lesão, o paciente pode ser remarcado de 3 a 5 dias após a cirurgia para uma LLLT adicional com o mesmo protocolo (Estudo de Caso 12-1).

HERPES PRIMÁRIA INTRAORAL

Ver Estudo de Caso 12-2 e a Figura 12-31.

TRATAMENTO ORTODÔNTICO OU DESCONFORTO DA ARTICULAÇÃO TEMPOROMANDIBULAR

Pacientes com desconforto causado por tratamentos ortodônticos ou com desconforto temporomandibular (ATM) comum podem receber auxílio usando a unidade laser/LED sobre a área externa da face por três minutos e depois colocar a ponta de 660 nm ou 830 nm na porção posterior da cavidade oral,

Laser em Odontopediatria ••• **CAPÍTULO 12** **215**

Estudo de Caso 12-1

Uma menina de 8 anos apresentou-se para tratamento de emergência de uma avulsão dental parcial nº 21. O dente avulsionou cerca de 5 mm para fora do alvéolo. O dente foi delicadamente reposicionado, esplintado, e tratado com a ponta 660 nm do laser de baixa potência durante um minuto. Este procedimento foi repetido três e sete dias depois. Após 23 meses, o dente permanece vital e assintomático (Fig. 12-30).

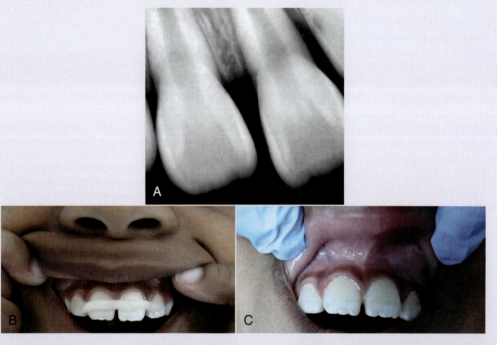

FIGURA 12-30 • Incisivo permanente parcialmente avulsionado. **A**, Radiografia pré-operatória. **B**, Dente esplintado e tratado com laser de baixa potência sobre as faces lingual e vestibular durante um minuto. **C**, O dente permanece vital 23 meses após o tratamento.

Estudo de Caso 12-2

Um menino de 8 anos com múltiplas lesões herpéticas intraorais e com queixa de desconforto significativo. A ponta do laser de baixa potência foi colocada extraoralmente por três minutos. O paciente retornou quatro dias depois sem queixa de desconforto e com a maioria das lesões eliminadas.[66]

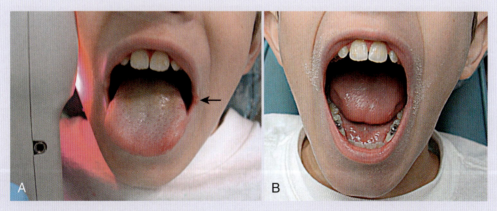

FIGURA 12-31 • **A**, Imediatamente antes do tratamento do herpes primário usando o feixe laser de baixa potência (PBS) por três minutos. **B**, Área livre de lesões quatro dias após o tratamento.

onde os pontos de gatilho para a dor da síndrome da ATM estão presentes.[67] Repetir o tratamento de três a cinco vezes em uma semana para pacientes com dor na ATM reduz significativamente ou elimina o desconforto (Estudo de Caso 12-3 e Fig. 12-32). O mecanismo de ação é descrito no Capítulo 15.

TRAUMATISMOS FACIAIS

O tratamento com laser de baixa potência parece simular a proliferação dos fibroblastos no tecido gengival.[68-72] Os pacientes cirúrgico-pediátricos pré-tratados com o laser de baixa potência apresentaram uma redução da dor pós-operatória e inflamação. A utilização da ponta de laser 660 nm ou 830 nm induz alterações na membrana celular e altera a sua permeabilidade (p. ex., aumento da síntese de ATP). Os lasers de baixa potência promovem uma maior cicatrização quando medida pela contração da ferida. A estimulação da cicatrização dos tecidos moles para resolver a inflamação, o alívio da dor e a melhora da resistência à tração na ferida ajudam o sistema imune a resolver a infecção (Fig. 12-34). Rochkind *et al.*[73] também encontraram evidências de os efeitos de uma área de irradiação serem vistos em outras feridas, sugerindo os efeitos sistêmicos da LLLT. Isso pode explicar por que um estudo utilizando os lados esquerdo e direito de um paciente não irá mostrar nenhuma diferença entre o efeito placebo e o efeito laser.

REDUÇÃO DA ÂNSIA DE VÔMITO

A aplicação do laser de diodo 660 nm com aproximadamente 4 J sobre o ponto de acupuntura P6 proporciona o alívio da

> ### Estudo de Caso 12-3
>
> Um menino de 13 anos apresentou-se com edema mandibular causado por um abscesso em molar inferior, com dor e abertura de boca limitada. Isto também limitou o exame clínico da cavidade oral e impediu o dentista de realizar um acesso ao dente infectado para permitir a drenagem e alívio da dor. A irradiação do laser de baixa potência (LLLT) sobre o lado afetado por três minutos proporcionou alívio no trismo muscular suficiente para permitir a abertura da boca e a drenagem da infecção dental (Fig. 12-33).
>
>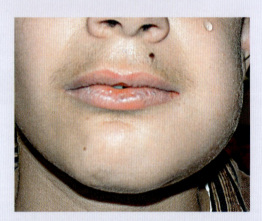
>
> **FIGURA 12-33** • Paciente com celulite facial e abertura de boca limitada tratado com laser de baixa potência por três minutos.

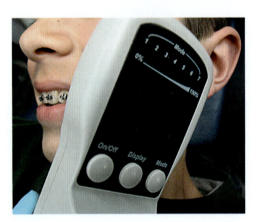

FIGURA 12-32 • Tratamento de um paciente imediatamente após o ajuste ortodôntico.

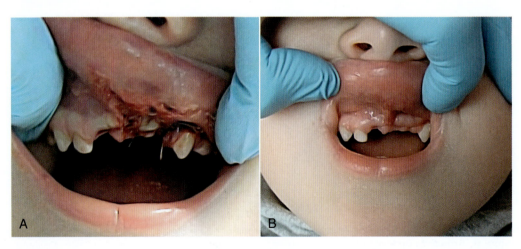

FIGURA 12-34 • **A,** Lesões faciais tratadas com terapia laser de baixa potência (LLLT). **B,** Aspecto pós-operatório após seis dias.

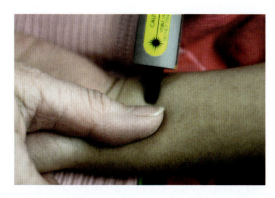

FIGURA 12-35 • Tratamento de ânsia de vômito usando laser de diodo colocado no ponto de acupuntura P6 por um minuto.

ânsia de vômito em muitas crianças. O ponto P6 está localizado na superfície inferior do pulso aproximadamente 2,5 cm (1 polegada) distante da prega do punho, sobre a largura da falange distal do polegar. Pacientes com ânsia de vômito forte o suficiente para impedir a radiografia intraoral ou a avaliação do molar foram tratados com sucesso com o laser de diodo 660 nm colocado sobre o P6 por um minuto[74-77] (Fig. 12-35).

CONCLUSÃO

Os lasers são uma adição extremamente versátil para a prática da odontopediatria e geralmente podem ser usados no lugar dos métodos convencionais. A incorporação de um laser na prática pediátrica deve ser encarada como um investimento e não como um custo. Quando usados com um bom conhecimento da física e da segurança do laser, os lasers oferecem aos pacientes pediátricos um novo padrão de atendimento odontológico.

Referências

1. Maiman T: Stimulated optical radiation in ruby, *Nature* 187:493-494, 1960.
2. Kotlow L: The use of the erbium hard and soft tissue laser in the pediatric dental practice, *J Southeast Soc Pediatr Dent* 17:12-14, 2001.
3. Hinson P: Three, two, one, blast off! President's message, *Pediatr Dent Today Newslett* 4-5, September 2005.
4. Aoki A, Ishikawa I, Yamada T, et al: A comparison of conventional handpiece versus erbium:YAG laser for root caries in vitro, *J Restorative Dent* 77:1404-1414, 1998.
5. Sasaki K, Aoki A, Ichinose S, et al: Scanning electron microscopy and Fourier transformation spectroscopy analysis for bone removal using Er:YAG and CO_2 lasers, *J Periodontol* 73:643-652, 2002.
6. Hossain M, Nakamura Y, Yamada Y: Effects of Er,Cr:YSGG laser irradiation in human enamel and dentin, *J Clin Laser Med Surg* 17:105-109, 1999.
7. Hibst R, Keller U, Steiner R: The effects of pulsed Er:YAG laser irradiation on dental tissue, *Laser Med Surg* 4:163-165, 1988.
8. Frame JW: Carbon dioxide laser surgery for benign oral lesions, *Br Dent J* 158:125-128, 1985.
9. Pecaro BC, Garehime WJ: The CO_2 laser in oral and maxillofacial surgery, *J Oral Maxillofac Surg* 41:725-728, 1983.
10. White JM, Goodis HE, Rose CM: Use of the pulsed Nd:YAG for intraoral soft tissue surgery, *Lasers Surg Med* 11:455-461, 1991.
11. Moritz A, Gutknecht N, Doertbudak O: Bacterial reduction in periodontal pockets through irradiation with a diode laser, *J Clin Laser Med Surg* 15:33-37, 1997.
12. Coluzzi DJ: Lasers and soft tissue curettage: an update, *Compendium* 23:1004-1011, 2002.
13. Walsh LJ: The current status of low level laser therapy in dentistry. Part 1. Soft tissue applications, *Aust Dent J* 42(4):247-254, 1997.
14. Walsh LJ: The current status of low level laser therapy in dentistry. Part 2. Hard tissue applications, *Aust Dent J* 42(5):302-306, 1997.
15. Sun G, Tuner J: Low-level laser therapy in dentistry, *Dent Clin North Am* 48(4):1061-1076, viii, 2004.
16. Dyson M: Cellular effects of LLLT, *Laser Ther J* 2(1):14-18, 1990.
17. Van As G: Magnification and alternatives for microdentistry, *Compendium* 22(11A):108-114, 2001.
18. Nase JB: Dental operating microscopes: the next era in general dentistry, *Diamond (Temple University School of Dentistry)* 11:12-14, 2002.
19. Coluzzi DJ: An overview of laser wavelengths used in dentistry, *Dent Clin North Am* 44:776, 2000.
20. Miserendino LJ, Pick RM: *Lasers in dentistry,* Chicago, 1995, Quintessence, pp 145-160.
21. White JM, Goodis HE, Setcos JC, et al: Effects of pulsed Nd:YAG laser energy on human teeth: a 3-year follow-up study, *J Am Dent Assoc* 124:45-50, 1993.
22. Diaci Laser Profilometry for the characterization of craters produced in hard dental tissues by the Er:YAG and Er,Cr:YSGG lasers, *J Laser Health Acad* 2/1, 2008.
23. Rechmann P, Goldin D, Henning T: Er:YAG lasers in dentistry: an overview, *Proc SPIE* 3248:1-13, 1998.
24. Kotlow LA: Pediatric dentistry begins at birth: laser and pediatric dental care in treating soft tissue lesions in the dental office, *J Pediatr Dent Care* 13(1):12-16, 2007.
25. Kotlow LA: Oral diagnosis of abnormal frenum attachments in neonates and infants: evaluation and treatment of the maxillary and lingual frenum using the erbium:YAG laser, *J Pediatr Dent Care* 10(3):11-14, 26-28, 2004.
26. Kotlow LA: Ankyloglossia (tongue-tie): a diagnostic and treatment quandary, *Quintessence Int* 30(4):259-262, 1999.
27. Parks F, O'Toole T, Yancy J: Laser treatments of aphthous and herpetic lesions, *J Dent Res* 73:190, 1994.
28. Liu H, Yan MN, Zhao EY, et al: Preliminary report on the effect of Nd:YAG laser irradiation on canine tooth pulps, *Chin J Dent Res* 3(4):63-65, 2000.
29. Odabas ME, Bodur H, Baris E, Demir C: Clinical, radiological, and histopathologic evaluation of Nd:YAG laser pulpotomy on human primary teeth, *J Endod* 33(4):415-421, 2007.
30. Marmet C, Shell E, Marment R: Neonatal frenotomy may be necessary to correct breastfeeding problems, *J Hum Lact* 6:117-120, 1990.
31. Ballard J, Auer RN, et al: Ankyloglossia: assessment, incidence and effect of frenuloplasty on the breastfeeding dyad, *Pediatrics* 110(5):e63, 2002.
32. Defabianus P: Ankyloglossia and its influence on maxillary and mandibular development: a 7-year follow-up case study, *Funct Orthod* 17(4):25-33, 2000.
33. Nostestine GE: The importance of the identification of ankyloglossia (short lingual frenum) as a cause of breastfeeding problems, *J Hum Lact* 6:113-115, 1990.
34. US Department of Health and Human Services, Office on Women's Health and the Ad Council. www.hhs.gov/news/press/2004pres/20040604. www.4women.gov/Breastfeeding/printbf.cfm?page227.

35. Ballard JL, Chantry C, Howard CR; Protocol Committee, Academy of Breastfeeding Medicine (ABM): Guidelines for the evaluation and management of neonatal ankyloglossia and its complications in the breastfeeding dyad. ABM Clinical Protocol No 9, *ABM News Views* 2004.
36. Huang W: The midline diastema: a review of its etiology and treatment, *Pediatr Dent* 17(3):171-179, 1995.
37. Weissinger D: Breastfeeding difficulties as the result of tight lingual and labial frena, *J Hum Lact* 11(4):313-316, 1995.
38. American Academy of Pediatrics: Breastfeeding: best for baby and mother, Summer 2004.
39. Corn H: Technique for repositioning the frenum in periodontal problems, *Dent Clin North Am* 90, March 1964.
40. Oesrerle LJ: Maxillary midline diastemas: a look at the causes, the midline diastema, *J Am Dent Assoc* 130(1):85-94, 1999.
41. Barak S, Kaplan I: The CO_2 laser in the excision of gingival hyperplasia caused by nifedipine, *J Clin Periodontol* 15:633-635, 1988.
42. Pick PM, Pecaro BC, Silberman CJ: The laser gingivectomy: the use of the CO_2 laser for the removal of phenytoin hyperplasia, *J Periodontol* 56:492-494, 1985.
43. Colvard M, Kuo P: Managing aphthous ulcers: laser treatment applied, *J Am Dent Assoc* 122:51-52, 1991.
44. Convissar RA: Aphthous ulcers and lasers, *Oral Surg Oral Med Oral Pathol Oral Radiol Endod* 82(2):118, 1996.
45. Phillips AB, Ginsberg BY, Shin SJ: Laser welding for vascular anastomosis using albumin solder, *Laser Surg Med* 24:264-268, 1999.
46. Bass LS, Treat MR: Laser tissue welding: a comprehensive review of current and future clinical applications, *Laser Surg Med* 17:315-349, 1995.
47. Rice JH: Removal of venous lake using a diode laser (810 mn), *Wavelengths* 12(1):20-21, 2004.
48. Neumann RA, Knobler RM: Venous lakes (Bean-Walsh) of the lips: treatment experience with the argon laser and 18 month follow-up, *Clin Exp Dermatol* 15:115, 1990.
49. Bekhor PS: Long-pulsed Nd:YAG laser treatment of venous lakes: report of a series of 34 cases, *Dermatol Surg* 32:1151, 2006.
50. Del Pozo J, Pena C, Garcia Silva J, et al: Venous lakes: a report of 32 cases treated by carbon dioxide laser vaporization, *Dermatol Surg* 29:308, 2003.
51. Kotlow LA: Elimination of a venous lake on the vermilion of the lower lip via 810-nm diode laser, *J Laser Dent* 15(1):20-22, 2007.
52. American Academy of Pediatric Dentistry: Guideline on pulp therapy for primary and young permanent teeth, *Pediatr Dent Ref Manual* 28(7):145, 2006-2007.
53. Farooq NS, Coll JA, Kuwabara A, Shelton P: Success rates of formocresol pulpotomy and indirect pulp therapy in the treatment of deep dentinal caries in primary teeth, *Pediatr Dent* 22(4):278-286, 2000.
54. Smith NL, Seale NS, Nunn ME: Ferric sulfate pulpotomy in primary molars: a retrospective study, *Pediatr Dent* 22:192-199, 2000.
55. Eidelman E, Holan G, Fuks AB: Mineral trioxide aggregate vs. formocresol in pulpotomized primary molars: a preliminary report, *Pediatr Dent* 23(1):15-18, 2001.
56. Pashley EL, Myers DR, Pashley DH, Whitford GM: Systemic distribution of 14c-formaldehyde from formocresol-treated pulpotomy sites, *J Dent Res* 59(3):603-608, 1980.
57. Camp JH, Barrett EJ, Pulver F: Pediatric endodontics: endodontic treatment for the primary and young, permanent dentition. In Cohen S, Burns RC, editors: *Pathways of the pulp*, ed 8, St Louis, 2002, Mosby, pp 797-844.
58. Liu H, Yan MN, Zhao EY, et al: Preliminary report on the effect of Nd:YAG laser irradiation on canine tooth pulps, *Chin J Dent Res* 3(4):63-65, 2000.
59. Shabholz A, Sahar-Helft S, Moshonov J: Lasers in endodontics, *Dent Clin North Am* 48(4):816, 2004.
60. Kotlow LA: Use of an Er:YAG laser for pulpotomies in vital and nonvital primary teeth, *J Laser Dent* 16(2):75-79, 2008.
61. Tsuchiya K, Kawatani M, et al: Laser irradiation abates neuronal responses to nociceptive stimulation of rat-paw skin, *Brain Res Bull* 34:369-374, 1994.
62. Mezawa S, Iwata K, Naito K, Kamogawa H: The possible analgesic effects of soft tissue laser irradiation on heat nociceptors in the cat tongue, *Arch Oral Biol* 33:693-694, 1988.
63. Navratil L, Dylevsky I: Mechanism of the analgesic effect of therapeutic lasers, *In Vivo Laser Ther* 6:33-39, 1997.
64. Erickson F: Anterior tooth trauma in the primary dentition: incidence, classification, treatment methods, and sequelae: a review of the literature, *ASCD J Dent Child* 62(4):256-261, 1995.
65. Andreasen JO: Sequelae of trauma to primary incisors. I. Complications in the primary dentition, *Endod Dent Traum* 14(1):31-44, 1998.
66. Watanabe F, et al: Usefulness of low-level laser for control of painful stomatitis in patients with hand-foot-and-mouth disease, *J Clin Laser Med Surg* 21(6):363-367, 2003.
67. Lim HM, Lew KK, Tay DK: A clinical investigation of the efficacy of low level laser therapy in reduction of orthodontic post adjustment pain, *Am J Orthod Dentofacial Orthop* 108(6):614-622, 1995.
68. Pourzarandian A, et al: Effect of low-level Er:YAG laser irradiation on cultured human gingival fibroblasts, *J Periodontol* 76(2):187-193, 2005.
69. Mendez V, et al: Assessment of the influence of the dose and wavelength of LLLT on the repair of cutaneous wounds. Lasers in Dentistry IX, *Proc SPIE* 4950:137-143, 2003.
70. Hopkins JT: Low-level laser therapy facilitates superficial wound healing in humans: a triple-blind, sham-controlled study, *J Athlet Train* 39(3):223-229, 2004.
71. Simon A: *Low level laser therapy for wound healing: an update. IP-22 Information Paper*, Edmonton, 2004, Alberta Heritage Foundation for Medical Research.
72. Woodruff LD, Bounkeo JM, Brannon WM, et al: The efficacy of laser therapy in wound repair: a meta-analysis of the literature, *Photomed Laser Surg* 22(3):241-247, 2004.
73. Rochkind MD, Rousso M, Nissan M, et al: Systemic effects of low-power laser irradiation on the peripheral and central nervous system, cutaneous wounds and burns, *Lasers Surg Med* 9:174, 1989.
74. Schlager A, et al: Laser stimulation of the acupuncture point p6 reduces post operative vomiting in children undergoing strabismus surgery, *Br J Anaesth* 81:529-532, 1998.
75. Agarwal MD, et al: Acupuncture and ondansetron for postoperative nausea and vomiting after laparoscopic cholecystectomy, *Can J Anesth* 49:554-560, 2002.
76. Dundee JW, Yang J Jr: Prolongation of the antiemetic action of P6 acupuncture by acupressure in patients having cancer chemotherapy, *Soc Med (England)* 83(6):360-362, 1990.
77. Fan CF, Tanhui E, Joshi S: Acupressure treatment for prevention of vomiting and postoperative nausea and vomiting, *Anesth Analg* 84:821-825, 1997.

Laser em Ortodontia para Tecidos Moles

13

Louis G. Chmura, DDS

Os pacientes ortodônticos agora estão procurando mais do que dentes anteriores alinhados e uma boa oclusão. Eles querem obter os melhores resultados com o mínimo de esforço e o mais rápido possível. Para ser bem-sucedida, a ortodontia não deve somente proporcionar os melhores resultados dental e facial possíveis, mas também proporcionar eficientemente resultados estéticos em tecidos moles. A correta utilização de um laser para tecido mole em um consultório pode acelerar o tratamento ortodôntico, diminuir as consultas e oferecer resultados superiores.

A ESCOLHA DE UM LASER PARA ORTODONTIA

Atualmente, dezenas de lasers estão disponíveis para ortodontia, cada um com aspectos e características especiais. Escolher o "melhor" laser pode ser difícil para muitos ortodontistas e requer uma abordagem diferente para a carga de trabalho "normal" da ortodontia. A principal consideração para muitos é "evitar problemas", por isso pode ser útil examinar aspectos não desejáveis em um laser para tecidos moles.

Apesar de todos os fabricantes alegarem que todos os comprimentos de onda são capazes de executar os procedimentos em tecidos moles, a maioria dos ortodontistas deve evitar os lasers que podem causar ablação em tecidos duros, como a família dos lasers de érbio (Er:YAG, Er,Cr:YSGG). Além disso, a portabilidade do laser e sua capacidade de se mover de cadeira para cadeira são essenciais no tratamento ortodôntico, e, dessa maneira, os lasers de érbio pesados e volumosos são uma má escolha. Os lasers de diodo, atualmente disponíveis em quatro comprimentos de onda distintos (810-830, 940, 980 e 1.064nm) e os lasers de neodímio dopados com ítrio-alumínio-granada (Nd:YAG 1.064 nm) são bem-absorvidos pela hemoglobina e pela melanina e, portanto, funcionam bem para a ablação de tecidos pigmentados e vascularizados, tais como a mucosa oral.[1] Um laser de diodo apresenta menor profundidade de penetração que o laser de Nd:YAG e menor chance de causar dano pulpar, fazendo com que os diodos sejam uma excelente opção para o ortodontista.[2,3] Os lasers de dióxido de carbono (CO_2) são bem-absorvidos pela água, dessa forma seriam uma excelente opção para o ortodontista. Embora os lasers de CO_2 sejam unidades portáteis, capazes de se mover de cadeira para cadeira, estes são maiores e mais caros do que os lasers de diodo.

Dessa maneira, as duas principais vantagens dos lasers de diodo são o custo e a portabilidade. Os lasers de diodo são os mais baratos e com maior portabilidade de todos os comprimentos de onda de lasers. Atualmente, os preços dos diodos variam de 4 a 13 mil dólares. Embora alguns ortodontistas relutem em cobrar por procedimentos para evitar ofensas a seus colegas clínicos gerais e de outras especialidades, o custo de um laser de diodo é facilmente justificado sem a cobrança por procedimentos. Se um ortodontista compra um laser de diodo por 11 mil dólares e financiar a juros de 7% em cinco anos, o pagamento mensal é de apenas 218 dólares. O periódico *Journal of Clinical Orthodontics* informa que o valor de uma consulta ortodôntica está entre 200 e 400 dólares (calculado pela divisão do total cobrado pelo número de consultas).[4] Assim, se um ortodontista é capaz de economizar apenas uma consulta por mês, o custo de um laser é facilmente justificável.

Na realidade, os ortodontistas que adotaram o uso do laser economizam diversas consultas ao dia. Ao cobrar por alguns ou por todos os procedimentos, o retorno do investimento poderá ocorrer mais rapidamente. O ortodontista estabelece uma taxa baseada em uma combinação do tempo necessário para um determinado procedimento e o custo do investimento no equipamento e no treinamento. Dependendo da filosofia de negócios pessoais, o paciente pode pagar um preço pelos procedimentos, ou as taxas podem ser enviadas para o seguro odontológico ou médico do paciente. Ao solicitar o reembolso de qualquer procedimento realizado com laser, não é necessário especificar qual laser foi usado. Por exemplo, uma gengivectomia com laser seria especificada utilizando o código habitual da ADA (American Dental Association) para gengivectomia (D4210 ou D4211), de acordo com o número de dentes envolvidos. Ao solicitar uma frenectomia lingual (informando língua presa), é muitas vezes mais eficaz solicitar o reembolso à apólice do plano de saúde. Para esse efeito, use um "Formulário de Reivindicação do Plano de Saúde" número 1.500 (formulários em branco podem ser baixados da Internet ou adquiridos de um software ou de empresas de produtos para escritório). Ao solicitar ao plano de saúde, tanto o código de um diagnóstico quanto o código de procedimento devem ser especificados. Em geral, fornecer dois ou três códigos de diagnóstico e um código único de procedimento é ideal para cada procedimento (Tabela 13-1).

Tabela 13-1 — Códigos Comuns para a Submissão ao Seguro de Saúde

Procedimento	Código ICD DX	Código do procedimento	Dados
GENGIVECTOMIA			
Gengivite crônica	523,1	41820	
FRENOTOMIA			
Língua presa	750	41115	Freio lingual
Anomalias dos músculos acessórios	756,82	40819	Outro freio
OPERCULOTOMIA			
Distúrbio de erupção dentária	520,60	41821	
Gengivite crônica, induzida por placa	523,10	41820	
Gengivite crônica, não induzida por placa	523,11	41820	

Embora os estudos tenham detalhado o uso dos lasers de CO_2,[5,6] diodo,[7] e de argônio[8] em Ortodontia, este capítulo se concentra nos lasers de diodo para tratamento ortodôntico. Não existe um laser "ideal" para toda a prática ortodôntica; todos os lasers para tecidos moles irão executar os procedimentos de forma rápida e fácil. A escolha do laser adequado é baseada na preferência individual de cada profissional. O leitor é fortemente estimulado a fazer muitos cursos. Certifique-se de que os ministradores tenham experiência na realização de procedimentos com vários comprimentos de onda. Encontre professores que tenham experimentado os vários comprimentos de onda (Cap. 16).

PASSOS DO PROCEDIMENTO

Quando é utilizado um laser em tecidos moles, a equipe bem-treinada pode realizar a maioria das tarefas relacionadas com a instalação, a orientação ao paciente e a limpeza. Considerando que o preparo adequado exige um diagnóstico e plano de tratamento preciso (a ser discutido em breve), a realização eficiente desses serviços envolve o preparo do paciente e do laser pela equipe ortodôntica, bem como o fornecimento de instruções pós-operatórias.

PREPARO DO PACIENTE

Explique aos pais e ao paciente que a maioria dos procedimentos pode ser realizada utilizando apenas anestesia tópica e que a maioria dos pacientes não tem nenhuma dor durante ou após os procedimentos. Confirme que o paciente não tem alergia ao anestésico e nenhuma anormalidade na coagulação (p. ex., hemofilia) ou outras contraindicações médicas para o tratamento. Discuta os prós e os contras dos tratamentos alternativos.

Informe que os resultados podem não ser garantidos, e que o paciente pode ter uma recidiva. Embora a infecção seja improvável, o enxágue com solução salina é recomendado para os primeiros dias do pós-operatório. Óleo de vitamina E também pode ajudar na cicatrização e a manter a área hidratada.

Uma vez que o consentimento informado foi obtido, isole e seque o campo operatório para ajudar com a anestesia e proporcionar uma melhor visão. Aplique o anestésico tópico generosamente em toda a área a ser tratada e aguarde o início da anestesia. Dependendo da quantidade de tecido a ser removido, a grande maioria dos procedimentos realizados com laser em consultório ortodôntico pode ser realizada apenas com anestesia tópica. Um anestésico tópico eficaz para procedimentos em tecidos moles é o TAC 20, um gel contendo lidocaína 20%, 4% tetracaína e fenilefrina 2%, com um prazo de validade de três meses.

A anestesia tópica pode ser ineficaz em áreas onde o isolamento é difícil, como quando retiramos um opérculo da porção distal dos segundos molares ou realizamos uma frenotomia lingual. Nessas situações, em primeiro lugar aplique um anestésico tópico para preparar o local e siga com uma injeção do anestésico para fornecer a anestesia profunda. Sonde delicadamente os tecidos moles com medicação tópica para confirmar a anestesia. O paciente pode sentir a pressão, mas não deve sentir nenhuma ponta afiada ou penetrante. O tempo necessário para alcançar a anestesia profunda varia com a espessura do tecido e com o tipo de anestésico. Em geral, comece a verificar cerca de três minutos após a colocação do anestésico tópico.

PREPARO DO LASER

Enquanto espera o efeito da anestesia, coloque a unidade de laser próxima ao paciente. Todas as unidades possuem uma trava de chave, chave que deve ser girada para a posição "on" e uma chave "read/standby" que é deixada em "standby" até que o clínico esteja pronto para começar o processo. A técnica realizada com laser cautelosamente exige que os cirurgiões usem a quantidade mínima de energia necessária para efetuar um determinado procedimento. Dependendo da espessura do tecido, para a maioria dos procedimentos de remoção de tecido, 1 a 1,4 W é uma potência suficiente, uma potência maior raramente é necessária. Protocolos mais elevados podem resultar em absorção excessiva de energia pelo tecido, levando a danos térmicos, necrose do tecido, descamação e desconforto pós-operatório.

A maioria dos lasers de diodo tem duas formas de emissão temporal: onda contínua (CW) e pulsada ou onda interrompida. O uso de uma onda pulsada reduz o calor para os tecidos circundantes,[9] mas se o procedimento pode ser realizado sem carbonização, o modo CW é mais eficaz. Os lasers de diodo mais novos têm modos "superpulsados", em que o laser pode emitir um pulso muito curto de alta potência para um período muito curto de irradiação. Esses lasers superpulsados cortam com melhor eficiência e menos carbonização do que os CW convencionais ou modelos de pulso chaveados (Cap. 2).

É protocolo-padrão clivar (cortar) o cabo de fibras ópticas no final de cada procedimento para garantir que o laser está pronto para o próximo procedimento (Fig. 13-1). Os cabos de fibras ópticas são feitos de quartzo/vidro. Após o uso repetido, a ponta da fibra de quartzo/vidro pode ficar riscada e não emitirá a energia do laser ou realizará a ablação do tecido mole de forma menos eficiente. Ao clivar remove-se a parte riscada do cabo, expondo uma superfície da fibra nova e altamente polida, capaz de transmitir a energia do laser para o tecido de forma eficiente.

Se a extremidade do cabo de fibra óptica ainda não foi clivada, certifique-se que há cabo suficiente (2,5-5 cm) para se estender para fora do revestimento plástico de proteção. Se não, retire a capa de proteção, tal como sugerido pelo fabricante (Fig. 13-2). Em seguida, clive alguns milímetros do cabo. Se a clivagem envolve marcação, segure o cabo contra uma superfície dura e marque com o dispositivo de corte de vidro fornecido pelo fabricante, e, então, quebre o final na linha de marcação. Uma fibra bem-marcada deve quebrar de forma limpa. Quando a tesoura de corte de vidro é fornecida para a clivagem, certifique-se que está perpendicular à fibra durante a clivagem. Em ambos os casos, confirme se a clivagem não deixou bordas afiadas ao colocar o cabo contra a superfície plana, e confirme que o feixe descreve um padrão circular sem uma "cauda de cometa" ou uma aparência oval (Fig. 13-3). Se o feixe estiver irregular, clive novamente para obter um corte limpo. Utilizar um laser sem uma clivagem afiada pode resultar em sangramento à medida que os tecidos são "cortados" pelo vidro irregular do cabo de fibra óptica.

Coloque o cabo na peça de mão, em seguida, deslize-o pelo guia apropriado, deixando 3 a 4 mm além do guia. A maioria dos lasers de diodo usa um guia de fibra de plástico (Fig. 13-4). Com um guia de plástico, é necessário alinhá-lo o melhor possível ao inserir a fibra. A tentativa de inserir a fibra sem alinhar o guia pode resultar em fratura da fibra no interior do guia de plástico, e, dessa maneira, desperdiçar fibra. Após abastecer a fibra óptica através do guia, confirme a integridade da fibra

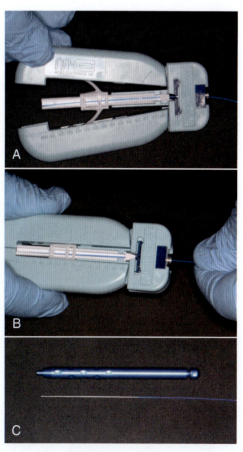

FIGURA 13-2 • **A,** Insira a fibra protegida para a extremidade da ferramenta de remoção do revestimento. **B,** Feche a ferramenta de remoção de revestimento, e aperte firmemente a fibra com a outra mão, sem flexão ou compressão. **C,** Puxe com firmeza, retire o revestimento de proteção, deixando o tubo de fibra óptica descoberto pronto para ser inserido na peça de mão.

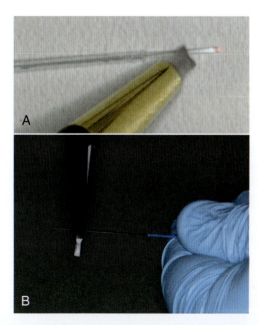

FIGURA 13-1 • **A,** Clivagem com uma ferramenta para marcação (depois de marcar, quebrar o restante). **B,** Clivagem com uma tesoura especial. Note que é fundamental manter a tesoura perpendicular à fibra. Além disso, considere o comprimento da fibra a ser descartado.

222 *Princípios e Práticas do Laser na Odontologia*

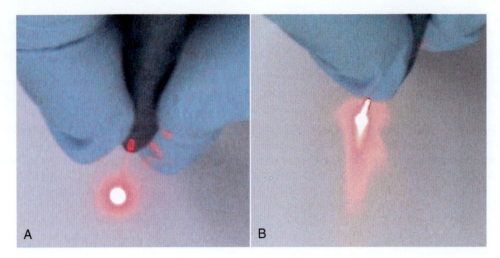

FIGURA 13-3 • **A,** Aparência da ponteira de um feixe de fibras bem-clivadas. **B,** Aparência da "cauda de cometa" de fibra desigualmente clivada.

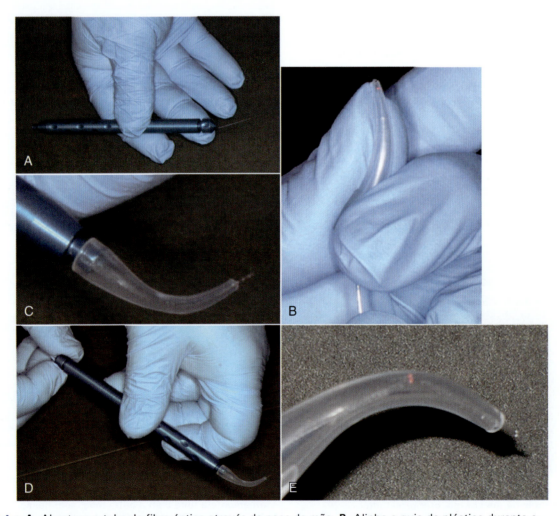

FIGURA 13-4 • **A,** Abasteça o tubo de fibra óptica através da peça de mão. **B,** Alinhe o guia de plástico durante o abastecimento através do cabo de fibra óptica. **C,** Deixe 3 a 4 mm até o final do guia. **D,** Aperte o final da peça de mão. **E,** Tome cuidado para não fraturar o tubo de fibra óptica no guia.

colocando o feixe luminoso sobre uma superfície lisa. Se ele não estiver visível, verifique se é possível ver o feixe dentro do guia de plástico, o que indicaria uma fibra quebrada. Neste caso, abasteça novamente de forma cuidadosa a fibra pelo guia sem ruptura.

Alguns lasers usam um tubo de metal como guia; mantenha o tubo de metal reto abastecendo através do tubo de fibra óptica. Uma vez que o cabo se estende de 3 a 4 mm além da extremidade do tubo de metal, incline cuidadosamente o tubo de metal para o ângulo desejado, tomando o cuidado para não torcer ou inclinar demais o tubo, o que poderia fraturar a fibra (Fig. 13-5). Testar a integridade do cabo de fibra óptica é fundamental; uma fratura em um tubo de metal pode resultar em energia do laser sendo convertida em calor no tubo de metal queimando os tecidos do paciente ou os lábios.

Alguns usuários de laser preparam a ponteira do cabo de fibra óptica pela "ativação" do laser contra um filme de articulação escuro, resultando em um buraco circular no filme. Isto carboniza a ponteira do cabo de fibra óptica, diminuindo a profundidade de penetração do feixe laser, prevenindo danos térmicos profundos ao tecido subjacente. Todos os lasers de tecidos moles têm a opção de um pedal para ativar o aparelho, permitindo um rápido "on" ou "off" sem o movimento da mão ou ter que focar novamente quando o dentista está pronto para realizar a ablação do tecido.

Os lasers de tecidos moles podem ser perigosos para os olhos. Regulamentos federais exigem que toda a equipe presente na área de tratamento use óculos de segurança que proteja contra o comprimento de onda específico utilizado, que devem ser indicados na armação ou na lente.[9] Todas as unidades de laser fornecem três conjuntos de óculos de segurança para o paciente, o assistente e o operador. Lentes de encaixar estão disponíveis para dentistas que usam óculos de aumento (Fig. 13-6).

Com o paciente e o laser preparado e a anestesia profunda, o dentista muda o laser do modo "standby" para o modo "on", posiciona o cabo de fibra óptica de forma adequada, e então toca suavemente o local do tratamento, enquanto ativa o pedal, usando um movimento lento e de escovação para retirar os tecidos a serem removidos. A velocidade da mão é extremamente importante para o sucesso do procedimento (Cap. 2). O assistente deve segurar a sucção de alta velocidade o mais próximo possível do tecido para coletar a "fumaça" do laser, reduzir os odores que possam surgir, e resfriar o tecido. O assistente também segura uma gaze de algodão úmida 5 × 5 cm para limpar o tecido cortado pela ponteira de fibra óptica. Uma vez realizado o procedimento, uma compressa de algodão úmida pode ser usada para limpar a área; o peróxido de hidrogênio funciona bem. Neste momento, o dente está pronto para a colagem de braquete caso desejado.

O operador deve tomar precauções contra a exposição à fumaça do laser. Embora estudos de revisão sobre a fumaça de laser durante procedimentos odontológicos sejam escassos, muitos estudos médicos sobre a fumaça documentam a

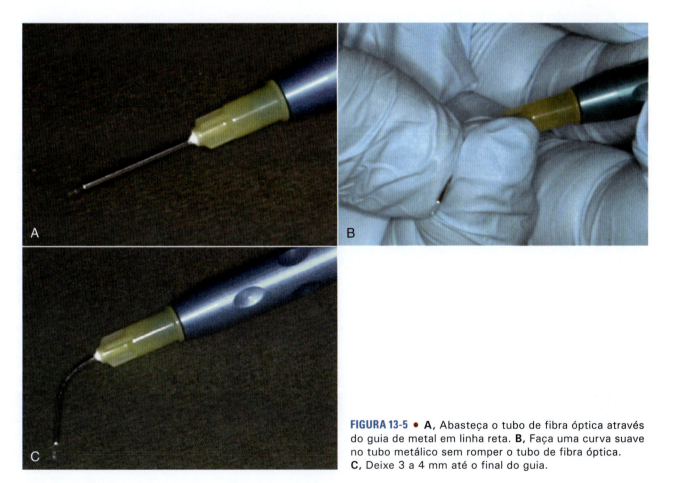

FIGURA 13-5 • **A,** Abasteça o tubo de fibra óptica através do guia de metal em linha reta. **B,** Faça uma curva suave no tubo metálico sem romper o tubo de fibra óptica. **C,** Deixe 3 a 4 mm até o final do guia.

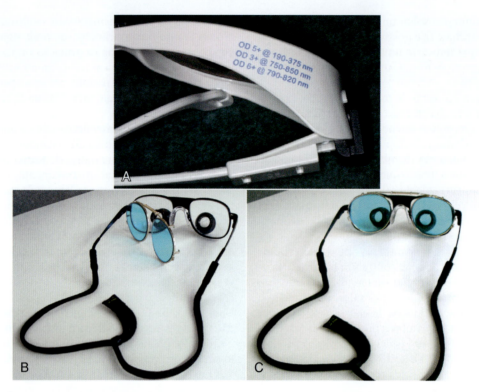

FIGURA 13-6 • **A**, Óculos de proteção específicos para os lasers de 810 nm. **B**, Lupas com lentes de proteção parcialmente encaixadas. **C**, completamente encaixadas.

presença de partículas de DNA viral e produtos químicos potencialmente cancerígenos na fumaça. Toda a equipe na área de tratamento deve usar uma máscara capaz de filtrar a fumaça de laser: máscaras de 0,1 mícron de filtração disponíveis para amarrar ou prender na orelha, máscaras para tuberculose (que filtram partículas ainda menores, mas são menos confortáveis) estão disponíveis na maioria das empresas que fornecem artigos odontológicos.

FORNECER INSTRUÇÕES PÓS-OPERATÓRIAS

Embora possam variar um pouco de acordo com cada procedimento e cada paciente, as instruções pós-operatórias incluem manter a área limpa, escovar suavemente com uma escova de cerdas macias, usar solução salina morna para bochechos três ou quatro vezes por dia durante vários dias, esfregar gel de vitamina E sobre a área de cicatrização e tomar analgésicos, de acordo com a necessidade. Explique que o paciente pode ter sangramentos leves, o que é normal e vai se resolver em poucos dias, mas que dor ou sangramento excessivos são incomuns.

TIPOS DE PROCEDIMENTOS ORTODÔNTICOS

Muitos procedimentos podem ser realizados com um laser para tecidos moles, mas a grande maioria dos procedimentos que os ortodontistas podem realizar estão em duas categorias: gengivectomias[1] e procedimentos estéticos. As *gengivectomias de acesso* envolvem ganhar ou melhorar o acesso a um dente ou permitir uma posição mais cedo ou ideal do braquete ou banda, melhorando assim a qualidade do resultado final, bem como reduzindo o tempo de tratamento. Os procedimentos estéticos envolvem a melhoria da estética gengival, principalmente dos dentes anteriores, o que pode resultar em uma melhora acentuada na aparência do tratamento concluído. Compreender a importância do tecido queratinizado e o conceito de espaço biológico é fundamental antes de realizar qualquer procedimento com laser. A importância dos procedimentos gengivais para a melhoria da estética gengival anterior cria uma série de considerações adicionais de diagnóstico.

GENGIVECTOMIAS: REGIÃO DO ESPAÇO BIOLÓGICO

Em uma série de gengivectomias, Garguilo *et al.*[10] encontraram que, independentemente da quantidade de tecido removido, a recidiva de tecido resultou em uma média de inserção conjuntiva (CTA) de 1,07 mm, um epitélio juncional (JE) de 0,97 mm, e um sulco gengival de 0,69 mm. Eles sugeriram que deve haver uma distância de aproximadamente 2,5 mm a partir da altura da crista óssea até a margem gengival. Cohen[11] criou a expressão "espaço biológico" como o JE somado ao CTA (0,97 + 1,07 = 2,04 mm).[12] Kois[13] ampliou essa definição, acrescentando todos os três (0,97 + 1,07 + 0,69 = 2,73 mm), arredondando para 3,0 mm, e classificou o resultado de "espaço biológico". Kois sugere que o espaço biológico de 3,0 mm ou mais é necessário para um saudável complexo dentogengival.

Cirurgiões-dentistas que realizam restaurações constataram que a colocação de margens dentro dessa área poderia resultar em inflamação crônica do tecido. Em vez de invadir a zona biológica, a solução preferida seria estabelecer um retalho e remover a quantidade necessária de osso para restaurar 2,5 a 3,0 mm entre a crista óssea e a margem gengival. Para o ortodontista planejar o procedimento gengival, esses conceitos são essenciais; a invasão do espaço biológico irá provavelmente resultar em recidiva.

"Sondar" o osso, por meio de sondagem profunda sob anestesia, é o método mais preciso para determinar o espaço biológico. Para a maioria dos procedimentos gengivais não estéticos em consultório ortodôntico, a mensuração da profundidade da bolsa estima efetivamente a quantidade de tecido que pode ser removida sem violar o espaço biológico. Na maioria dos casos, as bolsas periodontais irão recidivar de 0,5 a 1,0 mm após a redução gengival. Se um procedimento gengival proposto irá deixar uma bolsa de menos de 1,0 mm, a gengivectomia com laser não é recomendada, e assim o encaminhamento para um aumento de coroa com remoção óssea é o curso de tratamento preferido (Fig. 13-7).

O *tecido queratinizado* é o tecido imóvel, fibroso, com coloração rosa coral ao redor da margem de cada dente. Ele se estende da margem gengival livre até a junção mucogengival. O tecido queratinizado é resistente à recessão causada pela escovação ou alimentação. A gengiva não inserida é o tecido móvel, com coloração rosa mais escura também conhecida como *mucosa alveolar* e não é suficientemente forte para resistir à recessão de trauma normal. Ao planejar uma gengivectomia, os cuidados devem ser tomados para manter pelo menos 2 mm de gengiva inserida, com 3 mm de preferência. Se o procedimento previsto viola esse mínimo, um procedimento com laser pode ser inadequado, e o plano de tratamento deve ser alterado. Uma referência para um retalho posicionado apicalmente pode ser mais apropriada. Apesar de corantes especiais poderem ser utilizados para demarcar a junção mucogengival, eles podem ser facilmente observados ao mover os lábios e observando a mucosa que se move.

GENGIVECTOMIAS DE ACESSO
Acesso ao Dente Parcialmente Irrompido

Para os pacientes que apresentam um dente com demora na erupção ou com dificuldade para posicionar um braquete, remover o excesso de tecido não só melhora a estética, como também acelera o tratamento e reduz o número de consultas. A Figura 13-8 mostra uma canino superior parcialmente irrompido. Em um caso como esse, as opções para o ortodontista seriam as seguintes:

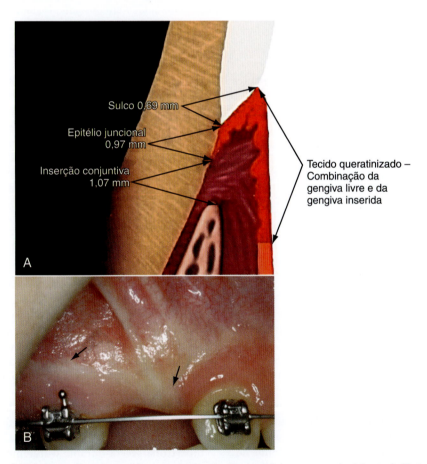

FIGURA 13-7 • **A**, Espaço biológico e área de tecido queratinizado. **B**, Junção mucogengival (*setas*). Note que, embora haja tecido queratinizado abundante sobre o primeiro pré-molar superior direito, há muito pouco sobre o canino superior direito.

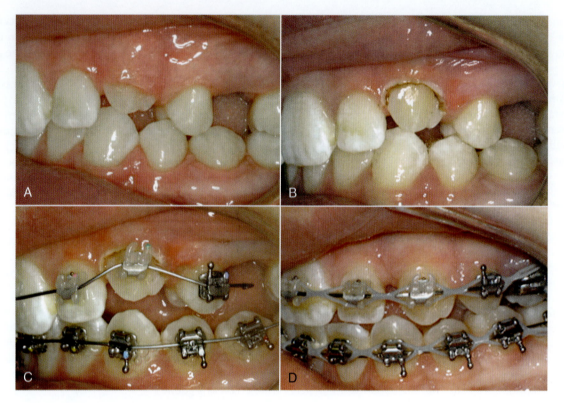

FIGURA 13-8 • Gengivectomia para permitir a colagem apropriada do braquete e a velocidade do tratamento. **A,** Imediatamente antes do procedimento. **B,** Imediatamente após a exposição. **C,** Braquete colado em posição próxima ao ideal, pronto para o fio de níquel-titânio. **D,** Seis semanas depois.

1. Aguardar até que o dente erupcione completamente antes da colagem (6-12 meses).
2. Colar um botão na coroa exposta, o que fará o dente erupcionar um pouco, colar outro botão, e repetir, até que haja coroa suficiente para a colagem de um braquete.
3. Usar o laser para expor os dentes e realizar a colagem imediatamente. Um procedimento gengival permite o acesso a um posicionamento próximo do ideal de um braquete, permitindo ao operador trazer o canino para o arco e girá-lo, poupando meses de tratamento (Fig. 13-8, B-D).

Acesso aos Dentes Inclusos

Em outros pacientes um dente é visível logo abaixo da superfície gengival, mas poderia levar muitos meses para erupcionar (Fig. 13-9). Muitas vezes o paciente está relutante em visitar o periodontista ou o dentista clínico para a exposição do dente e o tratamento ortodôntico é adiado. Quando há tecido queratinizado suficiente, a exposição através do laser e a colocação imediata dos braquetes é possível, poupando assim os meses de espera do paciente. Além disso, o laser proporciona uma borda limpa, sem sangramento, o que aumenta a capacidade de adesão. A janela gengival aproximou-se do limite de 2 mm do tecido queratinizado, porém a colagem de um braquete imediatamente após a exposição permitiu que o dente fosse movido imediatamente (Fig. 13-9, B e C). O incisivo central superior foi novamente colado seis semanas depois para melhorar a posição do braquete, e em seguida movimentou-se para a posição ideal. A janela inicial era a única exposição que foi realizada. Toda exposição dental adicional ocorreu em consequência da erupção do dente (Fig. 13-9, D). Através desta exposição, o paciente poupou meses de tempo de tratamento e frequentou a escola com um sorriso atraente e uma melhor autoestima.

Acesso para a Colocação Ideal do Braquete

Uma abordagem comum para posicionar adequadamente os braquetes envolve a sua colocação no *centro* da coroa clínica. Para fazer isso com precisão, o clínico deve ser capaz de visualizar a coroa clínica, o que pode ser difícil quando a gengiva obscurece a anatomia do dente. A gengivectomia simples expõe toda a coroa clínica, permite a colocação mais precisa do braquete e pode ajudar a evitar o desperdício de consultas dos pacientes acelerando a conclusão do tratamento. A economia de tempo associada à precisa colocação do braquete pode ser significativa. No paciente na Figura 13-10, não só foram poupados meses em tratamento, mas também pôde evitar a hipertrofia severa durante o tratamento ortodôntico, removendo o tecido redundante e reduzindo a profundidade da bolsa.

Laser em Ortodontia para Tecidos Moles ••• CAPÍTULO 13 227

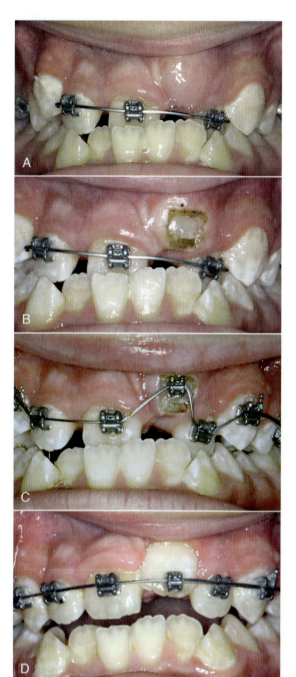

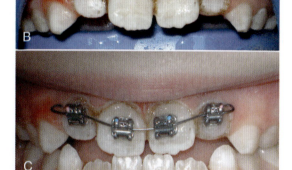

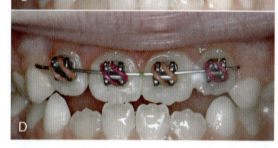

FIGURA 13-10 • **A,** Pronto para colar os braquetes e alinhar os incisivos superiores. **B,** Gengivectomia realizada com laser e exposição para permitir a colagem dos braquetes. **C,** Braquetes colados na mesma consulta em campo seco. **D,** Quatro semanas depois, o alinhamento já começou.

FIGURA 13-9 • **A,** Incisivos centrais e incisivos laterais superiores não totalmente erupcionados. **B,** Gengivectomia simples expõe coroas clínicas para auxiliar no posicionamento ideal do braquete. **C,** Braquetes facilmente colados, preferencialmente na mesma consulta em campo limpo. **D,** Três semanas depois, a cicatrização é completa e os dentes já estão alinhados.

Acesso Resultante da Má Higiene Oral

Ocasionalmente, um paciente pode ter dificuldade com a higiene bucal e desenvolver hiperplasia gengival inflamatória. Mesmo depois de uma boa higiene bucal, a hipertrofia pode não ser resolvida completamente. A Figura 13-11, mostra a disponibilidade para colocar o aparelho completo, mas a hipertrofia gengival no canino superior esquerdo parcialmente irrompido e o canino superior direito incluso impediram o posicionamento ideal dos braquetes. A gengivectomia da boca toda foi feita para remover o tecido em excesso e expor os caninos, não só permitindo a colocação correta dos braquetes, mas também para que o paciente mantivesse um melhor nível de higiene durante o tratamento.

Acesso Decorrente do Opérculo Sobrejacente

Em muitos pacientes, o tratamento pode não progredir sem a bandagem dos segundos molares, mas a colocação dos aparelhos é prejudicada e o tratamento atrasado pelo recobrimento dos dentes por tecido (Fig. 13-12). Um laser de tecidos moles pode ser usado para remover esse excesso de tecido. O efeito hemostático permite a bandagem imediata ou colagem, usando mais efetivamente o tempo de tratamento. A *operculetomia* é um dos poucos procedimentos para os quais o anestésico tópico pode ser insuficiente e a injeção de anestésico local é necessária.

> **Dica Clínica:** Realizar procedimentos gengivais referentes ao "design do sorriso" ou à estética anterior envolve considerações críticas adicionais de diagnóstico, além do espaço biológico, profundidade de sondagem e nível de tecido queratinizado. O "design do sorriso" é um conceito de desenvolvimento de um relacionamento harmonioso e estético entre os dentes anteriores, gengiva e lábios. Um conhecimento prático de como esses fatores se relacionam com os níveis do osso e das estruturas dentais é fundamental para o plano de tratamento de procedimentos em tecidos moles.

FORMA E CONTORNO GENGIVAL

Dois conceitos importantes da arquitetura gengival são a forma e o contorno gengival.[9] A forma gengival descreve a margem gengival quando se olha o dente "de frente" (Fig. 13-13). Vários fatores contribuem para a forma gengival ideal.[14-16] Primeiramente, a margem gengival dos dois incisivos centrais deve estar no mesmo nível e deve formar uma curva suave e circular, o ápice da curva deve seguir os contornos da junção amelocementária (JAC), e, assim, a altura do contorno deve ser levemente inclinada distalmente. Em segundo lugar, a margem gengival dos caninos deve estar no mesmo nível que dos incisivos centrais. Assim, quando visualizadas de incisivo central a canino, as alturas das margens gengivais são "alto-baixo-alto".

O *contorno gengival* relaciona-se à arquitetura da gengiva paralela à superfície do dente. A gengiva saudável é relativamente plana, com uma pequena curva, logo que a gengiva encontra o dente (Fig. 13-14, A). As gengivas hiperplásicas são volumosas e distendidas com uma saliência na margem gengival (Fig. 13-14, B). Se a forma gengival é corrigida sem interferir no contorno, o volume excessivo da margem gengival pode levar a uma recidiva.[14]

PROPORÇÕES DENTAIS

A média da largura dos incisivos centrais varia de 8,4 a 9,3 mm, e o comprimento médio, de 10,4 a 13,0 mm.[12-16] A posição da margem gengival determina a proporção entre a largura e o comprimento dos dentes anteriores. A relação ideal entre a largura e o comprimento é de 75% a 80%,[13,18-22] e com mais de 80% resulta em um dente muito quadrado e com menos de 75% resulta em uma aparência muito longa.[17] Usar essas relações com as dimensões dentais conhecidas em questão pode ajudar a determinar um plano de tratamento mais ideal. Os casos clínicos seguintes demonstram esses conceitos.

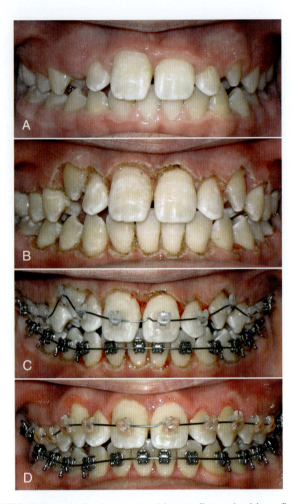

FIGURA 13-11 • **A,** Paciente com hipertrofia e cúspides não expostas pronto para a fase II do tratamento. **B,** Imediatamente após a gengivectomia e exposição. **C,** Braquetes colados no mesmo dia. **D,** Seis semanas depois.

PLANO DE TRATAMENTO PARA A ESTÉTICA ANTERIOR

SITUAÇÕES DIRETAS E SIMPLES

Às vezes, após o término do tratamento ortodôntico, os dentes estão alinhados, mas os contornos gengivais podem não estar em conformidade com as normas aceitáveis. Nesses pacientes, o recontorno gengival pode melhorar consideravelmente o seu sorriso.

A Figura 13-15 mostra que a proporção do incisivo central superior direito é estética e harmoniosa em relação a todos os outros dentes anteriores, exceto o central superior esquerdo. O tecido queratinizado e a profundidade do sulco são suficientes para que o central superior esquerdo seja levado ao mesmo nível do direito. A remoção do excesso de tecido do lado esquerdo vai harmonizar o contorno dos incisivos centrais.

A Figura 13-16 mostra uma discrepância semelhante entre as margens dos incisivos centrais superiores, porém em um paciente pronto para iniciar o tratamento ortodôntico. Os

Laser em Ortodontia para Tecidos Moles ••• **CAPÍTULO 13** **229**

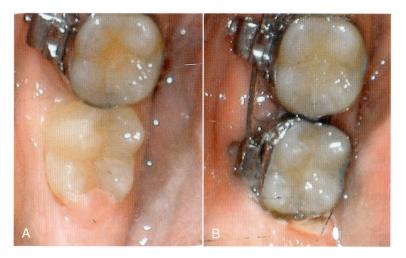

FIGURA 13-12 • **A,** Opérculo cobrindo parcialmente a distal do segundo molar inferior. **B,** Opérculo removido e banda colocada no segundo molar inferior na mesma consulta, permitindo o movimento imediato.

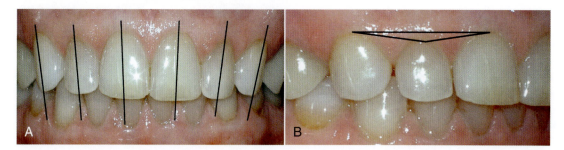

FIGURA 13-13 • **A,** A margem gengival define curvas suaves, com a altura do contorno gengival levemente para distal. **B,** As margens gengivais dos incisivos centrais e caninos estão no mesmo nível, com a margem gengival do incisivo lateral 1,0 para 1,5 mm incisal (alto-baixo-alto do centro de cúspide).

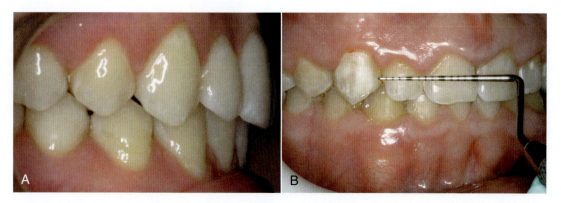

FIGURA 13-14 • **A,** Gengiva e margem gengival saudáveis, plana com uma pequena ranhura na gengiva marginal livre apical a margem gengival. **B,** Gengiva hiperplásica, apresentando margem gengival volumosa.

outros dentes não estão em harmonia e, quando sondada, a junção cemento-esmalte do incisivo central está em níveis diferentes. Observe o desgaste significativo no central superior esquerdo (Fig. 13-16, B), indicando que esse dente apresentou uma hipererupção e desgastou-se até atingir sua posição atual. Um procedimento de tecido mole é contraindicado para esse paciente. Para melhorar o contorno gengival, uma opção seria alinhar os incisivos centrais em sua altura atual e encaminhar para um aumento de coroa com recontorno ósseo após o tratamento. Esta escolha, no entanto, iria comprometer o perfil de emergência e ainda exigiria uma restauração. Uma alternativa seria a de empurrar o incisivo central superior esquerdo para igualar o nível gengival, à direita, e então restaurar o dente com um comprimento adequado. Esse diagnóstico no início

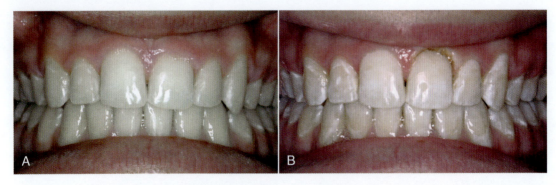

FIGURA 13-15 • **A,** Incisivo central esquerdo apresentando tecido gengival excessivo. **B,** O excesso de tecido foi removido para ficar compatível com o outro lado.

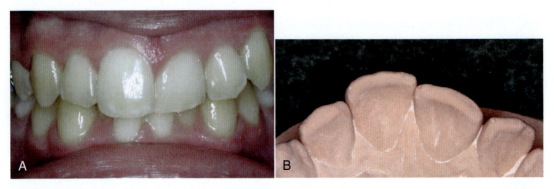

FIGURA 13-16 • **A,** Alturas gengivais dos incisivos centrais não são compatíveis. **B,** O desgaste excessivo no incisivo central esquerdo sugere hipererupção.

do tratamento permite que os braquetes sejam colocados adequadamente.

SITUAÇÕES COMPLICADAS

Em algumas situações, nenhum dos dentes anteriores apresenta contornos ideais. O planejamento de tratamento envolve a avaliação das proporções de cada dente para determinar os objetivos ideais e planejar todo o procedimento para garantir não apenas os objetivos alcançáveis, mas também agendar tempo suficiente para concluir o procedimento. Em primeiro lugar, medir a largura dos incisivos centrais. Na Figura 13-17, para um paciente que removeu recentemente as bandas, a largura dos incisivos centrais é um pouco maior que 9 mm (um pouco maior do que a média). A largura ideal estimada de um central é geralmente 80% do comprimento, então deve-se dividir 9 por 0,8 por um comprimento ideal estimado para um central de 11,25 mm. Esse é o objetivo inicial para um comprimento ideal dos incisivos centrais.

Em seguida, medir o comprimento, a quantidade de tecido queratinizado disponível e a profundidade do sulco gengival na crista gengival proposta (Tabela 13-2). Esses dados permitem o cálculo dos limites que podem ser alcançados com um laser em um paciente em particular. Por exemplo, a maioria dos pacientes vai terminar com aproximadamente 1 mm de profundidade de bolsa, por isso, reduzindo a profundidade de sondagem inicial de 1, pode-se calcular o comprimento disponível para cada

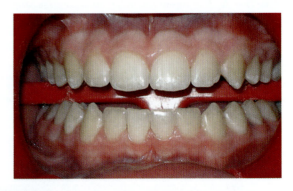

FIGURA 13-17 • Alturas e contornos gengivais inadequados. Consulte a Tabela 13-2

dente, e, assim, combiná-lo ao comprimento atual de cada dente para calcular o objetivo real de um paciente.

Na Figura 13-17 o objetivo para os incisivos centrais é de 11 mm; para o caninos, 10 mm e para os incisivos laterais, 9,5 mm. Esses são os comprimentos máximos possíveis para esse paciente sem o procedimento de aumento de coroa clínica, o que provavelmente está fora do alcance de muitas práticas ortodônticas. Os 11 mm de comprimento do incisivo central está aquém do ideal calculado (12.375) em mais de um milímetro. Além disso, os comprimentos potenciais dos incisivos centrais e caninos não são iguais, e os diferenciais entre os

Tabela 13-2 — Comprimento Dentário, Profundidade da Bolsa, Tecido Queratinizado, e Cálculo da Demarcação do Comprimento Dentário* (mm) para Paciente na Figura 13-17

	SD3	SD2	SD1	SE1	SE2	SE3
Comprimento	9,0	8,0	9,5	9,5	9,0	8,5
Profundidade da bolsa	2,0	2,5	2,5	2,5	1,5	2,5
Tecido queratinizado	3,0	5,5	5,0	5,0	5,0	4,5
Objetivo	10,0	9,5	11,0	11,0	9,5	10,0

*A linha de fundo é calculada no comprimento objetivo baseado no diagnóstico.
SD, Superior direito; *SE,* superior esquerdo.

dentes adjacentes não são o ideal, logo as decisões devem ser tomadas. Será que deixamos os incisivos centrais com um milímetro a mais do que os caninos, ou devemos alterar o comprimento do incisivo central para combinar com os caninos? Como o comprimentodo incisivo lateral potencial é apenas 9,5 mm, a diferença de 1,5 mm do incisivo lateral para o incisivo central será demais? Deveríamos ter empurrado os caninos e os incisivos centrais durante o tratamento para deixar os incisivos centrais e caninos mais longos? Nós discutimos estas limitações com o paciente e os pais, juntamente com a opção de encaminhamento para o aumento de coroa clínica. A decisão foi tomada para maximizar o tamanho de cada dente e, em seguida, reavaliar para possível encaminhamento.

Como mostra a Tabela 13-3, os comprimentos dos dentes imediatamente após o procedimento são maiores do que após duas semanas (Fig. 13-18). Esse é um resultado esperado; a gengiva geralmente regride para um nível que mantém uma profundidade da bolsa de 1 mm. Imediatamente após o uso do laser, os tecidos podem aparecer ásperos e doloridos, mas, surpreendentemente, com pouca sensibilidade. Dentro de duas semanas, a cicatrização é quase total. O sorriso do paciente melhorou consideravelmente, mesmo com um plano de tratamento difícil, e tanto o paciente e os pais ficaram felizes com os resultados.

DICAS TÉCNICAS

Em geral, é melhor tratar primeiro um lado do arco, idealizando as formas (p. ex., a altura dos contornos, suavização das curvas, leve inclinação distal) antes de passar para o lado oposto. No primeiro uso do laser, idealizar a forma com que o laser é orientado perpendicularmente à superfície vestibular do dente (Fig. 13-19). Depois que as formas estiverem ideais, biselar os tecidos em um ângulo oblíquo, geralmente cerca de 45 graus, para reduzir o volume e contorno do local. Uma vez que este lado é idealizado, torna-se modelo para a conclusão do outro lado.

Depois que você se torna mais confortável com o uso do seu laser e com o processo de diagnóstico, é possível biselar e idealizar a forma ao mesmo tempo. Isto irá poupar tempo de duas maneiras: (1) todo o processo será concluído em uma aplicação e (2) você não terá o tecido biselado em que o laser já foi aplicado e agora está desidratado. Os tecidos desidratados

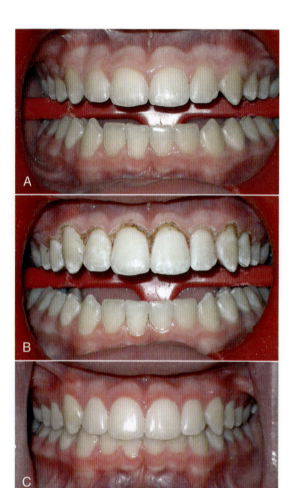

FIGURA 13-18 • Recontorno gengival estético. **A,** Visão pré-operatória imediata. **B,** Visão pós-operatória imediata. **C,** Visão pós-operatória depois de duas semanas.

tornam difícil a aplicação do laser e são os mais suscetíveis a danos térmicos e carbonização. Para uma maior eficiência, é particularmente importante aprender a biselar as áreas interproximais na primeira aplicação (Fig. 13-19, C). Também é fundamental manter a margem lateral do dente na área interproximal para evitar a remoção da papila, causando um "espaço triangular preto".

Tabela 13-3 — Comprimento Dentário (mm) Imediatamente antes e após o Recontorno Estético e Duas Semanas depois no Paciente da Figura 13-18

	SD3	SD2	SD1	SE1	SE2	SE3
Comprimento antes	9,0	8,0	9,5	9,5	9,0	8,5
Imediatamente após	11,0	10,0	11,5	11,5	10,0	11,0
Duas semanas após	10,0	9,5	11,0	11,0	9,5	10,0

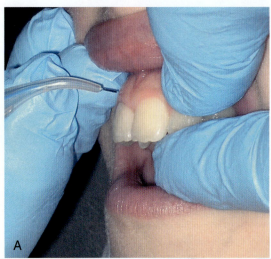

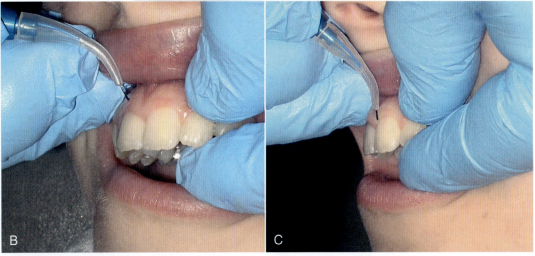

FIGURA 13-19 • **A,** Ponteira do laser perpendicular à superfície vestibular do dente. **B,** Ponteira do laser em ângulo oblíquo (~ 45 graus) à superfície vestibular do dente. **C,** Ponteira do laser inclinada na direção interproximal para biselar sem remover a papila.

Uma sonda periodontal de 15 mm com marcas a cada 1 mm é útil no plano do tratamento, para medir a largura e o comprimento dos dentes, o nível de tecido queratinizado, e a profundidade do sulco. Além disso, uma vez que a demarcação para o comprimento de cada dente é determinada e a gengiva anestesiada, a sonda periodontal pode ser usada para realizar a demarcação, causando uma depressão temporária na superfície dos tecidos no nível desejado (Fig. 13-20).

OUTROS PROCEDIMENTOS ORTODÔNTICOS

Além de gengivectomias de acesso e práticas estéticas, o laser para tecidos moles pode ser usado para executar outros procedimentos importantes para os pacientes ortodônticos.

Laser em Ortodontia para Tecidos Moles ••• **CAPÍTULO 13** **233**

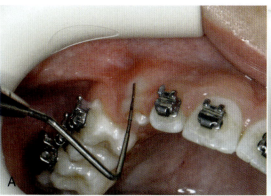 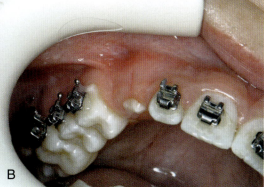

FIGURA 13-20 • **A,** Sonda periodontal penetrando no nível da margem desejada. **B,** A gengiva demarcada fornece guia visual para a realização do procedimento.

REMOÇÃO DE FREIO LABIAL

Quando um freio labial se estende próximo à margem gengival livre, aliviar a tensão pode ser vantajoso para o paciente. Deve-se isolar, secar e anestesiar o freio, como em qualquer procedimento de gengivectomia. Quando estiver pronto, manter a tensão sobre o lábio enquanto se pincela o freio com a ponta do laser. Os pacientes não relatam dor com essa técnica, e os tecidos cicatrizam em aproximadamente uma semana (Fig. 13-21).

REMOÇÃO DO FREIO LINGUAL

Normalmente, o tratamento de um freio lingual excessivo ocorre na infância. Quando isso não ocorre, no entanto, o alívio do excesso de inserção não só ajuda na fala, mas também permite um padrão mais normal de deglutição e pode melhorar o crescimento facial. Tal como acontece em um procedimento no freio labial, deve-se isolar, secar e anestesiar. Manter a tensão sobre a língua enquanto se pincela o freio com a ponteira do laser. Os pacientes não relatam dor com essa técnica, e os tecidos cicatrizam em aproximadamente uma semana (Fig. 13-22) (Consulte o Cap. 12).

ALÍVIO DA DOR DEVIDO À ÚLCERA AFTOSA

As úlceras aftosas podem ser extremamente dolorosas, e a terapia com laser pode aliviar a dor e acelerar a cicatrização (Fig. 13-23). Utilizando um laser com 0,6 W com uma ponteira nova e sem tocar no tecido (laser desfocado 1-2 mm tecido[23,24]), com uma a exposição da lesão por 60 segundos irá resultar em alívio imediato da dor e na cicatrização é acelerada (Cap. 6).

FIBROTOMIA CIRCUNFERENCIAL

Uma forma de auxiliar na estabilidade pós-ortodôntica de um dente que foi girado severamente no início do tratamento é realizar uma fibrotomia circunferencial supracrestal.[25] Um bisturi é introduzido no sulco gengival para cortar a inserção epitelial e as fibras transeptais sem remover o osso. O uso de um laser para tecido mole parece adequado para esse procedimento. O problema potencial com o uso de um laser de diodo na fibrotomia circunferencial é a proximidade ao osso. A ponta do laser de diodo emite calor, que pode ser absorvido a uma profundidade de 0,8 a 4,0 mm.[26] A fibrotomia será realizada

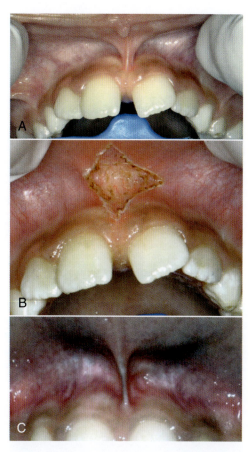

FIGURA 13-21 • **A,** O freio labial estendendo-se próximo ao diastema. **B,** Imediatamente após a frenectomia com laser (tempo de cirurgia, 35 segundos). **C,** Seis meses após, reinserção a um nível superior.

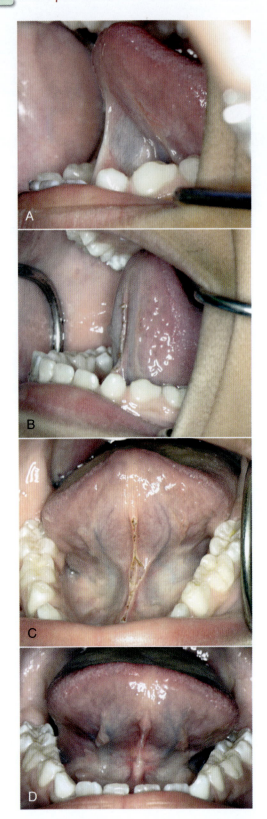

FIGURA 13-22 • **A,** Freio lingual excessivo (língua presa). **B** e **C,** Imediatamente após o procedimento com laser. **D,** Seis dias depois.

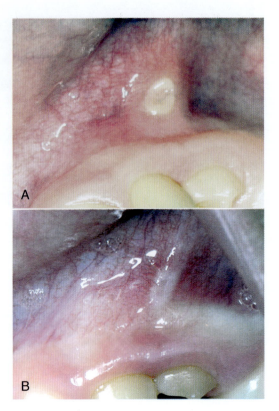

FIGURA 13-23 • **A,** Úlceras aftosas. O curso doloroso geralmente ocorre durante uma semana a dez dias. **B,** Visão quatro dias após a terapia laser.

no sulco em direção às fibras transeptais e, portanto, o calor do laser de diodo seria necessariamente colocado perto do osso. A preocupação é a transferência de calor para o osso, resultando em necrose.

Por essa razão, o autor indica a fibrotomias circunferenciais ao dentista clínico geral ou periodontista. Outros comprimentos de onda do laser, incluindo os lasers da família do érbio e de CO_2, podem ser uma alternativa melhor do que o laser de diodo para esses procedimentos.

TREINAMENTO NO USO DO LASER

O treinamento é frequentemente incluído no preço de compra do laser, mas pode assumir muitas formas. Alguns fabricantes de laser fornecem um CD ou DVD mostrando como preparar o laser e vídeos de certos procedimentos, mas com pouca ou nenhuma discussão sobre diagonóstico e planejamento do tratamento, sem ser no consultório ou sem treinamento prático. Alguns fabricantes incluem um curso básico que engloba as informações gerais sobre o laser e suas aplicações clínicas (muitas vezes incluindo uma discussão detalhada sobre a incorporação de lasers em seu departamento de higiene). Outros fabricantes incluem um curso específico para os ortodontistas, que analisa os aspectos clínicos das gengivectomias, frenectomias, as exposições e outros procedimentos de consultório.

Para incorporar um laser de forma eficaz e eficiente em um consultório ortodôntico movimentado, é fundamental ter a equipe toda "a bordo". Uma equipe devidamente treinada, orientada pelo ortodontista, pode preparar o paciente e os pais, preparar o laser, isolar as áreas a serem irradiadas, e aplicar/confirmar a anestesia. Eles podem ajudar durante o procedimento e realizar a limpeza pós-operatória, demonstrar graficamente e fornecer instruções. A equipe pode documentar o tratamento com excelentes imagens, listar as formas de segurança adequadas e promover a terapia laser em pacientes e familiares.

Um ortodontista que passa a usar um laser também deve se familiarizar com a literatura periodontal pertinente e conferências, como a reunião da Associação Americana de Ortodontia e Academia Americana de Periodontia, como um recurso para as questões pertinentes à ortodontia (Caps. 1 e 2).

Muitas organizações de laser na odontologia em todo o mundo oferecem treinamento e uma educação continuada em laser para a Odontologia. A Academia Internacional de Laser na Odontologia (ALD; www.LaserDentistry.org) oferece três níveis de certificado: proficiência-padrão, a proficiência avançada, e a categoria educador. A ALD também serve como uma sociedade para os prestadores do curso e fornece uma lista de cursos disponíveis para dentistas, higienistas e funcionários do consultório, incluindo auxiliares de consultório dentário e funcionários da recepção. É uma organização sem fins lucrativos patrocinada ou não associada a uma empresa de laser específico, embora muitos cursos de certificação fornecidos por formadores certificados ALD sejam patrocinados por empresas específicas de laser. A Biolase é a única empresa de laser que patrocina o Instituto Mundial de Laser Clínico (www.learnlasers.com) e fornece sua própria via de certificação, juntamente com simpósios e seminários, com foco em aparelhos Biolase. Outras organizações de todo o mundo (mas relativamente fracas nos Estados Unidos) incluem a Federação Mundial de Laser em Odontologia (WFLD) e a Sociedade para Aplicações do Laser Oral (SOLA).

Em resumo, o treinamento adequado é fundamental para a eficiência e incorporação efetiva de um laser em um consultório ortodôntico. Ortodontista e funcionários devem ser treinados, e o médico deve considerar a obtenção de ALD ou certificado similar.

CONCLUSÃO

O uso de um laser de tecido mole em um consultório ortodôntico melhora a qualidade dos resultados, diminui o tempo de tratamento e reduz o número de consultas. Com as considerações diagnósticas devidamente tratadas, estes procedimentos podem ser concluídos rapidamente, de forma indolor e livre de infecções,[27] com mínimos efeitos colaterais para o paciente e sem interrupção para o consultório odontológico.

Referências

1. Hilgers JJ, Tracey SG: Clinical uses of diode lasers in orthodontics, *J Clin Orthod* 38(5):266-273, 2004.
2. Sarver DM, Yanosky M: Principles of cosmetic dentistry in orthodontics: Part 2. Soft tissue laser technology and cosmetic gingival contouring, *Am J Orthod Dentofacial Orthop* 127:85-90, 2005.
3. Dean DB: *Concepts in laser periodontal therapy using the Er,Cr:YSGG laser*, 2005, Academy of Dental Therapeutics and Stomatology.
4. Schulman M, McGill J: How does your orthodontic practice stand up? *J Clin Orthod* 36(5):281-283, 2002.
5. Gama S, de Araujo T, Pinheiro A: Benefits of the use of the CO_2 laser in orthodontics, *Lasers Med Sci* 23(4):459-465, 2008.
6. Gama S, de Araujo T, Pozza D, Pinhiero A: Use of the CO_2 laser on orthodontic patients suffering from gingival hyperplasia, *Photomed Laser Surg* 25(3):214-219, 2007.
7. Fornaini C, Rocca J, Bertrand M, et al: Nd:YAG and diode laser in the surgical management of soft tissues related to orthodontic treatment, *Photomed Laser Surg* 25(5):381-392, 2007.
8. Harnick D: Use of an argon laser in the orthodontic practice, *J Gen Orthod* 5(4):11-12, 1994.
9. Safe use of lasers in health care facilities, ANSI Z136.3, Orlando, Fla, 1996, Laser Institute of America.
10. Garguilo AW, Wentz FM, Orban B: Dimensions and relationships of the dentogingival junction in humans, *J Periodontol* 32:261-267, 1961.
11. Cohen DW: Periodontal preparation of the mouth for restorative dentistry. Paper presented at Walter Reed Army Medical Center, Washington, DC, 1962.
12. Ingber JS, Rose LF, Coslet JG: The "biologic width": a concept in periodontics and restorative dentistry, *Alpha Omegan* 70(3):62-65, 1977.
13. Kois JC: New paradigms for anterior tooth preparation: rationale and technique, *Contemp Esthet Dent* 2:1-8, 1996.
14. Sarver DM: Principles of cosmetic dentistry in orthodontics. Part 1. Shape and proportionality of anterior teeth, *Am J Orthod Dentofacial Orthop* 126:749-753, 2004.
15. Rufenacht CR: *Fundamentals of esthetics*, Chicago, 1990, Quintessence.
16. Kokich VG: Excellence in finishing: modifications for the perio-restorative patient, *Semin Orthod* 9:184-203, 2003.
17. Shillingburg HT Jr, Kaplan MJ, Grace CS: Tooth dimensions: a comparative study, *J South Calif Dent Assoc* 40:830, 1972.
18. Woelful JB: *Dental anatomy: its relevance to dentistry*, ed 4, Philadelphia, 1990, Lea & Febiger.
19. Mavroskoufis F, Richie GM: Variation in size and form between left and right maxillary central teeth, *J Prosthet Dent* 43:254, 1980.
20. Gurel G: *The science and art of porcelain laminate veneers*, New Malden, UK, 2003, Quintessence.
21. Gillen RJ, Schwartz RS, Hilton TJ, Evans DB: An analysis of selective tooth proportions, *Int J Prosthodont* 7:410-417, 1994.
22. American Academy of Cosmetic Dentistry: *Diagnosis and treatment evaluation in cosmetic dentistry: a guide to accreditation criteria*, Madison, Wisc, 2001, Amercian Academy of Cosmetic Dentistry.
23. Sarver DM, Yanosky M: Principles of cosmetic dentistry in orthodontics. Part 3. Laser treatments for tooth eruption and soft tissue problems, *Am J Orthod Dentofacial Orthop* 127:262-264, 2005.
24. Convissar RA, Massoumi-Sourey M: Recurrent aphthous ulcers: etiology and laser ablation, *Gen Dent* 40:512-515, 1992.
25. Edwards JG: A surgical procedure to eliminate rotational relapse, *Am J Orthod* 57(1):35-46, 1970.
26. *Dental applications of advanced lasers*, Burlington, Mass, 2005, JGM Associates.
27. Moritz A, Gutknecht N, Doertbudak O, et al: Bacterial reduction in periodontal pockets through irradiation with a diode laser, *J Clin Laser Med Surg* 15:33-37, 1997.

O Uso de Laser na Cirurgia Oral Maior e Maxilofacial

Robert A. Strauss, DDS, MD • Michael Coleman, DDS

Quando os lasers foram inicialmente introduzidos aos princípios da cirurgia oral maior e maxilofacial (COMMF) nos meados da década de 1980, o único laser realmente disponível para uso era o de dióxido de carbono (CO_2), devido principalmente às suas marcantes capacidades de corte. Conforme a tecnologia dos lasers evoluiu, outras especialidades médicas e cirúrgicas introduziram diferentes comprimentos de ondas, o que foi adaptado para o uso na cavidade oral e na face.

Existem grandes necessidades nos tecidos moles e necessidades menores nos tecidos duros que separam a COMMF das outras especialidades odontológicas. Além disso, o uso do laser em procedimentos cutâneos é mais um complicador na escolha do comprimento de onda apropriado, técnica e cuidados pós-operatórios. Como em qualquer outro procedimento, a escolha do laser apropriado deve ser baseada no tecido-alvo e nas suas características de absorção. Nos procedimentos estéticos, os *efeitos térmicos laterais* de um comprimento de onda específico são importantes no objetivo cirúrgico no que concerne ao limite de dano lateral e formação de cicatriz.[1] Diferentemente do que acontece na cavidade oral, esta complicação na pele pode ser potencialmente devastadora.

ESCOLHENDO UM LASER CIRÚRGICO

Surpreendentemente, o laser mais utilizado em COMMF, o de CO_2 10.600 nm, permanece o mesmo há mais de 25 anos.[2] A sua excelente absorção pela água, o seu comprimento de extensão, profundidade de penetração e coerência com os tecidos moles fazem com que ele seja uma excelente escolha para a maioria dos procedimentos dos tecidos moles da cavidade oral. Além disso, quando utilizado de forma cuidadosa e correta, o laser de CO_2 pode ser usado para a cirurgia estética facial, resultando em uma ablação substancial e previsível do epitélio e da derme.

A adição de dispositivos de escaneamento computadorizado permitiu que o laser de CO_2 fosse usado em padrões repetidos e geométricos, proporcionando resultados extremamente uniformes. Ele também tem sido utilizado para todos os procedimentos maiores de exérese, ablações de larga escala, cirurgia estética incisional (p. ex., blefaroplastia), e procedimentos respiratórios (p. ex., uvulopalatofaringoplastia). Uma desvantagem é que o laser de CO_2 não pode ser transmitido através de fibras ópticas, logo ele requer transmissão através de um guia de onda oco ou por braços articulados. Isto faz com que a utilização de endoscopia nos procedimentos de COMMF seja impossível. Embora outras variações possíveis no comprimento de onda do laser de CO_2 (p. ex., 9.300 ou 9.600 nm) apresentem vantagens, o maior custo e menor eficiência geralmente fazem com que eles sejam menos úteis na prática clínica.

Os lasers de Er:YAG e Er,Cr:YSGG também são úteis na COMMF, embora eles não tenham atingido o nível de popularidade do laser de CO_2. Até o presente momento, na maioria dos procedimentos maiores de tecidos duros (p. ex., osteotomias) perde-se muito tempo quando são utilizados estes lasers. Entretanto, alguns procedimentos ósseos (p. ex., levantamento de seio) são mais rápidos e fáceis quando são usados estes comprimentos de onda. O laser de Er:YAG também tem sido usado para a cirurgia plástica facial.[3,4] Devido a menor profundidade do seu efeito na pele em comparação com o laser de CO_2 o eritema pós-operatório é menor com o laser Er:YAG. Infelizmente, o efeito da plástica e seus resultados também são muito inferiores, o que faz com que poucos cirurgiões optem pelos lasers de érbio.

Emprestado da ortopedia e da urologia, o laser de Ho:YAG é utilizado quase que exclusivamente na COMMF na realização de cirurgia endoscópica da articulação temporomandibular. Este comprimento de onda tem a capacidade de transmitir através de um ambiente preenchido por água, como uma articulação, apesar de terem efeitos nos tecidos moles que simulam os do laser de CO_2 (p. ex., corte, coagulação, ablação). Isto ocorre pela perfuração da articulação através de duas cânulas ocas, uma para visualização endoscópica e outra para a fibra do laser de Ho:YAG. O procedimento é então realizado por meio do monitoramento de vídeo. A pequena incisão cirúrgica leva a uma redução significativa no tempo de recuperação e diminui as complicações.[5]

O laser de Nd:YAG, atualmente aprovado pela U.S. Food and Drug Administration (FDA) para certos procedimentos periodontais, tem se mostrado útil na COMMF no que se refere a algumas lesões vasculares. O seu comprimento de extensão profundo e sua profundidade de penetração nos tecidos moles geram dano tecidual lateral significativo, desejado nas lesões vasculares, mas não em outras doenças.

Os lasers de estado sólido como o diodo (810-1.064 nm) têm se tornado muito populares na clínica odontológica devido ao seu tamanho reduzido, baixo custo, transmissão por fibras ópticas e facilidade de uso nas cirurgias orais menores dos tecidos moles.[6] Infelizmente, para a maioria dos procedimentos de COMMF, estes lasers são muito ineficientes quando comparados com o laser de CO_2. Embora o dano aos tecidos duros causado pelo laser de CO_2 gere uma preocupação justificável, o uso do laser de diodo tem efeito reduzido, o que torna este tipo de laser útil apenas para procedimentos cirúrgicos menores.

O uso do laser de diodo de baixa potência para tratamentos não invasivos e não térmicos é popular nos países europeus e tem sido estudado nos Estados Unidos, mas na maioria das vezes não tem se mostrado eficaz nos procedimentos cirúrgicos maiores. Embora estudos confirmem que os lasers de baixa potência apresentem efeitos fisiológicos benéficos, as suas vantagens para procedimentos de COMMF permanecem desconhecidos[7,8] (Fig. 14-1). (Consulte o Cap. 15.)

As fontes de *luz intensa pulsada* (LIP) usam ondas de luz muito concentradas para realizar diversos procedimentos semelhantes aos lasers. Diferentemente dos lasers verdadeiros, entretanto, as fontes de LIP são policromáticas e não são colimadas, nem coerentes (Fig. 14-2). Devido ao fato de eles geralmente terem uma profundidade de penetração maior e serem voltados para lesões cutâneas pigmentadas e vascularizadas, a sua principal indicação de uso inclui lesões dermatológicas e remoção de pelos (visando a pigmentações foliculares).[9]

Vários lasers também são utilizados na COMMF com objetivos dermatológicos. Estes comprimentos de onda são altamente específicos para determinados tecidos vasculares ou pigmentados e incluem vapor de cobre, vapor de ouro, laser de corante pulsado (LCP), laser de Nd:YAG pulsado e laser KTP:YAG.[10] A escolha do comprimento de onda deve ser baseada nas necessidades individuais e idade do paciente, cor, profundidade e acesso à lesão.[11]

CONSIDERAÇÕES SOBRE ANESTESIA E SEGURANÇA

Embora o uso do laser para COMMF ofereça muitas vantagens, ele pode trazer vários riscos anestésicos que não são usuais nas técnicas cirúrgicas tradicionais. É importante seguir normas-padrão de segurança para para não colocar em risco o paciente, o cirurgião, o anestesiologista e a equipe cirúrgica. Cada manual do usuário de um sistema laser deve ser revisado antes do seu uso. É também de fundamental importância a discussão com o anestesiologista sobre o tipo de laser e o procedimento a ser realizado.

O feixe laser é uma luz de alta intensidade que, se dirigida a uma superfície reflexiva, pode mudar o caminho determinado enquanto mantém suas propriedades focais. Isto pode resultar em um feixe refletido acertando um alvo não intencional com toda a força. Os alvos mais vulneráveis dos feixes de luz maldirecionados são os olhos, a pele e objetos inflamáveis localizados nas proximidades.[12] Avisos apropriados devem ser colocados do lado de fora da sala de cirurgia indicando o tipo de laser que está sendo utilizado, a classe de risco do laser e o equipamento de proteção individual necessário[13] (Fig. 14-3).

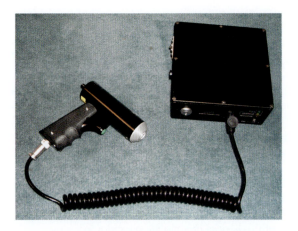

FIGURA 14-1 • Equipamento de laser terapêutico (laser de baixa potência) usando um laser diodo atérmico.

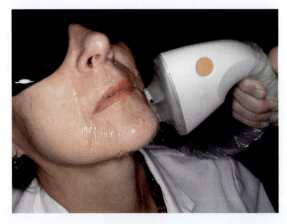

FIGURA 14-2 • Fonte de luz intensa pulsada (LIP). Estes aparelhos são mais usados para a remoção de lesões vasculares, pigmentadas ou de pelos. A anestesia geralmente não é necessária para estes procedimentos.

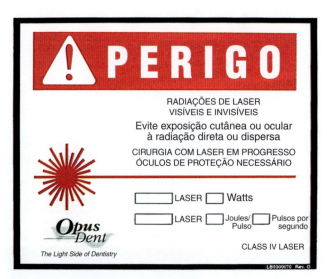

FIGURA 14-3 • Aviso colado na porta da sala de cirurgia indicando o tipo de laser utilizado, a classe do laser e o equipamento de proteção individual necessário.

Óculos de proteção devem ser utilizados o tempo todo pelo paciente e pela equipe a fim de evitar lesões oftalmológicas. Cada laser requer um tipo especial de óculos que irá absorver o seu comprimento de onda específico.

Campos cirúrgicos inflamáveis, incluindo papéis padronizados e campos plásticos utilizados na sala de cirurgia (SC) são uma fonte de combustão e não devem ser usados. No lugar destes, campos cirúrgicos resistentes ao laser ou campos de pano saturados em água devem ser usados.[13] O preparo do campo com álcool também deve ser evitado, uma vez que isto pode servir como uma potente fonte de combustão caso não ocorra a vaporização completa antes da utilização do laser.

Três técnicas principais estão disponíveis para prevenir o perigo de potencial incêndio associado ao uso de um tubo endotraqueal (TE) convencional durante cirurgias com laser[14]: (1) nenhuma via aérea, (2) proteção da superfície com um tubo convencional e (3) uso de um tubo não combustível. Vários procedimentos de COMMF, tanto os realizados no consultório, como em um centro cirúrgico, podem usar a técnica de anestesia geral intravenosa (IV) usando o queixo do paciente para dar o impulso como se fosse na ressuscitação cardíaca ou pela via nasal. O tubo nasal de borracha vermelha de Rousch tem sido considerado o mais seguro para os procedimentos com laser.[15]

O método anterior, no entanto, nem sempre é prático para os procedimentos de longa duração, nos quais pode ser necessária uma via aérea definitiva, como por exemplo, um tubo TE com um material protetor na superfície externa. Os materiais de eleição são folhas metálicas embrulhando os tubos ou lâminas de anodo de prata que se aderem aos tubos.[13] A folha é muitas vezes complexa e pode resultar em exposição do tubo quando este é manipulado, enquanto que a lâmina de anodo de prata se adere ao tubo e tem menor chance de causar exposição.

Dois tipos de tubos TE não combustíveis estão atualmente disponíveis: o tubo metálico, o qual não contém nenhum material combustível e o tubo revestido por cerâmica (Xomed)[23] (Fig. 14-4). O tubo metálico, entretanto, não pode ser usado para a intubação nasal e não vem com manguito, o que impede a sua utilização no circuito de anestesia normal.

Gases inflamáveis devem ser evitados durante a cirurgia com laser. A maioria dos anestésicos inalatórios usados nos centros cirúrgicos atualmente não é inflamável, incluindo o sevoflurano, isoflurano, enflurano e halotano. Éter e ciclopropano, os quais não são usados pela maioria dos anestesiologistas, são combustíveis e não devem ser usados.[13]

A concentração de oxigênio com agentes inalatórios também deve ser notada. Idealmente, a menor concentração possível deve ser usada para manter um nível de saturação de oxigênio aceitável. Para se alcançar esse objetivo, o oxigênio é diluído por compressões regulares de ar ou com hélio, ambos os quais conseguem reduzir o potencial de combustão (Fig. 14-5). O óxido nítrico misturado ao oxigênio, entretanto, possui o mesmo potencial de combustão do que o oxigênio sozinho e deve ser evitado.[12]

CIRURGIA DE RESSECÇÃO DE TUMOR (EXCISÃO *VERSUS* ABLAÇÃO)

O laser é um equipamento cirúrgico versátil que pode ser usado de três formas básicas diferentes: excisão/incisão, ablação/vaporização e coagulação/hemostasia.[16] A técnica usada baseia-se na situação clínica e em três parâmetros controlados pelo cirurgião: potência, diâmetro do feixe laser e tempo de irradiação.

EXCISÃO

Quando utilizado para procedimentos excisionais, o laser é basicamente um "bisturi de luz" que produz cortes precisos sem o sangramento tradicional de uma cirurgia com bisturi. Para resultados excelentes, o diâmetro do feixe laser deve ser o menor possível de acordo com o laser utilizado (geralmente 0,1-0,5 mm), o que é alcançado por meio da colocação da ponta do equipamento na distância focal do tecido.[17] Isso é conhecido como *modo focado*. A *distância focal* também varia de acordo com a peça de mão do laser, indo de 1 mm a 1 cm do término da peça de mão até o tecido.

A técnica para excisão de uma lesão é a mesma, independentemente do sistema laser utilizado. Recomenda-se determinar inicialmente a linha de incisão no modo pulsado ou intermitente com o laser ajustado em uma baixa potência. Isso irá fornecer marcas guia superficiais evitando ao mesmo

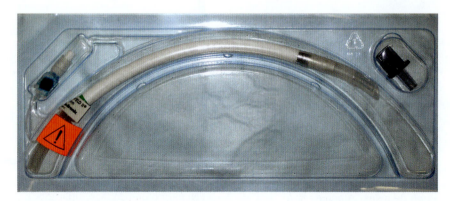

FIGURA 14-4 • Exemplo de um tubo endotraqueal seguro para laser revestido por cerâmica.

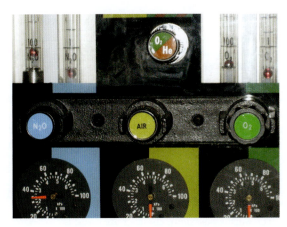

FIGURA 14-5 ● Aparelho usado para anestesia geral-padrão mostrando gases comprimidos disponíveis para liberação como agentes inalatórios. Note a disponibilidade de ar comprimido regular; o que não suporta combustão, além de oxigênio.

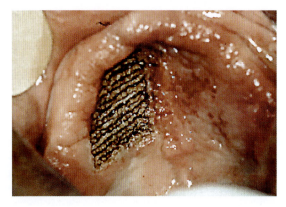

FIGURA 14-6 ● Ablação da hiperplasia papilar mostrando o padrão lado a lado em U.

tempo uma penetração profunda no tecido, permitido com que o cirurgião ajuste a localização das margens, caso seja necessário. Cabe ressaltar que durante biópsias excisionais, deve-se estender 0,5 mm nas margens por conta da zona lateral de necrose térmica associada ao laser.[13]

Após a realização de uma demarcação satisfatória, o laser deve ser então trocado para o modo contínuo (OC), e os pontos devem ser ligados para criar a incisão. Vários passos são necessários para que se alcance a profundidade desejada.

A observação do efeito do laser nos tecidos durante o primeiro passo irá permitir ao cirurgião ajustar os parâmetros do laser durante os passos subsequentes, caso seja necessário, para alcançar o corte desejado. Por exemplo, se a profundidade do corte for muito superficial, a potência deve ser aumentada ou o aparelho ser movido mais lentamente para aumentar o tempo de exposição. O aumento da potência consiste na maioria das vezes na melhor opção, porque o aumento do tempo permite que haja mais tempo para a condução lateral e, consequentemente, maior se torna o dano térmico. Por outro lado, se o corte inicial é muito profundo, a potência pode ser diminuída ou a peça de mão pode ser movimentada mais rapidamente, sendo ambas boas opções.

Depois de alcançada a profundidade adequada para a linha de incisão, a excisão da lesão pode começar. Isto é realizado por meio de um leve pinçamento da lesão com um fórceps, realizando uma leve tração e descolando a lesão horizontalmente enquanto a distância focal é mantida. A hemostasia no campo cirúrgico será excelente, e o recobrimento raramente é necessário. A exceção está nos casos nos quais o tecido de granulação cicatricial pode trazer resultados estéticos inaceitáveis.

ABLAÇÃO

Outra técnica comumente utilizada com o laser é a ablação tecidual (também denominada vaporização). A ablação é utilizada para a remoção tecidual superficial nos casos onde a excisão convencional levaria à remoção desnecessária de tecido. A lesão-alvo está geralmente contida no epitélio e na submucosa adjacente. As vantagens desta técnica consistem na redução da cicatriz, menor disfunção e menor potencial para danificar estruturas adjacentes importantes.

A técnica de ablação começa com o mesmo procedimento de demarcação descrito para a técnica de biópsia excisional. Depois disso, o laser deve ser desfocado através do afastamento da peça de mão do tecido, e, assim, alargando o diâmetro do feixe de luz e aumentando o diâmetro da saída do feixe de luz laser. Diâmetros de 1,5 a 3,0 mm são geralmente utilizados. O laser desfocado até o momento é posicionado transversalmente à lesão em vários sentidos lado a lado, criando múltiplos "Us" (Fig. 14-6).

Depois que o primeiro corte está completo, a profundidade de penetração é avaliada. Caso esteja muito superficial, pode ser aumentada pelo incremento da potência, do tempo de exposição pelo movimento mais lento da peça de mão, ou diminuindo o diâmetro do feixe. A melhor alternativa consiste no aumento da potência, enquanto que o aumento do tempo deve ser evitado por razões previamente mencionadas. A diminuição no diâmetro do feixe laser é uma opção viável, mas isto irá aumentar o número de traços necessários para cobrir a área.

De modo inverso, para diminuir a profundidade da penetração, o cirurgião pode reduzir a potência, o tempo de exposição movendo a peça de mão mais rapidamente ou aumentando o diâmetro do feixe. Destas opções, as duas últimas são as preferidas.

> **Dica Clínica:** Umedeça suavemente a camada carbonizada da superfície tecidual com uma gaze molhada entre as passagens do laser. Esta camada carbonizada não contém água para absorção do laser e resultará em aquecimento excessivo e indesejado e condução térmica lateral.

A ablação isoladamente não permite a coleta de um espécime para biópsia; logo, se a hipótese clínica é de uma lesão cancerizável ou maligna, a biópsia incisional deve preceder a ablação. Se a lesão é histopatologicamente benigna, o cirurgião pode seguramente realizar a ablação. Se a lesão é maligna, entretanto, deve-se realizar uma excisão ampla com laser. A ablação de lesões cancerizáveis ainda é controversa.

LESÕES CANCERIZÁVEIS

As lesões cancerizáveis compreendem a leucoplasia, eritroplasia ou a mistura das duas, chamada de *leucoeritroplasia*. O potencial de transformação maligna destas lesões gira em torno de 36,3% a 43% quando há displasia epitelial, e de 23,4% a 38% quando o tecido epitelial não exibe displasia.[18] Da mesma forma, os pacientes portadores destas lesões têm um risco cinquenta a sessenta vezes maior de desenvolver câncer na boca do que os não portadores. O tratamento convencional destas lesões consiste na remoção cirúrgica com bisturi, o qual apresenta inúmeras desvantagens quando comparado com a remoção cirúrgica ou ablação com laser. As vantagens da utilização do laser incluem um maior controle do sangramento, menor tempo cirúrgico, remoção mais precisa de tecido, menor morbidade, redução das complicações e uma excelente cicatrização sem deixar nenhuma cicatriz visível.[19] Vários cirurgiões também acreditam que o efeito de cauterização do laser nos vasos sanguíneos e canais linfáticos diminua a disseminação hematogênica e linfática, reduzindo portanto as chances de recidiva.[20,21]

O tratamento com laser de lesões pré-malignas é realizado através de ablação ou excisão. Ambas as técnicas devem começar com a delimitação da lesão, previamente discutida, com a profundidade do corte sendo maior que a da lesão, o que representa geralmente 4 a 9 mm.[22] Caso a opção seja a excisão da lesão, o tecido acometido deve ser levantado em uma extremidade e descolado, com o laser agindo como ferramenta de corte. Se a opção for a ablação (que geralmente é o tratamento de eleição), o aparelho deve ser posicionado e o tecido removido em um padrão de U lado a lado, como descrito anteriormente.

A Figura 14-3 mostra a ablação de uma leucoplasia localizada na borda lateral e ventre da língua. Geralmente são necessárias várias passagens do laser até que a lesão seja removida completamente. Com o campo cirúrgico limpo (sem sangramento) produzido pelo laser, é muito mais fácil observar a remoção completa da lesão do que quando se realiza a remoção com bisturi. A área é então deixada para que aconteça a reepitelização por segunda intenção, evitando suturas e uma possível distorção e formação de cicatriz.

Roodenburg e colaboradores[18] acompanharam setenta pacientes com 103 leucoplasias orais tratadas por ablação com laser por uma média de 5,3 anos e observaram uma taxa de cura de 90%. Da mesma forma, Thompson e Wylie[23] revisaram 47 pacientes tratados com laser para lesões displásicas da cavidade oral. Após 44 meses, 76% dos pacientes não

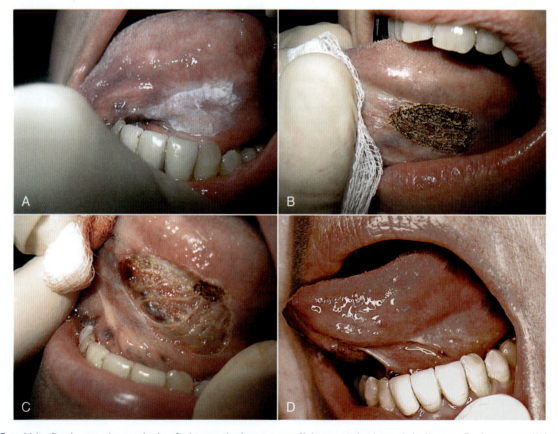

FIGURA 14-7 • Ablação de uma leucoplasia. **A,** Leucoplasia na superfície ventral e lateral da língua. **B,** Aspecto clínico após a primeira passagem do laser na técnica de ablação. **C,** Lesão após a ablação completa. Observe a remoção tecidual precisa e a excelente hemostasia. **D,** Pós-operatório de um mês mostrando uma cicatrização excelente.

apresentavam recidivas. Estes resultados são compatíveis com a taxa de sucesso de 80% observada no tratamento cirúrgico convencional feito com bisturi.

LESÕES MALIGNAS E LESÕES BENIGNAS AGRESSIVAS

O laser consiste em uma opção aceita e útil para o tratamento de lesões malignas e lesões benignas agressivas da laringe, faringe, cavidade oral e lábios. O seu uso apresenta inúmeras vantagens que não são observadas na cirurgia convencional realizada com bisturi. Além do campo cirúrgico limpo, diminuição do tempo de cirurgia e redução da morbidade do paciente, existem vantagens específicas para estas condições potencialmente letais. Para começar, o laser sela os vasos linfáticos das margens cirúrgicas, o que reduz a disseminação de células malignas e a chance de metástase.[24] O laser preserva maior quantidade de tecido sadio adjacente à lesão. As margens características do câncer são 1,5 a 2,0 cm além de qualquer tumor palpável ou visível.[13] Uma melhor visualização, com um campo cirúrgico sem sangramento, permite ao cirurgião remover o tecido mais precisamente sem sacrificar tecido sadio desnecessariamente.

A Figura 14-8 mostra a excisão de um carcinoma de células escamosas T1N0M0 localizado na língua. Uma microcirurgia

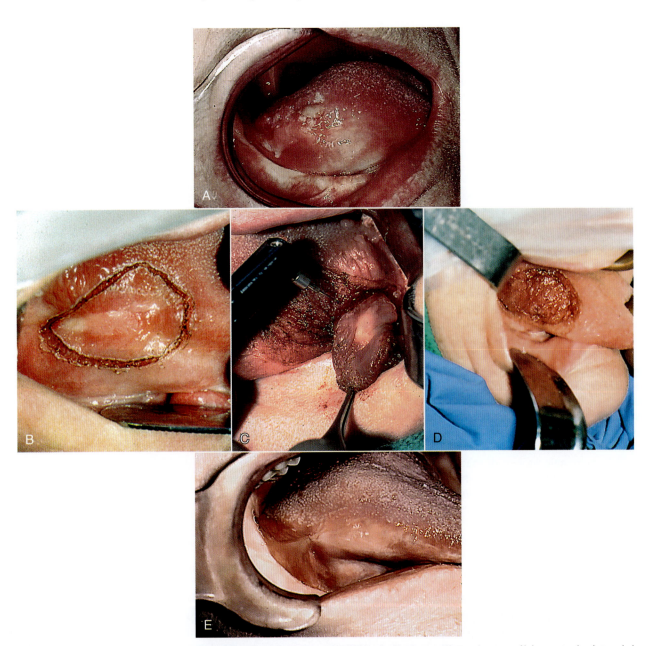

FIGURA 14-8 • Excisão de um carcinoma de células escamosas T1N0M0. **A,** Tumor maligno da superfície ventral e lateral da língua. **B,** Delimitação da lesão. **C,** Descolando a lesão. **D,** Ferida cirúrgica após a excisão da lesão, mostrando uma hemostasia excelente. **E,** Pós-operatório de um mês exibindo uma cicatrização excelente.

utilizando um microscópio cirúrgico ajuda o cirurgião a distinguir tecido sadio do tumor e preserva ainda mais tecido normal através da remoção de margens mais delimitadas.[25] Caso ocorra a recidiva, estão disponíveis mais opções de tratamento do que na cirurgia convencional feita com bisturi.[26]

O *carcinoma verrucoso* consiste em uma variante de baixo grau do carcinoma de células escamosas que não sofre metástase. Tal lesão é encontrada com maior frequência (porém não exclusivamente) na boca.[27] O carcinoma verrucoso apresenta-se clinicamente como uma lesão branca, semelhante a uma couve-flor, que acomete preferencialmente pacientes idosos.[28] Embora a sua etiologia seja desconhecida, acredita-se que o uso indiscriminado de tabaco (rapé, hábito de mascar tabaco ou cigarros) possa ser o fator desencadeante.[29,30] Alguns autores acreditam que o papilomavírus humano esteja associado ao carcinoma verrucoso, mas a maioria dos estudos não conseguiu demonstrar esta relação.[31,32] O tratamento do carcinoma verrucoso vem sendo tradicionalmente baseado na remoção cirúrgica com bisturi, crioterapia, quimioterapia ou combinação de técnicas, muitas vezes necessitando de vários tratamentos, o que pode levar à formação de cicatriz.[33-35] O laser de CO_2 vem se mostrando um meio eficaz no tratamento do carcinoma verrucoso através da excisão total pelo corte. A vaporização pode ser realizada no tipo pré-maligno, *a leucoplasia verrucosa proliferativa*.[13]

LESÕES VASCULARES

As lesões vasculares da cabeça e pescoço são comuns em pacientes de todas as idades. Estas lesões são tradicionalmente classificadas como adquiridas ou congênitas. As lesões *adquiridas* comuns incluem as telangiectasias, hemangiomas em morango ou teia de aranha, granulomas piogênicos e fístulas venosas. As lesões vasculares são caracterizadas por vários graus de dilatação dos vasos sanguíneos.[36] As lesões vasculares *congênitas* apresentam-se tanto como hemangiomas ou malformações vasculares verdadeiras.[36,37] Histopatologicamente, os *hemangiomas* mostram hiperplasia das células endoteliais, enquanto que as *malformações* vasculares são caracterizadas por células endoteliais normais com dilatação dos vasos.[38] Os hemangiomas correspondem aos tumores de tecidos moles mais comuns da infância (5-10% das crianças com um ano de idade).[39] O hemangioma regride tradicionalmente entre os cinco a dez anos de idade.[40] As malformações vasculares mais comuns são as *manchas vinho do porto*, que estão presentes ao nascimento (0,3-0,5% da população em geral[41]) e não sofrem regressão espontânea.[36]

O objetivo final do tratamento com laser das lesões vasculares consiste na destruição seletiva de vasos anormais através do aquecimento da parede destes pela absorção de luz realizada pela hemoglobina.[36] O comprimento de onda escolhido deve ser seletivamente absorvido pela hemoglobina, e o comprimento do pulso deve ser curto o suficiente para confinar o calor aos vasos sanguíneos, prevenindo, assim, possíveis danos aos tecidos adjacentes.[10] Os tipos de laser mais comumente usados para a remoção de lesões vasculares são o de argônio, KTP, Nd:YAG e laser de corante pulsado (LCP). Além disso, os sistemas de luz pulsada (LIP) também podem ser usados.

Telangiectasias consistem em vasos superficiais dilatados permanentemente resultando em uma coloração azulada ou avermelhada.[42] Essas lesões frequentemente assintomáticas podem comprometer esteticamente o paciente. Os equipamentos mais utilizados para tratar telangiectasias são o LCP e o sistema LIP. O LCP emite ondas de comprimento de 585 a 600 nm e é mais adequado para lesões cutâneas focais; já a fonte de LIP emite luz variando de 500 a 1.200 nm e é a melhor opção para telangiectasias mais difusas, como aquelas observadas na rosácea.[36] O maior inconveniente do LCP em comparação com o sistema LIP é a púrpura pós-operatória por sete a dez dias.[10] O paciente deve ser completamente orientado a respeito disso no pré-operatório. A maquiagem pode ser utilizada imediatamente após o procedimento.[36]

O tratamento para as manchas "vinho do porto" é semelhante àquele utilizado nas telangiectasias, porque ambas representam lesões de vasos sanguíneos superficiais dilatados. As manchas "vinho do porto" ocorrem tipicamente em pacientes mais jovens e podem ter efeitos psicológicos graves durante o desenvolvimento na infância, caso não sejam tratadas. O LCP é mais frequentemente utilizado para estas lesões.[39] Vários tratamentos são usualmente necessários e lesões parcialmente resistentes ao LCP podem se desenvolver. Pence e colaboradores[43] utilizaram o dobro da frequência do laser de Nd:YAG (532 nm) para tratar 89 pacientes com manchas "vinho do porto" da cabeça e pescoço por 1 a 12 sessões, sem nenhum caso de insucesso e com taxa de 1% a 2% de efeitos colaterais (p. ex., hiper/hipopigmentação transitória, cicatriz atrófica). Logo, o tratamento combinado com o LCP inicialmente, e posteriormente com o laser de Nd:YAG para lesões mais profundas e mais resistentes, tende a produzir os melhores resultados.

Hemangiomas superficiais apresentam-se como lesões planas e avermelhadas, enquanto que lesões mais profundas são azuladas.[10] Praticamente todos os hemangiomas regridem, mas o retardo no tratamento pode deixar cicatrizes não estéticas e trazer também complicações psicológicas. O tratamento com laser do hemangioma cutâneo é semelhante àquele para as manchas "vinho do porto". O LCP é tipicamente utilizado para hemangiomas mais superficiais, enquanto que o laser de Nd:YAG fornece o melhor resultado para lesões mais profundas.[44] Os lasers LCP e Nd:YAG podem ser utilizados em conjunto para hemangiomas superficiais ou profundos.[39]

> **Dica Clínica:** Lesões vasculares hipertróficas apresentam risco de cicatriz com depressão no pós-operatório, o que deve ser discutido previamente com a família antes de qualquer tratamento com laser.

Embora a maioria dos hemangiomas apresente-se na pele, eles também podem estar localizados na cavidade oral. O tratamento para estas formas intraorais pode ser realizado por meio da vaporização ou excisão, de acordo com o tamanho da lesão e da sua proximidade a estruturas nobres vasculares, nervosas e glandulares.[45] A chance de dano a estruturas adjacentes é remota quando é utilizada a vaporização em comparação com a excisão.[13] No entanto, os hemangiomas localizados na língua, lábios e outras áreas distantes de estruturas importantes podem ser removidos por excisão com laser de CO_2. Os vasos sanguíneos adjacentes que fornecem o aporte vascular são selados e a excisão pode ser realizada com a delimitação das margens e por meio do descolamento, como descrito anteriormente.[45]

Está aquém do escopo deste capítulo rever todas as lesões vasculares encontradas pelo cirurgião bucomaxilofacial e associadas a cirurgias com laser. O leitor interessado é incentivado a pesquisar as tendências atuais neste campo dinâmico da cirurgia com laser para o tratamento de tais lesões.

RONCO E APNEIA DO SONO

UVULOPALATOPLASTIA ASSISTIDA POR LASER

Desde que Kamami descreveu inicialmente esta técnica em 1990, a uvulopalatoplastia assistida por laser (UPAL) se tornou uma alternativa atrativa à tradicional uvulopalatofaringoplastia (UPFP) por bisturi no tratamento do ronco e de distúrbios respiratórios discretos do sono. Esta técnica objetiva aumentar o espaço posterior para a passagem do ar e reduzir ou eliminar a obstrução faríngea durante o sono. Embora esteja indicada principalmente para o tratamento do ronco, vários clínicos utilizam a UPAL como um componente dos protocolos de tratamento para alguns casos discretos da *síndrome da apneia obstrutiva do sono* (SAOS).

O ronco é um problema social comum, que acomete aproximadamente 20 a 30% da população adulta e que tem sido associado à fadiga matinal, sono agitado, sonolência diurna e hipoxemia.[46] Além das implicações sociais, o ronco pode ser um fator de risco para a hipertensão, angina *pectoris*, infarto cerebral, hipertensão pulmonar e insuficiência cardíaca congestiva. Uma porcentagem significante de ressonantes apresenta também a SAOS, marcada por episódios repetidos de apneia e hipopneia durante o sono devido ao colapso das vias aéreas superiores por conta de um esforço respiratório. Várias consequências médicas da SAOS incluem arritmia cardíaca, infarto do miocárdio, hipertensão pulmonar, hipertensão sistêmica e maior risco para acidentes automobilísticos.

Embora o tratamento mais comum para estes pacientes com distúrbios respiratórios do sono venha sendo a UPFP, este procedimento é repleto de complicações, incluindo dor severa, hemorragia, regurgitação nasal transitória, insuficiência velofaríngea permanente e estenose nasofaríngea.[47] A UPAL oferece vantagens significativas em relação à UPFP. Devido ao fato de a UPAL poder ser realizada com anestesia local, vários pacientes que apresentam riscos cirúrgicos relevantes e relacionados a anestesia podem ser beneficiados pela UPAL. Utilizando-se o laser em vez do bisturi ou eletrocautério, há menor edema pós-operatório e sangramento mínimo da mucosa altamente vascularizada do palato. Troell e colaboradores[48] mostraram que a UPAL causa menos desconforto que a UPFP, provavelmente por conta da menor temperatura necessária para a realização da ablação tecidual com o laser em comparação com o eletrocautério.

Apesar das vantagens e baixa morbidade associadas a UPAL, o cirurgião deve ser minucioso e sistemático durante a avaliação de pacientes com distúrbios respiratórios do sono. Uma avaliação completa do paciente deve englobar a anamnese e o exame físico (incluindo a nasofaringoscopia); muitas vezes há a necessidade de realização de uma polissonografia antes de se iniciar o tratamento. Pacientes com obstrução retropalatal são os melhores candidatos a uma UPAL bem-sucedida.[49] Este procedimento ambulatorial pode ser realizado sob anestesia local ou sedação IV em menos de 30 minutos. Uma peça de mão especial do laser com um batente protetor deve ser usada para se evitar os efeitos do laser diretamente sobre a parede faríngea posterior[50] (Fig. 14-9).

Após a realização da anestesia local, a técnica começa com duas incisões verticais completas no palato mole adjacente à úvula se estendendo poucos milímetros aquém da inserção do músculo elevador do véu palatino (determinado pela fonação ou vibração). Utilizando-se uma técnica-padrão incisional, a peça de mão "backstop" deve ser colocada atrás do palato mole e cortes verticais são feitos da porção inferior em direção a porção superior. Uma potência relativamente alta (frequentemente 15-20 W com diâmetro do feixe de 0,1-0,4 mm) é geralmente utilizada para encurtar o tempo de cirurgia. Deve-se cuidar para prevenir a condução térmica do "backstop" para a parede faríngea. O laser é ligado lateralmente e a úvula e o palato mole delimitados por linhas verticais são removidos utilizando-se a mesma técnica incisional. O paciente pode ser liberado para retornar para casa ou até mesmo para o trabalho direto do consultório. A recuperação é complicada apenas por forte dor de garganta que dura de sete a dez dias.

Alguns pacientes necessitam de uma sessão de tratamento adicional destinada a elevar ainda mais o palato, o que geralmente é realizado dois a três meses depois, caso seja necessário. Conforme o cirurgião se torna mais experiente com este procedimento, a UPAL em "sessão única" é frequentemente possível. Remacle e colaboradores[51] relataram que um momento cirúrgico é suficiente desde que a musculatura do palato seja respeitada. Para permitir a limpeza adequada das secreções provenientes da parede faríngea posterior, estes pesquisadores recomendam que um mínimo de 4 a 5 mm de úvula permaneça após a conclusão da cirurgia; entretanto, isto não é universalmente aceito. Em um estudo prospectivo, randomizado com 95 pacientes ressonantes tratados com diferentes extensões de incisão no palato mole e uma porcentagem de excisões da úvula, Kotecha e colaboradores[52] sugeriram que uma incisão vertical de 25% da distância da extremidade livre do palato mole até a junção entre os palatos produz o melhor resultado pós-operatório com as menores complicações. Este estudo também demonstrou que a excisão de 50% da úvula foi mais benéfica. Os resultados foram confirmados pela avaliação pós-operatória, incluindo a polissonografia.

Estudos sobre a eficácia da UPAL para o ronco mostraram resultados incentivadores em curto prazo, com taxas de sucesso clínico variando de 70 a 95%. Entretanto, poucos estudos avaliaram o resultado depois de dois anos da cirurgia. Alguns

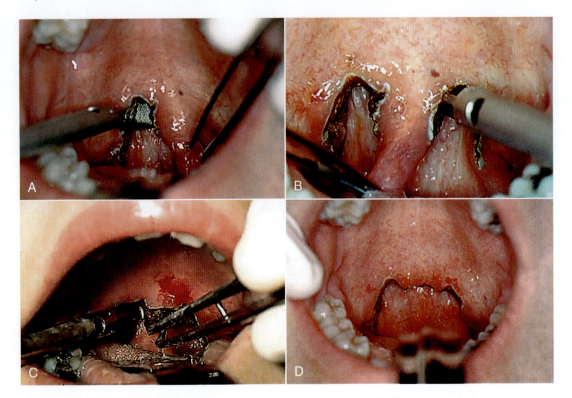

FIGURA 14-9 • **A**, Peça de mão "backstop" usado para incisar o palato mole sem danificar a parede faríngea posterior. **B**, Incisão da parede do palato adjacente à úvula. **C**, Excisão horizontal da úvula e parte do palato mole. **D**, Visão pós-operatória.

estudos, embora com uma amostra pequena, sugerem uma diminuição subjetiva qualitativa e quantitativa na melhora do ronco conforme o tempo passa. A razão para isto é multifatorial, com a variação do peso e maior índice de massa corporal atuando como as principais causas. Contudo, um termo de consentimento assinado antes da indicação da UPAL como tratamento em longo prazo para o ronco deve ser discutido antes do início do tratamento cirúrgico.

O papel da UPAL no tratamento de pacientes com SAOS é pouco definido, porém, mais recentemente, a UPAL ganhou uma aceitação limitada como uma alternativa à UPFP para o tratamento de pacientes com *obstrução retropalatina* como a causa primária. Embora relatos sobre a eficácia da UPAL sejam conflitantes, variações na técnica têm sido promissoras. Kern e colaboradores[56] incluíram a tonsilectomia adjuvante a UPAL no tratamento da SAOS moderada e severa. Os resultados indicaram uma taxa de resposta cirúrgica comparável aos dados de quando é utilizada UPFP, com menos complicações.

A importância da seleção apropriada do paciente não pode ser exagerada. Pacientes com SAOS discreta (distúrbios respiratórios com índice menor que 30) e doenças de locais específicos são mais passíveis para serem tratados cirurgicamente com UPAL. Assim como vários estudos sugerem, geralmente se aceita que a UPAL isoladamente ou em associação com outros procedimentos é menos eficaz em pacientes com SAOS grave e parece ser mais adequada para aqueles que apresentem um grau mais suave ou moderado da doença.

UVULOPALATOFARINGOPLASTIA ASSISTIDA COM LASER

Quando o diagnóstico de apneia do sono (mais do que apenas ronco) for alcançado, geralmente acredita-se que o tratamento realizado com UPAL-padrão não é ideal. A eficácia relativa dos procedimentos com laser em relação a isso é discutida posteriormente neste capítulo. Uma alternativa recente no manejo da apneia do sono é a uvulopalatofaringoplastia assistida com laser (UPFP-AL). O conceito básico é semelhante ao da UPFP convencional, incluindo a remoção do palato mole e da úvula, assim como a excisão dos pilares tonsilares anterior e posterior. Além disso, o descolamento em direção aos tecidos faríngeos laterais e sutura também são realizados objetivando maximizar a dilatação da passagem aérea e prevenir a recorrência. A UPFP-AL funciona somente quando o paciente já foi submetido à tonsilectomia ou apresenta tonsilas residuais diminutas, que podem sofrer ablação em profundidade de alguns milímetros como parte do procedimento. Deve-se remover tonsilas grandes antes do procedimento ou realizar uma UPFP convencional.

A UPFP-AL pode ser realizada com a mesma anestesia local utilizada para a UPFP convencional. Entretanto, pelo fato de vários pacientes que estão sendo submetidos a esta cirurgia apresentarem apneia do sono, eles provavelmente serão submetidos simultaneamente a outros procedimentos cirúrgicos, como o avanço do tubérculo geniano e miotomia do hioide (AGMH) ou cirurgia nasal. Portanto, eles precisarão de centro cirúrgico e anestesia geral. Estes pacientes podem precisar pernoitar no hospital para observação, devido ao grande risco de comprometimento pós-operatório das vias aéreas. Em vários casos ou em hospitais menores, uma unidade de terapia intensiva (UTI) pode ser apropriada. O paciente é preparado da mesma forma como se fosse submetido a uma UPAL convencional. Mais uma vez, esta técnica é mais fácil de ser realizada com o paciente sentado, entretanto, quando realizado no centro cirúrgico, a posição supina pode ser necessária e não é um problema desde que o músculo elevador seja marcado antes da cirurgia.

As entradas iniciais verticais na UPFP-AL são as mesmas utilizadas na UPAL, embora elas sejam ampliadas lateralmente o máximo possível confortavelmente dentro do palato mole, para incluir algum dos pilares tonsilares posterior e anterior (Fig. 14-10). Novamente, isto pode ser auxiliado pelo pinçamento da úvula com um fórceps, pinça hemostática ou cânula de sucção e aplicação de tração no sentido horário durante as incisões com laser. Uma incisão horizontal pode ser realizada através do topo das entradas verticais para remoção da úvula, palato mole e parte da porção medial dos pilares tonsilares. Uma incisão horizontal é então realizada para unir os cortes verticais, permanecendo aproximadamente 5 mm abaixo da inserção do elevador. A ablação adicional ou excisão dos pilares pode ser realizada até que o cirurgião tenha certeza que a passagem aérea foi maximizada. Neste momento, o palato mole é pinçado com um fórceps longo e rotacionado anteriormente para que a extensão maior do palato esteja voltada para a boca, e um batente é utilizado para remover uma cunha triangular do tecido do palato mole entre a mucosa palatina anterior e posterior, enquanto 3 a 4 mm de inserção do elevador são deixados. Isto elimina essencialmente o palato mole e fornece um grande desgaste.

Os resultados da UPFP-AL incluem um retalho mucoso *anterior* da mucosa oral do palato e o pilar tonsilar anterior e um retalho mucoso *posterior* compreendendo o lado nasal da mucosa palatina e o pilar tonsilar posterior. Todas as extremidades dos retalhos devem ser reepitelizadas; duas superfícies epiteliais não irão se aderir uma a outra. Neste ponto, o retalho posterior é tracionado anteriormente e trazido para união com o retalho anterior, recobrindo este por 1 a 2 mm. Uma série de suturas com poliglactina ou poliglicol 4.0 é então realizada para cobrir os dois retalhos. A linha de sutura resultante é essencialmente idêntica àquela observada na UPFP convencional.

As vantagens da UPFP-AL sobre a UPFP convencional incluem sangramento consideravelmente menor e um desconforto pós-operatório relativamente menor. Além disso, a UPFP-AL é mais rápida e quando apropriada (apneia suave) pode ser realizada em nível ambulatorial ou até mesmo no consultório.

CIRUGIA DA ARTICULAÇÃO TEMPOROMANDIBULAR

A cirurgia por artroscopia da articulação temporomandibular (ATM) tem sido um sucesso dentro da modalidade cirúrgica

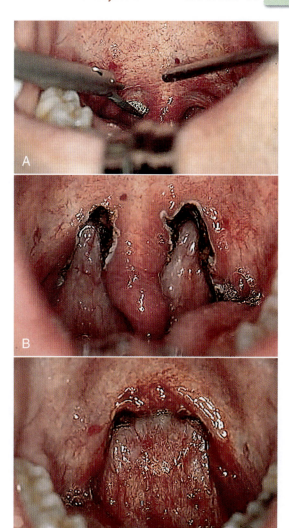

FIGURA 14-10 • Uvulopalatofaringoplastia assistida com laser. **A,** Laser colocado exatamente na lateral da úvula para a formação das linhas verticais de incisão. O batente é utilizado para proteger a parede faríngea posterior. **B,** Entradas verticais parando exatamente na inserção menor do músculo elevador. **C,** Visão pós-operatória mostrando a abertura significativa da passagem aérea.

de tratamento e bem-aceita tanto pelos pacientes como pelos profissionais.[57,58] Os lasers oferecem muitas vantagens na cirurgia de ATM quando esta não é possível por meio de artroscopia convencional com instrumentos cortantes. A eliminação da necessidade do contato físico com o tecido doente reduz o trauma ao tecido sinovial circunjacente e à cartilagem articular. O laser também pode ser utilizado para promover coagulação rápida com dano térmico mínimo, permitindo a melhor visualização do campo cirúrgico e diminuição da hemartrose.[59] Devido a pequena largura do corte, a cirurgia com laser é muito mais precisa do que a cirurgia artroscópica convencional e pode ser mais facilmente manipulada no espaço da medula óssea.[60] Além disso, o risco de fratura de um instrumental, e consequentemente de recidiva, é eliminado.[61]

O conteúdo rico em água do espaço articular não permite o uso do laser de CO_2 ou do Er:YAG, porque a energia da luz seria absorvida pelo fluido sinovial antes de alcançar o tecido-alvo.[62] No entanto, o laser de Ho:YAG é minimamente absorvido pela água e, portanto, transmite a energia diretamente ao tecido desejado. O laser de Ho:YAG oferece a vantagem de penetrar no tecido em uma profundidade de 0,5 mm ou menos, reduzindo portanto o risco de um prejuízo iatrogênico aos tecidos adjacentes.[60] Protocolos geralmente utilizados para a cirurgia artroscópica com o laser de Ho:YAG são energia de 0,8 J e uma taxa de repetição de 10 Hz (8 W), o que irá causar ablação eficiente dos tecidos sem criar zonas excessivas de danos térmicos.[17]

As técnicas de artroscopia são geralmente realizadas no centro cirúrgico sob anestesia geral com intubação nasotraqueal. Um monitor de vídeo acoplado na cabeceira da cama recebe o sinal de uma câmera anexada ao artroscópio. Geralmente são utilizadas duas portas para estes procedimentos, através de quais cânulas são acondicionadas para permitir a entrada do artroscópio, da fibra do laser ou outro instrumental cirúrgico no espaço articular superior (Fig. 14-11). A colocação das entradas pode ser variável (no interior da articulação, superiormente posterolateral, inferiormente posterolateral, superiormente anterolateral, inferiormente anterolateral), mas atualmente uma entrada é colocada na região posterior da articulação e a outra na região anterior. Um fluxo contínuo de irrigação no espaço articular é essencial para dilatar o espaço e eliminar sangue e debris, aumentando bastante a visualização do campo cirúrgico. O fluxo de entrada da irrigação é anexado ao artroscópio e o fluxo de saída passa por uma segunda porta. Utilizando esta técnica com o laser de Ho:YAG, procedimentos tais como a discectomia, discoplastia, sinovectomia, hemostasia, contração posterior por ligadura, liberação anterior e debridamento de anquilose fibrosa podem ser realizados em nível ambulatorial.[3,17]

Koslin[63] descreveu o tratamento com laser para os deslocamentos anteriores dos discos que são sintomáticos ou que apresentem limitação da função. A técnica envolve um procedimento de alívio anterior do disco independentemente da contração posterior e reposicionamento. O laser é colocado na cânula anterior e a energia é direcionada medialmente ao longo da junção disco-sinovial para baixo em direção ao músculo pterigoide lateral. A pinça de dissecção de Blunt pode facilitar o alívio completo e o movimento do disco posteriormente. A energia do laser é então direcionada para a o tecido sinovial posterior, onde, utilizando-se uma potência baixa, a contração do tecido é feita. Pode-se realizar então a sutura da junção disco-sinovial posterior. Kaneyama e colaboradores[59] descreveram uma técnica semelhante para o tratamento de discos posicionados anteriormente e relataram uma taxa de sucesso equivalente a 92,8%.

A *sinovite* é condição inflamatória dolorosa da ATM que exibe uma membrana sinovial hiperêmica e hiperplásica durante a artroscopia.[64] Quando o tratamento conservador falha, a cirurgia de eleição é a sinovectomia, que tradicionalmente é realizada com instrumental rotatório. No entanto, a sinovectomia com o laser de Ho:YAG oferece um controle muito maior e precisão na remoção do tecido.[63] O laser deve ser programado em 0,5 J de energia a 15 pulsos por segundo. O laser é colocado a aproximadamente 3 mm de distância do tecido-alvo e utiliza-se uma técnica de pincelamento. É possível a observação do tecido se contraindo e perdendo o seu aspecto avermelhado.[65] A membrana sinovial normal é deixada no lugar para que aconteça a regeneração.

Mazzonetto & Spagnoli[5] relataram trinta pacientes (38 articulações) que foram submetidos à artroscopia com laser de Ho:YAG para discectomia para tratar a perfuração do disco que resultou em dor e restrição das funções. O laser excisa o disco nas suas margens (geralmente em dois fragmentos) com pequenos fórceps *alligators* ou pinças hemostáticas utilizados para pinçar e remover o tecido. Com o laser então regulado em baixa potência, a fibrocartilagem remanescente e o tecido do disco redundante são removidos, e o tecido ao redor do côndilo é contraído. A taxa de sucesso foi relatada neste estudo como 93,3% com uma média de acompanhamento de 31,7 meses. Os pacientes mostraram uma média de aumento na abertura de boca de 14 mm, diminuição da dor e retorno à sua alimentação normal.

A *anquilose* da ATM pode ser devastadora para o paciente, levando a dificuldades na alimentação, fala e outras funções. As causas incluem trauma (mais comum), infecção e artrite.[66,67] O tratamento cirúrgico da anquilose da ATM vem sendo tradicionalmente a artrotomia e o debridamento das adesões fibrosas ou de espículas ósseas.[68] Com os avanços na cirurgia de artroscopia da ATM, tal técnica pode ser eficazmente realizada com o laser de Ho:YAG. Utilizando-se uma técnica com duas entradas como anteriormente descrito, espículas ósseas, osteófitos e aderências fibrosas são removidas camada a camada com o laser.[69] Uma vez que a mobilidade articular adequada é obtida, o contorno final do formato das cristas ósseas pode ser realizado com a confecção de um osso em miniatura. Os pacientes são orientados no pós-operatório a retornar à fisioterapia intensiva para evitar uma reanquilose e melhorar a função.[70]

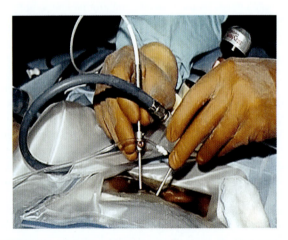

FIGURA 14-11 • Artroscopia da articulação temporomandibular utilizando o laser de Ho:YAG. Portas separadas são necessárias para proporcionar ao cirurgião visibilidade das pontas do laser durante o seu uso.

CIRUGIA PLÁSTICA FACIAL

Nas décadas de 1970 e 1980, a *cirurgia ortognática*, a manipulação de um ou mais ossos faciais para corrigir anormalidades oclusais e dismorfismos faciais, se tornou popular e foi incorporada à prática da COMMF. No início da década de 1990, entretanto, tornou-se evidente que apenas a mudança do osso e o restabelecimento da oclusão sem a modificação do contorno dos tecidos moles não necessariamente corrigiria o dismorfismo. Foi quando começou uma mudança no paradigma da avaliação e diagnóstico dos pacientes ortognáticos que enfatizava mais o aspecto dos tecidos moles do que o posicionamento ósseo. Para se alcançar este objetivo, os cirurgiões orais e maxilofaciais precisavam se especializar em cirurgias plásticas faciais. Ao mesmo tempo, o uso dos lasers para a cirurgia dos tecidos moles também estava se tornando uma rotina.[45]

Devido às suas inúmeras vantagens (maior precisão, melhor cicatrização, incisões menores, redução nas suturas) e vários benefícios específicos, os lasers encontraram inevitavelmente um papel proeminente nos procedimentos cirúrgicos estéticos. Os lasers não só melhoraram procedimentos preexistentes, como também permitiram que novas técnicas fossem realizadas de forma segura e eficaz utilizando apenas comprimentos de ondas específicos e aparelhos de LIP.[71]

As vantagens específicas dos procedimentos estéticos incluem a capacidade de alguns lasers (dependendo do comprimento de onda) de trabalhar através de endoscópios e usar várias incisões diminutas, em vez de uma única grande incisão. Até mesmo quando o laser não pode ser passado através de um endoscópio, assim como o laser de CO_2, o feixe laser pode ser frequentemente direcionado através de instrumentais manuais utilizando as mesmas pequenas incisões. A hemostase promovida por vários comprimentos de onda do laser se torna significativamente mais importante nas cirurgias plásticas, onde a cicatriz resultante e o resultado final podem ser diretamente influenciados pelo grande aumento na visibilidade.

A principal vantagem de lasers específicos para cirurgia plástica é a capacidade de promover ablação tecidual superficial ao contrário de incisões profundas. Utilizando um laser para tecido epidérmico e dérmico, a ablação permite a remoção de quantidades muito precisas de tecido. Tal técnica pode ser usada para remover lesões faciais deixando uma cicatriz pequena ou até mesmo sem a formação de cicatriz. Pode ser usada também para reconstrução facial, remoção de verrugas e efeitos maléficos da exposição solar crônica.[72] As técnicas de cirurgia plástica que utilizam laser ou fontes de LIP podem ser divididas geralmente em *invasivas* e *não invasivas*, assim como em técnicas *incisionais* ou *ablação*, com vários procedimentos comuns utilizando cada uma destas técnicas.

PROCEDIMENTOS CIRÚRGICOS INVASIVOS

Blefaroplastia

A blefaroplastia consiste na remoção do excesso de pele, músculo ou gordura na pálpebra superior ou inferior.

Na pálpebra inferior, o laser (geralmente o de CO_2) é utilizado para realizar uma incisão transconjuntival, embora ele possa ser usado para uma incisão transcutânea.[73] O laser é utilizado no modo focado com o menor diâmetro possível da ponta para tal aparelho. A natureza hemostática é especialmente importante na blefaroplastia uma vez que o sangramento pode ser problemático para a visualização do fórnix do olho e o sangramento transverso posteriormente atrás do globo pode ser potencialmente catastrófico, levando ao hematoma retrobulbar que pode acarretar em perda da visão. Uma vez que a conjuntiva é excisada, a gordura do septo retro-orbital pode ser observada pseudo-herniada em direção ao septo. Uma pequena incisão na fáscia sobrejacente e retratores palpebrais permitem que a gordura seja liberada e incisada pelo laser, mais uma vez no modo focado (Fig. 14-12). Bolsas de gordura remanescentes e pequenas também podem ser vaporizadas atrás da órbita utilizando o modo desfocado. Esta é outra técnica peculiar aos lasers e permite segurança e escultura precisa da gordura. Uma vez que a gordura é removida e a hemostasia está garantida, a conjuntiva pode ser suturada ou apenas aproximada sem a necessidade de suturas.

A blefaroplastia da pálpebra superior é semelhante à realizada na pálpebra inferior, mas geralmente envolve uma incisão transcutânea. Embora o laser geralmente não seja tão preciso em incisões cutâneas como é o bisturi, nas pálpebras o resultado final parece ser idêntico nas das duas modalidades, sendo que o laser apresenta as vantagens anteriormente mencionadas, tornando-se, portanto a técnica de eleição.[71] Uma vez que o excesso de pele é removido, o músculo orbicular pode ser parcialmente excisado. Mais uma vez, a capacidade para realização deste procedimento sem sangramento no campo é essencial. Similarmente, o septo é facilmente visualizado e incisado para isolar a gordura pseudo-herniada, a qual é então excisada com o laser. Novamente, o laser pode ser também utilizado para vaporizar, no modo desfocado, quaisquer bolsas residuais de gordura. A incisão da pele é então fechada com suturas para garantir uma cicatrização estética (Fig. 14-13).

Levantamento Endoscópico Frontal

Embora um levantamento frontal possa ser realizado para elevar sobrancelhas caídas tanto pela técnica aberta quanto endoscopicamente, a técnica endoscópica utilizando várias pequenas incisões na linha do cabelo conjuga melhor as inúmeras vantagens do laser. Mais uma vez, devido às suas excelentes capacidades no corte tecidual, o laser de CO_2 é geralmente usado neste procedimento. Quatro a seis incisões de 1 cm são realizadas com o laser no modo focado, por trás da linha do cabelo até o crânio. Uma bolsa subperióstica é feita inferiormente 2 cm abaixo da borda orbital. Um endoscópio é então passado dentro da bolsa e a dissecção continua inferiormente até as bordas, sob visão direta para proteger o nervo supraorbitário (Fig. 14-14). Utilizando uma ponta de laser fina de 100 mm ou maior (varia de acordo com o laser) colocada através de uma das incisões, outra incisão é realizada com o laser no periósteo sob visão endoscópica indireta no nível da borda orbital (arco marginal) (Fig. 14-15). A incisão é estendida até o periósteo para relaxar a pele do frontal, ou pode ser

248　*Princípios e Práticas do Laser na Odontologia*

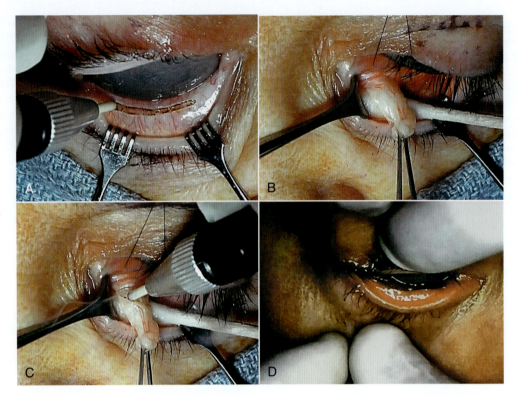

FIGURA 14-12 • **A,** Incisão para blefaroplastia da pálpebra inferior transconjuntival utilizando laser de CO_2. Observe o protetor ocular de metal colocado para proteger o globo. **B,** Protrusão da gordura pelo septo orbital. **C,** Utilizando o laser para a incisão da gordura. O laser também sela os vasos sanguíneos, evitando a saída de sangue por trás do globo ocular. **D,** A incisão feita com o laser não requer recobrimento, e a pálpebra é simplesmente invertida para o seu lugar.

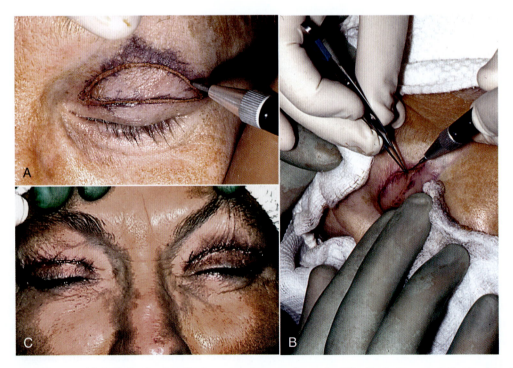

FIGURA 14-13 • **A,** Incisão para blefaroplastia da pálpebra superior com laser de CO_2. **B,** Após a excisão da pele. Observe a identificação simples do músculo orbicular do olho e do septo (sem sangramento). **C,** Diferentemente da pálpebra inferior, o fechamento da pálpebra superior é necessário por razões estéticas.

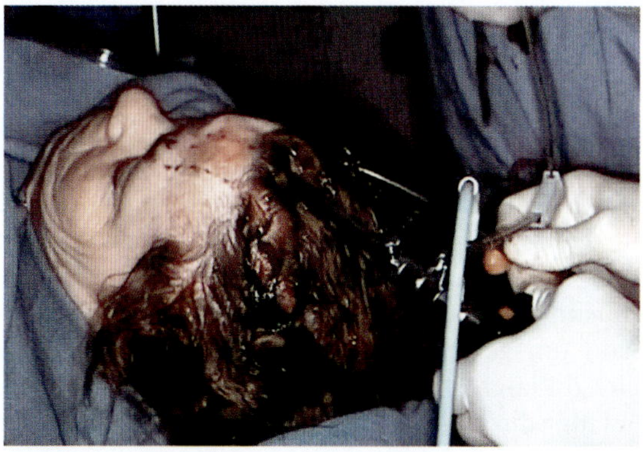

FIGURA 14-14 • Levantamento endoscópico frontal. A câmera endoscópica é passada através de uma incisão enquanto uma peça de mão do laser de 100 mm é passada por uma incisão adjacente. A ponta do laser é então visualizada na câmera e manipulada sob visão indireta.

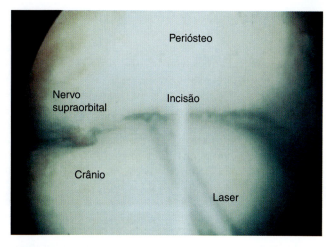

FIGURA 14-15 • Incisão do periósteo sobre a borda orbital para separar o frontal das órbitas. Observe o nervo supraorbital ao lado esquerdo do laser.

estendida em direção ao músculo frontal, corrugador e prócero para soltá-los e prevenir a contração e diminuir o efeito enrugado. Isto permite com que a testa seja retraída posteriormente, onde é fixada em posição utilizando-se suturas, grampos ou parafusos. O laser é utilizado neste procedimento uma vez que promove incisões precisas sem sangramento.[74]

TÉCNICAS DE ABLAÇÃO

A capacidade do laser de predeterminar a profundidade do seu efeito na remoção de camadas sucessivas da pele permite a eliminação de lesões superficiais, tecido danificado pelo sol e rugas. O uso do laser como uma forma de ablação para a pele tem permitido aos cirurgiões plásticos a remoção da epiderme superficial e da derme de uma forma sem precedentes. Embora o *peeling* químico e a dermoabrasão tenham funções semelhantes, o laser apresenta resultados mais previsíveis e é menos dependente do tempo e interpretação do operador do que o *peeling* químico. Além disso, em comparação com a dermoabrasão, os resultados da ablação são mais previsíveis e menos confusos.[75]

Rejuvenescimento Facial com Laser

A técnica para o rejuvenescimento facial com laser (RFL) é baseada em um conhecimento minucioso da anatomia da pele e da cicatrização da ferida. O reparo normal da ferida preenchendo toda a sua espessura ocorre através de células da camada basal adjacentes às extremidades da ferida que param de migrar verticalmente originando os ceratinócitos e começam a migrar horizontalmente para cobrir o tecido conjuntivo exposto. Ao mesmo tempo, o colágeno começa a se depositar no interior da ferida. Caso a ferida seja grande o suficiente, o tempo necessário permite a formação de cicatriz. As técnicas de RFL utilizam o laser para remover a epiderme superficial e a derme papilar superficial enquanto a derme reticular subjacente permanece intacta junto das estruturas anexas epiteliais (folículos pilosos, glândulas sebáceas e gordurosas). Estas estruturas epiteliais permitem então a reepitelização tanto interna como externa a partir de células da camada basal. Existem várias outras estruturas na pele da face do que em qualquer outra parte do corpo, então a epitelização completa é extremamente rápida e ocorre antes da formação de colágeno.

Esta técnica de RFL se torna possível através da utilização de um laser de alta potência, com pulso baixo para maximizar a ablação tecidual com dano térmico lateral mínimo aos tecidos subjacentes. A densidade de energia para ablação marginal do tecido é de 4 a 5 J/cm^2 e deve ser realizada abaixo do limiar de relaxamento térmico para o tecido, aproximadamente 695 microssegundos. Qualquer energia menor do que a ablação marginal levará à necessidade de irradiação prolongada do laser, o que causará um dano térmico lateral significativo. Caso este dano afete as estruturas anexas, a formação de cicatriz ocorrerá.[76] Um dos aspectos mais importantes do RFL consiste no preparo pré-operatório do paciente. Uma vez que a história médica tenha sido completamente obtida e que o paciente não apresente doenças cutâneas, história de radioterapia, desordens do tecido colagenoso ou uso de Acutan (destrói as estruturas anexas) no último ano, pode-se proceder ao início de vários medicamentos. Muitos cirurgiões começam com um ácido retinoico no processo de cura e reparo. O uso de um agente depressor melanocítico, tal como a hidroquinona prevenirá a hiperpigmentação pós-operatória (além disso, limitam este procedimento aos pacientes Fitzpatrick I-IV). A terapia antiviral previne a recorrência da infecção herpética, a qual teria um efeito devastador na pele desnudada e pode ser iniciada de um a 14 dias antes da cirurgia, de acordo com a história prévia de infecção herpética relatada pelo paciente. Podem ser usados aciclovir, fanciclovir ou valaciclovir.[77] Finalmente um bloqueador solar (FPS de pelo menos 30) deve ser usado durante a fase cirúrgica e de cicatrização.

A escolha correta do laser e da ponteira ideal é fundamental na obtenção de um bom resultado na RFL. Os dois laser mais utilizados para este propósito são o de CO$_2$ e o Er:YAG. O laser de CO$_2$ é mais eficaz, mas está associado a um eritema prolongado e maior risco de formação de cicatriz quando utilizado muito profundamente. Pelo fato do laser CO_2 ser um laser contínuo, ele deve ser pseudopulsado em potência alta para que se obtenham os tempos curtos necessários evitando dano térmico lateral significativo aos tecidos adjacentes. A grande absorção de água permite que o laser de Er:YAG penetre menos profundamente nos tecidos e que a ablação do tecido seja mais superficial. Ele também apresenta a vantagem de ser um laser pulsado verdadeiro, permitindo a potência alta em pulsos muito curtos de tempo. Apesar do laser de Er:YAG causar um eritema pós-operatório menor e diminuir o risco de ablação excessiva, a sua eficácia é menor.[76]

Como uma tentativa de reduzir o dano térmico causado pelo laser enquanto se maximiza o seu efeito, vários lasers utilizam atualmente dispositivos de escaneamento para a irradiação do laser geometricamente em padrões não adjacentes e limitação da criação do calor na proximidade de cada pulso do laser. Isto também permite o recobrimento completo da face. Quando combinado ao laser de alta potência com pulsos curtos o efeito consiste na ablação superficial da pele com dano tecidual mínimo, resultando em melhora rápida com redução do eritema e do risco de formação de cicatriz.

Anestesia tópica, local ou parenteral pode ser utilizada para o RFL, dependendo do tamanho e profundidade da área a ser reparada, bem como da tolerância do paciente. Uma vez que o paciente esteja propriamente anestesiado, a pele é limpa e preparada com um antimicrobiano que não contenha iodo, geralmente a clorexidina. Os protetores oculares metálicos (e não de plástico) devem ser colocados nos globos e os tecidos ao redor protegidos com toalhas umedecidas.[78]

Quando é utilizada uma peça de mão regular, o laser é direcionado em uma série de padrões em U alternados para que se cubra a área de forma nivelada sem sobreposição, o que levaria a queimaduras e formação de calor excessivo. Quando é utilizado um gerador computadorizado-padrão (GCP), a ponteira do laser é mantida parada em posição enquanto o computador direciona o laser em um padrão geométrico predeterminado. O padrão pode ser escolhido para cobrir a área que sofrerá a ablação (Fig. 14-16). Uma vez que o padrão esteja completo, a peça de mão pode ser movimentada para a área seguinte. O tecido é então suavemente umedecido com gaze para que se remova qualquer tecido desidratado, embora algumas evidências sugiram que este umedecimento é desnecessário.[79] É importante que se complete uma subunidade anatômica da face completamente antes de umedecê-la. Uma vez que esta superfície esteja limpa, pode ser difícil a visualização da área que sofreu ablação, levando, portanto a irradiação dupla naquela área e calor excessivo.

Quando a área que sofrerá ablação estiver completa (p. ex., periorbitária, perioral ou toda a face), ela deve ser coberta

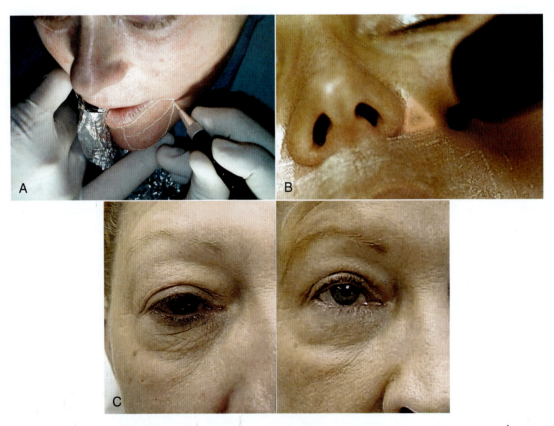

FIGURA 14-16 • **A**, Peça de mão do laser de dióxido de carbono com diâmetro do feixe de tamanho regular. Áreas pequenas podem ser cobertas utilizando-se uma peça de mão-padrão de 0,8 mm no padrão U alternado. **B**, Áreas maiores são geralmente realizadas com um gerador computadorizado-padrão para um preenchimento predeterminado e mecânico de várias formas geométricas. **C**, Visões pré e pós-operatória das rugas faciais.

com um curativo oclusivo ou não oclusivo. Os curativos oclusivos são geralmente deixados na face por um a dois dias para prevenir a infecção. Curativos não oclusivos (p. ex., Eucerin®, Aquaphor®) devem ser utilizados continuamente por sete a dez dias, até que a reepitelização tenha ocorrido. Deve-se administrar cefalosporina ao paciente para prevenir infecção bacteriana e a terapia antiviral deve ser mantida por 7 a 21 dias (baseada em uma história de herpes recorrente preexistente) para que se evite uma infecção viral pós-operatória. O paciente deve ser instruído a limpar suavemente a face, inicialmente com uma solução fraca de vinagre e posteriormente com um sabão suave e água, várias vezes ao dia, seguidos pela secagem cuidadosa. O paciente deve também evitar a exposição solar e deve usar o protetor solar (FPS de pelo menos 35) por vários meses. Uma vez que a reepitelização ocorra, o paciente pode começar a usar maquiagem, e pode utilizar uma base corretiva verde para mascarar o significante eritema pós-operatório por três a sessenta dias após a cirurgia.

As complicações após o RFL podem ser devastadoras, assim apenas cirurgiões experientes devem realizar tais procedimentos. Por conta da natureza desnuda da pele da face após o procedimento, com a perda da sua barreira natural de imunidade, infecções bacterianas, virais ou fúngicas podem ocorrer (Fig. 14-17). O tratamento deve ser rápido e potente para prevenir a formação desastrosa de cicatrizes. O eritema pós-operatório é esperado, mas pode ser prolongado em alguns casos, perdurando por vários meses. A hiperpigmentação, assim como a hipopigmentação, são mais frequentemente encontradas nos pacientes com Fitzpatrick V e VI. A hiperpigmentação pode ser tratada com agentes depressores melanocíticos como a hidroquinona ou o ácido kójico. A hipopigmentação é mais problemática uma vez que não existe tratamento satisfatório para esta complicação.[80]

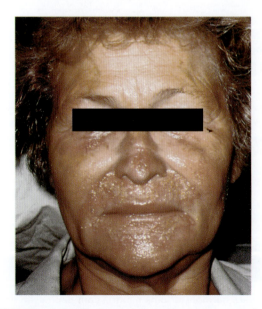

FIGURA 14-17 • Infecção bacteriana após o rejuvenescimento facial com laser.

Remoção de Lesão Facial

O laser é um equipamento muito útil para a remoção de lesões faciais benignas (p. ex., nevo dérmico superficial e epidérmico, ceratose seborreica) com a formação mínima de cicatriz na maioria dos casos (Fig. 14-18). É importante que um diagnóstico inicial tenha sido realizado pela inspeção e história do paciente ou pela confirmação histopatológica, uma vez que não haverá espécime para ser avaliado após a ablação com o laser. Uma forma alternativa consiste na remoção do topo da lesão com um bisturi (e envio para análise histopatológica) e remoção do remanescente com laser. Esta modalidade permite um diagnóstico histopatológico e ainda fornece resultados excelentes que são esperados quando se utiliza o laser.[81]

Uma vez que a anestesia local tenha sido realizada, o laser (no mesmo modo, potência alta e pulsos curtos utilizado no RFL) é utilizado em um padrão espiral, emanando do centro para a periferia. Isto é importante porque o operador tende a começar mais lentamente o procedimento e irá penetrar mais profundamente no ápice de um nevo típico, onde terá menos efeito. Após a aplicação espiral, a área deve ser umedecida suavemente com gaze molhada para remover qualquer tecido desidratado. Este processo se repete até que o tecido submetido ao tratamento com laser obtenha o mesmo nível do tecido epitelial circunjacente. A área é então coberta com uma pasta antibiótica e mantida umedecida por sete dias até que a reepitelização tenha acontecido. As técnicas de limpeza da área são as mesmas descritas no RFL.

Correção da Cicatriz

Pelo fato do laser ter uma grande precisão, ele consiste em uma excelente opção para corrigir cicatrizes. Resultados estéticos ruins da cicatrização são causados basicamente por anormalidades de cor e anormalidades geométricas de superfície. Quando se utiliza lasers diferentes, estes dois fatores podem ser muitas vezes melhorados.

A *hipervascularização* é comum no tecido cicatricial e cicatrizes eritematosas podem ser frequentemente melhoradas através da diminuição da vascularização tecidual. Dos vários lasers indicados para alcançar este objetivo, o KTP:YAG e o LCP são mais frequentemente usados.[82]

As irregularidades superficiais nas cicatrizes (depressões ou elevações) levam a mudanças na reflexão de luz. E é justamente este efeito que leva o observador a focar na cicatriz. Pode-se elevar cicatrizes deprimidas ou reduzir a espessura de cicatrizes elevadas, resultando em uma melhora da cicatriz. De acordo com o grau necessário de remodelamento, pode-se utilizar o laser de CO_2 ou o de Er:YAG.[83]

Para cicatrizes elevadas, uma redução uniforme da cicatriz é realizada, utilizando-se as mesmas técnicas de RFL descritas previamente. A cicatriz deve ser reduzida ao nível dos tecidos adjacentes normais. Para cicatrizes deprimidas, o laser é utilizado para reduzir os tecidos normais circundantes em um padrão circunferencial, permitindo com que a depressão se misture com os tecidos adjacentes normais (Fig. 14-19). Entretanto, os tecidos normais não devem ser reduzidos mais profundamente do que a derme reticular mediana, ou então a

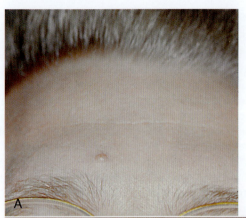
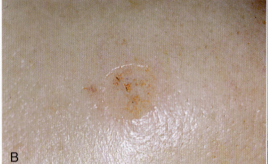
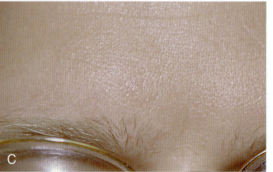

FIGURA 14-18 • **A,** Nevo cutâneo. **B,** Remoção da lesão além do nível do tecido adjacente com laser de CO_2 de alta potência pseudopulsado. **C,** Formação de uma cicatriz mínima ou quase nenhuma cicatriz após o reparo.

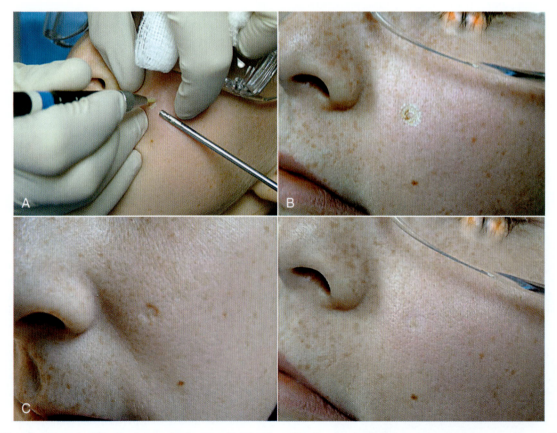

FIGURA 14-19 • **A,** Laser de CO_2 de alta potência pseudopulsado utilizado para harmonizar uma cicatriz com depressão do tecido normal adjacente. **B,** A área adjacente à cicatriz é tratada com laser para suavizar a depressão. **C,** Visões pré e pós-operatória.

formação de cicatriz poderia ocorrer também nesta região. Caso seja necessário, o procedimento pode ser repetido depois de ocorrido o reparo para melhorar o resultado.

CONCLUSÃO

Os lasers têm sido utilizados nos procedimentos de cirurgia oral maior e maxilofacial por muitos anos e continuarão a trazer benefícios tanto para o cirurgião, como para o paciente. Com claras vantagens da sua utilização em vários procedimentos, apenas seu custo financeiro limita o seu uso quase que universal. Entretanto, assim como em qualquer outro tipo de tecnologia, os custos dos aparelhos irão diminuir com o tempo, permitindo que todos os cirurgiões tenham acesso a eles. Novos avanços na distribuição de energia com menores efeitos térmicos e nos sistemas de guias de ondas e fibras ópticas, assim como maiores interações teciduais específicas baseadas em novos comprimentos de onda, irão continuar tornando o laser um integrante da prática da cirurgia oral e maxilofacial.

Referências

1. Sanders DL, Reinisch L: Wound healing and collagen thermal damage in 7.5 microsecond pulsed CO_2 laser skin incisions, *Lasers Surg Med* 1:22-32, 2000.
2. Wheeland RG: Cosmetic use of lasers, *Dermatol Clin* 13(2):447-459, 1995.
3. Walsh JT, Deutsch TF: ER:YAG laser ablation of tissue: measurement of ablation rates, *Laser Surg Med* 9:327-337, 1989.
4. Teikemeier G, Goldberg DJ: Skin resurfacing with erbium:YAG laser, *Dermatol Surg* 23(8):685-687, 1997.
5. Mazzonetto R, Spagnoli D: Long term evaluation of arthroscopic diskectomy of the TMJ using holmium YAG laser, *J Oral Maxillofac Surg* 59(9):1018-1023, 2001.
6. Convissar R: Lasers in general dentistry, *Oral Maxillofac Surg Clin North Am* 16(2):165-179, 2004.
7. Kahraman SA: Low-level laser therapy in oral and maxillofacial surgery, *Oral Maxillofac Surg Clin North Am* 16(2):277-288, 2004.
8. Kulekcioglu S, Sivrioglu K, Ozcan O, Parlak M: Effectiveness of low-level laser therapy in temporomandibular disorder, *Scand J Rheumatol* 32(2):114-118, 2003.
9. Dierick CC: Hair removal by lasers and intense pulsed light sources, *Dermatol Clin* 20:135-146, 2003.
10. Niamtu J: Treatment of vascular and pigmented lesions in oral and maxillofacial surgery, *Oral Maxillofac Surg Clin North Am* 16(2):239-254, 2004.
11. Goldman MP, Fitzpatrick RE: Laser treatment of cutaneous vascular lesions. In: Golman MP, Fitzpatrick RE, editors: *Cutaneous laser surgery,* ed 2, St Louis, 1999, Mosby.
12. De Vane GG: New technologies in anesthesia. Update for nurse anesthetists: lasers (AANA course), *J Am Assoc Nurse Anesthetists* 58(4):313-319, 1990.
13. Catone GA, Alling AC: *Laser applications in oral and maxillofacial surgery,* Philadelphia, 1997, Saunders.
14. Hermens JM, Bennett MJ, Hirshman CA: Anesthesia for laser surgery, *Anesth Analg* 62(2):218-229, 1983.
15. Ossoff RH: Laser safety in otolaryngology—head and neck surgery: anesthetic and educational considerations for laryngeal surgery, *Laryngoscope* 99(8):1-26, 1989.
16. Carruth J: Lasers in oral surgery, *J Clin Laser Med Surg* 9(5):379-380, 1991.
17. Strauss RA, Fallon SD: Lasers in contemporary oral and maxillofacial surgery, *Dent Clin North Am* 48(4):861-888, 2004.
18. Roodenburg JL, Panders AK, Vermey A: Carbon dioxide laser surgery of oral leukoplakia, *Oral Surg Med Pathol* 71(6):670-674, 1991.
19. Schoelch M, Sekandari N, Regezi J, Silverman S: Laser management of oral leukoplakias: a follow-up study of 70 patients, *Laryngoscope* 109(6):949-953, 1999.
20. Lanzafame RJ, Rogers DW, Naim JO, et al: The effect of CO_2 laser excision on local tumor recurrence, *Lasers Surg Med* 6(2):103-105, 1986.
21. Lanzafame RJ, Rogers DW, Naim JO, et al: Reduction of local tumor recurrence by excision with the CO_2 laser, *Lasers Surg Med* 6(5):439-441, 1986.
22. Meltzer C: Surgical management of oral and mucosal dysplasias: the case for laser excision, *J Oral Maxillofac Surg* 65(2):293-295, 2007.
23. Thompson P, Wylie J: Interventional laser surgery: an effective surgical and diagnostic tool in oral precancer management, *Int J Oral Maxillofac Surg* 31(2):145-153, 2002.
24. Apfelberg DB, Master MR, Lash H, et al: CO_2 laser resection for giant perineal condyloma and verrucous carcinoma, *Ann Plast Surg* 11(5):417-422, 1983.
25. Blanch JL, Vilaseca I, Grau JJ, et al: Prognostic significance of surgical margins in transoral CO_2 laser microsurgery for T1-T4 pharyngo-laryngeal cancers, *Eur Arch Otorhinolaryngol* 264(9):1045-1051, 2007.
26. Eckel HE: Local recurrences following transoral laser surgery for early glottic carcinoma: frequency, management, and outcome, *Ann Otol Rhinol Laryngol* 110(1):7-15, 2001.
27. Jordan RC: Verrucous carcinoma of the mouth, *J Can Dent Assoc* 61(9):797-801, 1995.
28. Median JE, Dichtel MW, Luna MA: Verrucous-squamous carcinomas of the oral cavity: a clinicopathologic study of 104 cases, *Arch Otolaryngol* 110:437-440, 1984.
29. Kamath VV, Varma RR, Gadewar DR, et al: Oral verrucous carcinoma: an analysis of 37 cases, *J Craniomaxillofac Surg* 17(7):309-314, 1989.
30. Rajendran R, Varghese I, Sugathan CK, et al: Ackerman's tumor (verrucous carcinoma) of the oral cavity: a clinico-epidemiologic study of 426 cases, *Aust Dent J* 33(4):295-298, 1988.
31. Lopez-Amado M, Garcia-Caballero T, Lozano-Ramirez A, et al: Human papillomavirus and p53 oncoprotein in verrucous carcinoma of the larynx, *J Laryngol Otol* 110(8):742-747, 1996.
32. Miller CS, Johnstone BM: Human papillomavirus as a risk factor for oral squamous cell carcinoma: a meta-analysis, 1982-1997, *Oral Surg Med Pathol Radiol Endod* 91(6):622-635, 2001.
33. Azevedo LH, Galletta VC, de Paula Eduardo C, et al: Treatment of oral verrucous carcinoma with carbon dioxide laser, *J Oral Maxillofac Surg* 65(11):2361-2366, 2007.
34. Yeh CJ: Treatment of verrucous hyperplasia and verrucous carcinoma by shave excision and simple cryosurgery, *Int J Oral Maxillofac Surg* 32(3):280-283, 2003.
35. Schrader M, Laberke HG: Differential diagnosis of verrucous carcinoma in the oral cavity and larynx, *J Laryngol Otol* 102(8):700-703, 1988.
36. Astner S, Anderson RR: Treating vascular lesions, *Derm Ther* 18(3):267-281, 2005.
37. Mulliken JB, Glowacki J: Hemangiomas and vascular malformations in infants and children: a classification based on endothelial characteristics, *Plast Reconstr Surg* 69(3):412-422, 1982.
38. Mihm MC, North PE: Histopathological diagnosis of infantile hemangiomas and vascular malformations. *In Vascular birthmarks of the head and neck,* Facial Plastic Surgery Clinics of North America, Philadelphia, 2001, Saunders.

39. Railan D, Parlette EC, Uebelhoer NS, Rohrer TE: Laser treatment of vascular lesions, *Clin Dermatol* 24(1):8-15, 2006.
40. Fishman SJ, Mulliken JB: Hemangiomas and vascular malformations of infancy and childhood, *Pediatr Clin North Am* 40(6):1177-1200, 1992.
41. Vascular Birthmark Foundation. http://www.birthmark.org. Accessed August 2008.
42. Merlen JF: Red telangiectasias, blue telangiectasias, *Soc Franc Phlebol* 22:167-174, 1970.
43. Pence B, Aybey B, Ergenekon G: Outcomes of 532-nm frequency-doubled Nd:YAG laser in the treatment of port-wine stains, *Dermatol Surg* 31(5):509-517, 2005.
44. Ulrich H, Baumler W, Hohenleutner U, Landthaler M: Neodymium-YAG laser for hemangiomas and vascular malformations: long-term results, *J Dtsch Dermatol Ges* 3(6):436-440, 2005.
45. Wlodawsky RN, Strauss RA: Intraoral laser surgery, *Oral Maxillofac Surg Clin North Am* 16(2):149-163, 2004.
46. Seeman R, DiToppa J, Holm M, Hanson J: Does laser-assisted uvulopalatoplasty work? An objective analysis using pre- and postoperative polysomnographic studies, *J Otolaryngol* 30:212-215, 2000.
47. Maniglia AJ: Sleep apnea and snoring: an overview, *Ear Nose Throat J* 72(1):16-19, 1993.
48. Troell RJ, Powell NB, Riley RW, et al: Comparison of postoperative pain between laser-assisted uvulopalatoplasty, uvulopalatopharyngoplasty, and radiofrequency volumetric tissue reduction of the palate, *Otolaryngol Head Neck Surg* 122(3):402-409, 2000.
49. Sher AE, Schechtman KB, Piccirillo JF: The efficacy of surgical modifications of the upper airway in adults with sleep apnea syndrome, *Sleep* 19(2):156-157, 1996.
50. Strauss RA: Laser-assisted uvulopalatoplasty. In Catone GA, Alling CC, editors: *Laser applications in oral and maxillofacial surgery*, Philadelphia, 1997, Saunders.
51. Remacle M, Betsch C, Lawson G, et al: A new technique for laser-assisted uvulopalatoplasty: decision-tree analysis and results, *Laryngoscope* 109(5):763-768, 1999.
52. Kotecha B, Paun S, Leong P, Croft C: Laser assisted uvulopalatoplasty: an objective evaluation of the technique and results, *Clin Otolaryngol* 23(4):354-359, 1998.
53. Wareing M, Mitchell D: Laser-assisted uvulopalatoplasty: an assessment of a technique, *J Laryngol Otol* 110(3):232-236, 1996.
54. Berger G, Finklestein Y, Stein G, Ophir D: Laser-assisted uvulopalatoplasty for snoring, *Arch Otolaryngol Head Neck Surg* 127(4):412-417, 2001.
55. Sharp H, Mitchell D: Long-term results of laser-assisted uvulopalatoplasty for snoring, *J Laryngol Otol* 115(11):897-900, 2001.
56. Kern RC, Kutler DI, Reid KJ, et al: Laser-assisted uvulopalatoplasty and tonsillectomy for the management of obstructive sleep apnea syndrome, *Laryngoscope* 113(7):1175-1181, 2003.
57. Dijkgraaf CL, Spijkervert FKL, DeBont LGM: Arthroscopic findings in osteoarthritic temporomandibular joints, *J Oral Maxillofac Surg* 57:255-268, 1999.
58. Sanders B: Arthroscopic management of internal derangements of the temporomandibular joint, *Oral Maxillofac Surg Clin North Am* 6(2):259-269, 1994.
59. Kaneyama K, Segami N, Sato J, et al: Outcomes of 152 temporomandibular joints following arthroscopic anterolateral capsular release by holmium:YAG laser or electrocautery, *Oral Surg Med Pathol* 97(5):546-552, 2004.
60. Yoshida H, Fukumura Y, Tojyo I, et al: Operation with a single-channel thin-fibre arthroscope in patients with internal derangement of the temporomandibular joint, *Br J Oral Maxillofac Surg* 46(4):313-314, 2008.
61. Hendler B, Gateno J, Mooar P, Sherk H: Holmium:YAG laser arthroscopy of the tempooromandibular joint, *J Oral Maxillofac Surg* 50(9):931-934, 1992.
62. Israel HA: The use of arthroscopic surgery for treatment of temporomandibular joint disorders, *J Oral Maxillofac Surg* 57(5):579-582, 1999.
63. Koslin MG: Advanced arthroscopic surgery, *Oral Maxillofac Surg Clin North Am* 18(3):329-343, 2006.
64. Miloro M, Ghali GE, Larsen PE, Waite PD: *Peterson's principles of oral and maxillofacial surgery*, vol 2, ed 2, Hamilton, Ontario, 2004, BC Decker.
65. Koslin MG: Laser applications in temporomandibular joint arthroscopic surgery, *Oral Maxillofac Surg Clin North Am* 16(2):269-275, 2004.
66. Nitzan DW, Dolwick MF: Temporomandibular joint fibrous ankylosis following orthognathic surgery: report of eight cases, *Int J Adult Orthod Orthog Surg* 4(1):7-11, 1989.
67. Topazian RG: Etiology of ankylosis of the TMJ: analysis of 44 cases, *J Oral Surg Anesth Hosp Dent Serv* 22:227-233, 1964.
68. Kaban LB, Perrott DH, Fisher K: A protocol for management of TMJ ankylosis, *J Oral Maxillofac Surg* 48(11):1145-1152, 1990.
69. Moses JJ, Lee J, Arredondo A: Arthroscopic laser debridement of temporomandibular joint fibrous and bony ankylosis: case report, *J Oral Maxillofac Surg* 56(9):1104-1106, 1998.
70. Chidzonga MM: Temporomandibular joint ankylosis: review of thirty-two cases, *Br J Oral Maxillofac Surg* 37(2):123-126, 1999.
71. Niamtu J: Radiowave surgery versus CO_2 laser for upper blepharoplasty incision: which modality produces the best results? *Dermatol Surg* 34:912-921, 2008.
72. Strauss RA, McMunn W, Gregory B: Cosmetic skin resurfacing, *Sel Read Oral Maxillofac Surg* 9(3):1-27, 2001.
73. Griffin RY, Sarici A, Ozkan S: Treatment of the lower eyelid with the CO_2 laser: transconjunctival or transcutaneous approach? *Orbit* 26(1):23-28, 2007.
74. Griffin JE, Frey BS, Max DP, Epker BN: Laser-assisted endoscopic forehead lift, *J Oral Maxillofac Surg* 56(9):1040-1048, 1998.
75. Holmquist KA, Rogers GS: Treatment of perioral rhytids: a comparison of dermabrasion and superpulsed carbon dioxide laser, *Arch Dermatol* 6:725, 2000.
76. Riggs K, Keller M, Humphreys TR: Ablative laser resurfacing: high energy pulsed carbon dioxide and erbium-yttrium-aluminum-garnet, *Clin Dermatol* 25(5):462-473, 2007.
77. Gilbert S, McBurney E: Use of valacyclovir for herpes simplex virus-1 (HSV-1) prophylaxis after facial resurfacing: a randomized clinical trial of closing regimens, *Dermatol Surg* 1:50, 2000.
78. Widder RA, Severin M, Kirchhof B, et al: Corneal injury after carbon dioxide laser skin resurfacing, *Am J Ophthalmol* 125(3):392-394, 1998.
79. Niamtu J: To debride or not to debride? That is the question: rethinking char removal in ablative CO_2 laser skin resurfacing, *Dermatol Surg*, May 2008 (Epub).
80. Brandon MS, Strauss RA: Complications of CO_2 laser procedures in oral and maxillofacial surgery, *Oral Maxillofac Surg Clin North Am* 16:289-299, 2004.
81. Guttenberg SA, Emery RW: Laser dermatopathology, *Oral Maxillofac Surg Clin North Am* 16(2):189-196, 2004.
82. Alster T: Zaulyanov Laser scar revision, *Dermatol Surg* 33(2):131-140, 2007.
83. Chen MA, Davidson TM: Scar management: prevention and treatment strategies, *Curr Opin Otolaryngol Head Neck Surg* 13(4):242-247, 2005.

Lasers de Baixa Potência na Odontologia

15

Jan Tunér, DDS • Per Hugo Beck-Kristensen, DDS

Os comprimentos de onda dos lasers cirúrgicos (Nd: YAG, CO_2, érbio, diodo) afetam os tecidos não somente através da ablação, da coagulação e da vaporização, mas também da estimulação do processo de cicatrização natural das células. Outros lasers, com potência muito menor do que a dos lasers cirúrgicos, agem mais como "bioestimuladores". Esse capítulo discute as indicações mais úteis para esses lasers, frequentemente referidos como "lasers terapêuticos". Tal terapia geralmente é denominada fototerapia com lasers de baixa potência (do inglês *low level laser therapy* – LLLT), apesar de a nomenclatura ser um tanto controversa. Geralmente se referem a esses instrumentos como "lasers terapêuticos" ou "lasers frios", em oposição aos "lasers cirúrgicos".

LASERS TERAPÊUTICOS

Os lasers terapêuticos se encontram tipicamente na região do espectro eletromagnético entre o vermelho visível e o infravermelho (IR) quase visível, variando de 630 a 980 nanômetros (nm). A potência de saída (*output*) geralmente varia de 50 a 500 miliwatts (mW) com emissão de ondas pulsadas ou contínuas (CW). Os nomes dos lasers terapêuticos, assim como os dos lasers cirúrgicos, derivam do meio ativo, tal como o laser arseneto de gálio-alumínio (GaAlAs).

A forma mais simples de classificar os lasers terapêuticos é por meio do comprimento de onda. A profundidade de penetração varia; lasers na região do vermelho do espectro são absorvidos mais superficialmente, enquanto que os lasers IR penetram de 3 a 5 cm, dependendo do comprimento de onda e do tecido-alvo. Há uma "janela óptica" de cerca de 820 nm, que possui a maior profundidade de penetração óptica. A mucosa é bastante *transparente* aos comprimentos de onda (não absorve bem a luz), a pele e o osso são um pouco transparentes e os músculos apresentam a maior absorção da luz. A dose ministrada ao tecido-alvo deve ser calculada de acordo com esses parâmetros. Outro fator que influi na profundidade de penetração é a distância do tecido-alvo, o que afeta o diâmetro do feixe de luz (*spot size*) (Cap. 2). A irradiação *no modo não contato*, a irradiação *em contato* e a irradiação com pressão sobre o tecido, todas emitem diferentes doses para os tecidos. A irradiação do laser com pressão tecidual provoca uma leve isquemia na área, o que reduz a concentração de hemoglobina naquele ponto de aplicação (Figs. 15-1 e 15-2).

MECANISMOS

A luz laser terapêutica possui a vantagem de estimular os processos biológicos naturais e afetar principalmente as células que sofrem diminuição das reações de oxidação-redução (redox). Uma célula em um estágio de baixo redox é ácida, mas, após a irradiação com laser, se torna mais alcalina e capaz de atuar de forma ideal. As células saudáveis não conseguem aumentar significativamente sua situação de redox e, portanto, não reagirão fortemente à energia do laser, enquanto que as células em situação de baixo redox serão estimuladas.[1,2] Provavelmente o efeito essencial é o aumento de trifosfato adenosina (ATP), o "combustível" das células, produzido na mitocôndria.[2] O ATP é o produto final do ciclo de Krebs, onde a enzima fóton-aceptora citocromo-*c* oxidase é inibida pelo óxido nítrico (NO). A luz laser dissociará a ligação entre o NO e a citrocromo-*c* oxidase, permitindo que ela retome a produção de ATP.[4] Esse mecanismo básico inicia a cascata de sinalização celular, levando a uma otimização das funções corpóreas.[5]

DOSAGENS

A parte mais difícil da LLLT é encontrar a dosagem ideal. A dosagem tecidual é expressa na *fluência*, ou densidade de energia, medida em joules por centímetro quadrado (J/cm^2). A multiplicação da potência desenvolvida do laser em miliwatts pelo tempo de exposição em segundos é igual a energia produzida; por exemplo, 50 mW x 40 segundos = 2000 milijoules (mJ) ou 2.0 J.

Agora que temos a energia (2 J), precisamos saber o tamanho da área que está sendo irradiada. Se estivermos irradiando uma área de 2 cm^2, o cálculo é de 2 J sobre uma área de 2 cm^2, ou 2/2 = uma fluência, ou densidade de energia, ou dosagem tecidual superficial de 1 J/cm^2. Digamos que a área irradiada fosse de apenas 0,5 cm^2. Existe uma relação inversa entre o tamanho do diâmetro do feixe / spot size (tamanho da área irradiada) e a fluência. A diminuição do tamanho da área irradiada aumenta a fluência: 2 J divididos por 0,5 cm^2 = 4. Assim, a dosagem se torna 4 J/cm^2, pois a energia foi emitida sobre

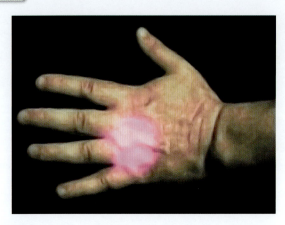

FIGURA 15-1 • Com frequência se argumenta que a luz laser de baixa potência não penetra bem através da pele. Um comprimento de onda de 650 nm com somente 30 mW evidencia a penetração da luz laser de baixa potência através da porção ventral da mão até atingir o dorso.

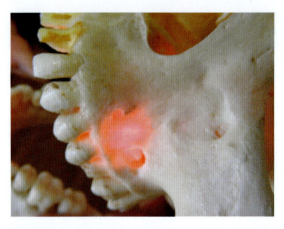

FIGURA 15-2 • O comprimento de onda de 650 nm com somente 30 mW evidencia a penetração da luz laser de baixa potência através do osso.

uma área menor, aumentando a intensidade local. Como a dosagem depende muito do tamanho do spot size, uma sonda delgada de luz gerará doses mais altas em J/cm². Contudo, isso não significa necessariamente que a energia aplicada ao tecido seja alta, somente que a *intensidade* da energia da luz na extremidade emissora da sonda delgada é alta.

Agora que entendemos a diferença entre energia e dosagem, encararemos um cálculo mais complexo: *a dosagem no tecido-alvo*. Se o tecido-alvo está a um centímetro abaixo da superfície pode haver reflexão, dispersão e absorção da energia antes que ela chegue ao alvo. Portanto, é necessário considerar a profundidade da área-alvo e o tipo de tecido entre ele e luz. Os principais absorvedores desses comprimentos de onda são os *cromóforos* pigmentados, tais como a hemoglobina do sangue; portanto, tecidos altamente vascularizados irão absorver mal tais comprimentos de onda. A mucosa é transparente aos comprimentos de onda de baixa potência; o osso é também bastante transparente, ao passo que o tecido muscular, com seu rico suprimento sanguíneo, não é. Outro fator de complicação é a quantidade de outro cromóforo no tecido-alvo, a *melanina*. Como a melanina é um forte absorvedor desses comprimentos de onda, mais energia de luz pode ser absorvida superficialmente em vez de atingir os tecidos profundos, o que pode gerar aquecimento local e até mesmo dor.

Portanto, o uso de J/cm² para descrever a dose nos manuais do proprietário pode causar confusão. O J/cm² (dosagem/fluência) indica a intensidade na superfície do tecido, mas não a dose no alvo subjacente. Uma abordagem mais simples seria usar o termo *energia por ponto*, calculando somente o número de joules em cada ponto. Para uso clínico, isso é aceitável, mas para investigações científicas, não. Frequentemente se refere a um "ponto" como o tamanho da ponta do laser (tamanho do ponto de aplicação/spot size). A relação entre o spot size e a densidade de energia também permanece verdadeira para os lasers de baixa potência. Um pequeno spot size cria uma concentração maior de energia por milímetro ou centímetro quadrado de tecido irradiado, enquanto um spot size mais amplo dilui a mesma energia sobre uma área maior.

ESTIMULAÇÃO/INIBIÇÃO

A fototerapia com laser de baixa potência segue a lei de Arndt-Schulz: um estímulo pequeno não inicia qualquer efeito. O aumento da estimulação incrementa o efeito até um nível ideal da dose. Aumentar a dosagem ainda mais significa que a estimulação está sendo gradualmente reduzida e, em doses muito altas, a estimulação será inibida. A questão da "dosagem ideal" ainda não foi resolvida, mas muito se conhece sobre a "janela terapêutica". Em alguns pacientes o objetivo é a inibição em vez da estimulação, especialmente para o controle da dor. Altas doses de luz laser inibirão os sinais de dor, em parte por meio da criação de varicosidades transitórias ao longo dos neurônios, impedindo a transmissão do sinal.[6] Mecanismos relacionados aos opioides também foram relatados,[7] bem como uma redução no potencial de ação composto[8] (Figs. 15-3 a 15-5).

CONDIÇÕES AGUDAS *VERSUS* CRÔNICAS

A regra geral é aplicar altas doses de energia laser em condições agudas que apresentam inflamação e edema, e tratar as condições crônicas (p. ex., feridas, parestesias, dor) de forma mais conservadoramente. Inicialmente, as condições agudas podem ser tratadas frequentemente até que regridam, enquanto as condições crônicas devem ser tratadas somente uma ou duas vezes por semana. As doses do laser de baixa potência são cumulativas, o que significa que a dose ministrada no dia 1 permanece no tecido no dia 2 e se soma ao acúmulo em longo prazo, podendo atingir níveis inibitórios.

Pacientes com condições de dor crônica de longa duração podem sofrer uma intensificação da dor após a LLLT. Isso é transitório e, na verdade, mostra que o paciente está respondendo bem ao tratamento. Acredita-se que o estado crônico seja transformado em fase aguda, permitindo que a cicatrização se inicie. Os níveis de dor são reduzidos abaixo dos níveis basais dentro de 24 horas. O paciente deve ser informado

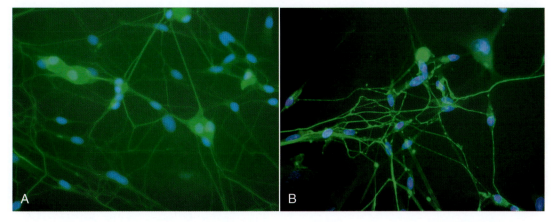

FIGURA 15-3 • **A,** Neurônios antes da irradiação com laser de baixa potência. **B,** Neurônios após a irradiação, usando um comprimento de onda de 830 nm por 120 segundos. Note as varicosidades que se formaram ao longo dos axônios. Essas varicosidades são transitórias, mas suficientes para se tornarem obstáculos para a transmissão do impulso nervoso. (Cortesia de Roberta Chow.)

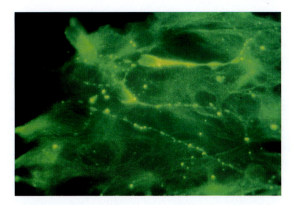

FIGURA 15-4 • Varicosidades formadas ao longo dos axônios após a irradiação com laser de Nd:YAG. (Cortesia de Ambrose Chan.)

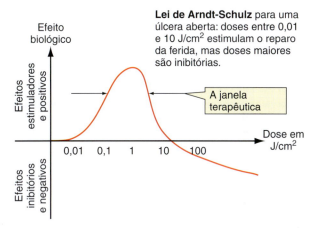

FIGURA 15-5 • Gráfico ilustrando a lei de Arndt-Schulz. Estímulos de fracos a moderados ativam os processos fisiológicos. Estímulos fortes (doses >10 J/cm²) inibem as respostas fisiológicas. A janela terapêutica está, portanto, entre 0,01 e 10 J/cm².

sobre essa possibilidade antes do tratamento. Alguns pacientes com dor crônica podem responder com fadiga profunda, interpretada como uma falta de descanso acumulada que aparece quando a dor cessa. Como acontece com o uso dos fármacos, a reação e a dosagem devem ser individualizadas para cada paciente (Fig. 15-6).

LUZ PULSADA

A importância da luz pulsada se torna óbvia quando aplicada a monocamadas de células no laboratório.[9-11] A taxa de repetição dos pulsos (PRR) também auxilia no ambiente clínico, apesar de pouco se conhecer sobre o efeito do pulso *in vivo* e os estudos em animais e clínicos ainda serem inconclusivos. Ainda não se sabe como controlar esses mecanismos através de diferentes PRR. Além disso, os efeitos biológicos de um feixe de luz laser CW "interrompido" e de um feixe superpulsado são diferentes. No momento, o uso de um feixe contínuo é, portanto, recomendado em unidades que possuem emissão CW. O laser de 904 nm de GaAs não possui um modo CW, logo somente pode ser usada uma PRR, confiando em evidências incidentais para selecionar os parâmetros pulsados.

Moriyama *et al.*[12] observaram uma maior expressão do gene do óxido nítrico sintase (iNOS) após a irradiação com laser superpulsado de 905 nm, o que sugere um mecanismo diferente na ativação da via de resposta inflamatória no modo superpulsado quando comparado ao modo CW.

NÚMERO DE SESSÕES

Diversas condições patológicas podem ser resolvidas em uma única sessão de LLLT, mas a maioria das condições precisa de irradiação repetida para atingir bons resultados. No contexto da odontologia, com frequência, isso pode ser problemático, já que pode ser difícil para os pacientes agendarem consultas breves para aplicação do laser. Tipicamente, usa-se o laser quando o paciente vem para tratamento odontológico de rotina, tal

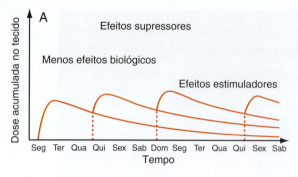

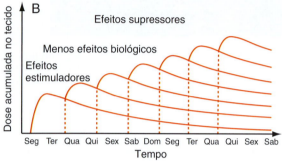

FIGURA 15-6 • Efeitos cumulativos da dose na fototerapia com laser de baixa potência (LLLT). **A,** com diversos dias entre as doses, a dose total acumulada não atinge um patamar de inibição. **B,** Quando as doses são administradas em intervalos muito curtos, a dose acumulada atinge um patamar inibitório. Esse tratamento inibe em vez de ativar o reparo, de acordo com a lei de Arndt-Schulz.

como profilaxia ou preparo cavitário. Como consequência, a fototerapia com laser pode não atingir seus resultados ideais. Em muitos casos, a irradiação pode ser delegada ao assistente ou ao técnico em saúde bucal. Em algumas situações, o paciente pode pegar emprestado, alugar ou comprar um aparelho simples de laser de baixa potência (até mesmo uma ponteira laser tradicional de 5 mW) por um período de tempo para otimizar o tratamento através da aplicação de uma dose diária de acordo com as instruções do dentista (Fig. 15-7).

EFEITOS COLATERAIS E CONTRAINDICAÇÕES

As doses de energia laser próximas ou dentro da janela terapêutica não provocam efeitos negativos. O pior resultado com a LLLT é não resolver nada. Há poucas contraindicações absolutas para a LLLT, mas algumas advertências.

Como a LLLT afeta o fluxo sanguíneo de formas indefinidas, deve-se evitar a irradiação de pacientes com desordens de coagulação.[13,14] A presença de malignidades conhecidas é outra contraindicação, porque a LLLT estimula o crescimento celular. A literatura também discute a gravidez como uma contraindicação,[15] apesar de os dentistas trabalharem exclusivamente na boca e em regiões da cabeça e pescoço. Além disso, apesar de serem listados em algumas ocasiões como uma contraindicação, os marca-passos são elétricos e, portanto, não são influenciados pela luz. Algumas normas e contraindicações de segurança tradicional parecem ter sido transferidas das terapias eletrocirúrgicas e de outras terapias para os lasers cirúrgicos.

Uma contraindicação especialmente relevante para a odontologia é a irradiação sobre a glândula tireoide, localizada próxima à região do tratamento odontológico. Geralmente não se informa aos dentistas sobre possíveis condições de hiper ou hipotireoidismo, portanto a irradiação direta sobre essa região deve ser evitada. Apesar disso, a LLLT para desordens da tireoide já foi estudada.[16]

DOCUMENTAÇÃO

Devido aos complexos mecanismos subjacentes à LLLT, a literatura ainda não atingiu um nível de ciência baseada em evidências, exceto em relação a poucas indicações. Ainda assim, mais de cem instituições odontológicas por todo o mundo estão representadas na literatura, envolvendo mais de 3.000 estudos. Anualmente, cerca de 250 artigos sobre a LLLT surgem no PubMed, muitos sobre questões odontológicas e a maioria relatando resultados positivos. Relatos sobre a ausência de efeitos da LLLT podem ser frequentemente atribuídos a doses muito baixas, a cálculos errôneos da suposta dosagem e a aplicações terapêuticas ineficazes.[17] Não obstante, alguns

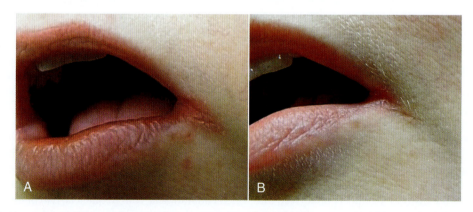

FIGURA 15-7 • Paciente com queilite angular tratado com uma sessão de LLLT no consultório odontológico (30 mW, 3 J, comprimento de onda de 650 nm) e em domicílio pelo paciente (1 J por dia) por cinco dias. **A,** Visão pré-operatória. **B,** Visão pós-operatória.

estudos qualificados com resultados negativos realçam que a LLLT não é uma terapia certeira, do tipo "tiro e queda", mas depende do conhecimento de todos os parâmetros envolvidos. O diagnóstico correto e as doses adequadas são a chave para o sucesso.

SEGURANÇA DO LASER

O uso de aparelhos de laser com menos de 500 mW geralmente é inofensivo e eles são classificados como "aparelhos de baixo risco" pela FDA (U.S Food and Drug Administration).

É prudente usar óculos de proteção específicos para o comprimento de onda empregado. A maioria dos lasers terapêuticos possui feixes divergentes, portanto a apenas poucos centímetros de distância a intensidade (e o perigo) fica consideravelmente reduzida. A LLLT já foi usada com sucesso para tratar a degeneração macular,[18] reforçando a importância do comprimento de onda e da intensidade. Alguns aparelhos de laser de LLLT possuem um sistema de lentes colimadas, o que produz um feixe paralelo. Contudo, eles não apresentam vantagem na LLLT para uso odontológico e, quando usados em contato com o tecido, o efeito da colimação é perdido.

A regulamentação dos lasers da Classe 3B (de baixa potência) difere de país para país. Na Suécia, qualquer pessoa pode usar os lasers da Classe 3B; na Dinamarca eles são restritos a profissionais médicos certificados; no Canadá a regulamentação é bastante liberal; e no México os clínicos que usam a LLLT precisam somente frequentar um seminário curto patrocinado pelo fabricante.

ESCOLHENDO O LASER "CERTO"

Os aparelhos de laser disponíveis diferem não somente em relação ao comprimento de onda, mas também nas variadas combinações de comprimentos de onda, potência e tamanhos das pontas de irradiação. Alguns são operados por bateria e, portanto, são pequenos e cômodos, mas apresentam todos os problemas comuns ao uso de bateria. Os aparelhos ligados à tomada são mais estáveis e duráveis, mas os fios podem obstruir ainda mais uma sala de tratamento muito cheia de equipamentos.

Portanto, não há um único aparelho de laser que seja bom para todos. Qualquer equipamento terapêutico pode ser usado para muitas indicações, mas algumas combinações de comprimento de onda e potência são ideais para indicações selecionadas; os clínicos devem focar seus interesses específicos. Para a regeneração tecidual intraoral, os lasers vermelho e IR com potência útil de saída abaixo de 100 mW são favoráveis. Para o tratamento de alterações musculares e da articulação temporomandibular, os equipamentos de laser diodo com 300 a 500 mW, 810 nm ou mesmo o laser de GaAs apresentam melhores resultados. A potência útil pode ser ajustada em alguns aparelhos. Ao escolher um equipamento laser, outras considerações práticas a serem analisadas incluem a esterilização da ponta de aplicação, a facilidade de uso, os serviços técnicos e o prazo de garantia.

POTÊNCIA E TEMPO

Durante a última década, os lasers mais potentes foram indicados como sendo mais efetivos e, portanto, os lasers com potência de saída a partir de 500 mW eram mais vendidos. Para condições musculoesqueléticas e para a terapia da dor, lasers com altas potências de saída podem ser úteis, mas para processos como cicatrização de feridas e regeneração óssea, uma potência baixa durante um tempo prolongado demonstra ser mais efetiva. Assim, pode ser útil haver a possibilidade de ajustes da potência em um laser terapêutico, bem como num laser cirúrgico. A aplicação de 5 J em 10 segundos com um laser de 500 mW é bem diferente da aplicação dos mesmos 5 J com um laser de 50 mW em 100 segundos. O laser de 500 mW funcionaria melhor para dor, mas pode ser menos efetivo para o tratamento que envolva regeneração tecidual,[19] o que enfatiza novamente o motivo pelo qual o treinamento é tão importante no processo de tomada de decisões.

HIGIENE

Alguns lasers terapêuticos possuem uma ponta de aplicação removível, esterilizável, similar àquela da luz do fotopolimerizador odontológico. Se tal ponta não estiver disponível, esta pode ser limpa com álcool ou com desinfetante de superfícies que não reajam com a óptica do aparelho, e então coberta com filme plástico, envoltório plástico para câmera intraoral, envoltório para termômetro ou qualquer proteção de barreira descartável similar.

BIOESTIMULAÇÃO

Apesar de os lasers odontológicos como o neodímio-ítrio-alumínio-granada (Nd:YAG), dióxido de carbono (CO_2) e da família do érbio serem considerados "pesados" ou "cirúrgicos", eles podem produzir certo grau de bioestimulação nas regiões periféricas ao ponto de aplicação focal, região em que a energia se reduz a níveis estimuladores (Fig. 15-8).

Alguns dos efeitos positivos observados com os lasers cirúrgicos podem ser explicados por bioestimulação. Pourzarandian et al.[20,21] relataram um efeito de estimulação dos fibroblastos gengivais humanos com uso de baixos protocolos de irradiação com o laser de Er:YAG, assim como produção aumentada de prostaglandina E_2 (PGE_2) através da indução do ácido ribonucleico mensageiro (mRNA) da ciclo-oxigenase-2 (COX-2) em fibroblastos gengivais humanos. Além disso, os lasers de Er:YAG podem ser usados com potência de saída mais baixas e aplicados sob certa distância (modo desfocado) para gerar a bioestimulação. O problema de usar os lasers cirúrgicos dessa forma é que nenhum microprocessador informa ao clínico como controlar a dose, além de as fibras não serem adaptadas à bioestimulação.

A bioestimulação não se limita à janela tradicional próxima ao comprimento de onda IR; tais efeitos são relatados mesmo com o uso de lasers de CO_2 desfocados.[22-24] O laser de CO_2 apresenta uma penetração extremamente pequena através dos tecidos, uma vez que ele é muito bem absorvido na superfície e os efeitos biológicos relatados nos tecidos mais

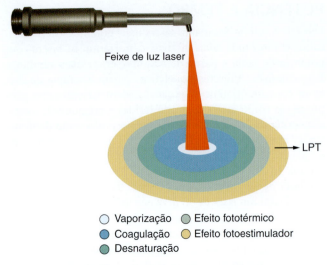

FIGURA 15-8 • Várias zonas de efeito cercando o ponto focal ao usar o laser cirúrgico (CO_2, Nd:YAG, érbio, diodo). No ponto focal, ocorre a *vaporização*. Na região concêntrica a ela, está a zona de *coagulação*, onde as proteínas do tecido absorvem a energia e coagulam, mas não são vaporizadas. Concêntrica à região anterior, fica a zona de *desnaturação*, onde as proteínas teciduais absorvem uma quantidade suficiente de energia para serem aquecidas até o ponto de desnaturação, mas não absorvem quantidade suficiente de energia para serem coaguladas. Concêntrica à região anterior, está a zona do *efeito fototérmico*, em que o tecido absorve quantidade suficiente de energia para ser aquecido, mas não foi afetado de outras formas. E concêntrica a anterior, está a zona de *fotoestimulação*, onde pode ser encontrada alguma atividade de laser de baixa potência.

profundos podem parecer improváveis à primeira vista. Contudo, a luz coerente é absorvida nos microvasos periféricos e o efeito clínico observado mostra que a LLLT apresenta efeitos primários no alvo, assim como efeitos sistêmicos através da circulação sanguínea e linfática. Assim, com cálculo mínimo, o proprietário de um laser "pesado" pode ter um laser "leve" de graça. O menos complicado é o laser de diodo cirúrgico, com cálculos mais simples e comprimentos de onda dentro da variação tradicional da bioestimulação.

TERAPIA FOTODINÂMICA ANTIMICROBIANA

Há um crescente interesse na combinação de diferentes corantes com lasers terapêuticos. Usados isoladamente, nem os corantes nem os lasers terapêuticos possuirão efeito sobre as bactérias, mas, em combinação, o oxigênio de partícula isolada, que possui forte efeito bactericida, será produzido.

O método de desinfecção fotoativada através da Terapia Fotodinâmica (PDT) já é comercializado e recomendado para uso em bolsas periodontais, peri-implantites, lesões cariosas profundas e sistemas de canais radiculares infectados.[24-28] O laser deve funcionar dentro da faixa de absorção do corante utilizado, e geralmente está no espectro vermelho, com potência de saída entre 50 e 110 mW. Aplica-se o corante selecionado, permitindo que se difunda durante alguns minutos, e então o laser é usado. Observa-se certa descoloração transitória nas regiões de dentina e mucosa.

FOTOPOLIMERIZAÇÃO

Todos os dentistas possuem uma fonte de luz para polimerização de resina composta, tipicamente com um pico de comprimento de onda de cerca de 470 nm. As energias aplicadas estão dentro da janela do laser terapêutico de baixa potência, mas não existem estudos suficientes sobre seu efeito patobiológico nos tecidos circunjacentes.

Em um estudo *in vitro* de 2009, Enwemeka et al.[29] demonstraram que a energia de um diodo emissor de luz (LED) com um pico de 470 nm mata de forma bem-sucedida os *Staphylococcus aureus* resistentes à meticilina (MRSA). A irradiação produziu uma redução estatisticamente significativa, dose-dependente tanto no número quanto na área de colônias agregadas formadas por cada cepa de células. Quanto maior a dose, mais bactérias são mortas, mas o efeito não é linear, sendo mais marcante em doses baixas do que em doses mais altas. Quase 30% de ambas as cepas foram mortas com doses tão baixas quanto de 3 J/cm^2. Até 90,4% das duas diferentes colônias foram mortos com uma densidade de energia de 55 J/cm^2. Esse estudo necessita de mais investigações *in vivo*, mas sugere um uso inovador para uma fonte de luz odontológica amplamente disponível para tratar a infecção por MRSA, que apresenta alta morbidade e mortalidade.

LUZ NÃO COERENTE

A luz azul, como nos fotopolimerizadores, possui em geral um efeito bactericida. É importante lembrar que as fontes de luz polimerizadoras são não coerentes, enquanto a luz laser é coerente. A importância da coerência tem sido alvo de discussão há bastante tempo e alguns dizem que ela não é necessária. Tal divergência se baseia em estudos *in vitro* usando uma monocamada de células que enfatiza o comprimento de onda e a intensidade, como discutido anteriormente.[5] A situação *in vivo* é diferente, contudo, e até então uma equivalência relativa entre a luz coerente e não coerente foi documentada, mas somente para condições superficiais, como as feridas abertas.

Todas as luzes apresentam um efeito biológico, até mesmo as luzes de ampla banda e não coerentes, se forem usados os parâmetros e as condições corretos. Estudos que comparam a luz coerente e não coerente nos tecidos mais profundos até o momento favorecem a luz coerente. Os excelentes efeitos biológicos da luz não coerente não foram comparados aos da luz coerente.

O *comprimento da coerência* também é importante. O comprimento da coerência de um laser a gás, como o laser hélio-neônio (HeNe) é muito longo, enquanto o de um laser de diodo do mesmo comprimento de onda é muito mais curto. Uma comparação do efeito na gengivite usando HeNe em um lado e o laser de diodo vermelho no outro (ambos os lasers com emissão no mesmo comprimento de onda) mostrou melhores resultados usando a coerência mais longa, mas de mesmo comprimento de onda do HeNe. A diferença provavelmente pode ser minimizada usando energias mais altas com o diodo. A coerência se perde quando a luz penetra no tecido. Contudo, o comprimento da coerência se divide em pequenos pontos coerentes denominados "speckles", encontrados em todas as áreas atingidas pela luz laser.

ACUPUNTURA

Poucos dentistas usam a acupuntura e, ao menos que tenham formação específica, deveriam evitá-la. Contudo, o laser terapêutico parece produzir efeitos similares aos das agulhas de acupuntura, com alguns pontos seguros que podem ser usados. Por exemplo, o P6 (Neiguan) no punho é um ponto excelente para reduzir a náusea e o vômito.[30] Tal ponto se localiza a 2,5 cm acima do punho e 0,5 a 1,0 cm de profundidade, estando entre dois tendões. A aplicação de 3 a 4 J nesse ponto frequentemente permite um ambiente de mais relaxamento para fazer moldagem ou para trabalhar na região de molares, especialmente em pacientes com um grande reflexo para fechamento da boca. Outro ponto facilmente acessível é o Li4 (Hegu), um ponto de redução da dor localizado no meio do osso metacarpal II, no lado lateral (radial) (Fig. 15-9).

A ressonância magnética funcional (fMRI) confirmou a similaridade entre as agulhas e os lasers no mesmo ponto de acupuntura.[31] Contudo, a compreensão desse fenômeno se torna mais difícil porque não há efeito "qi" com o laser. A teoria para o controle da dor ("gate control" ou "portão do controle") não explicaria os efeitos, pois não há estímulo da dor no ponto de acupuntura ao usar o laser.

INDICAÇÕES ODONTOLÓGICAS

Como a LLLT pode influenciar diversas condições patológicas, o uso do laser terapêutico não se limita às indicações a seguir. Mais de trinta condições foram descritas na literatura odontológica; as mais importantes serão brevemente descritas aqui.

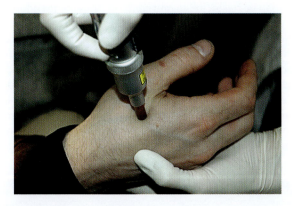

FIGURA 15-9 • Ponto Hegu de acupuntura sendo estimulado com a LLLT. Esse ponto geralmente é usado para alívio geral da dor. A dose usual é de 3 a 4 J nesse ponto superficial de acupuntura. (Cortesia de Gerry Ross.)

ANESTESIA

A aplicação da LLLT na mucosa antes de realizar uma anestesia resulta em um efeito levemente anestésico, apesar de ele não poder ser obtido no palato duro.[32] A LLLT aplicada antes da anestesia também melhora a cicatrização caso a agulha traumatize um vaso ou nervo. A LLLT melhora a microcirculação local,[33,34] assim o efeito de dormência pode ser diminuído se a LLLT for aplicada no local após a finalização do procedimento odontológico. São necessários de 4 a 6 J em ambos os casos.

ÚLCERAS AFTOSAS

O tempo de reparo de uma úlcera aftosa pode ser diminuído e a dor reduzida imediatamente através da administração de 4 a 6 J sobre a lesão.[35,36] A LLLT não parece ser tão efetiva para as úlceras aftosas quanto as abordagens mais agressivas que usam lasers cirúrgicos (Cap. 6). Os pacientes com úlceras aftosas devem evitar dentifrícios contendo sulfato laurilo de sódio, que podem propiciar essas lesões em pessoas predispostas.

EDEMA

O sistema linfático possui um papel importante no processo inflamatório e a aplicação da LLLT sobre os linfonodos envolvidos diminui o edema. Comece a irradiação sobre os linfonodos mais distais na cadeia envolvida e trabalhe em direção ao foco do edema, usando de 2 a 3 J por linfonodo. A redução dos grandes edemas requer altas doses localmente, de preferência com unidades de laser IR de baixa potência. A permeabilidade dos vasos linfáticos será reduzida, o tamanho da luz do vaso aumentará e a irradiação de repetição irá estimular o crescimento dos vasos colaterais[37-41] (Fig. 15-10). O sistema linfático carreia os linfócitos e as células *natural killers* para combater a infecção. Meneguzzo et al.[41] relataram que um laser de 810 nm reduziu o edema na pata de um rato, quer fosse a irradiação realizada na própria pata ou sobre os linfonodos inguinais.

ENDODONTIA

O uso da LLLT não apresenta efeitos bactericidas e os lasers cirúrgicos são os instrumentos preferidos para reduzir as bactérias nos sistemas de canais radiculares infectados. Poucos fabricantes de laser terapêuticos oferecem pontas de irradiação capazes de atingir os canais radiculares. Contudo, a luz IR pode atingir todos os ápices radiculares e a luz vermelha visível pode atingir os ápices mais superficiais através da mucosa e produzir um efeito anti-inflamatório e redução da dor.

Sousa et al.[42] analisaram o efeito da LLLT na atividade secretória dos macrófagos ativados pelo interferon-gama (IFN-γ) e por lipopolissacarídeos (LPS) e estimulados por substâncias liberadas de um material obturador epóxi resinoso (AH-Plus) e um material obturador de hidróxido de cálcio (Sealapex). A produção do fator de necrose tumoral alfa (TNF-α) diminuiu significativamente com a LLLT, independentemente do grupo experimental. O nível de secreção da metaloproteinase de matriz 1 (MMP-1) foi similar em todos os grupos.

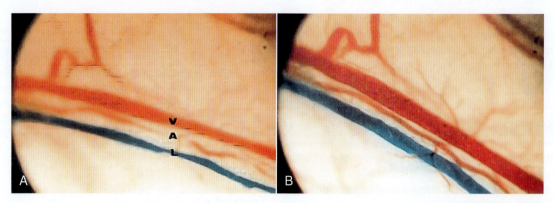

FIGURA 15-10 • **A,** Veia, artéria e vaso linfático antes da irradiação. Note o diâmetro dos vasos. **B,** Após a irradiação dos vasos com laser de baixa potência usando um comprimento de onda de 904 nm. Note a dilatação dos vasos, o que leva ao aumento da circulação na região suprida por eles. (Cortesia de Pierre Lievens.)

A aplicação do laser após a sobreinstrumentação e sobreobturação é um bom exemplo de uma indicação para a LLLT na endodontia. Como a LLLT é capaz de estimular a formação de osso, provavelmente a reabsorção do osso apical pode ser reparada mais rapidamente após o término do tratamento endodôntico se houver uma aplicação de LLLT. A energia necessária se relaciona à profundidade do ápice, variando de 4 a 8 J por ápice. Pelo mesmo motivo, a aplicação de LLLT intraoperatória e pós-operatória na cirurgia periapical possui potencial,[43,44] mas ainda falta uma documentação científica sólida para comprovação. Contudo, a irradiação sobre a linha de sutura estimulará a proliferação de fibroblastos e aumentará a força de tensão do tecido.[45]

Em pacientes com pulpite aguda, quando o dente afetado ou a raiz for difícil de identificar, o laser pode ser aplicado sobre os ápices da área envolvida. O dente afetado pode reagir com um aumento da dor, provavelmente em decorrência do aumento da pressão da microcirculação na câmara pulpar. A LLLT também pode ser usada como uma terapia coadjuvante no capeamento pulpar[46,47] e na pulpotomia[48,49] (Cap. 12). Em ambos os casos a polpa exposta é irradiada em baixa intensidade, aplicando de 2 a 3 J antes dos métodos tradicionais serem usados. A irradiação reduzirá a inflamação, preservando a integridade dos odontoblastos e estimulará a proliferação celular.

EXODONTIAS

Abordagens não traumáticas e procedimentos pós-operatórios adequados são a chave para a cicatrização satisfatória após as exodontias. Contudo, ocasionalmente as complicações não podem ser evitadas. Acrescentar a LLLT após as exodontias reduzirá a fase inflamatória, induzirá a redução da dor, estimulará os fibroblastos na periferia da ferida e estimulará os osteoblastos no alvéolo.[50-55] Altas doses de energia laser podem ser dirigidas contra a dor pós-operatória, contudo, para obter um bom processo de cicatrização, uma energia menor durante um tempo maior é mais vantajosa.

O principal objetivo da LLLT após as exodontias é estimular os fibroblastos a selarem o alvéolo. Em casos de insucesso (alveolite), os métodos tradicionais são usados em combinação com altas doses de LLLT para reduzir o desconforto do paciente. Quando os curativos forem trocados durante as consultas subsequentes, doses menores podem ser aplicadas para estimular o crescimento dos fibroblastos. A LLLT não somente estimula a proliferação de fibroblastos, mas também faz com que as células se organizem em feixes paralelos, criando uma região mais uniforme,[2] o que pode ser interessante, particularmente na cirurgia extraoral, em que o aspecto estético é importante (Figs. 15-11 a 15-13).

VÍRUS HERPES SIMPLES

Os pacientes com erupções devido ao vírus herpes simples do tipo 1 (HSV-1) geralmente evitam ir às consultas com o dentista. Contudo, a LLLT se apresenta como o método mais eficiente para o tratamento dessas infecções.[36,56-58] Em particular, se tratadas durante o estágio prodrômico inicial (quando o paciente sente o formigamento inicial), a cicatrização demorará somente alguns dias, ou pode mesmo desaparecer dentro de horas. É importante lembrar que os pacientes com acometimentos de HSV-1 recorrentes também terão o benefício do aumento dos intervalos entre as irrupções. Grandes bolhas podem ser abertas com o laser cirúrgico (p. ex., érbio, CO_2) para liberar o fluido antes da aplicação da LLLT.[59] Os pacientes com recidivas conhecidas podem mesmo ser tratados durante o período de "silêncio", se estiverem sob tratamento odontológico por outros motivos.[60]

No estágio agudo da infecção por HSV-1, irradiações repetidas são necessárias; a irradiação durante o estágio prodrômico pode ser de apenas uma sessão de 2 a 6 J sobre cada bolha, de acordo com o seu tamanho e duração. O efeito verdadeiro não é conhecido, mas as pesquisas confirmam que a luz laser permite que a célula resista ao ataque viral por um período maior, provavelmente provendo tempo para que o sistema imunológico reaja[61] (Fig. 15-14).

IMPLANTODONTIA

Uma única dose de irradiação IR após a colocação do implante reduzirá a dor e o edema pós-operatório. Sessões subsequentes de irradiação estimularão a real osseointegração. A LLLT também é uma terapia coadjuvante útil no controle da

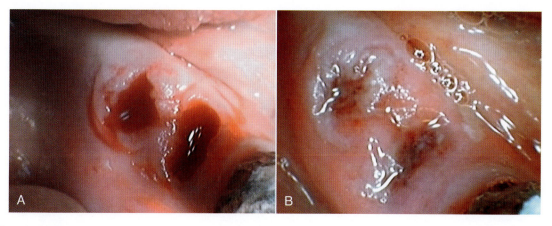

FIGURA 15-11 • **A,** Alvéolo imediatamente após a exodontia. **B,** Alvéolo onde foi feita a exodontia após a irradiação com laser com comprimento de onda de 650 nm com 30 mW, 8 J, um dia após a exodontia (Cortesia de Talat Qadri).

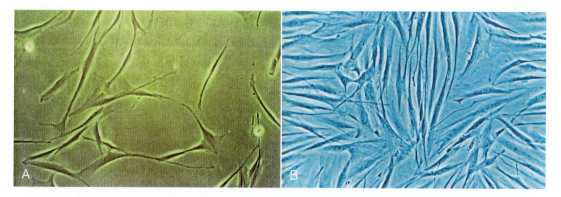

FIGURA 15-12 • **A,** Fibroblastos em cultura de células. Note o alinhamento aleatório das células. **B,** Fibroblastos após a LLLT usando o comprimento de onda de 780 nm. Note o arranjo dos fibroblastos em feixes paralelos. Isso pode ter implicações na cicatrização de feridas e nos procedimentos cosméticos. (Cortesia de Luciana Almeida Lopes.)

peri-implantite. Como acontece em todos os processos de reparo, a irradiação de repetição se faz necessária; recomenda-se a aplicação de 4 a 6 J sobre cada implante, em leve contato.[63-67] O efeito é mais proeminente se a LLLT for aplicada imediatamente após a cirurgia e depois disso por duas semanas.

Khadra[62] sintetizou cinco estudos que utilizaram comprimentos de onda de 830 nm da seguinte forma:

A LLLT pode promover tanto o reparo quanto a mineralização óssea, sendo assim clinicamente benéfica na promoção da formação óssea nos defeitos esqueléticos. Ela também pode ser usada como tratamento adicional para acelerar a cicatrização do implante no osso. A LLLT pode modular os primeiros passos de adesão e crescimento celulares nas superfícies do titânio. Múltiplas doses de LLLT podem melhorar a eficácia da LLLT, acelerar a adesão inicial e alterar o comportamento dos fibroblastos humanos gengivais conforme observado em cultura nas superfícies do titânio. O uso da LLLT com doses que variam de 1,5 a 3 J/cm² pode modular a atividade das células que interagem com o implante, melhorando assim a cicatrização tecidual e, em última instância, o sucesso do implante.

Lopes et al.[65] sugerem que um comprimento de onda de 830 nm pode permitir o uso de carga sobre os implantes de titânio mais precocemente.

Kim et al.[66] descobriram que a LLLT influenciou a expressão da osteoprotegerina (OPG), um ativador do receptor de fator nuclear kappa B (RANK) de seu ligante (RANKL), aumentando a atividade metabólica do osso. A RANKL é uma molécula de adesão de superfície que ativa os osteoclastos, células envolvidas na reabsorção do osso. A superprodução da RANKL está ligada a uma variedade de doenças ósseas degenerativas, inclusive a artrite reumatoide e na artrite psoriática.

Guzzardella et al.[67,68] relataram efeitos estimuladores similares na superfície entre o osso e o implante com implantes de hidroxiapatita usando um laser de 780 nm. Ainda não se sabe se os efeitos positivos na integração entre osso e implante representam um efeito geral ou específico da estimulação celular, pois diversos comprimentos de onda e doses foram utilizados (Fig. 15-15).

INFLAMAÇÃO

A resposta inflamatória do organismo faz parte do processo de cicatrização, juntamente com a dor. A LLLT pode encurtar o processo, sendo importante compreender que a redução da dor requer altas doses, enquanto que a redução do período

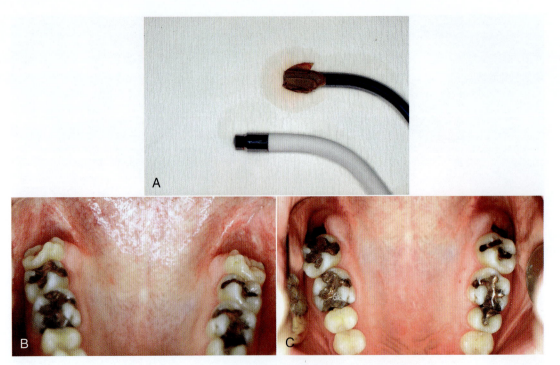

FIGURA 15-13 • **A,** Dois equipamentos laser idênticos para o tratamento de alvéolos após a exodontia. O laser na porção superior da figura teve sua extremidade ocluída com fita e será usado como um laser "cego" (controle). **B,** Visão pré-operatória dos terceiros molares superiores. O lado esquerdo foi irradiado com 2 J antes da extração. O lado direito foi "irradiado com o cego" com o laser com fita. Após a exodontia, ambos os alvéolos foram irradiados com 2 J com o laser cego. **C,** Visão pós-operatória de um dia dos alvéolos após exodontia. Note que o alvéolo esquerdo tratado com LLLT possui uma abertura menor, com mais coágulo. A irradiação pré-exodontia é usada para reduzir o edema e a inflamação e para estimular a proliferação de fibroblastos; menos edema = menos dor; mais proliferação de fibroblastos = cicatrização mais rápida.

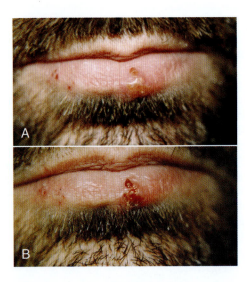

FIGURA 15-14 • **A,** Visão pré-operatória de um paciente do sexo masculino durante um episódio de herpes no lábio inferior. As lesões estão no estágio de vesícula. O episódio iniciou no dia prévio à apresentação do paciente no consultório. A área foi tratada com laser de 808 nm, 500 mW, 4 J. **B,** Visão pós-operatória de um dia. As lesões se tornaram crostas e a dor foi reduzida.

inflamatório requer uma dose menor. A redução da dor pode satisfazer o paciente, mas pode prolongar o processo inflamatório. A dose do IR para redução da inflamação varia de 8 a 12 J/cm².

Como mencionando anteriormente, a irradiação do sistema linfático se apresenta como um dos aspectos principais da LLLT nas intervenções anti-inflamatórias. Lim et al.[69] concluíram que a irradiação com 635 nm juntamente com os inibidores existentes da COX impediram a expressão da COX e a liberação do PGE_2. Diferentemente da indometacina e do ibuprofeno, a irradiação com 635 nm leva a uma diminuição nos níveis de espécies reativas de oxigênio (ROS) e na expressão do mRNA das fosfolipases A_2 citossólicas secretórias ($cPLA_2$ e $sPLA_2$). Bjordal et al.[70] também enfatizam a redução nos níveis de PGE_2.

Aimbire et al.[71] relataram níveis reduzidos de TNF-α na inflamação aguda após a LLLT. Outros estudos relataram efeitos anti-inflamatórios após a LLLT.[72,73] Os esteroides parecem reduzir o efeito da LLLT,[74] o que provavelmente explica os desfechos desfavoráveis em estudos prévios. Um estudo comparou a dexametasona (DEX) e a LLLT e encontrou efeitos similares.[75] Devido aos efeitos a curto e longo prazo mais graves das drogas anti-inflamatórias não esteroidais (AINE),[76] a LLLT parece ser uma boa alternativa, com resultados similares mas sem os

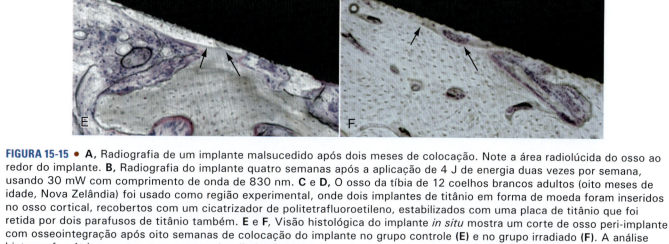

FIGURA 15-15 • **A,** Radiografia de um implante malsucedido após dois meses de colocação. Note a área radiolúcida do osso ao redor do implante. **B,** Radiografia do implante quatro semanas após a aplicação de 4 J de energia duas vezes por semana, usando 30 mW com comprimento de onda de 830 nm. **C** e **D,** O osso da tíbia de 12 coelhos brancos adultos (oito meses de idade, Nova Zelândia) foi usado como região experimental, onde dois implantes de titânio em forma de moeda foram inseridos no osso cortical, recobertos com um cicatrizador de politetrafluoroetileno, estabilizados com uma placa de titânio que foi retida por dois parafusos de titânio também. **E** e **F,** Visão histológica do implante *in situ* mostra um corte de osso peri-implante com osseointegração após oito semanas de colocação do implante no grupo controle **(E)** e no grupo irradiado **(F)**. A análise histomorfométrica mostrou que o grupo irradiado apresentava mais osso na interface com o implante do que os controles (melhora de cerca de 10%). (Cortesia de Maawan Khadra.)

efeitos colaterais dos medicamentos. Em um estudo-piloto realizado por Abiko,[77] tanto a DEX quanto a LLLT geraram a expressão de genes anti-inflamatórios. Contudo, houve expressão de mais genes pela DEX do que pela LLLT, mas aqueles expressos pela LLLT eram todos do tipo favorável, enquanto os expressos pela DEX eram um mistura de genes relacionados a efeitos desejáveis e não desejáveis (Fig. 15-16).

LESÕES EM MUCOSAS

Estudos de caso confirmam que lesões brancas não malignas da cavidade oral podem ser tratadas com a LLLT para redução dos sintomas, mas a cura ainda não foi confirmada.[78-80] A luz vermelha parece ser a melhor opção para condições da mucosa, apesar de a luz IR também poder ser usada.

MUCOSITE

A mucosite é uma complicação grave que ocorre após a radioterapia e a quimioterapia. A LLLT possui um efeito radioprotetor[81-83] e deve ser usada previamente à terapia, e, depois, durante o período de terapia, até que as feridas tenham desaparecido A LLLT é capaz de reduzir a dor, a xerostomia e os problemas nutricionais, diminuindo assim o tempo de hospitalização. Recomenda-se o uso do laser vermelho, entre 6 a 8 J/cm². O acréscimo da luz IR reduz ainda mais a dor, mas também parece prolongar o período de cicatrização.[84-89] Muitas condições inflamatórias da mucosa podem ser tratadas com a LLLT (Figs. 15-17 a 15-19).

ORTODONTIA

A fototerapia com laser de baixa potência pode, aparentemente, aumentar os movimentos ortodônticos, juntamente com seus efeitos de redução da dor. Doses moderadas parecem estimular a atividade osteoclástica, enquanto doses maiores parecem inibir essa atividade. A luz IR deve ser usada para haver a penetração ideal.

Um estudo com cães realizado por Goulart et al.[90] sugeriu que a LLLT pode acelerar os movimentos ortodônticos a 5,25 J/cm², enquanto uma dose maior (35 J/cm²) pode impedir o movimento. Portanto, talvez seja possível acelerar os movimentos e então estabilizar a posição final por meio do uso de doses maiores. O efeito de aceleração com 5 J/cm² foi confirmado clinicamente.[91,92] Youssef et al.[92] também relataram um efeito significativo no alívio da dor no grupo tratado com laser. Turhani et al.[93] confirmaram esse achado, obtendo alívio da dor com uma única exposição à LLLT. Fujita et al.[94] mostraram que a irradiação estimula a velocidade do movimento dentário através da expressão do RANK e do RANKL.

As feridas criadas pelos aparelhos ortodônticos também podem ser tratadas de forma bem-sucedida com a LLLT.[95] Parece contraditório que a LLLT possa estimular a atividade osteoblástica em um lado da raiz e estimular a atividade osteoclástica do outro. Contudo, ambos os processos ocorrem

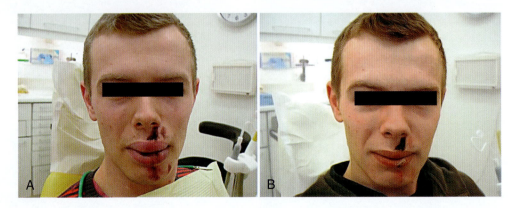

FIGURA 15-16 • **A,** Visão pré-operatória do paciente após um acidente de bicicleta. Note o edema e a equimose no queixo e no lábio superior. **B,** Visão do quarto dia de pós-operatório. Note a cicatrização e a grande redução do edema. Com os aparelhos de laser de baixa potência, os dentistas são capazes de tratar não somente os dentes e a gengiva, mas também os tecidos moles traumatizados da região perioral. Uma dose de 500 mW, 4 J por zona (queixo, lábio superior) foi aplicada com comprimento de onda de 808 nm.

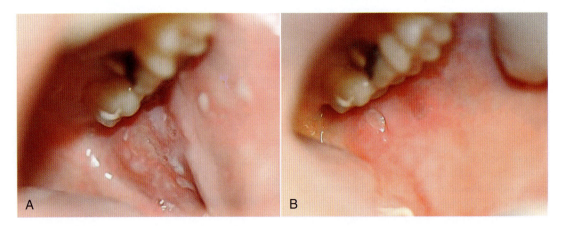

FIGURA 15-17 • **A,** Tratamento da mucosite oral após a quimioterapia em paciente com câncer usando o laser de 660 nm com 40 mW, 0,24 J por ponto; seis pontos foram irradiados. **B,** Mucosite após seis sessões de LLLT (Cortesia de Alyne Simões).

durante o movimento ortodôntico e a LLLT possui um efeito estimulador geral. Contudo, como mencionado previamente,[90] o efeito é dose-dependente.

DOR

A odontologia moderna não precisa ser tão dolorosa quanto a odontologia restauradora tradicional, podendo até ser indolor. O lado livre de dor da odontologia com laser também pode ser melhorado por meio do uso dos lasers terapêuticos.[96-100] Os efeitos incluem a redução na velocidade de condução do impulso nervoso, a redução dos potenciais de ação compostos, a inibição seletiva das fibras Aδ e C e a supressão do estímulo nocivo.

A primeira fase da redução da dor na dor aguda é a diminuição dos níveis de PGE_2 e de outros marcadores inflamatórios. A inibição direta das terminações aferentes periféricas

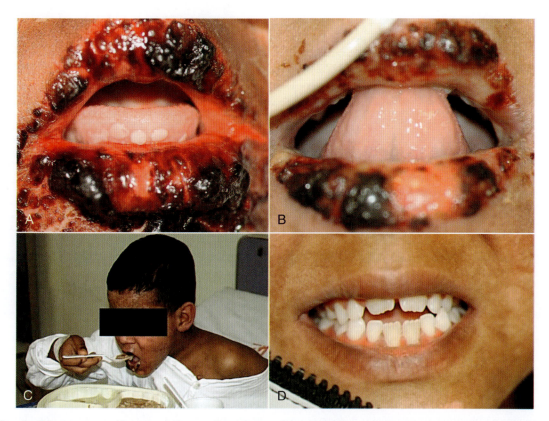

FIGURA 15-18 • **A,** Criança com eritema multiforme. O paciente não conseguia se alimentar e estava com muita dor. **B,** Quinto dia de tratamento com laser. Note a melhora gradual dos sintomas. **C,** Sétimo dia do tratamento com laser. O apetite do paciente voltou. **D,** Cicatrização total das lesões no décimo dia. (Cortesia de Alyne Simões.)

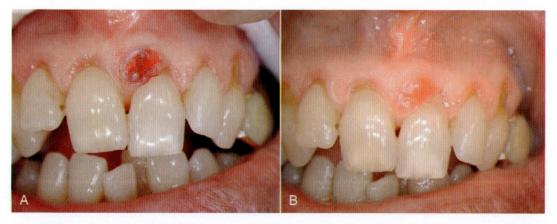

FIGURA 15-19 • **A,** Mulher de 80 anos de idade que apresentava carcinoma nasal. Note a mucosite afetando a gengiva ao redor do incisivo central esquerdo. **B,** Visão pós-operatória após 13 dias em que foram feitas três sessões de 15 J, 500 mW, 808 nm.

supre a sensibilidade periférica e limita ainda mais a liberação de neuroquininas. Como discutido anteriormente, estudos *in vitro* confirmaram a formação de varicosidades transientes nos axônios, impedindo que o estímulo da dor atinja o cérebro. A redução da inflamação e a subsequente diminuição dos componentes inflamatórios podem ser suficientes; doses maiores provocarão a inibição da ação anti-inflamatória. Contudo, quando a redução imediata da dor for o objetivo terapêutico, energias altas, como de 50 a 100 J, podem ser necessárias, usando doses inibitórias para diminuir a transmissão neural.[6]

A dose pode ser relacionada com a opinião do paciente. Na dor crônica, a sensibilização é mais importante do que a inflamação. Os nociceptores periféricos sensibilizados podem ser desensibilizados gradualmente através da irradiação repetida com energias mais baixas.

PARESTESIAS

Diversas intervenções maxilofaciais podem induzir dano aos nervos, especialmente ao nervo alveolar inferior. As parestesias decorrentes podem desaparecer logo após a intervenção ou durar meses, mas também podem se tornar permanentes. Foi mostrado que a LLLT diminui a formação das parestesias e até mesmo ameniza os sintomas em casos de longa duração. Portanto, recomenda-se irradiar qualquer área em que houver suspeita de dano ao nervo, mesmo no transoperatório e durante o acompanhamento. Uma dose de energia razoável varia de 4 a 6 J por ponto ao longo da projeção do nervo com o laser IR (Figs. 15-20 e 15-21).

Khullar *et al.*[101-104] mostraram que a parestesia do nervo alveolar inferior pode ser eliminada ou melhorada. O efeito sobre as funções motoras e sensitivas variarão. Miloro e Repasky[105] confirmaram os achados de que a LLLT possui um efeito significativo sobre a recuperação neurossensitiva após a osteotomia sagital do ramo da mandíbula. Ozen *et al.*[106] trataram quatro pacientes que ainda apresentavam parestesia um ano depois de procedimentos relacionados aos terceiros molares inferiores, todos com resultado favorável.

TRATAMENTO PEDIÁTRICO

A fototerapia com laser de baixa potência pode ser usada em pacientes jovens da mesma forma que nos adultos. Como acontece com os medicamentos, contudo, a dosagem deve ser adaptada ao peso corpóreo.

Indicações pediátricas particulares são a dor durante a erupção dentária e a habilidade de "anestesiar" um dente decíduo antes da curetagem da lesão cariosa.[107] A energia laser alcança facilmente os dentes decíduos, pois eles apresentam grandes câmaras pulpares. Se houver uma lesão cariosa aberta, deve-se aplicar 8 J sobre o dente que apresenta a lesão. Se não houver lesão aberta, deve-se aplicar a LLLT à junção esmaltecementária (JAC), aplicando outros 4 a 6 J sobre a região apical. A técnica deve ser usada principalmente nos dentes decíduos e não é tão bem-sucedida nos dentes permanentes. Ela gera analgesia, supostamente através da liberação de endorfinas, mas a principal razão para seu sucesso é que ela afeta a

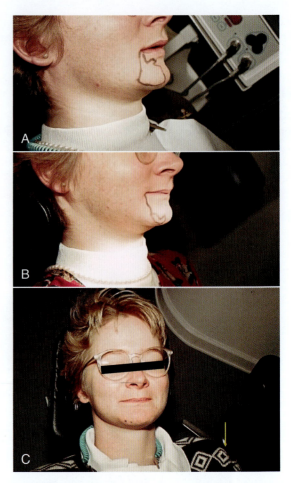

FIGURA 15-20 • **A**, Paciente com parestesia por um ano em decorrência da exodontia de um terceiro molar inferior. A região afetada do queixo foi delimitada. **B**, A área de parestesia foi reduzida significativamente após oito sessões de tratamento com laser de 830 nm, 33 mW. Quatro pontos ao longo do percurso do nervo alveolar inferior foram irradiados com 2 J cada. **C**, Resolução completa da parestesia após cinco semanas e 11 sessões.

despolarização das fibras C, que não são mielinizadas, sendo mais facilmente afetadas pela luz. Mais uma vez, a LLLT também pode facilitar o capeamento pulpar direto e indireto e a pulpotomia.[79-81] Nesses casos, 3 a 4 J são suficientes para estimular os odontoblastos (Figs. 15-22 e 15-23).

Kurumada[49] investigou o efeito da LLLT na pulpotomia vital e descobriu que a estimulação induzida pela irradiação gera a calcificação da superfície da ferida, achado confirmado por Thwee *et al.*[48] Paschaud *et al.*[46] usaram diferentes produtos à base de hidróxido de cálcio em combinação com a LLLT e, assim, puderam evidenciar que alguns produtos, mas não todos, em combinação com o laser, estimularam a formação de pontes de dentina. Em um estudo sobre capeamento pulpar em cães que utilizou histoquímica para lectina e imuno-histoquímica para o colágeno, Utsunomiya[47] mostrou que a concanavalina A, a aglutinina do amendoim, a aglutinina do trigo e os colágenos (tipo I, III e V) estavam distribuídos na matriz fibrosa e na ponte de dentina. A

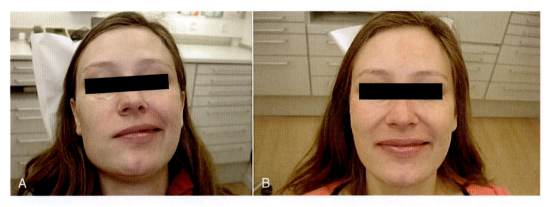

FIGURA 15-21 • Paciente com parestesia do trigêmeo que ocorreu durante o parto. **A,** Aspecto três semanas após o parto. Note a vermelhidão aumentada (foto feita imediatamente após a primeira aplicação) em decorrência do incremento da microcirculação pelo uso do laser de baixa potência. A paciente foi tratada por dez dias com 808 nm, 4 J, 500 MW. **B,** Resolução completa da nevralgia após dez dias.

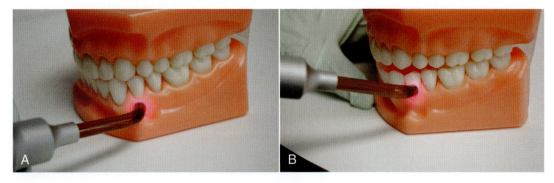

FIGURA 15-22 • **A** e **B,** Sítios de irradiação para anestesia dos dentes. Superfície radicular através da mucosa **(A)** e o terço gengival dos dentes **(B)** são os sítios de irradiação. Dentes mais velhos com maior quantidade de dentina esclerótica terão menos sucesso. (Cortesia de Gerry Ross.)

expressão dessas lectinas e dos colágenos ocorreu mais precocemente no grupo irradiado com laser do que no grupo controle (Cap. 12).

PERICORONITE

O acréscimo da LLLT às modalidades tradicionais de tratamento resulta em redução mais rápida do edema e da dor. Geralmente, uma grande área está envolvida e toda ela deve ser coberta, não só o local pontualmente. Se houver febre e envolvimento de edema abaixo da mandíbula, a LLLT não deve ser aplicada até que seja instituído o uso de antibióticos; a irradiação com laser aumentará a microcirculação local,[33,34] com a possibilidade de disseminação da infecção para regiões inferiores.

PROTEÇÃO PULPAR

O uso de brocas em um dente, especialmente em um dente jovem, é traumático para a polpa, mesmo com as brocas modernas de alta velocidade, com excelente resfriamento. Idealmente, a LLLT deve ser usada após qualquer procedimento com broca. Já foi demonstrado, nessas situações, que há menos dano aos odontoblastos e formação mais rápida do colágeno e da dentina secundária,[108,109] mesmo nos preparos de cavidades pequenas e aparentemente não traumáticas. Poucos jaules aplicados em cada preparo, antes das provas e cimentação de coroas, podem evitar a sensibilidade pós-operatória e a necessidade de futuro tratamento endodôntico. Para o capeamento pulpar indireto e direto, são recomendados 1 a 2 J sobre a região, juntamente com os métodos tradicionais. Se o feixe laser for forte, irradie a partir de uma certa distância para evitar doses inibitórias.[110]

Godoy et al.[109] mostraram a vulnerabilidade da polpa dentária usando pré-molares com indicação de extração por motivos ortodônticos. Uma cavidade mínima de Classe I foi feita e preenchida com resina. Um grupo recebeu 2 J/cm² de irradiação com laser de 660 nm antes da restauração; um segundo grupo não recebeu tratamento com laser; e um terceiro ficou sem qualquer tipo de tratamento. Os resultados histológicos são mostrados na Figura 15-24. Esses achados sugerem que a irradiação laser acelera a recuperação das estruturas dentárias envolvidas no preparo de cavidades na região da pré-dentina.

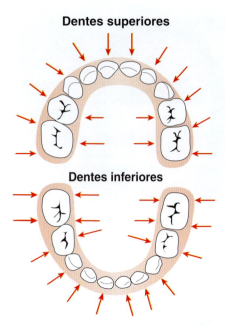

FIGURA 15-23 • Esquema de irradiação para anestesia pediátrica. Note que os molares decíduos devem ser irradiados nos pontos mediovestibular e distovestibular. Todos os outros dentes devem ser irradiados no centro da superfície vestibular. Os molares decíduos também devem ser irradiados na superfície lingual.

PERIODONTIA

O processo inflamatório periodontal crônico leva à destruição do ligamento periodontal (PDL) e à subsequente perda do osso alveolar, mediada primariamente por osteoclastos e induzida pela PGE_2.[111] Estudos sobre os aspectos clínicos da inflamação do tecido periodontal verificaram que os pacientes submetidos ao tratamento periodontal convencional em combinação com a LLLT apresentaram um prognóstico mais satisfatório.[112,113] A LLLT, de acordo com o relatado, reduz a inflamação gengival e a expressão da MMP-8 quando aplicada após o alisamento e raspagem radicular (SRP),[112] além de provocar a redução das células inflamatórias de acordo com os achados histológicos.[113] A efetividade da LLLT varia especialmente em relação aos diferentes protocolos, comprimentos de ondas e modos de uso. Ozawa et al.[114] mostraram que a LLLT inibe significativamente o aumento do ativador de plasminogênio (PA) que é induzido nas células do PDL humanas em resposta a forças de tensão mecânica. O PA é capaz de ativar a colagenase latente, que é a enzima responsável pela clivagem das fibras colágenas. A LLLT também foi eficiente na inibição da síntese de PGE_2.[115,116] Em culturas de fibroblastos gengivais humanos, a LLLT inibiu de modo significativo a produção de PGE_2 estimulada pelo LPS, através da redução da expressão do gene COX-2, o que ocorreu de forma dose-dependente. Níveis reduzidos de PGE_2 em culturas primárias de células do PDL humano também foram verificados após o estiramento mecânico.[117] Garcia et al.[59] chegaram à conclusão de que a LLLT foi um tratamento coadjuvante efetivo no auxílio do tratamento SRP convencional para periodontite em ratos tratados com dexametasona.

Nomura et al.[118] verificaram que a terapia periodontal com laser (LPT) inibiu de forma significativa a produção de interleucina-1 beta (IL-1β) estimulada por LPS em fibroblastos humanos gengivais, dependendo do tempo de irradiação. Em um estudo *in vivo*, as alterações nas concentrações de IL-1β nas bolsas periodontais não foram observadas, apesar da profundidade de sondagem e os índices de placa/gengival terem tido maior redução no grupo laser do que no grupo placebo.[112,119] Safavi et al.[120] avaliaram o efeito da LPT na expressão gênica de IL-1β, do interferon-gama (IFN-γ) e de fatores de crescimento (PDGF, TGF-β e bFGF) e encontraram um efeito inibidor da LLLT sobre a produção de IL-1β e IFN-γ e um efeito estimulador sobre o fator de crescimento derivado de plaquetas (PDGF) e TGF-β. Essas alterações podem ser responsáveis pelos efeitos anti-inflamatórios da LLLT e por sua influencia positiva sobre a cicatrização de feridas.

A aplicação da LLLT após a SRP reduz o desconforto pós-operatório[121] e diminui o crescimento da placa.[122,123] A utilização de 2 a 3 J por ponto representa uma energia razoável. Para obter resultados finais superiores ao da SRP isoladamente, são necessárias três ou quatro sessões.

Idealmente, a LLLT poderia ser usada após as intervenções realizadas com laser cirúrgico, para combinar os efeitos bactericidas e de coagulação do laser cirúrgico com os efeitos estimuladores do laser terapêutico. O laser terapêutico não possui efeito bactericida, mas induz a resposta do sistema imunológico. Além da melhora na cicatrização das feridas,[124-126] pode-se esperar uma aceleração da regeneração óssea em combinação com diferentes métodos de enxerto ósseo.[127] A LLLT pode ser particularmente útil em pacientes de alto risco, como diabéticos[128] e fumantes[129] (Fig. 15-25).

REGENERAÇÃO ÓSSEA

A regeneração com nova formação de osso é de importância crucial em diversos procedimentos cirúrgicos e também na terapia periodontal. A LLLT deveria ser usada no local da cirurgia após a sutura e durante o período de cicatrização inicial, quando a atividade proliferativa ainda for alta. Para um melhor efeito, deve-se usar a irradiação de repetição duas a três vezes, semanalmente, por duas semanas. Há muitos estudos sobre o efeito estimulador da LLLT sobre os osteócitos e as células da medula óssea.[130,131] A LLLT também pode ser usada em combinação com a regeneração óssea guiada[132-134] e diferentes substitutos de osso.[132-136]

HIPERSENSIBILIDADE DENTINÁRIA

Os lasers de érbio, Nd:YAG e diodo de alta potência são frequentemente usados para tratar a hipersensibilidade dentinária. Os estudos enfocam principalmente a obliteração dos túbulos dentinários, mas desconsideram os efeitos bioestimuladores adicionais do laser. A LLLT não modifica os túbulos dentinários, mas produz um efeito na camada odontoblástica, estimulando a formação de dentina secundária e simultaneamente reduzindo a inflamação. Em combinação com os agentes desensibilizantes tradicionais, a LLLT é uma modalidade terapêutica valiosa.

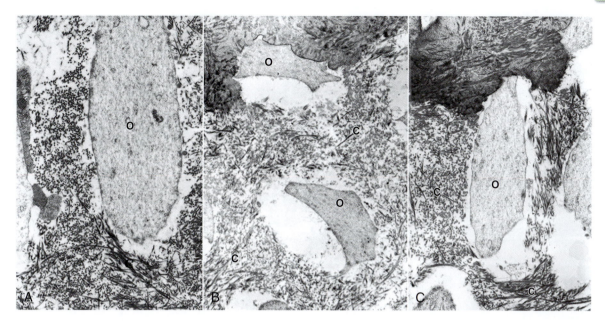

FIGURA 15-24 • **A,** Micrografia eletrônica de varredura (SEM) do dente controle sem tratamento. Note os odontoblastos intactos. **B,** Preparo convencional do dente para haver mínima restauração. **C,** SEM do dente tratado com LLLT antes da restauração do preparo cavitário. Note os odontoblastos intactos. (Cortesia de Martha Simões.)

Wakabayashi e Matsumoto[137] mostraram que um laser de diodo de baixa potência foi efetivo em 61 de 66 casos. Groth[138] mostrou que o laser de baixa potência promoveu resultados significativamente melhores estabelecendo um protocolo de irradiação de três sessões com um intervalo de 72 horas entre elas. Como esses estudos usaram laser IR de baixa potência, Ladalardo et al.[139] estudaram a influência de diferentes comprimentos de onda na redução da dor e descobriram que o diodo vermelho de 660 nm foi mais eficaz do que o laser diodo IR de 830 nm. Marsílio et al.[140] observaram resultados clínicos positivos ao usar um laser de baixa potência no espectro vermelho, com 86,53% e 88,88% de redução da dor com 3 e 5 J/cm² respectivamente. Corona et al.[141] compararam esse mesmo comprimento de onda ao verniz com flúor frequentemente utilizado no tratamento da hipersensibilidade dentinária e obtiveram resultados melhores com a laserterapia de baixa potência. Quanto mais esclerótica a câmara pulpar, maiores serão as energias necessárias; são usados de 4 a 10 J.

Assim como ocorre com os lasers cirúrgicos, a resposta do paciente determina quando a sensibilidade dentinária diminuiu ou foi eliminada. A aplicação pode ser feita na região cervical e sobre o ápice do dente. Kimura et al.[142] revisaram a aplicação de diferentes lasers na hipersensibilidade dentinária.

SINUSITE

A redução da capacidade de respiração através das narinas é um problema tanto para o paciente quanto para o dentista. A LLLT com 3 a 4 J nas narinas, ou extraoralmente sobre a base das narinas, reduzirá o edema e facilitará a respiração por meio da abertura das vias aéreas. A obstrução das vias aéreas pode ser causada por infecção ou alergia crônica; a sinusite pode resultar de condições odontológicas ou de infecção. O dentista pode aliviar os sintomas primariamente pela irradiação intraoral sobre a projeção dos seios maxilares, usando de 10 a 15 J, até que o paciente relate redução da pressão. Os seios frontal e etmoidal podem ser incluídos na terapia de irradiação. A literatura é escassa e para a sinusite bacteriana os antibióticos ainda são a terapia de primeira escolha. Contudo, a sessão odontológica pode ser facilitada pelo tratamento adicional com laser.

ZUMBIDO SOMATOSSENSÓRIO

Apesar de a etiologia do zumbido na doença de Meniere ser incerta, muitos desses pacientes podem ser tratados pelo dentista,[143] especialmente usando o laser. Esses sintomas podem derivar da tensão muscular,[144] que talvez seja causada pela má oclusão, que, por sua vez, provoca o estresse muscular.

Em casos de zumbido somatossensório, os músculos pterigoideos laterais frequentemente estão envolvidos. Tipicamente, o músculo esquerdo está mais sensível à palpação quando há contato prematuro no lado contralateral, enquanto ambos os músculos pterigoideos direito e esquerdo estão frequentemente envolvidos quando há contato prematuro anterior. O contato prematuro pressiona o côndilo para uma posição de retrusão, iniciando um reflexo nociceptivo no pterigoideo lateral, que tenta puxar o côndilo para frente.[145] Uma análise oclusal abrangente deve ser seguida da remoção cuidadosa das interferências, só então os pontos sensíveis nos músculos envolvidos devem ser irradiados para facilitar a recuperação. Deve-se informar o paciente a respeito da postura e do controle do estresse.

Músculos localizados tão inferiormente quanto o trapézio podem estar dentro da área de atuação odontológica quando se trata de desordens temporomandibulares e são facilmente

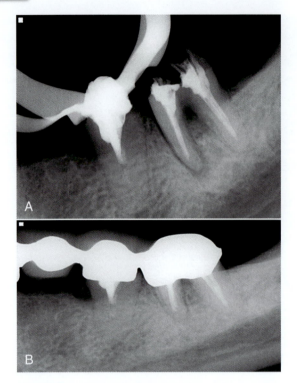

FIGURA 15-25 • **A,** Furca do molar inferior tratada com laser de Nd:YAG. **B,** Visão pós-operatória de três anos. O crescimento ósseo pode resultar do uso do laser cirúrgico de Nd:YAG juntamente com o efeito de baixa potência do comprimento de onda (Cortesia de Talat Qadri).

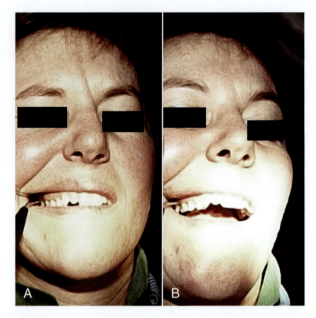

FIGURA 15-26 • **A,** Reação do paciente ao ar da seringa tríplice antes da aplicação do laser de baixa potência. **B,** Reação do paciente ao mesmo ar da seringa após uma aplicação de laser de baixa potência; comprimento de onda de 830 nm, 30 mW, e 4 J aplicados ao terço gengival do dente.

tratáveis como o uso do laser.[146,147] As energias devem ser escolhidas através da resposta do paciente, variando entre 10 e 15 J por ponto, dependendo do tamanho do músculo. Quando a dor à palpação for reduzida subjetivamente, significa que uma energia suficiente foi aplicada. Diferentemente do estado "totalmente livre" de dor, o objetivo nesse caso é iniciar um processo de relaxamento muscular (Fig. 15-27).

DESORDENS TEMPOROMANDIBULARES

As desordens temporomandibulares (DTM) são uma descrição multifatorial de sintomas tais como a artrite, má oclusão e bruxismo. No caso de artrite,[148,149] a cabeça superficial da mandíbula (*caput mandibulae*) é um alvo fácil para qualquer comprimento de onda e a superdosagem é mais provável de acontecer do que a subdosagem; 2 a 3 J ao redor da cabeça são suficientes, mas a irradiação de repetição é necessária para reduzir o processo inflamatório. Para problemas musculares, doses mais altas são necessárias, especialmente para o trismo[150]; 40 a 50 J podem ser necessários para solucionar um trismo severo. A aplicação imediatamente após a cirurgia requer doses mais baixas porque se objetiva apenas evitar o trismo. Os músculos contêm uma grande quantidade de hemoglobina, o principal absorvedor de energia laser. Portanto, se faz necessária a aplicação de luz IR de 6 a 10 J por ponto, nos locais sensíveis. A resposta do paciente indicará a dosagem ideal. Os pontos sensíveis não precisam estar totalmente livres de dor; a redução na sensibilidade indica que o processo desejável teve início. Os efeitos clínicos são observados sob a forma de aumento da força de oclusão,[141] bem como da amplitude do movimento e do relaxamento muscular.[152-157] Os músculos occipital e do pescoço frequentemente estão envolvidos na síndrome da DTM, como determinado através da palpação tradicional, e podem ser incluídos no tratamento com laser; até mesmo a parte ascendente do trapézio é alcançável na cadeira odontológica (Fig. 15-27, C).

CICATRIZAÇÃO DE FERIDAS

Em pacientes com trauma, o dentista também deve lidar com as feridas extraorais. Em todas as feridas, a LLLT é um excelente auxiliar na redução do edema e na aceleração da cicatrização.[158-161] A luz laser vermelha é considerada ideal para a cicatrização de feridas, apesar de o laser IR também funcionar bem dentro de sua respectiva janela terapêutica. A fototerapia com laser de baixa potência é frequentemente usada para feridas criadas por bordos de próteses com extensão excessiva. Para que o paciente chegue ao estágio livre de dor, pode ser necessário que o dentista remova bordos acrílicos em demasia, porque a área está edemaciada e sensível. O uso do laser antes do ajuste das bordas da prótese reduzirá o edema e a sensibilidade. Quando o paciente relatar a redução dos sintomas, o ajuste estará completo. Com o desgaste excessivo, os sintomas desaparecerão rapidamente, mas com uma provável subextensão e ajuste reduzido.

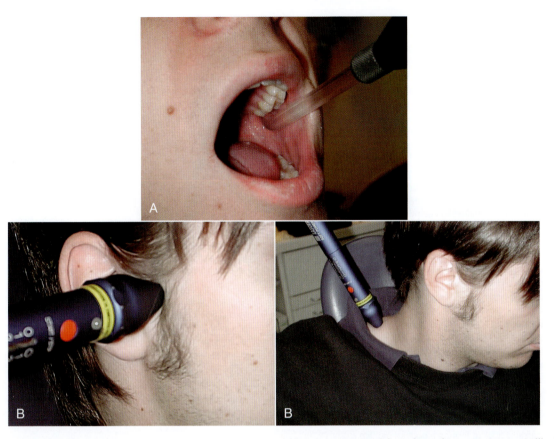

FIGURA 15-27 • Fototerapia com laser de baixa potência para zumbido somatossensório e desordens temporomandibulares. **A**, Irradiação do músculo pterigoideo lateral. **B**, Irradiação do côndilo. **C**, Irradiação das fibras da parte ascendente do músculo trapézio. (Cortesia de Marie Tullberg.)

HERPES-ZÓSTER E NEURALGIA PÓS-HERPÉTICA

Os cirurgiões-dentistas raramente se deparam com casos de herpes-zóster, mas o oitavo par de nervo craniano pode estar infectado. O laser vermelho é mais efetivo na fase inicial com vesículas, enquanto a luz IR é preferida para a neuralgia pós-herpética (PHN).[162-165] Todo o dermátomo deve ser irradiado. O tratamento mais efetivo é feito aplicando altas energias em pontos separados por poucos centímetros, em vez de fazer a varredura de toda a área. No estágio agudo, 3 a 4 J por ponto devem ser aplicados diariamente até que uma distinta melhora tenha sido notada; a partir daí as aplicações podem ser feitas a cada dois ou três dias. A dor será logo reduzida e o tratamento pode cessar quando as vesículas tiverem desaparecido e a dor se for. Em muitos pacientes, contudo, os sinais do zóster desaparecerão, mas a dor permanecerá; essa PHN pode perdurar por meses ou anos, ou por toda a vida. Nesses pacientes, o laser IR é recomendado, variando de 4 a 6 J por ponto sobre toda a área envolvida. Deve-se relacionar a quantidade de energia com a intensidade da dor, bem como com a resposta do paciente. A PHN é difícil de tratar e não possui cura farmacológica efetiva. Em contraste com a terapia com AINEs para a PHN, a LLLT não possui efeitos colaterais.

CONCLUSÃO

Apesar de seu mecanismo de ação não ser definitivamente compreendido em muitas aplicações odontológicas, a fototerapia com laser de baixa potência tem mostrado grande sucesso. À medida que forem publicados mais estudos na literatura sobre esse tópico, com o tempo o uso da LLLT na odontologia somente aumentará.

Referências

1. Yamamoto Y, Kono T, Kotani H, et al: Effect of low-power laser irradiation on procollagen synthesis in human fibroblasts, *J Clin Laser Med Surg* 14(3):129-132, 1996.
2. Almeida-Lopes L, Rigau J, Zángaro R, et al: Comparison of the low-level laser therapy effects on cultured human gingival fibroblast proliferation using different irradiance and same fluency, *Laser Surg Med* 29:179-184, 2001.
3. Amat A, Rigau J, Nicolau R, et al: Effect of red and near-infrared laser light on adenosine triphosphate (ATP) in the luciferine-luciferase reaction, *J Photochem Photobiol A Chem* 168(1-2):59-65, 2004.
4. Hamblin MR: The role of nitric oxide in LLLT, *Proc SPIE* 6846:1, 2008 (BiOS).
5. Karu T: *Ten lessons on basic science of laser phototherapy*, Grängesberg, Sweden, 2008, Prima Books.

6. Chow RT, David MA, Armati PJ: 830 nm laser irradiation induces varicosity formation, reduces mitochondrial membrane potential and blocks fast axonal flow in small and medium diameter rat dorsal root ganglion neurons: implications for the analgesic effects of 830 nm laser, *J Peripher Nerv Syst* 12(1):28-39, 2007.
7. Montesinos M, et al: Experimental effects of low power laser in encephalin and endorphin synthesis, *J Eur Med Laser Assoc* 1(3):2-6, 1988.
8. Jimbo K, Noda K, Suzuki K, Yoda K: Suppressive effects of low-power laser irradiation on bradykinin evoked action potentials in cultured murine dorsal root ganglion cells, *Neurosci Lett* 240(2):93-96, 1998.
9. Karu TI, Ryabykh TP, Antonov SN: Different sensitivity of cells from tumor-bearing organisms to countinous-wave and pulsed laser radiation (632.8 nm) evaluated by chemiluminescence test. I. Comparison of responses of murine splenocytes: intact mice and mice with transplanted leukemia EL-4, *Lasers Life Sci* 7:91, 1996.
10. Karu TI, Ryabykh TP, Antonov SN: Different sensitivity of cells from tumor-bearing organisms to continuous-wave and pulsed laser radiation (632.8 nm) evaluated by chemiluminescence test. II. Comparison of responses of human blood: healthy persons and patients with colon cancer, *Lasers Life Sci* 7:99, 1996.
11. Karu TI, Ryabykh TP, Letokhov VS: Different sensitivity of cells from tumor-bearing organisms to continuous-wave and pulsed laser radiation (632.8 nm) evaluated by chemiluminescence test. III. Effect of dark period between pulses, *Lasers Life Sci* 7:141, 1996.
12. Moriyama Y, Nguyen J, Akens M, et al: In vivo effects of low-level laser therapy on inducible nitric oxide synthase, *Lasers Surg Med* 41(3):227-231, 2009.
13. Siposan D, Lukacs A: Effect of low-level laser radiation (LLLR) in some rheological factors in human blood: an in vitro study, *J Clin Laser Med Surg* 18(4):185-195, 2000.
14. Siposan D, Lukacs A: Relative variation to received dose of some erythrocytic and leukocytic indices of human blood as a result of low level laser radiation: an in vitro study, *J Clin Laser Med Surg* 19(2):89-103, 2001.
15. Navratil L, Kymplova J: Contraindications in noninvasive laser therapy: truth and fiction, *J Clin Laser Med Surg* 20(6):341-343, 2002.
16. Azevedo LH, Correa Aranha AC, Stolf SF, et al: Evaluation of low-level laser therapy for the thyroid gland of male mice, *Photomed Laser Surg* 23(6):567-570, 2005.
17. Tunér J, Hode L: It's all in the parameters: a critical analysis of some well-known negative studies on low-level laser therapy, *J Clin Laser Med Surg* 16(5):245-248, 1998.
18. Ivandic BT, Ivandic T: Low-level laser therapy improves vision in patients with age-related macular degeneration, *Photomed Laser Surg* 2(3):241-245, 2008.
19. Mendez TM, Pinheiro AL, Pacheco MT, et al: Dose and wavelength of laser light have influence on the repair of cutaneous wounds, *J Clin Laser Med Surg* 22(1):19-25, 2004.
20. Pourzarandian A, Watanabe H, Ruwanpura SM, et al: Effect of low-level Er:YAG laser irradiation on cultured human gingival fibroblasts, *J Periodontol* 76(2):187-193, 2005.
21. Pourzarandian A, Watanabe H, Ruwanpura SM, et al: Er:YAG laser irradiation increases prostaglandin E_2 production via the induction of cyclooxygenase-2 mRNA in human gingival fibroblasts, *J Periodont Res* 40(2):182-186, 2005.
22. Lindholm A, de Mitri N, Swensson U: Clinical effect of non-focused CO_2 laser on traumatic arthritis in horses, *Lasers Med Surg Suppl* 12:51, 2000.
23. Galletti G: Low-energy density CO_2 laser as deep tissue stimulator: a comparative study, *J Clin Laser Med Surg* 9(3):179-184, 1991.
24. Morselli M, et al: Effects of very low energy-density treatment of joint pain by CO_2 laser, *Laser Surg Med* 5(5):150-153, 1985.
25. Braun A, Dehn C, Krause F, Jepsen S: Short-term clinical effects of adjunctive antimicrobial photodynamic therapy in periodontal treatment: a randomized clinical trial, *J Clin Periodontol* 35(10):877-884, 2008.
26. Meire MA, De Prijck K, Coenye T, et al: Effectiveness of different laser systems to kill *Enterococcus faecalis* in aqueous suspension and in an infected tooth model, *Int Endod J* 42(4):351-359, 2009.
27. Bonsor SJ, Pearson GJ: Current clinical applications of photo-activated disinfection in restorative dentistry, *Dent Update* 33(3):143-144, 147-150, 153, 2006.
28. Williams JA, Pearson GJ, Colles MJ, Wilson M: The photo-activated antibacterial action of toluidine blue O in a collagen matrix and in carious dentine, *Caries Res* 38(6):530-536, 2004.
29. Enwemeka CS, Williams D, Enwemeka SK, et al: Blue 470-nm light kills methicillin-resistant *Staphylococcus aureus* (MRSA) in vitro, *Photomed Laser Surg* 27(2):221-226, 2009.
30. Schlager A, Offer T, Baldissera I: Laser stimulation of acupuncture point P6 reduces postoperative vomiting in children undergoing strabismus surgery, *Br J Anaesth* 81(4):529-532, 1998.
31. Siedentopf CM, Golaszewski SM, Mottaghy FM, et al: Functional magnetic resonance imaging detects activation of the visual association cortex during laser acupuncture of the foot in humans, *Neurosci Lett* 327(1):53-56, 2002.
32. Xu M, Deng T, Mo F, et al: Low-intensity pulsed laser irradiation affects RANKL and OPG mRNA expression in rat calvarial cells, *Photomed Laser Surg* 27(2):309-315, 2009.
33. Schaffer M, Bonel H, Sroka R, et al: Effects of 780 nm diode laser irradiation on blood microcirculation: preliminary findings on time-dependent T1-weighted contrast-enhanced magnetic resonance imaging (MRI), *J Photochem Photobiol B Biol* 54(1):55-60, 2000.
34. Núñez SC, Nogueira GE, Ribeiro MS, et al: He-Ne laser effects on blood microcirculation during wound healing: a method of in vivo study through laser Doppler flowmetry, *Lasers Surg Med* 35(5):363-368, 2004.
35. Von Ahlften U, et al: [Experiences with the treatment of aphthous and herpetiform oral mucosal diseases with an infrared laser], *Die Quintessenz* 5:927-933, 1987.
36. Guerra A, Munoz P, Esquivel T, et al: The effect of 670-nm laser therapy on herpes simplex and aphtae, *Abstract 003, 5th Congress of World Association for Laser Therapy*, 2004, São Paulo, p 90 [*Photomed Laser Surg* 23(1), 2005].
37. Lievens PC: The effect of a combined HeNe and IR laser treatment on the regeneration of the lymphatic system during the process of wound healing, *Lasers Med Sci* 6:193-199, 1991.
38. Giuliani A, Fernandez M, Farinelli M, et al: Very low level laser therapy attenuates edema and pain in experimental models, *Int J Tissue React* 26(1-2):29-37, 2004.
39. Albertini R, Aimbire FS, Correa FI, et al: Effects of different protocol doses of low power gallium-aluminum-arsenate (Ga-Al-As) laser radiation (650 nm) on carrageenan induced rat paw oedema, *J Photochem Photobiol B Biol* 74(2-3):101-107, 2004.
40. Markovic A, Todorovic LJ: Effectiveness of dexamethasone and low-power laser in minimizing oedema after third molar surgery: a clinical trial, *J Oral Maxillofac Surg* 36:226-229, 2007.
41. Meneguzzo DT, Pallotta R, Ramos L, et al: Near infrared laser therapy (810 nm) on lymph nodes: effects on acute inflammatory process. In *Proceedings of 7th International Congress of World Association for Laser Therapy*, 2008, Sun City, South Africa, p 157 [*Photomed Laser Surg* 27(1), 2009].
42. Sousa LR, Cavalcanti BN, Marques MM: Effect of laser phototherapy on the release of TNF-alpha and MMP-1 by endodontic sealer–stimulated macrophages, *Photomed Laser Surg* January 2009 (Epub).

43. Kreisler MB, Haj HA, Noroozi N, Willershausen B: Efficacy of low-level laser therapy in reducing postoperative pain after endodontic surgery: a randomized double-blind clinical study, *Int J Oral Maxillofac Surg* 33(1):38-41, 2004.
44. Liu Q, et al: The effectiveness of semiconductor laser in the treatment of post-endodontic filling pain. Abstract 28, Proceedings of 7th International Congress of Lasers in Dentistry, 2000, Brussels.
45. Stadler I, Lanzafame RJ, Evans R, et al: 830 nm irradiation increases the wound tensile strength in a diabetic murine model, *Lasers Surg Med* 28(3):220-226, 2001.
46. Paschaud Y, et al: [The effect of soft-laser on the neo-formation of a dentinal bridge after direct pulp capping on human teeth using calcium hydroxide], *Rev Mens Suisse Odont-Stomatol* 98(4):345-349, 1988.
47. Utsunomiya T: A histopathological study of the effects of low-power laser irradiation on wound healing of exposed dental pulp tissues in dogs, with special reference to lectins and collagens, *J Endod* 24(3):187-193, 1998.
48. Thwee T, Kato J, Hashimoto M, et al: Pulp reaction after pulpotomy with He-Ne laser irradiation. In *Abstract handbook*, vol 4, International Society for Lasers in Dentistry, Hong Kong, 1994, Denics Pacific.
49. Kurumada F: A study on the application of Ga-As semiconductor laser to endodontics: the effects of laser irradiation on the activation of inflammatory cells and the vital pulpotomy, *Ohu Daigaku Shigakushi* 17(3):233-244, 1990.
50. Grzesiak-Janas G, Kobos J: Influence of laser radiation on acceleration of postextraction wound healing, *Laser Technol V Appl Med Ecol* 3188:142-146, 1997.
51. Kim KS, et al: Effects of low-level laser irradiation with 904 nm pulsed diode laser on the extraction wound, *J Korean Acad Oral Med* 23:301-307, 1998.
52. Takeda Y: Irradiation effect of low-energy laser on alveolar bone after tooth extraction: experimental study in rats, *Int J Oral Maxillofac Surg* 17:388-391, 1988.
53. Tay EJ, Lee LI, Yee S, Loh HS: Laser-induced reduction of postoperative pain following third molar surgery, *Laser Surg Med Suppl* 13:17, 2001.
54. Bjordal JM, Tunér J, Iversen VV, et al: A systematic review of postoperative pain relief by low-level laser therapy (LLLT) after third molar extraction (abstract). Congress of European Division of World Federation for Laser Dentistry, Nice, 2007.
55. Aras MH, Güngörmü M: The effect of low-level laser therapy on trismus and facial swelling following surgical extraction of a lower third molar, *Photomed Laser Surg* January 2009 (Epub).
56. Vélez-González M, et al: Treatment of relapse in herpes simplex on labial and facial areas and of primary herpes simplex on genital areas and "area pudenda" with low power laser (HeNe) or acyclovir administered orally, *Proc SPIE* 2630:43-50, 1995.
57. Rallis TR: Low-intensity laser therapy for recurrent herpes labialis, *J Invest Dermatol* 115(1):131-132, 2000.
58. Perrin D, Jolivald JR, Triki H, et al: Effect of laser irradiation on latency of herpes simplex virus in a mouse model, *Pathol Biol (Paris)* 45(1):24-27, 1997.
59. Garcia VG, Fernandes LA, de Almeida JM, et al: Comparison between laser therapy and non-surgical therapy for periodontitis in rats treated with dexamethasone, *Lasers Med Sci* May 2009 (Epub).
60. Schindl A, Neuman R: Low-intensity laser therapy is an effective treatment for recurrent herpes simplex infection: results from a randomized double-blind placebo-controlled study, *J Invest Dermatol* 113(2):221-223, 1999.
61. Eduardo FP, Mehnert DU, Monezi AM, et al: In vitro effect of phototherapy with low intensity laser on HSV-1 and epithelial cells. Mechanisms for low-light therapy II, *Proc SPIE* 6428, 642805, 2007.
62. Khadra M: The effect of low level laser irradiation on implant-tissue interaction: in vivo and in vitro studies, *Swed Dent J Suppl* 172:1-63, 2005.
63. Khadra M, Ronold HJ, Lyngstadaas SP, et al: Low-level laser therapy stimulates bone-implant interaction: an experimental study in rabbits, *Clin Oral Implants Res* 15(3):325-332, 2004.
64. Khadra M, Kasem N, Lyngstadaas SP, et al: Laser therapy accelerates initial attachment and subsequent behaviour of human oral fibroblasts cultured on titanium implant material: a scanning electron microscopic and histomorphometric analysis, *Clin Oral Implants Res* 16(2):168-175, 2005.
65. Lopes CB, Pinheiro AL, Sathaiah S, et al: Infrared laser light reduces loading time of dental implants: a Raman spectroscopic study, *Photomed Laser Surg* 23(1):27-31, 2005.
66. Kim YD, Kim SS, Hwang DS, et al: Effect of low-level laser treatment after installation of dental titanium implant: immunohistochemical study of RANKL, RANK, OPG—an experimental study in rats, *Lasers Surg Med* 39(5):441-450, 2007.
67. Guzzardella GA, Torricelli P, Nicoli-Aldini N, et al: Laser technology in orthopedics: preliminary study on low-power laser therapy to improve the bone-biomaterial interface, *Int J Artif Organs* 24(12):898-902, 2001.
68. Guzzardella GA, Torricelli P, Nicolo-Aldini N, et al: Osseointegration of endosseous ceramic implants after postoperative low-power laser stimulation: an in vivo comparative study, *Clin Oral Implants Res* 14(2):226-232, 2003.
69. Lim W, Lee S, Kim I, et al: The anti-inflammatory mechanism of 635 nm light-emitting-diode irradiation compared with existing COX inhibitors, *Lasers Surg Med* 39:614-621, 2007.
70. Bjordal JM, Lopes-Martins RA, Iversen VV: A randomised, placebo-controlled trial of low-level laser therapy for activated Achilles tendinitis with microdialysis measurement of peritendinous prostaglandin E_2 concentrations, *Br J Sports Med* 40(1):76-80, 2006.
71. Aimbire F, Albertini R, Leonardo P, et al: Low-level laser therapy induces dose-dependent reduction of TNF-alpha levels in acute inflammation, *Photomed Laser Surg* 24(1):33-37, 2006.
72. Aimbire F, Albertini R, de Magalhães RG, et al: Effect of LLLT Ga-Al-As (685 nm) on LPS-induced inflammation of the airway and lung in the rat, *Lasers Med Sci* 20(1):11-20, 2005.
73. Bortone F, Santos HA, Albertini R, et al: Low level laser therapy modulates kinin receptors mRNA expression in the subplantar muscle of rat paw subjected to carrageenan-induced inflammation, *Int Immunopharmacol* 8(2):206-210, 2008.
74. Lopes-Martins RA, Albertini R, Lopes-Martins PS, et al: Steroids receptor antagonist Mifepristone inhibits the anti-inflammatory effects of photoradiation, *Photomed Laser Surg* 24(2):197-201, 2006.
75. Reis SR, Medrado AP, Marchionni AM, et al: Effect of 670-nm laser therapy and dexamethasone on tissue repair: a histological and ultrastructural study, *Photomed Laser Surg* 26(4):307-313, 2008.
76. Bjordal JM, Ljunggren AE, Klovning A, Slordal L: NSAIDs, including coxibs, probably do more harm than good, and paracetamol is ineffective for hip OA, *Ann Rheum Dis* 64(4):655-656; author reply, 656; comment, 64(5):669-681, 2005.
77. Abiko Y: Functional genomic study on anti-inflammatory effects by low-level laser irradiation (abstract). 8th Congress of World Federation for Laser Dentistry, 2008. Hong Kong.
78. Kats A: [Treatment of erosive-ulcerative forms of lichen planus with low-energy laser irradiation], *Vestnik Khirurgii Imeni Grekova* 144(4):121-123, 1990.
79. Barabash AG, et al: [Experience in treating patients with lichen ruber planus by using a helium-neon laser], *Stomatologiia* 74(1):20-21, 1995.
80. Ciuchita T, et al: Low-energy laser treatment in lichen planus and finger pulpitis infections, *Lasers Surg Med Suppl* 11:6, 1999.

81. Iijima K, Shimoyama N, Shimoyama M, Mizuguchi T: Red and green low-powered HeNe lasers protect human erythrocytes from hypotonic hemolysis, *J Clin Laser Med Surg* 9(5):385-389, 1991.
82. Itoh T, et al: The protective effect of low power HeNe laser against erythrocytic damage caused by artificial heart-lung machines, *Hiroshima J Med Sci* 45(1):15-22, 1996.
83. Da Cunha SS, Sarmento V, Ramalho LM, et al: Effect of laser therapy on bone tissue submitted to radiotherapy: experimental study in rats, *Photomed Laser Surg* 25(3):197-204, 2007.
84. Bensadoun RJ, Franqiun JC, Ciais C, et al: Low-energy He/Ne laser in the prevention of radiation-induced mucositis: a multicenter Phase III randomized study in patients with head and neck cancer, *Support Care Cancer* 7(4):244-252, 1999.
85. Abramoff MM, Lopes NN, Lopes LA, et al: Low-level laser therapy in the prevention and treatment of chemotherapy-induced oral mucositis in young patients, *Photomed Laser Surg* 26(4):393-400, 2008.
86. Jaguar GC, Prado JD, Nishimoto IN, et al: Low-energy laser therapy for prevention of oral mucositis in hematopoietic stem cell transplantation, *Oral Dis* 13(6):538-543, 2007.
87. Cruz LB, Ribeiro AS, Rech A, et al: Influence of low-energy laser in the prevention of oral mucositis in children with cancer receiving chemotherapy, *Pediatr Blood Cancer* 48(4):435-440, 2007.
88. Genot MT, Klastersky J: Low-level laser for prevention and therapy of oral mucositis induced by chemotherapy or radiotherapy, *Curr Opin Oncol* 17(3):236-240, 2005.
89. França CM, Núñez SC, Prates RA, et al: Low-intensity red laser on the prevention and treatment of induced-oral mucositis in hamsters, *J Photochem Photobiol B Biol* 94(1):25-31, 2009.
90. Goulart CS, Nouer PR, Mouramartins L, et al: Photoradiation and orthodontic movement: experimental study with canines, *Photomed Laser Surg* 24(2):192-196, 2006.
91. Cruz DR, Kohara EK, Ribeiro MS, Wetter NU: Effects of low-intensity laser therapy on the orthodontic movement velocity of human teeth: a preliminary study, *Lasers Surg Med* 35(2):117-120, 2004.
92. Youssef M, Ashkar S, Hamade E, et al: The effect of low-level laser therapy during orthodontic movement: a preliminary study, *Lasers Med Sci* 23(1):27-33, 2008.
93. Turhani D, Scheriaub M, Kapralb D, Beneschc T, et al: Pain relief by single low-level laser irradiation in orthodontic patients undergoing fixed appliance therapy, *Am J Orthod Dentofacial Orthop* 130(3):371-377, 2006.
94. Fujita S, Yamaguchi M, Utsunomiya T, et al: Low-energy laser stimulates tooth movement velocity via expression of RANK and RANKL, *Orthod Craniofac Res* 11(3):143-155, 2008.
95. Rodrigues MTJ, Ribeiro MS, Groth EB, et al: Evaluation of effects of laser therapy (wavelength = 830 nm) on oral ulceration induced by fixed orthodontic appliances, *Lasers Med Surg* (Abstract issue):15, 2002.
96. Toida M, Watanabe F, Kazumi Goto K, Shibata T: Usefulness of low-level laser for control of painful stomatitis in patients with hand-foot-and-mouth disease, *J Clin Laser Med Surg* 21(6):363-367, 2003.
97. Ferreira DM, Zangaro RA, Villaverde AB, et al: Analgesic effect of He-Ne (632.8 nm) low-level laser therapy on acute inflammatory pain, *Photomed Laser Surg* 23(2):177-181, 2005.
98. Nakaji S, Shiroto C, Yodono M, et al: Retrospective study of adjunctive diode laser therapy for pain attenuation in 662 patients: detailed analysis by questionnaire, *Photomed Laser Surg* 23(1):60-65, 2005.
99. Bjordal JM, Johnson MI, Iversen V, et al: Photoradiation in acute pain: a systematic review of possible mechanisms of action and clinical effects in randomized placebo-controlled trials, *Photomed Laser Surg* 24(2):158-168, 2006.
100. Shirani AM, Gutknecht N, Taghizadeh M, Mir M: Low-level laser therapy and myofacial pain dysfunction syndrome: a randomized controlled clinical trial, *Lasers Med Sci* November 2008 (Epub).
101. Khullar SM, Brodin P, Messelt EB, Haanaes HR: The effects of low-level laser treatment on recovery of nerve conduction and motor function after compression injury in the rat sciatic nerve, *Eur J Oral Sci* 103:299-305, 1995.
102. Khullar SM, Brodin P, Barkvoll P, et al: Preliminary study of low-level laser for treatment of long-standing sensory aberrations in the inferior alveolar nerve, *J Oral Maxillofac Surg* 54(2):2-7, 1996.
103. Khullar SM, Emami B, Westermark A, et al: Effect of low-level laser treatment on neurosensory deficits subsequent to sagittal split ramus osteotomy, *Oral Surg Med Pathol Radiol Endod* 82(2):132-138, 1996.
104. Khullar SM, et al: Enhanced sensory reinnervation of dental target tissues in rats following low-level laser (LLL) irradiation, *Lasers Med Sci* 14(3):177-184, 1999.
105. Miloro M, Repasky M: Low-level laser effect on neurosensory recovery after sagittal ramus osteotomy, *Oral Surg Med Pathol Radiol Endod* 89(1):12-18, 2000.
106. Ozen T, Orhan K, Gorur I, Ozturk A: Efficacy of low level laser therapy on neurosensory recovery after injury to the inferior alveolar nerve, *Head Face Med* 15(2):3, 2006.
107. Ross G, Ross A: Low-level lasers in dentistry, *Gen Dent* 56(7):629-634, 2008.
108. Ferreira ANS, Silveira LB, Genovese WJ, et al: Effect of GaAlAs laser on reactional dentinogenesis induction in human teeth, *Photomed Laser Surg* 24(3):358-365, 2006.
109. Godoy BM, Arana-Chavez VE, Nunez SC, Ribeiro MS: Effects of low-power red laser on dentine-pulp interface after cavity preparation: an ultrastructural study, *Arch Oral Biol* 52(9):899-903, 2007.
110. Prezotto Villa GE, Catirse AB, Lizarelli RF: Evaluation of secondary dentin formation applying two fluences of low-level laser. *Abstract 024, 5th Congress of World Association for Laser Therapy,* São Paulo, 2004, p 95 [*Photomed Laser Surg* 23(1), 2005].
111. Choi BK, Moon SY, Cha JH, et al: Prostaglandin E_2 is a main mediator in receptor activator of nuclear factor-kappaB ligand–dependent osteoclastogenesis induced by *Porphyromonas gingivalis*, *Treponema denticola*, and *Treponema socranskii*, *J Periodontol* 76:813-820, 2005.
112. Qadri T, Bohdanecka P, Tunér J, et al: The importance of coherence length in laser phototherapy of gingival inflammation: a pilot study, *Lasers Med Sci* 22:245-251, 2007.
113. Pejcic A, Zivkvic V: Histological examination of gingival treated with low-level laser in periodontal therapy, *J Oral Laser Appl* 71:37-43, 2007.
114. Ozawa Y, Shimizu N, Abiko Y: Low-energy diode laser irradiation reduced plasminogen activator activity in human periodontal ligament cells, *Lasers Surg Med* 21:456-463, 1997.
115. Amorim JC, de Sousa GR, de Barros Silveira L, et al: Clinical study of the gingiva healing after gingivectomy and low-level laser therapy, *Photomed Laser Surg* 24:588-594, 2006.
116. Shimizu N, Yamaguchi M, Goseki T, et al: Inhibition of prostaglandin E_2 and interleukin 1-beta production by low-power laser irradiation in stretched human periodontal ligament cells, *J Dent Res* 74:1382-1388, 1995.
117. Sakurai Y, Yamaguchi M, Abiko Y: Inhibitory effect of low-level laser irradiation on LPS-stimulated prostaglandin E_2 production and cyclooxygenase-2 in human gingival fibroblasts, *Eur J Oral Sci* 108:29-34, 2000.
118. Nomura K, Yamaguchi M, Abiko Y: Inhibition of interleukin-1beta production and gene expression in human gingival fibroblasts by low-energy laser irradiation, *Lasers Med Sci* 16:218-223, 2001.

119. Qadri T, Bohdanecka P, Miranda L, et al: The importance of coherence length in laser phototherapy of gingival inflammation: a pilot study, *Lasers Med Sci* 22(4):245-251, 2007.
120. Safavi SM, Kazemi B, Esmaeili M, et al: Effects of low-level He-Ne laser irradiation on the gene expression of IL-1beta, TNF-alpha, IFN-gamma, TGF-beta, bFGF, and PDGF in rat's gingiva, *Lasers Med Sci* 23:331-335, 2008.
121. Ribeiro IW, Sbrana MC, Esper LA, Almeida AL: Evaluation of the effect of the GaAlAs laser on subgingival scaling and root planing, *Photomed Laser Surg* 26:387-391, 2008.
122. Silveira LB, Prates RA, Novelli MD, et al: Investigation of mast cells in human gingiva following low-intensity laser irradiation, *Photomed Laser Surg* 26(4):315-321, 2008.
123. Iwase T, Saito T, Nara Y, Morioka T: Inhibitory effect of HeNe laser on dental plaque deposition in hamsters, *J Periodont Res* 24:282-283, 1989.
124. Kiernicka M, Owczarek B, Galkowska E, Wysokinska-Miszczuk J: Comparison of the effectiveness of the conservative treatment of the periodontal pockets with or without the use of laser biostimulation, *Ann Univ Mariae Curie Sklodowska Med* 59(1):488-494, 2004.
125. Kreisler M, Christoffers AB, Willershausen B, et al: Effect of low-level GaAlAs laser irradiation on the proliferation rate of human periodontal ligament fibroblasts: an in vitro study, *J Clin Periodontol* 30(4):353-358, 2003.
126. Ozcelik O, Cenk Haytac M, Kunin A, Seydaoglu G: Improved wound healing by low-level laser irradiation after gingivectomy operations: a controlled clinical pilot study, *J Clin Periodontol* 35(3):250-254, 2008.
127. Ozcelik O, Cenk Haytac M, Seydaoglu G: Enamel matrix derivative and low-level laser therapy in the treatment of intra-bony defects: a randomized placebo-controlled clinical trial, *Clin Periodontol* 35(2):147-156, 2008.
128. Maiya GA, Kumar P, Rao L: Effect of low-intensity helium-neon (He-Ne) laser irradiation on diabetic wound healing dynamics, *Photomed Laser Surg* 23(2):187-190, 2005.
129. Fujimaki Y, Shimoyama T, Liu Q, et al: Low-level laser irradiation attenuates production of reactive oxygen species by human neutrophils, *J Clin Laser Med Surg* 21(3):165-170, 2003.
130. Pires Oliveira DA, de Oliveira RF, et al: Evaluation of low-level laser therapy of osteoblastic cells, *Photomed Laser Surg* 26(4):401-404, 2008.
131. Dortbudak O, Haas R, Mallath-Pokorny G: Biostimulation of bone marrow cells with a diode soft laser, *Clin Oral Implants Res* 11(6):540-545, 2000.
132. Pinheiro ALB, Gerbi MEM, Ponzi EAC, et al: Infrared laser light further improves bone healing when associated with bone morphogenetic proteins and guided bone regeneration: an in vivo study in a rodent model, *Photomed Laser Surg* 26(2):167-174, 2008.
133. Torres CS, dos Santos JN, Monteiro JS, et al: Does the use of laser photobiomodulation, bone morphogenetic proteins, and guided bone regeneration improve the outcome of autologous bone grafts? An in vivo study in a rodent model, *Photomed Laser Surg* 26(4):371-377, 2008.
134. Gerbi ME, Marques AM, Ramalho LM, et al: Infrared laser light further improves bone healing when associated with bone morphogenic proteins: an in vivo study in a rodent model, *Photomed Laser Surg* 26(1):55-60, 2008.
135. Aboelsaad NS, Soory M, Gadalla LM, et al: Effect of soft laser and bioactive glass on bone regeneration in the treatment of bone defects (an experimental study), *Lasers Med Sci* July 2008 (Epub).
136. Aboelsaad NS, Soory M, Gadalla LM, et al: Effect of soft laser and bioactive glass on bone regeneration in the treatment of infra-bony defects (a clinical study), *Lasers Med Sci* 24(3):387-395, 2009.
137. Wakabayashi H, Matsumoto K: Treatment of dentin hypersensitivity by GaAlAs laser irradiation (abstract), *J Dent Res* 67:182, 1988.
138. Groth EB: Treatment of dentin hypersensitivity with low-power laser of GaAlAs, (abstract), *J Dent Res* 74:794, 1995.
139. Ladalardo TC, Pinheiro A, Campos RA, et al: Laser therapy in the treatment of dentine hypersensitivity, *Braz Dent J* 15:144-150, 2004.
140. Marsilio AL, Rodrigues JR, Borges AB: Effect of the clinical application of the GaAlAs laser in the treatment of dentine hypersensitivity, *J Clin Laser Med Surg* 21:291-296, 2003.
141. Corona SA, Nascimento TN, Catirse AB, et al: Clinical evaluation of low-level laser therapy and fluoride varnish for treating cervical dentinal hypersensitivity, *J Oral Rehabil* 30:1183-1189, 2003.
142. Kimura Y, Wilder-Smith P, Yonaga K, Matsumoto K: Treatment of dentine hypersensitivity by laser: a review, *J Clin Periodontol* 27:715-721, 2000.
143. Bjorne A, Agerberg G: Symptom relief after treatment of temporomandibular and cervical spine disorders in patients with Ménière's disease: a 3-year follow-up, *J Craniomandib Pract* 21(1):50-60, 2003.
144. Shore SE, Vass Z, Wyss NL, Altschuler RA: Trigeminal ganglion innervates the auditory brainstem, *J Compar Neurol* 419:271-285, 2000.
145. Tullberg M, Ernberg M: Long-term effect on tinnitus by treatment of temporomandibular disorders: a two-year follow-up by questionnaire, *Acta Odont Scand* 64(2):89-96, 2006.
146. Chow RT, Heller GZ, Barnsley L: The effect of 300mW, 830nm laser on chronic neck pain: a double-blind, randomized, placebo-controlled study, *Pain* 124(1-2):201-210, 2006.
147. Gür A, Sarac AJ, Cevik R, et al: Efficacy of 904-nm gallium arsenide low-level laser therapy in the management of chronic myofascial pain in the neck: a double-blind and randomized controlled trial, *Laser Surg Med* 35(3):229-235, 2004.
148. Castano AP, Dai T, Yaroslavsky I, et al: Low-level laser therapy for zymosan-induced arthritis in rats: importance of illumination time, *Lasers Surg Med* 39(6):543-550, 2007.
149. Fikackova H, Dostalova T, Vosicka R, et al: Arthralgia of the temporomandibular joint and low-level laser therapy, *Photomed Laser Surg* 24(4):522-527, 2006.
150. De Medeiros JS, Vieira GF, Nishimura PY: Laser application effects on the bite strength of the masseter muscle, as an orofacial pain treatment, *Photomed Laser Surg* 23(4):373-376, 2005.
151. Farina CG, Duarte M, Mori M, et al: Effects of low-intensity laser therapy (780 nm) in temporomandibular disorders: electromyographic, pain and bite force analysis (abstract). *5th Congress of World Association for Laser Therapy*, 2004, São Paulo. [*Photomed Laser Surg* 23(1), 2005].
152. Venancio RA, Camparis CM, Lizarelli RF: Low-intensity laser therapy in the treatment of temporomandibular disorders: a double-blind study, *J Oral Rehabil* 32(11):800-807, 2005.
153. Cetiner S, Kahraman SA, Yucetas S: Evaluation of low-level laser therapy in the treatment of temporomandibular disorders, *Photomed Laser Surg* 24(5):637-641, 2006.
154. Nuñez SC, Garcez AS, Suzuki SS, Ribeiro MS: Management of mouth opening in patients with temporomandibular disorders through low-level laser therapy and transcutaneous electrical neural stimulation, *Photomed Laser Surg* 24(1):45-49, 2006.
155. Fikackova H, Dostalova T, Navratil L, Klaschka J: Effectiveness of low-level laser therapy in temporomandibular joint disorders: a placebo-controlled study, *Photomed Laser Surg* 25(4):297-303, 2007.
156. Emshoff R, Bösch R, Pümpel E, et al: Low-level laser therapy for treatment of temporomandibular joint pain: a double-blind and

placebo-controlled trial, *Oral Surg Med Pathol Radiol Endod* 105(4):452-456, 2008.
157. Carrasco TG, Mazzetto MO, Mazzetto RG, Mestriner W Jr: Low-intensity laser therapy in temporomandibular disorder: a Phase II double-blind study, *J Craniomandib Pract* 26(4):274-281, 2008.
158. Al-Watban FA, Zhang XY, Andres BL: Low-level laser therapy enhances wound healing in diabetic rats: a comparison of different lasers, *Photomed Laser Surg* 25(2):72-77, 2007.
159. Byrnes KR, Barna L, Chenault VM, et al: Photobiomodulation improves cutaneous wound healing in an animal model of type II diabetes, *Photomed Laser Surg* 22(4):281-290, 2004.
160. Hopkins JT, McLoda TA, Seegmiller JG, Baxter GD: Low-level laser therapy facilitates superficial wound healing in humans: a triple-blind, sham-controlled study, *J Athlet Train* 39(3):223-229, 2004.
161. Silveira PCL, Streck EL, Pinho RA: Evaluation of mitochondrial respiratory chain activity in wound healing by low-level laser therapy, *J Photochem Photobiol B Biol* 86(3):279-282, 2007.
162. Moore K, Hira N, Kumar O: Double-blind crossover trial of low-level laser therapy in the treatment of postherpetic neuralgia, *Laser Ther* 1(pilot issue):7-10, 1988.
163. Otsuka H, Numasawa R, Okubo K, et al: Effects of helium-neon laser therapy on herpes zoster pain, *Laser Ther* 7(1):27-32, 1995.
164. Iijima K, Shimoyama N, Shimoyama M, Mizuguchi T: Evaluation of analgesic effect of low power HeNe laser on postherpetic neuralgia using VAS and modified McGill Pain Questionnaire, *J Clin Laser Med Surg* 9(2):121-126, 1991.
165. Foyaca-Sibat H, Ibañez-Valdés L: Laser therapy in zoster neuropathy, HIV related. *In Proceedings of 7th International Congress of World Association for Laser Therapy,* 2008, Sun City, South Africa, p 100 [*Photomed Laser Surg* 27(1), 2009].

Introdução dos Lasers na Prática Odontológica

16

David M. Roshkind, DMD · Robert A. Convissar, DDS

Cirurgiões-dentistas que incorporam os lasers a suas opções de tratamento devem seguir ainda os princípios básicos da conduta da prática odontológica, mas com diversos acréscimos únicos a seus procedimentos de rotina. O uso do laser na odontologia permite ao profissional equilibrar a ciência dos lasers, a arte da odontologia, e as atividades de gestão das práticas clínicas. Consultórios onde os lasers são incorporados às opções de tratamento são considerados "de ponta" e têm uma vantagem psicológica promocional em relação aos que não oferecem tais serviços. O aumento da credibilidade é estabelecido com infraestrutura avançada e atualizada, onde a confiança é mais facilmente obtida, necessidades são mais voltadas ao que se pretende, e a confiança é mais facilmente estabelecida transformando-se em referência.

Catone e Alling[1] atestam que os cirurgiões devem possuir ao menos um "entendimento fundamental da física qualitativa do laser e da operação essencial" dos lasers mais utilizados na prática clínica. Um entendimento adequado da ciência dos lasers na prática odontológica é imperativo para oferecer ao clínico o conhecimento e a habilidade para dar um tratamento ideal aos pacientes. Muitos procedimentos com laser são técnicas sensíveis, e, assim, o conhecimento das bases científicas do tratamento permitirá ao profissional melhorar e refinar as técnicas associadas com a prática clínica e a arte da odontologia.

ABORDAGEM DA EQUIPE

A introdução dos lasers na prática deve prosseguir de uma maneira ordenada e calculada. Um planejamento adequado ajudará a assegurar uma integração bem-sucedida do novo laser e suas alterações associadas à prática clinica. Para a introdução de um laser ser mais produtiva, a equipe inteira deve estar envolvida. Todo membro da equipe deve ser treinado no uso e nas capacidades do laser específico. É fortemente sugerido que toda a equipe participe juntamente de um curso introdutório de laser para que todos os membros possam levantar questões específicas para a sua função como parte de um time de odontologia. A interação dos membros da equipe pode produzir novas ideias para acelerar a aceitação do laser por ambos a equipe e os pacientes.

Um curso introdutório na odontologia a laser é esquematizado para ser um resumo informativo das capacidades dos vários lasers atuais disponíveis. Deve incluir um segmento prático onde o participante testa os diferentes comprimentos de onda do laser em uma mandíbula de porco. Encorajar todos os membros da equipe a experimentar a parte prática, mesmo membros que não sejam dentistas ou higienistas, ajuda-os a tomar conhecimento da promoção da odontologia a laser em seus pacientes.

Este tipo de introdução à odontologia a laser permite aos participantes experimentar o tipo de laser que pode ser comprado para sua clínica. O profissional pode começar a formular usos potenciais para um laser na prática enquanto considera outros parâmetros pertinentes para a decisão de compra.

PRÁTICA GERAL

Um clínico geral tem a possibilidade de escolher entre uma variedade de comprimentos de onda de lasers. Se a prática é focada em procedimentos estéticos, um laser de diodo, um laser de neodímio dopado com ítrio-alumínio-granada (Nd:YAG) ou um laser de CO_2 devem ser suficientes. Estes lasers são também apropriados se recontorno gengival ou retração tecidual forem os principais procedimentos com laser a ser usado.

Se a prática for orientada para o cuidado dental de famílias e pediátrico, nos quais os procedimentos cirúrgicos realizados em dentes intactos é prioridade, um laser de érbio deve ser considerado. Porém, como o equipamento é grande, pesado, requer muito ar e água, além de ter diversos componentes significam que lasers de érbio são frequentemente inseridos em uma sala de atendimento específica; desta maneira, procedimentos específicos com laser de érbio devem ser programados de acordo com a disponibilidade da sala para maximizar o uso do laser. Isto pode reduzir o número de procedimentos usando o laser e, assim, afetar o retorno do investimento da compra. Em contraste, um laser de diodo pequeno, embora inútil para procedimentos em tecido duro, pode ser facilmente movido de consultório para consultório, e seu uso pode ser constante por dentistas e higienistas (em estados onde é permitido que higienistas usem lasers).

Uma vez que os lasers são introduzidos na prática clínica, a demanda pelos clínicos torna-se tal que mais de um laser, ou mais de um tipo de laser se tornam necessários, e um segundo aparelho um dia é comprado.

ESPECIALIDADE PRÁTICA

Os cirurgiões-dentistas, em várias especialidades, abordarão o uso do laser de acordo com o número e os tipos de procedimentos que eles podem executar em sua prática. Por exemplo, cirurgiões bucomaxilofaciais podem querer um laser extremamente preciso e ainda de rápido corte para o uso em tecidos moles. Praticamente todo cirurgião que tem um laser no consultório, ou que tem acesso a um no hospital, usa um de CO_2 devido à sua capacidade de incisar, excisar e remover tecido rapidamente. Exceto por um pequeno número de procedimentos específicos (p. ex., artroscopia da ATM, realizada com o laser de hólmio), o CO_2 é o laser de escolha para uma cirurgia oral e maxilofacial (COM). Embora esses cirurgiões também trabalhem em osso, a COM não tem alcançado o comprimento de onda do érbio para cirurgias ósseas devido à sua baixa velocidade no corte de quantidades maiores de tecido ósseo. Os lasers de érbio, porém, estão se tornando populares em muitas das práticas da COM em estados onde é permitido aos cirurgiões realizar cirurgia cosmética facial, tal como o rejuvenescimento facial.

Um ortodontista pode querer um laser que seja útil para frenectomias, fibrotomias, exposição dentária e hiperplasia gengival induzida ortodonticamente. Um laser de diodo de baixo custo pode ser suficiente para o uso ortodôntico. Cirurgiões-dentistas pediátricos podem ter necessidade do uso de ambos os lasers para tecido duro e tecido mole, e, assim, um laser de érbio para tecido mole ou érbio combinado podem ser mais adequados para as suas necessidades. Alguns fabricantes combinam lasers de érbio para tecido mole especificamente para o dentista que quer um laser melhor para tecido duro e um laser indicado para tecido mole. Da mesma forma, nas práticas endodônticas, periodontais e de prótese dentária, os tipos e números de diferentes procedimentos planejados para o laser devem pesar na decisão de qual laser se ajusta melhor a suas necessidades.

A seleção de um laser para uma prática específica não é foco deste capítulo. Encorajamos fortemente o leitor a participar de um curso de laser no qual ao menos três comprimentos de onda estejam disponíveis para o treino prático e o palestrante apresente múltiplos comprimentos de onda. Palestras em que apenas um comprimento de onda seja apresentado provavelmente guiarão a atenção dos ouvintes para a compra daquele comprimento específico de onda.

CUSTO DA AQUISIÇÃO DE UM LASER

O custo sempre é uma das primeiras considerações na aquisição de um laser. O termo "custo" pode ser visto de várias maneiras: "a quantidade ou o equivalente pago ou cobrado por algo: preço, os gastos ou despesas (como um esforço ou sacrifício) feitos para alcançar um objetivo; [ou] perda ou desvantagem referentes ao ganho de algo".[2]

Custo de oportunidade é também conhecido como *custo econômico*. É o custo de "passar à próxima melhor escolha" quando se toma uma decisão. Custo de oportunidade é "custo adicional do uso de recursos (como para a produção ou investimento especulativo) que é a diferença entre o valor real resultante de tal uso e o de uma alternativa (como outro uso da mesma fonte ou um investimento de risco equivalente, mas alto retorno)".[2] A análise de custo de oportunidade é uma parte importante de um processo de tomada de decisão da companhia, mas não é tratada como um custo em declarações financeiras.[3] O custo de oportunidade é um conceito importante, pois implica a escolha entre resultados desejáveis, mas mutuamente exclusivos. Assim como a aquisição do laser tem seu custo, a escolha de não comprá-lo também está associada a custos. Entre os custos de oportunidades está a perda dos rendimentos que teria sido produzida pelos novos procedimentos que são encaminhados ou não realizados, bem como a perda de encaminhamentos para a prática daqueles procedimentos que poderiam ser realizados com um laser que não foi previamente feito. Como existe uma percepção especial da imagem de "alta tecnologia" que é projetada pelo uso dos lasers no consultório, a perda de encaminhamentos é uma oportunidade adicional de perda de custo para a prática resultante da decisão de não utilizar os lasers.

A primeira definição do custo mencionado é o *preço*.[2] O preço atual de um laser é de aproximadamente 4.000 a 85.000 dólares ou mais, dependendo do tipo do laser e do fabricante. O uso de um laser pode ser pago de quatro formas: compra, financiamento, locação e aluguel. A *compra* total de um laser pode ter vantagens distintas se o fluxo de caixa da prática ou os ativos dos proprietários permitem essa opção. Um legislação tributária favorável pode fazer o preço real baixar significativamente o preço do equipamento.

A opção de *financiamento* de uma compra em geral está disponível a partir de várias fontes. Frequentemente a relação dos fabricantes com uma companhia financiadora pode facilitar a transação, embora honorários, taxas e termos, devam ser comparados a outras fontes de financiamento. A prática bancária ou instituição de empréstimo é outra boa fonte de informação, e talvez de financiamento. Adicionalmente, muitas companhias financiadoras são especializadas em equipamento de capital e podem ser consideradas. Esses mesmos pontos são aplicáveis ao *arrendamento* se considerados na aquisição de um laser. Outros métodos de financiamento, como a compra por crédito familiar, plano de pensão ou sociedade limitada, são opções viáveis, mas estão além do escopo desta discussão. Consequências fiscais diferem, dependendo do método de aquisição. O profissional deve discutir todas as opções com um conselheiro financeiro confiável.

A quarta maneira de adquirir um laser para o uso na prática dentária é o aluguel do laser. O aluguel de um laser deve ser combinado em um "quando necessário" ou em uma base programada. Embora esse método seja comum no campo médico, é raro na odontologia devido à natureza artesanal da prática odontológica, bem como aos preços relativamente baixos dos lasers dentários comparados com os lasers médicos. A odontologia é considerada uma indústria artesanal, pois a grande maioria dos profissionais trabalha sozinha ou em pequenos grupos de cinco ou menos clínicos. Esse pequeno número na prática odontológica em comparação com o ambiente hospitalar, onde muitos cirurgiões devem ter acesso a equipamentos caros e podem gerar um grande número de procedimentos, faz a taxa custo/benefício desfavorável para uma companhia que aluga o equipamento por dia ou por procedimento para um pequeno número de clínicas odontológicas.

Muitas outras considerações estão dentro do "custo" da aquisição de um laser, incluindo os ergonômicos. Nas áreas urbanas, onde o espaço do consultório é um prêmio, muitas clínicas são pequenas. Quando considerada uma pequena mesa de laser de diodo, requerimentos de tamanho e encanamento não constituem um fator. Com a compra de um laser érbio, porém, as seguintes questões devem ser consideradas:

- O laser se ajustará confortavelmente dentro da clínica?
- A clínica necessitará ser remodelada para permitir fácil acesso ao laser?
- Um "conector rápido de água" será necessário? E um "conector rápido de ar"?
- Custos de encanamento e carpintaria serão incluídos na colocação do laser na clínica?
- Garrafas de água reutilizáveis e de fácil acesso serão necessárias e estarão disponíveis?

Os *descartáveis* são outro fator associado ao uso do laser. Lasers de érbio têm muitos itens descartáveis cujos preços devem ser comparados, como se segue:

- A fábrica de laser de érbio A dá a você 20 pontas de safira quando da sua compra do laser?
- A fábrica B dá a você 10 pontas de safira e 10 pontas de quatzo?
- Qual o custo de reposição das pontas de safira? E das pontas de quartzo?
- Quantos usos podem ser esperados das pontas?
- Como eu ajusto meus honorários para a odontologia operatória quando estou usando um laser com um custo por "broca" (ponta de safira ou quartzo) de 10 a 85 dólares, em vez de uma broca carbide de 99 centavos?
- Qual o custo da reposição da fibra? A fibra tem garantia total (de quanto tempo?), ou a garantia da fibra é calculada com base na dimensão do serviço?
- Quanto custa o contrato do serviço?
- Se o laser quebrar, em quanto tempo vou receber um equipamento emprestado ou o chamado de serviço?

Todas essas questões devem ser respondidas antes de o verdadeiro custo do laser ao longo do tempo poder ser totalmente determinado.

LASER COMO UM CENTRO GERENCIADOR DE LUCRO

Existem muitas formas para se avaliar a viabilidade de um laser como um centro gerenciador de lucro na clínica odontológica. Tempo é dinheiro, e todas as práticas devem ter uma renda bruta de determinados horários para florescer, de modo que a capacidade de realizar muitos procedimentos mais rápida e eficientemente significa renda extra. Procedimentos que podem ser realizados muito mais rápida e eficientemente com lasers incluem (mas não são limitados para) os seguintes:

- Retração tecidual com laser para moldagens.
- Recuperação do implante e moldagem imediatamente após abertura.
- Gengivectomia a fm de melhorar o acesso para a odontologia operatória, especialmente em lesões Classe V e cáries de raiz no paciente geriátrico.
- Odontologia operatória múltipla-quadrante.
- Tecido mole e tecido duro (ósseo) em aumento de coroa clínica.
- Procedimentos de elevação da linha do sorriso.
- Apicectomia.
- Exposição de dentes não erupcionados.
- Frenectomia.
- Colocação de implante/levantamento de seio nasal e peri-implante.
- Vestibuloplastia antes da colocação de prótese total.

Procedimentos não previamente feitos que aumentam os resultados dos procedimentos de rotina incluem os seguintes:

- Preparo do sítio com pôntico oval.
- Desinfecção de bolsa periodontal.
- Alivio da dor no sítio doador de enxerto.
- Preparo do sítio do local do enxerto.
- Remodelamento estético de sítios de enxerto volumoso.
- Aumento estético de coroa clínica/gengivoplastia.
- Despigmentação melânica gengival.
- Clareamento dental com laser.
- Dessensibilização dentária.

Certos procedimentos referidos agora estão na prática, como os seguintes:

- Redução de tuberosidade/saliência.
- Biópsia.
- Hipertrofia tecidual ortodôntica e induzida por droga.
- Cirurgia periodontal óssea/desepitelização.
- Remoção do freio lingual.
- Procedimentos médicos orais, como tratamento de úlceras aftosas, gengivoestomatites herpéticas e líquen plano.

RETORNO NO INVESTIMENTO

Uma vez que o laser tenha sido comprado, bons princípios de negócios ditam aquilo que deve ser um bom retorno no investimento (RNI). Apenas para ponto de equilíbrio, o retorno gerado pelo laser deve incluir a cobertura do preço do laser, manutenção e suprimentos, bem como uma quantidade adicional para cobrir a perda de retorno a partir do dinheiro usado para a compra do equipamento e, de outra forma, não gerar sua própria renda. O lucro superior ao ponto de equilíbrio é o RNI atual.

Alguns dos itens que devem ser incluídos no RNI devem abranger lucros a partir do seguinte:

1. Novos procedimentos realizados com o laser.
2. Certos procedimentos já não são reencaminhados, pois um laser agora está disponível.

3. Encaminhamentos a outros profissionais resultantes da aquisição de um laser.

Dessa maneira, o laser poderia ser considerado um centro gerenciador de lucro.

A Tabela 16-1 demonstra o impacto financeiro significativamente positivo que um laser pode exercer na receita. A tabela também ilustra a possibilidade de retorno derivada a partir do uso de um laser para apenas uma pequena quantidade de procedimentos por mês com taxas muito baixas (não utilização do potencial total do laser). Se o preço do laser for de 50.000 dólares, o retorno sobre o preço no primeiro ano será de quase 40.000 dólares, assim, o laser seria pago por ele mesmo em um ano.

Se você examinar sua prática por uma semana e controlar o número de procedimentos que poderiam ser realizados com o laser, você poderá usar a Tabela 16-1 como uma planilha para avaliar o lucro potencial que um laser pode acrescentar à sua prática. Basta somar o número de procedimentos que você controlou por uma semana, inserir seus honorários e fazer os cálculos. Lembre que esse cálculo aproximado não inclui a quantidade de horas por semana, salvo por usar o laser para procedimentos que economizam tempo comparado com técnicas convencionais (p. ex., retração gengival, abertura de implantes, gengivectomia), o que permitirá a você atender mais pacientes por semana, gerando assim ainda mais lucro. Esse cálculo aproximado também não leva em conta o tempo reduzido por semana gasto com visitas pós-operatórias por desconforto após procedimentos cirúrgicos, os quais são altamente reduzidos quando lasers são usados. Strauss[4] enfatiza que "uma das principais vantagens do uso do laser é a falta de problemas pós-operatórios e a necessidade mínima para cuidado na cicatrização".

MONITORAMENTO

Para avaliar o retorno financeiro da introdução do laser na prática odontológica, a renda derivada do laser deve ser conhecida o tempo todo. Sistemas de gerenciamento práticos computadorizados atuais simplificam o monitoramento dos fatores usados para determinar o desempenho dos centros de lucro dos consultórios, usando indicadores-chave de desenvolvimento (ICDs). O monitoramento dos ICDs começa pela listagem de fatores usados na avaliação do sucesso do centro gerenciador de lucro, como se segue:

- Procedimentos realizados com um laser.
- Pacientes indicados para a prática por outros pacientes para procedimentos com laser.
- Pacientes indicados para a prática para procedimentos com laser por outros profissionais (dentistas, médicos).
- Pacientes que vão para a prática porque eles sabem que um laser está disponível.

PROPOSTA ÚNICA DE VENDA

Com a introdução de um laser dentro da prática clínica, você pode agora criar uma área inteiramente nova de propaganda para seus pacientes: o ponto único de venda, proposta única de venda (PUV). Um laser ainda é relativamente incomum, embora outros PUVs possam ser comuns para muitas práticas,

Tabela 16-1 — Retorno de Investimento na Compra de um Equipamento Laser

Tratamento	Procedimentos/mês	Cada	Mensal
Recontorno gengival estético Formação do pôntico oval Tratamento de hiperplasia gengival (Todos os procedimentos: por dente)	10	US$75	US$750
Despigmentação melânica gengival/remoção de tatuagem por amálgama	1	US$250	US$250
Frenectomia lingual	1	US$350	US$350
Biópsia	1	US$300	US$300
Liberação de opérculo ou exposição dental	1	US$225	US$225
Remoção de vasos venosos	1	US$275	US$275
Afta ulcerada	2	US$75	US$150
Debridamento sulcular/por arcada	8	US$200	US$1.600
Sensibilidade cervical	2	US$50	US$100
Redução de tuberosidade/tórus	1	US$300	US$300
TOTAL			US$4.300
Aluguel mensal			(US$1.000)
Lucro mensal			US$3.300
Lucro anual	12		US$39.600

como clareamento dental ou facetas. Isso prevê a oportunidade de capitalizar a obtenção de um laser.

A PUV é um conceito de propaganda proposto primeiramente como uma teoria para explicar um padrão entre campanhas publicitárias de sucesso dos inícios dos anos de 1940, fazendo propostas únicas ao cliente que o convenceu a mudar de marca. A PUV é o "fator ou consideração apresentado por um vendedor como a razão pela qual um produto ou serviço é diferente e melhor do que aquele apresentado pelo concorrente".[5] A PUV de ter um laser pode estar em destaque por enfatizar as seguintes vantagens do laser odontológico:

- Tratamento periodontal não cirúrgico.
- Menor necessidade de antibióticos e analgésicos.
- Fácil cicatrização.
- Menor sangramento.
- Menor desconforto pós-operatório.
- Menor tempo de cadeira.
- Sem bisturis, sem lâminas, sem corte.

Práticas odontológicas com lasers de érbio podem destacar os seguintes aspectos:

- Ansiedade reduzida ou medo da broca.
- Barulho reduzido; não mais o "barulho" da caneta de alta rotação.
- Odontologia operatória livre de anestesia.
- Odontologia restauradora sem "lábios dormentes".
- Odontologia operatória multiquadrante, com rápida. conclusão do plano de tratamento.

VANTAGENS E INFLUÊNCIA

Os lasers são considerados o padrão de cuidado na oftalmologia, dermatologia, cirurgia plástica e muitas outras disciplinas. A maioria dos pacientes tem um amigo ou parente que realizou tratamento com laser para retinoplastia diabética, um distúrbio dermatológico, ou procedimentos de cirurgia plástica. O termo *laser* invoca uma atitude positiva e resposta em consumidores de serviços médicos, que o associam aos últimos avanços médicos. A percepção é de que os tratamentos com laser são melhores, mais rápidos e menos dolorosos, com alto índice de sucesso.[6] As práticas que oferecem tratamento com laser são geralmente vistas com mais confiança e como clínicas mais orientadas para o paciente que fornecem melhores tratamentos e serviços. Wigdor[7] pesquisou cem pacientes nas suas percepções de lasers e encontrou que 69% pensam que os lasers tornariam as suas visitas ao dentista mais fáceis.

DETERMINAÇÃO DE TAXAS

Uma questão inicial na incorporação de um laser dentro da prática é como cobrar pelos procedimentos com laser. Muitas filosofias podem ser usadas para determinar as taxas para os procedimentos com laser. Em um extremo, as taxas são fixadas com base em uma taxa horária adicionada a uma cobrança dos materiais. O outro extremo permite que a companhia de seguro odontológico fixe as taxas, independentemente dos custos reais. A maioria das práticas, porém, usa o que tem sido desenvolvido como uma *planilha de taxa-padrão*, ou o que a indústria de seguro denomina *usual*, *habitual* e *razoável* (UHR) planilha de taxas dos consultórios.

A abordagem para muitos consultórios que incorporaram os lasers dentro da sua prática clínica consiste em deixar as taxas como são e se beneficiar simplesmente do aumento da produtividade, como se segue:

1. Eficiência e economia com o uso do laser.
2. Novos procedimentos agora realizados no consultório.
3. Aumento dos procedimentos realizados.
4. Novos pacientes atraídos para o consultório.

Outra abordagem é adicionar uma sobretaxa para algum procedimento usando o laser. A terceira opção é aumentar todas as taxas em todos os sentidos por certa porcentagem para ajudar a cobrir despesas adicionais, ou simplesmente porque adicionar um laser fornece uma boa razão, possibilidade esperada há tempos para atualizar a planilha da taxa do escritório.

PLANILHA DE TAXAS UHR ODONTOLÓGICA

Uma forma de aferir o nível da taxa cobrada em comparação com o resto da comunidade odontológica é usar um "serviço de assinatura da taxa". Determinar a correta planilha da taxa é uma importante decisão anual. Dois tipos de relatórios de taxa estão disponíveis para o dentista: os baseados nas "pesquisas", nos quais consultórios de cada área voluntariamente submetem informação de taxa, e os baseados nos dados de empresas de seguros a partir de crédito real. Esses relatórios permitem aos clínicos determinar onde eles querem fixar taxas como uma porcentagem dessas taxas cobradas na comunidade. Um dentista que oferece serviços com laser estará, ao menos, no topo da 50ª porcentagem da comunidade, e provavelmente muito maior. Estes serviços permitem que as taxas sejam comparadas com as porcentagens de taxa de 40ª, 50ª, 60ª, 70ª, 80ª, 90ª e 95ª e prover "multiplicadores geográficos" para todos os pré-fixos de três dígitos do código de endereçamento postal dos U.S.[8,9] Taxas relativas ao custo de moradia em diferentes localidades diferem significativamente.

É difícil e demanda tempo determinar uma taxa justa para serviços odontológicos e ainda permanecer competitivo. Conhecer o valor que o mercado e e as seguradoras colocam nos procedimentos odontológicos realizados em sua comunidade permite a você fixar suas taxas em um nível que melhor alcançará seus objetivos práticos. Esses relatórios são excelentes fontes de informação quando se vai revisar ou atualizar uma planilha de taxa. Não estabeleça um preço fora do mercado sem conhecer o que as seguradoras podem permitir.

PREPARANDO A EQUIPE

Após você ter decidido fornecer serviços odontológicos realizados por lasers a seus pacientes e ter escolhido um laser apropriado para a sua prática, o próximo passo é ser capaz de fornecer esses serviços com um bom "padrão de atendimento" ao público. Esse padrão de atendimento começa com um treinamento adequado de todos os membros envolvidos com a realização de serviços odontológicos (dentistas, assistentes, higienistas, os membros administrativos) e, ao menos, um resumo satisfatório de uma revisão da literatura da odontologia com laser. O Curso de Certificação de Proficiência Padrão da Academia de Odontologia a Laser (AOL) satisfaz as Orientações e Padrões Curriculares para Educação em Laser Odontológico desenvolvido pela Universidade da Califórnia – Faculdade de Odontologia de São Francisco,[10] os quais são reconhecidos por muitas organizações, estados, agências governamentais e universidades. Em dezembro de 2005 o Conselho de Examinadores de Nevada reconheceu o Capítulo 631 do Código Administrativo de Nevada (CAN), que requer um critério educacional para essas orientações, como interpretado pela AOL. Dentistas e higienistas dentais devem seguir os novos regulamentos apresentados nas sessões CAN 631.033 e 631.035, como se segue:

> Cada licença de quem usa ou pretende usar radiação laser em sua prática odontológica ou higiene dental deve incluir a aplicação para renovação desta licença:
> 1. Uma declaração certificando que cada laser usado pelo licenciador em sua clínica de odontologia ou higiene dental tenha sido aprovado pela Food and Drug Administration para uso na odontologia; e
> 2. Provar ter concluído satisfatoriamente um curso de proficiência em laser que:
>   (a) teve ao menos seis horas de duração; e
>   (b) baseou-se nas *Orientações e Padrões Curriculares para Educação em Laser Odontológico*, aprovado por referência nos termos para a CAN 631.035.

Um curso de certificação em proficiência inclui o currículo para educação básica no uso do laser e instrução específica do equipamento com proficiência demonstrada na didática e no conhecimento manual. Exercícios manuais incluem demonstração e simulação clínica com tecidos orais apropriados (p. ex., mandíbula de vaca ou porco) e deve atender às orientações do curso. Profissionais devem demonstrar competência nos aspectos de segurança do uso do laser. *Esse é um nível de educação que define o padrão de atendimento.* Auxiliares dentais são encorajados a demonstrar competência nos aspectos de segurança do uso do laser.

Esses cursos são disponibilizados pelos prestadores de "cursos reconhecidos" pela AOL, bem como várias instituições odontológicas importantes, programas de educação continuada nas escolas odontológicas, e sociedades odontológicas estaduais e locais. Ao menos uma fábrica de laser ordena que cada comprador de laser participe deste tipo de curso como uma condição de compra. Muitas operadoras de seguro agora requerem prova de treinamento próprio para segurados engajados nos procedimentos com laser (p. ex., Seguradora de Responsabilidade Profissional de Dentistas da AIG). Adicionalmente, do ponto de vista da posição médico-legal, treinamento próprio com o laser é indispensável.

PREPARANDO OS PACIENTES

Como um dentista, você pode introduzir os lasers para os seus pacientes de várias maneiras. A abordagem mais sutil é esperar até que o uso apropriado do laser surja, e, então, informar ao paciente que você usará um laser para realizar um procedimento específico, e discutir porque você está escolhendo um laser sobre outros métodos convencionais. Essa é a base do consentimento informado e é a introdução mínima usada para informar pacientes sobre o uso do laser na prática clínica. A partir desse nível, você pode então implementar propaganda (interna e externa) e opções promocionais agora disponíveis ao cirurgião-dentista.

PROPAGANDA INTERNA E EDUCAÇÃO DO PACIENTE

A propaganda interna é uma das simples e mais produtivas atividades promocionais que podem ser usadas para aumentar a relação com os pacientes. A propaganda interna educa os empregados sobre os novos serviços de prática e alerta pacientes existentes para novas opções através de dispositivos promocionais no consultório.

Vídeos Educacionais Pré-gravados e Simulações no Computador

A sala de recepção pode ter uma reprodução de vídeo que descreva o novo laser e os procedimentos realizados. Esses programas de vídeo, frequentemente disponíveis a partir de companhias de suprimentos odontológicos (p. ex., "Guru", de Sullivan Schein Dental, "Casey", de Patterson Dental Supply), têm seções na odontologia a laser que podem ser adaptadas para o seu consultório, com novos clipes promocionais feitos para o consultório ou destacados no noticiário local ou nacional. Um paciente informado torna-se um paciente excelente e satisfeito, com poucas surpresas durante o tratamento e durante o pós-operatório. O paciente que tem uma opinião positiva formada pode agora informar outros membros da família, colaboradores e conhecidos, criando outra fonte de referências de pacientes.

Pôsteres

A fixação estratégica de pôsteres (p. ex., na sala de espera) pode desencadear dúvidas ou discussões sobre os tratamentos com laser representados. Figuras de antes e depois mostram o uso do laser em procedimentos "favoráveis ao paciente" tal como reconstrução estética de sorriso gengival antes da cimentação de faceta, clareamento dental e restaurações em resina composta preparadas com um laser sem anestesia. Esses pôsteres dizem ao paciente que não somente você oferece procedimentos com laser, mas que seus pacientes estão satisfeitos com os resultados. Confira com o fabricante do laser ou distribuidor sobre a disponibilidade de pôsteres.

Folhetos Informativos para o Paciente

Folhetos dos lasers estão disponíveis em várias fontes, incluindo os dos fabricantes dos lasers, companhias de suprimentos odontológicos e a AOL. Folhetos podem ser personalizados frequentemente, ou você pode ter folhetos personalizados produzidos em casa ou profissionalmente (Fig. 16-1).

Fotografias

As fotografias são uma das melhores maneiras de comunicação disponível. Tire fotos de vários procedimentos com laser que você executar, ou fotos seguras a partir do fabricante, e faça um livro de procedimentos com laser que você e seu pessoal possam usar para mostrar aos pacientes os tratamentos realizados. Um atlas clínico também com fotos de pré-operatórios e pós-operatórios da maioria dos procedimentos com laser é útil para explicar os procedimentos para pacientes.[11]

Se você tirar fotografias de seus pacientes, certifique-se de obter autorização antes de usar as fotos. Certifique-se de que as fotos são de visões de pré-operatórios e de pós-operatórios totalmente cicatrizados. Os pacientes são desestimulados por fotos intraoperatórias ou aquelas que mostram um sangramento ou um sítio cirúrgico cicatrizando.

Papel da Equipe

Todos os membros da equipe administrativa têm um papel na propaganda interna para pacientes atuais e prospectivos. Isso inclui todos os membros da "recepção": o recepcionista, o coordenador financeiro, o coordenador da seguradora e o coordenador de atendimento ao paciente. Se eles têm experiência com procedimentos odontológicos com laser, eles podem falar com conhecimento de primeira mão, experiência e entusiasmo. Isso confere oportunidades especiais para influenciar o paciente como um consumidor. A atitude e o envolvimento da equipe do consultório são críticos para a integração satisfatória de um laser odontológico dentro da prática clínica. O clínico deve conferir disponibilidade de oportunidades educacionais para todo o pessoal, que devem experimentar procedimentos realizados com laser para que eles possam ser usados como testemunhas pessoais. Pondere a possibilidade de seus empregados oferecerem novos serviços com laser selecionados em um desconto. Se os seus empregados tornam-se defensores de seus serviços, eles se tornarão sua melhor fonte de referência para os novos pacientes. Nada é melhor do que a publicidade de boca a boca.

Recepção

A recepcionista tem uma oportunidade única para promover a prática quando saúda o paciente e atende ao telefone. Ela deve ter um entendimento claro e conhecimento de trabalho do uso do laser, para que possa responder a perguntas básicas. Ela deve ser capaz de relatar aos pacientes as vantagens, e, assim, os valores do uso do laser. Ganhar a confiança do paciente para tratamentos futuros é o principal objetivo. Se em seu consultório você usa um sistema de "mensagem em espera" ao telefone, o uso do laser deve figurar proeminentemente na mensagem.

Coordenador do Atendimento ao Paciente

O coordenador do atendimento ao paciente tem muitas oportunidades para promover a prática quando interage com os pacientes e revisa as propostas de tratamento. Ele também deve ter um entendimento claro e conhecer o trabalho do uso dos lasers suficientemente para que possa responder a questões básicas. Deve ser hábil para relatar aos pacientes as vantagens do uso do laser, como maior conforto introperatório, rápida cicatrização, menos desconforto pós-operatório, pequeno ou nenhum sangramento, maior precisão e menor necessidade de anestésicos e antibióticos, reforçando seu valor ao paciente. O coordenador do atendimento ao paciente pode também ser uma pessoa para discutir o consentimento informado com o paciente, verbalmente e por escrito, requerendo assinaturas confirmatórias do paciente, da pessoa revisora da informação, e do dentista. O paciente deve ter a oportunidade de discutir algumas questões com o dentista antes que o procedimento seja realizado (última discussão no consentimento informado).

Coordenador Financeiro

O coordenador financeiro deve estar familiarizado com a estrutura de taxas e quais encargos são assumidos para os procedimentos com laser. Se existe um encargo especial para o uso do laser, ele deve ser hábil em convencer o paciente de que as taxas extras são bem merecidas como despesa adicional. Ele deve ser hábil em discutir algumas opções de pagamento e de faturamento oferecidos para fazer a escolha tão fácil quanto possível.

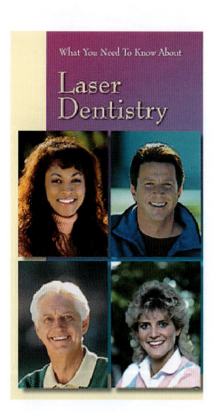

FIGURA 16-1 • Típico folheto de laser disponível na Academia de Odontologia a Laser (AOL), Prática Inteligente e outras fontes.

Coordenador de Seguros

O coordenador de seguros deve estar familiarizado com o código de qualquer um dos procedimentos em que um laser seja usado. A regra geral é que os procedimentos sejam codificados como eles seriam normalmente, e as taxas cobradas apropriadamente. O uso de um laser não é indicado em algumas formas de seguros. O laser é um instrumento que é usado para executar ou ajudar na execução de um procedimento – não um procedimento em si. Uma exceção existe para esta regra: o código da American Dental Association (ADA) "D7465 destruição de lesão(ões) por método físico ou químico, pelo relatório. (Exemplos incluem o uso de criocirurgia, cirurgia com laser e eletrocirurgia.)".[12] Nesse procedimento, muito limitado, toda a lesão é ablacionada (vaporizada), e nenhum teste patológico é feito. Os autores não sugerem usar esse código, pois pelo menos uma parte da lesão removida deve ser biopsiada para obter o diagnóstico patológico correto.

Para muitos procedimentos, o laser odontológico fornece narrativas com o formulário de requerimento para ajudar a companhia seguradora a processar adequadamente o pedido. Códigos gerais podem ser usados junto com as narrativas; por exemplo, os códigos D3999, D4999, D7999, e D9999 são, respectivamente, endodôntico não especificado, periodontal, cirurgia oral e procedimentos adjuntos, "pelo relatório", em que narrativas podem ser usadas para descrever procedimentos executados que de outra forma não se ajustam às descrições dos códigos da ADA disponíveis. Estes devem ser usados criteriosamente com documentação própria e podem ser rotulados como "Procedimentos realizados com Laser". É importante notar que as companhias de seguros provavelmente não pagarão por este código, mas o uso dele nos formulários do seguro pode mostrar ao paciente que vocês estão fazendo todo o possível para maximizar o reembolso do seguro do paciente (Quadro 16-1).

Impressos

Seus impressos devem refletir que você é agora um dentista que utiliza o laser. Cartões de visita, cartões de consulta e alguns outros impressos com seu nome devem ter o logo internacional de lasers e a frase "odontologia e laser" (Figs. 16-2 e 16-3).

PROPAGANDA EXTERNA

A propaganda externa, promoção da sua prática para as perspectivas de potencial, é, ainda, um fenômeno relativamente novo para os dentistas. Alguns dentistas ainda têm dificuldade com a aceitabilidade da "publicidade". Willis[13] atesta que "educar potenciais pacientes para procedimentos em seu consultório realmente oferece um serviço. Existem muitas pessoas procurando um consultório odontológico ou um serviço, específico e você pode ser a oferta que elas precisam".

A propaganda externa pode tornar-se cara para a prática odontológica. Um plano de propaganda bem-delineado e cuidadosamente planejado é recomendado se nada além dos métodos simples de publicidade for utilizado. Também, se um plano for escolhido apropriadamente, os resultados e a economia de especialistas na propaganda odontológica podem valer o seu custo.

Sinalização

Talvez uma das formas menos compreendidas da propaganda externa seja a placa de sinalização de rua. É o seu chamado cartão de visita para o público, e pode afetar a percepção de seu consultório. Você deve considerar cuidadosamente o tipo de placa e a informação que você quer que a placa transmita, consciente e subconscientemente (Fig. 16-4). De acordo com Du Molin[14]:

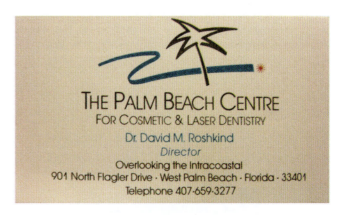

FIGURA 16-2 • Exemplo de cartão de negócios/visita que mostra uma versão estilizada do símbolo internacional dos lasers.

> **QUADRO 16-1** Exemplo de código descritivo para a documentação do seguro do procedimento com laser
>
> "Tratamento com laser para diminuir a flora microbiológica na bolsa após terapia periodontal – minimizando posterior infecção e aumentando a inserção do tecido."
> Código ADA D4999

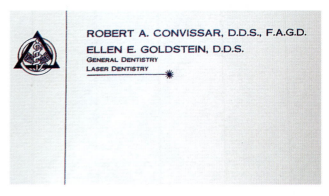

FIGURA 16-3 • Exemplo de papel timbrado apresentando o símbolo internacional dos lasers.

"As questões são muito mais complexas do que apenas o que é dito em seu anúncio do consultório odontológico. Você tem que levar em consideração a posição do anúncio relativa à construção e ao fluxo de tráfico. E, de curso, observar todos os importantes códigos de zoneamento de sinalização. Os lucros de uma boa sinalização são também muito importantes para que haja improvisação. Um conjunto bem-estruturado de sinais – você notará que eu usei o plural, objetivando mais que um – pode facilmente colocar 1.000.000 dólares extras dentro de um fundo de pensão para a aposentadoria".

Mala Direta

De acordo com a ADA Intelligent Dental Marketing (ADAIDM)[15]:

Quando executada apropriadamente, a correspondência direta pode resultar em maior número de novos pacientes por dólar gasto do que qualquer outro tipo de publicidade disponível para os dentistas. Os novos pacientes podem ser classificados pelo código de endereçamento postal (CEP), via transportadora e até mesmo renda e idade. Os dentistas por todo o país têm criado um novo fluxo de pacientes com êxito, rapidamente e sem grande esforço por meio da utilização da correspondência direta.

Cartões enviados por mala direta são facilmente customizados e podem ser atraentes e rentáveis. Os cartões podem oferecer uma forma criativa e eficaz para atingir seu público-alvo. Ainda, eles podem ser utilizados para introduzir novos tratamentos ou serviços de laser odontológico e fornecer ofertas especiais para atrair novos pacientes.

Uma outra ferramenta de mala direta tanto para propaganda interna como externa é um boletim informativo. Ele pode ser projetado em casa ou profissionalmente. Uma edição especial que destaque a introdução de um laser em um consultório pode ser enviada para os pacientes existentes, e extras podem ser usados como um item de mala direta enviado para as populações demográficas.

Páginas Amarelas

Provavelmente, o método mais comum de propaganda externa de serviços odontológicos é o uso das páginas amarelas ou lista telefônica similar. As listas podem ser simples, com um nome e número de telefone, ou elaboradas com um conjunto de cores com o serviço, anúncios em coluna, anúncios em negrito e outras combinações. Muitas vezes os pacotes estão associados a outros meios de comunicação, tais como yellowpages.com e ferramentas de busca on-line. O PUV do laser deve ser fortemente enfatizado em um anúncio ou mesmo o foco. Os produtores dessas publicações ajudarão em todas as fases de concepção, desenvolvimento e produção. Eles podem ser muito bem-informados sobre seus mercados; no entanto, muitas vezes é aconselhável procurar a ajuda de um especialista em propaganda com experiência na área odontológica.

Jornais e Revistas

Os programas de serviços e propaganda em jornais são agora comuns na área odontológica. Assim como acontece com a publicidade em listas telefônicas, um programa bem planejado e coordenado poupa tempo e dinheiro e, ainda, dá os melhores retornos. Alguns programas são projetados para executar vários pequenos anúncios, enquanto outros trabalham com uma ou duas grandes posições. Os lasers geralmente fazem um bom ponto focal para o seu anúncio e podem ser um significativo PUV na comunidade.

Tanto os leitores de jornais quanto a utilização de listas telefônicas continuam a declinar, resultado direto do uso da internet. Isso pode permitir melhores taxas para os programas de publicidade, considerados demasiadamente caros.

Sites na Internet

A internet está se tornando a fonte de escolha na mesma proporção em que a população demográfica dos EUA muda. A geração que cresceu com acesso à internet e telefones celulares, consequentemente, tornou-se dependente da mídia eletrônica, sua principal fonte de informação. Qualquer consultório odontológico interessado em atrair novos pacientes deve ter um website. Mais importante ainda, um consultório bem posicionado de acordo com o momento, com a prática de alta tecnologia, deve ter um site à altura dessa imagem. Muitos construtores de websites têm experiência com consultórios odontológicos, o que torna fácil ter um site profissional personalizado. A search engine optimization (SEO) tornou-se essencial na concepção de sites. Com esse recurso, as empresas podem ajudar a otimizar o seu lugar em uma pesquisa da web. Um site agora é outra parte do plano do consultório odontológico de propaganda global que exige um cuidadoso planejamento, coordenação e orçamento.

Outras Formas de Propaganda em Massa

Outdoors, propaganda em massa no trânsito e meios de transmissão (rádio, televisão) são menos frequentemente usados para práticas odontológicas. Em alguns mercados, podem ser acessíveis e visados demograficamente como parte de um plano de propaganda global, embora, em grandes mercados, os custos possam ser proibitivos. Novamente, todas essas

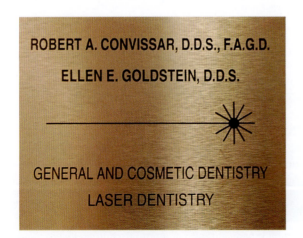

FIGURA 16-4 • Exemplo de placa de escritório exibindo o símbolo internacional dos lasers.

opções de mercado externo devem ser planejadas cuidadosamente, coordenadas, e orçamentadas para o melhor ROI.

PROPAGANDA PARA OUTROS PROFISSIONAIS

Fontes de referências frequentemente negligenciadas são os outros profissionais locais quando os lasers são introduzidos na prática odontológica. Contatos potenciais incluem médicos, farmacêuticos, terapeutas físicos, fonoaudiólogos e quiropráticos, bem como outros profissionais dentistas, o geral e o especialista.

Outros dentistas gerais na área são frequentemente agradecidos por saberem que existe uma fonte de referência para eles quando eles estão em uma situação difícil, que possa ser mais bem resolvida com a terapia laser (Estudo de Caso 16-1), ou se sua prática estiver em uma área na qual especialistas estão muito distantes para um acesso fácil. Uma simples carta pessoal timbrada escrita profissionalmente que fale de você mesmo e de sua prática e que descreva o que você pode oferecer para eles para ajudar seus pacientes é sempre uma informação bem-vinda (Fig. 16-6), por proporcionar a eles o contato com você para maiores informações, ou estender um convite para que visitem seu consultório e conheçam o equipamento laser e discutir futuramente as vantagens para seus pacientes. É sempre boa a política de ter uma fonte de referência competente. Todas as razões discutidas mais cedo para referência de especialista são aplicadas aqui. Essas referências devem ser tratadas de uma maneira especial, de modo que o paciente retorne à prática geral de referência.

ESPECIALISTAS

Os especialistas odontológicos na sua área de referência são candidatos principais para referências e têm muitas razões para encaminhar pacientes para procedimentos mais bem realizados com um laser. Esses especialistas e procedimentos incluem os seguintes:

Ortodontista
Hiperplasia gengival induzida ortodonticamente
Tracionamento de freios
Exposição do dente devido à erupção tardia
Fibrotomia a laser antes da rotação dentária

Periodontista
Enxertos periodontais que requeiram reconstrução ou diminuição de volume
Dessensibilização com laser
Procedimentos cirúrgicos em pacientes que tomam varfarina (Coumadin®) ou outros "afinadores de sangue" que têm a razão normalizada internacional (RNI) fracamente controlada

Prótese dental
Formação de um sítio pontual oval com melhora da estética
Procedimentos de aumento de coroa clínica
Procedimentos protéticos, tais como redução de tuberosidade/saliência

Cirurgia oral
Úlceras aftosas recorrentes
Lesões herpéticas

Odontopediatra
Liberação do freio

Estudo de Caso 16-1

Paciente de 72 anos, cuja história médica inclui a colocação de um marca-passo muitos anos antes e, atualmente, está tomando varfarina (Coumadin®), necessita quatro quadrantes de cirurgia periodontal, que ele recusou. Para restaurar o incisivo lateral superior esquerdo desse paciente, seu clínico geral necessita realizar um procedimento de aumento de coroa clínica do tecido mole da coroa. O clínico geral, no entanto, não conseguiu realizar o procedimento com uma lâmina de bisturi por causa da varfarina e não poderia utilizar a sua unidade eletrocirúrgica devido à possível interação com o marca-passo. O paciente foi encaminhado a um dentista para realização de aumento de coroa clínica com laser (Fig. 16-5).

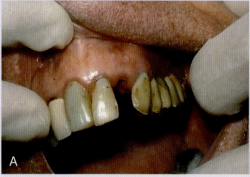 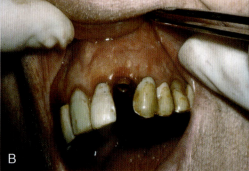

FIGURA 16-5 • Paciente com marca-passo que toma varfarina (Coumadina®), necessitando aumento de coroa clínica. **A,** Visão pré-operatória. **B,** Visão pós-operatória.

ODONTOLOGIA GAINESVILLE ASSOCIADOS
DAVID M. ROSHKIND, DMD
Odontologia Familiar, Estética e a Laser

15 de Janeiro de 20XX

Caro Dr. Smith,

Tenho o prazer de escrever esta carta a você para apresentar novos serviços que estamos disponibilizando aos pacientes de toda a comunidade. Pode, em alguma ocasião, ter necessidade de um tratamento odontológico a laser por ser mais apropriado para alguma etapa do de seus pacientes, mas que não esteja disponível em seu consultório. Existem muitas razões pelas quais você deseje encaminhar pacientes para o nosso consultório para um procedimento que possa ser mais bem realizado com um laser. Uma das mais significativas razões está no mínimo sangramento que acompanha a cirurgia com o laser. Estamos fazendo com que o serviço disponível a seus pacientes seja realizado em uma base de referência caso a caso. Esses pacientes serão tratados em uma consulta de avaliação de suas necessidades, apenas em procedimentos específicos, e, então, retornarão rapidamente para você para continuar seu tratamento. Alguns dos procedimentos que podemos realizar para você são:

- hiperplasia induzida por droga com pequeno sangramento
- dessensibilização dos dentes
- recuperação de implantes (para pacientes com afinadores de sangue)
- úlceras aftosas recorrentes
- lesões herpéticas
- remoção de hemangioma/lesões vasculares
- tracionamento de freios
- liberação do freio para o espaçamento
- hiperplasia gengival induzida ortodonticamente
- exposição dos dentes devido à erupção tardia
- liberação do freio em crianças para sucção e fala
- enxerto periodontal que necessite de alguma reconstrução ou diminuição do volume
- remoção de lesão em pacientes com afinadores de sangue que podem ser tratados sem uso de medicamento
- formação de crista de um pôntico de forma ovalada para melhora da estética

Ao meu colega clínico geral é conveniente saber que existe uma fonte de referência para quando você tiver uma situação difícil que pode ser mais bem tratada com a terapia laser ou se especialistas estão muito longe para serem acessados. Algumas das razões citadas para encaminhamento da especialidade poderiam ser aplicadas nessas situações.

Obrigado por sua confiança e encaminhamentos. Por favor, esteja certo de que esses pacientes serão tratados de uma maneira muito especial e de que eles retornarão rapidamente para a sua clínica.

Sinceramente

David M. Roshkind, DMD, MBA, FAGD, MALD

FIGURA 16-6 • Exemplo de carta para a apresentação do dentista ao público para a odontologia com laser para obter encaminhamentos.

MÉDICOS

Os médicos são uma fonte excelente e potencial de indicadores. Muitos pacientes devem ser mantidos em afinadores de sangue e são tratados de maneira mais adequada quando continuarem a tomar seus medicamentos durante o tratamento odontológico. Os lasers permitem que eles façam isso, pois existe sangramento mínimo com a cirurgia com laser. Ciclosporina, fenitoína (Dilantina®) e bloqueadores de canais de cálcio também causam hiperplasia gengival, a qual é mais facilmente tratada com um laser. Isso permite ao dentista que utiliza laser manter contato com muito médicos para referência, incluindo os seguintes:

- *Cirurgiões de transplantes* prescrevem ciclosporinas para prevenir a rejeição ao órgão e poderiam encaminhar pacientes para tratamentos de hiperplasia gengival induzida por ciclosporina. Os três órgãos transplantados que requerem que os pacientes tomem ciclosporinas são o fígado, rim e coração (Fig. 16-7).
- *Cardiologistas, hepatologistas e nefrologistas* veem esses pacientes transplantados regularmente e são, em geral, os médicos de atenção primária. Estes especialistas também podem encaminhar pacientes com hiperplasia gengival induzida por ciclosporina.
- *Reumatologistas* podem tratar pacientes com artrite reumatoide grave que não responde ao tratamento convencional e podem usar ciclosporina.
- *Dermatologistas* podem prescrever ciclosporinas para pacientes com psoríase severa que não respondem a outras terapias.
- *Neurologistas, neurocirurgiões*, e possivelmente *pediatras* e *médicos de atenção primária* veem pacientes regularmente tomando fenitoína (Dilantina®) para tratamentos de desordens psicológicas e para a prevenção de desordens após neurocirurgia.
- Ambos os *médicos de atenção primária* e *cardiologistas* prescrevem bloqueadores de canais de cálcio para tratamento da hipertensão.

Além do envio de cartas, outra das melhores formas para alertar esses especialistas em sua área é através de palestras em hospitais. Os hospitais estão sempre recrutando palestrantes para discutir sobre métodos inovadores de tratamento de pacientes. Contate o hospital local e pergunte sobre fazer uma apresentação sobre "Tratamento com laser de hiperplasia gengival induzida por fenitoína (Dilantina®) [*ou* induzida por ciclosporina *ou* por bloqueador de canal de cálcio]".

OUTRAS CONSIDERAÇÕES

Com o paciente no consultório para tratamento odontológico com laser, os clínicos têm muitas considerações adicionais. Como profissionais da área médica, eles carregam a responsabilidade ética e moral de que algum tratamento realizado com laser deve ter um resultado ao menos tão bom quanto se o laser não fosse utilizado. O tratamento com laser não deve ser realizado somente pelo bem de usar o laser.

CONSENTIMENTO INFORMADO

O consentimento informado apropriado é necessário antes de se iniciar algum procedimento odontológico (Fig. 16-8). De acordo com Becktt[16], vice-presidente de uma companhia de seguro:

"O consentimento informado representa a intersecção da comunicação e documentação em conjunturas críticas no atendimento ao paciente... Consentimento informado é um *processo*, não um pedaço de papel. Em nossa experiência, consentimento informado é ainda amplamente subutilizado na odontologia. Em muitas instâncias em que os formulários de consentimento são *usados*, o consentimento é apenas uma assinatura no final de um formulário completo de jargão clínico. É lamentável existir tanta resistência ao consentimento, uma vez que paga dividendos muito superiores ao tempo necessário para fazê-lo de maneira correta. A maioria dos dentistas terá ocasião para usar os procedimentos de consentimento informado e formulários em um tempo ou outro, assim vale a pena dedicar alguns momentos à consideração sobre como obter o máximo benefício fora do processo do consentimento informado com seus pacientes. O consentimento informado oferece ao dentista uma oportunidade de aumentar a harmonia com os pacientes, bem como criar de razoáveis expectativas ao paciente sobre o resultado desejado de um procedimento ou curso do tratamento. Como tirar maior vantagem dessa oportunidade? Tenha em mente que, enquanto você conhece as questões em mãos muito bem, o mesmo não é verdade para os pacientes. A maioria dos

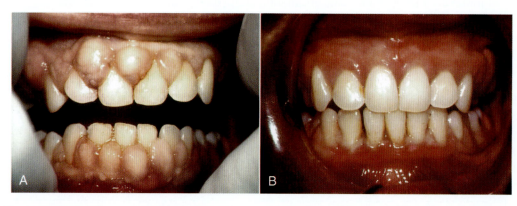

FIGURA 16-7 • Um paciente de 27 anos transplantado renal que toma varfarina (Coumadina®) e bloqueadores de canais de cálcio recebeu tratamento com laser de CO_2 para hiperplasia gengival induzida por ciclosporina. **A**, Visão pré-operatória. **B**, Visão de duas semanas do pós-operatório.

CONSENTIMENTO INFORMADO

Nome do Paciente: _____ **Data:** _____

Endereço: _____ **Dia do nascimento:** _____

1. Eu consinto (dou permissão) e solicito a realização, em mim mesmo (ou na criança sob minha responsabilidade), _____), de procedimento cirúrgico dental ou oral conhecido como: _____

    Com ( ) anestesia local ( ) analgesia

2. O doutor explicou-me este procedimento em termos que eu entendi, e respondeu a algumas questões que eu perguntei para minha satisfação. Procedimentos alternativos foram oferecidos e discutidos, e eu optei por realizar este procedimento.

3. Fui informado dos possíveis riscos e complicações do tratamento, incluindo, mas não limitado a, os seguintes:

    ❑ Dor, edema, sangramento
    ❑ Infecção ou cicatrização prolongada
    ❑ Dormência, formigamento, queimação ou sensação alterada (impressão) no lábio, queixo, língua, gengivas, ou dentes, as quais podem ser temporárias, prolongadas, ou permanentes
    ❑ Problemas sinusais que podem ser resultantes da entrada (ou deslocamento dos dentes ou raízes para dentro) no seio, com possível infecção do seio ou comunicação permanente (abertura) da boca com os seios nasais
    ❑ Danos aos dentes adjacentes, restaurações ou coroas
    ❑ Fratura óssea ou de raízes
    ❑ Dor muscular ou dor na articulação temporomandibular (ATM)
    ❑ Procedimentos futuros que podem ser necessários para tratar algumas complicações
    ❑ Outros: _____

Eu entendi que reações a drogas ou reações aos anestésicos (local e geral) podem ocorrer e que veias podem tornar-se inflamadas (flebites).

Eu entendi que a medicina odontológica e a cirurgia não são ciências exatas, e meu dentista explicou para mim que não pode garantir resultados precisos deste procedimento, nem pode garantir que um perfeito resultado será alcançado.

Instruções para o cuidado pós-operatório, e algumas prescrições necessárias, foram dadas a mim.

Assinatura: _____ **Assinatura:** _____
    Paciente ou Responsável Legal   Doutor

Testemunha: _____

Se você tem algumas questões ou comentários a respeito de seu entendimento deste formulário e seu conteúdo, por favor, escreva abaixo. Senão, por favor, escreva "Sem questionamentos".

FIGURA 16-8 • Exemplo de formulário de consentimento informado.

pacientes não passa pelo processo de consentimento informado muito frequentemente, por isso, trate cada discussão sobre consentimento informado pensando que é a primeira vez para o seu paciente. Não apresse sua apresentação verbal da informação e tente evitar situações onde se espera que o paciente leia (e entenda!) um formulário de consentimento enquanto você está conversando simultaneamente com ele. O consentimento informado não é apenas sobre a obtenção de um formulário assinado: envolve um processo de aconselhar o paciente e obter voluntariamente um consentimento informado para um procedimento. Quando o processo é realizado adequadamente, a documentação de um consentimento informado do paciente para o tratamento deve ser clara. Esse processo pode ser completado satisfatoriamente sem um formulário, mas deve-se preencher um formulário-padrão para atingir vários objetivos. Muitas partes do prontuário do paciente podem e devem ser usadas durante o processo de consentimento informado, como para resumir a base para o conhecimento do paciente, decisão voluntária para aceitar ou recusar o atendimento, juntamente com riscos conhecidos e benefícios associados à escolha de tratamento pelo paciente.

Alguns profissionais não usam um formulário de consentimento escrito para o tratamento com laser, acreditando que o tratamento com laser é atualmente o padrão de atendimento – e ao usar um formulário de consentimento informado escrito, o dentista está destacando ao paciente que o tratamento com laser é de algum modo "diferente" e potencialmente mais perigoso. Outros dentistas que usam laser insistem no formulário de consentimento informado escrito especificamente para destacar que a cirurgia com laser é "diferente" e, por implicação, superior. Alguns profissionais usam formulário de consentimento-padrão, embora outros profissionais usem formulários de consentimento informado específico para a odontologia com laser. Como lidar com o consentimento informado é escolha de cada profissional.

MANUTENÇÃO DOS REGISTROS

A manutenção de registros é essencial em qualquer consultório odontológico. Se o paciente tem uma ficha em papel ou eletrônica, todos os detalhes do tratamento devem ser anotado. Isso pode ser de valor inestimável para estudos retrospectivos, análise prática, resultados adversos ou efeitos legais.

Todos os parâmetros pertinentes ao laser devem ser anotados de uma maneira legível, incluindo os seguintes e algumas outras informações ou estatísticas relevantes:
- Nome do laser.
- Comprimento de onda.
- Configuração de potência em wats (W) e energia em milijoules (mJ).
- Modo de emissão temporal: hertz (Hz) e ciclo de trabalho ou modo de emissão contínua.
- Tempo aproximado em contato com o tecido.
- Óculos/máscaras protetoras usadas.
- Ponta ou tamanho da fibra.

O Estudo de Caso 16-2 dá exemplo de uma ficha inicial.

ORGANIZAÇÃO OPERATÓRIA

Para usar eficientemente um dispositivo de laser e maximizar o ROI, o consultório odontológico deve ser bem organizado e

Estudo de Caso 16-2

Paciente se apresentou para remoção de fibroma da mucosa oral direita usando um laser de diodo de 1.064 nm. Tratamentos alternativos, riscos e benefícios foram discutidos, e o consentimento informado foi obtido do paciente. Óculos de proteção do laser foram colocados no paciente, e uma seringa carpule (1,8 mL) com 2% de lidocaína com 1:100.000 de epinefrina foi usada para anestesia local. Uma fibra de 300 µm foi inserida, clivada e testada. As configurações usadas foram 2,0 W, 50% de ciclo em 20 milissegundos de duração. Contato da luz com a base do tecido foi usado, com tração discreta a partir do pinçamento do tecido, até que a lesão inteira foi removida, aproximadamente em 30 segundos. A superfície aberta do sítio da ferida foi, então, tratada com laser em modo desfocado. Foram dadas ao paciente as instruções pós-operatórias e o cronograma de retorno do pós-operatório em uma semana.

ergonomicamente desenhado. Um sistema bem planejado de rotatividade permite a atenção para muitos detalhes entre os pacientes. O assistente odontológico ou o responsável pela segurança no uso do laser podem executar essas tarefas e se tornarem peritos em curto intervalo de tempo. Os seguintes passos que necessitam ser feitos com o mínimo de tempo para mudar o consultório para o tratamento com laser incluem:
- Protocolo de desligamento/standby do laser.
- Óculos protetores do laser limpos.
- Fibra/ponta removida e limpa, protegida, e esterilizada ou livre de sujeiras.
- Canetas e cânulas limpas, protegidas e esterilizadas ou livres de sujeiras.
- Unidade do laser limpa.
- Capas protetoras trocadas.
- Nova fibra/ponta colocada e pronta para uso.

MANUTENÇÃO DO LASER

O usuário do laser deve estar familiarizado com alguns requerimentos de manutenção do laser. A maioria dos lasers odontológicos são de baixa manutenção. Todos os lasers devem ser calibrados periodicamente e devem ter o alinhamento do espelho conferido de acordo com as recomendações do fabricante ou quando a saída de energia diminuir. Alguns lasers têm modos de autocalibração ou podem vir com dispositivos de calibração; outros necessitam ser profissionalmente calibrados por um técnico de laser, preferencialmente do fabricante. Se nenhum serviço do fabricante estiver disponível, técnicos de laser em hospitais podem ser uma boa fonte de serviço.

OFICIAL DE SEGURANÇA DO LASER

O oficial de segurança do laser (GSL) é a pessoa que tem autoridade para monitorar e aplicar o controle dos riscos dos lasers. Para unidades de saúde dos EUA, o American National Standards Institute (ANSI) define a posição do GSL e suas responsabilidades em ANSI Z136,1 e Z136,3. Essa pessoa deve ser capaz de avaliar os perigos do laser no local da instalação e propor controles para diminuí-los. As funções dos GSLs são os seguintes:

- "Guardar as chaves".
- Configurar os procedimentos-padrão operacionais.
- Entender as características operacionais do laser.
- Conhecer as limitações do equipamento.
- Supervisionar a educação e o treinamento da equipe.
- Assegurar a manutenção do laser, o alinhamento do feixe laser e a calibração.
- Colocar mensagens de sinais de alerta.
- Supervisionar o uso de óculos protetores.
- Supervisionar a vigilância médica e reportar acidentes.
- Estar familiarizado com os riscos biológicos e outros riscos potenciais do laser.
- Conhecer todos os regulamentos dos órgãos competentes.
- Determinar a zona de risco potencial e a zona de não risco.

MECANISMOS DE COMUNICAÇÃO ADVERSOS

Se alguns efeitos adversos forem notados durante ou após o uso do laser, para o paciente ou para a equipe, existe um protocolo a seguir para a devida comunicação. O profissional é obrigado primeiro a endereçar o problema imediato e, então, quando o tempo permitir, reportar o efeito adverso ao fabricante e às autoridades regulatórias necessárias. Quais autoridades são notificadas depende da gravidade do problema; o local, estado e regulamentações federais; e o protocolo no qual o procedimento foi realizado.

Se um consultório tiver informações que sugiram razoavelmente que um equipamento possa ter causado ou contribuído para uma *lesão grave* do paciente, deve-se reportar essa informação ao fabricante do dispositivo. Se o fabricante não for conhecido, o relatório deve ser enviado ao FDA. Todos os relatórios individuais de morte e lesões graves devem ser submetidas dentro de *dez dias úteis* a partir do tempo que algum pessoal médico do estabelecimento torna-se consciente de um evento reportado no Formulário 3.500A da FDA.

REGISTRO DO LASER

Muitos proprietários podem não estar cientes de que alguns estados americanos (p. ex., Flórida, Texas), bem como outras jurisdições, requerem que os equipamentos laser sejam registrados, frequentemente com a mesma agência que registrou outros dispositivos de radiação. Geralmente, uma pequena taxa é cobrada para cada dispositivo nas instalações. A responsabilidade do registro pode cair nos deveres dos direitos do GSL ou gerente de consultório.

EDUCAÇÃO CONTINUADA

Todos os profissionais devem também ser estudantes permanentes e ter educação continuada (EC) para aprofundar seus conhecimentos e habilidades. Isso pode ser realizado por cursos de EC de qualidade. Fontes excelentes de EC na odontologia a laser estão disponíveis através da ALD, da Federação Mundial de Laser em Odontologia (WFLD), da Sociedade de Aplicações de Laser em Odontologia (SOLA), bem como através de muitos fabricantes de laser. Muitos excelentes jornais sobre laser incluem o *Journal of Oral Laser Applications*, dedicado completamente à odontologia a laser, bem como *Lasers in Medical Science, PhotoMedicine and Laser Surgery*, e *Lasers in Medicine and Surgery*, cobrindo medicina e odontologia.

CONCLUSÃO

Está bem estabelecido que consultórios onde os lasers estão incorporados nos planos de tratamento são considerados "de ponta" e têm vantagem psicológica e promocional sobre aqueles que não oferecem tais serviços. Existe uma credibilidade imediata estabelecida pelo fato de ser uma instalação atualizada, onde a confiança é mais facilmente instaurada, onde necessidades são mais facilmente transformadas em desejos, e onde a verdade é mais facilmente estabelecida e torna-se referência. Porém, a prática da odontologia com laser deve ainda seguir princípios básicos de boa prática de gestão odontológica.

Premie e reconheça as pessoas que vão deixar seus pacientes saberem sobre os novos serviços, financeiramente ou com um simples "obrigado". O uso dos lasers na odontologia tem expandido e melhorado as opções de tratamento. O profissional deve receber treinamento adequado, usar a experiência clínica e proceder dentro do escopo da prática clínica.

Referências

1. Catone GA, Alling CC III: *Laser applications in oral and maxillofacial surgery*, Philadelphia, 1997, Saunders.
2. Merriam-Webster Online Dictionary. Accessed March 2009. http://www.merriam-webster.com/dictionary/cost/opportunitycost.
3. McConnell C: *Microeconomics: principles, problems, and policies*, Columbus, Ohio, 2005, McGraw-Hill.
4. Strauss R: Laser management of discrete lesions. In Catone GA, Alling CC III: *Laser applications in oral and maxillofacial surgery*, Philadelphia, 1997, Saunders.
5. Reeves R: *Reality in advertising*, New York, 1961, Alfred A Knopf.
6. Cankat K: Evaluation of patient perceptions of frenectomy: a comparison of Nd:YAG laser and conventional techniques, *Photomed Laser Surg* 26(2):147-152, 2008.
7. Wigdor H: Patients' perception of lasers in dentistry, *Lasers Surg Med* 20:47-50, 1997.
8. Wasserman Y: *National Dental Advisory Service comprehensive fee report*, Milwaukee, 2009, Wasserman Medical Publishers (800-669-3337).
9. Renaissance Systems & Services, 1502 W Edgewood, Suite A, Indianapolis, IN 46217 (866-712-9584; 866-712-9585). support@rss-llc.com.
10. White JM et al: Curriculum guidelines and standards for dental laser education. Lasers in Dentistry V, *SPIE Int Soc Optical Eng* 3593:110-122, 1999.
11. Coluzzi DJ, Convissar RA: *Atlas of laser applications in dentistry*, Hanover Park, Ill, 2007, Quintessence.

12. American Dental Association: Code on Dental Procedures and Nomenclature (Code), 2008. Effective for Jan 1, 2009, through Dec 31, 2010. www.ada.org/goto/dentalcode.
13. Willis R: Promote your practice, 10020-C S Mingo Road, Tulsa, OK 74133. www.promoteyourpractice.com. Accessed March 2009.
14. Du Molin J: The wealthy dentist's $1,000,000 sign! The Wealthy Dentist, PO Box 1220, Tiburon, CA 94920 (712-585-3606). http://www.thewealthydentist.com/DentalSigns.htm. Accessed March 2009.
15. American Dental Association: Intelligent dental marketing: harness the power of direct mail. www.adaidm.com 10542 South Jordan Gateway, Suite 375, South Jordan, UT 84095 (888-290-0763). Accessed March 2009.
16. Beckett TJ: 2007-2009 Fortress Dental Risk Management On-Line Seminar, 2007, Fortress Insurance Company, 6133 North River Road, Suite 650, Rosemont, IL 60018-5173.

Pesquisa Odontológica com Laser

17

**Carlos de Paula Eduardo, DDS • Ana Cecilia Corrêa Aranha, DDS • Karen Muller Ramalho, DDS
• Marina Stella Bello-Silva, DDS • Patrícia Moreira de Freitas, DDS**

Novos desenvolvimentos e tecnologias têm definido a odontologia nos últimos anos. O campo da biofotônica tem crescido rapidamente e se tornou uma área de grande interesse. Pesquisas sobre a emissão de luz vêm sendo suportadas e realizadas por diferentes grupos em todo o mundo, focando especificamente a pesquisa do laser. Novos lasers com ampla gama de características, como os lasers da família do érbio, e muitos diodos com comprimento de ondas diferentes estão sendo usados em vários campos da odontologia. Deve ser notado que muitos estudos estão focados em tratamentos minimamente invasivos.

Este capítulo apresenta uma revisão de novas tecnologias com laser para aplicações clínicas em odontologia e atualizações do uso de diferentes tipos de lasers na cirurgia, teste de diagnóstico e microbiologia. As discussões incluem o potencial uso do laser de dióxido de carbono (CO_2) e lasers de alexandrita na cirurgia, a acurácia e a reprodutibilidade da tomografia de coerência óptica no diagnóstico, e a terapia fotodinâmica na desinfecção e redução microbiana.

TOMOGRAFIA DE COERÊNCIA ÓPTICA

A história da imagem dental inicia-se no final de 1800 com o desenvolvimento da imagem de raios X. Em 1973, a tomografia computadorizada (TC) criou imagens através da combinação dos raios X e da tecnologia computadorizada para capturar finas fatias de tecido[1]. Em seguida, a imagem de ressonância magnética (IMR) permitiu a análise de tecidos moles.

As radiografiaa periapicais e cefalométricas vêm sendo os mais importantes instrumentos na radiologia odontológica para detectar cáries primárias e secundárias, analisar estruturas e características anatômicas específicas, planejar procedimentos cirúrgicos em implantologia, diagnosticar possíveis alterações ósseas, e supervisionar o progresso do paciente. No entanto, as desvantagens incluem a interposição de partes anatômicas, bem como os potenciais efeitos prejudiciais aos tecidos biológicos por meio da radiação ionizante[2].

Pesquisas recentes no campo da engenharia óptica oferecem novas técnicas ópticas para aplicações em imagens biomédicas[2]. Além do aumento da disponibilidade de compactas fontes modulares de luz de diodos, detectores de alta sensibilidade tornam possível distinguir um número muito pequeno de fótons depois de eles interagirem com o tecido.

O termo *tomografia* foi usado primeiro para descrever uma técnica radiográfica seccional na qual o tubo de raios X move-se ao longo no mesmo plano com o filme, mas em direção oposta. A imagem de um plano anatômico selecionado permanece parada sobre o filme em movimento enquanto as sombras de todos os outros planos estão desfocadas da visão. A imagem tomográfica resultante é um pedaço ou seção transversal da estrutura. Imagens tomográficas criadas através de TC e radiografia panorâmica resultam da interação de tecidos biológicos com fótons de raios X e representam uma "camada" ou "fatia" da estrutura selecionada, usando as imagens registradas[2].

A tomografia de coerência óptica (*Optical coherence tomography* – OCT) é uma técnica de imagem diagnóstica bem-estabelecida que possui aplicações potenciais em odontologia. A OCT é segura, versátil, de baixo custo, não invasiva, e prontamente adaptada para o consultório odontológico (Fig. 17-1). Baseada nos princípios da interferometria, a OCT utiliza a luz da parte não ionizante do espectro eletromagnético, juntamente com a óptica biomédica para fornecer imagens transversais do tecido até 3 mm de profundidade. A OCT exibe detalhes microestruturais que não podem ser obtidos com modalidades de imagem atual[1,3] (Fig. 17-2). Esse conceito de usar luz e óptica para imagens de tecidos biológicos foi proposto pela primeira vez por Duguay em 1971. Após a sua primeira aplicação biológica, por Huang *et al.*[4] em 1991, a OCT foi inicialmente aplicada a imagens tomográficas de tecido transparente dos olhos para diagnosticar a doença macular da retina.

Otis *et al.*[2] apresentaram o primeiro protótipo de OCT intraoral para odontologia em 2000. O sistema criou imagens transversais, quantificando os reflexos de luz infravermelhos (IV) a partir de estruturas dentais interferometricamente, consistido de um computador, de fonte de luz de diodo compacta, fotodetector com eletrônicos associados, e caneta que escaneava um cabo de fibra óptica sobre os tecidos orais. Nas imagens de OCT, as estruturas aparecem sem a superposição de outras estruturas anatômicas. A imagem final da OCT consiste em sinais axiais, apresentando uma representação bidimensional da reflexão do tecido. As imagens podem ser visualizadas em tempo real e armazenadas digitalmente.[2,3]

Embora a OCT ainda não esteja amplamente disponível clinicamente na odontologia, ela promete rápido desenvolvimento tecnológico. A aplicação da OCT para outras estruturas biológicas clinicamente relevantes tem sido dificultada por causa de problemas de espalhamento óptico. A cavidade oral

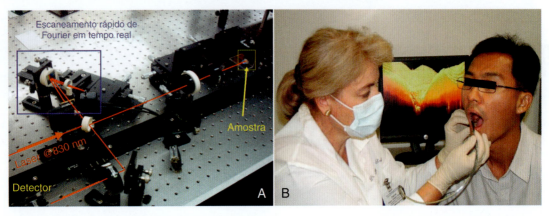

FIGURA 17-1 • **A**, Imagem do protótipo da tomografia de coerência óptica (OCT) de tempo real. **B**, Imagem do OCT em tempo real com a peça de mão. (**A**, Cortesia do Professor Anderson Zanardi de Freitas; **B**, Cortesia da Dra. Petra Wilder-Smith.)

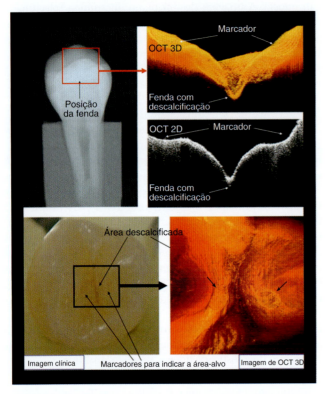

FIGURA 17-2 • Imagens bidimensionais (2D) e tridimensionais (3D) da OCT com comparações entre as imagens clínica intraoral e os raios X. (Cortesia da Dra. Petra Wilder-Smith.)

apresenta tecidos biológicos relevantes junto à superfície, então a OCT é uma técnica promissora para obter imagens de tecidos dentais humano *in vivo*.

Apesar dos ganhos significativos na redução da sua incidência, a cárie dental continua sendo a principal causa de perda de dentes em todo o mundo. Novas abordagens enfatizam a detecção precoce, seguida de uma intervenção mínima. O recurso mais comum para o diagnóstico da cárie dental é a radiografia odontológica em conjunto com o exame clínico visual e tátil.[7] No entanto, esses procedimentos de rotina atualmente não são suficientemente precisos para diagnosticar lesões iniciais ou fendas na interface dente-restauração, que levam à cárie secundária.[8] A detecção precoce de falhas na restauração na interface dente-restauração pode ser o primeiro passo na prevenção da formação e desenvolvimento de cárie secundária, bem como a hipersensibilidade dos dentes restaurados, o desenvolvimento de patologia pulpar, coloração marginal, bem como o colapso final de uma restauração.

Além disso, as radiografias intraorais são altamente sensíveis e específicas para diagnosticar a cárie primária, mas são menos confiáveis na detecção de cárie secundária ao redor das restaurações existentes.[2] A OCT oferece um método potencialmente mais sensível para a detecção de cáries recorrentes. Em 2005, Araújo et al.[8] mostraram o potencial da OCT no diagnóstico clínico comparado com os filmes de raios X. A resolução longitudinal de 10 mícrons do sistema de OCT identificou 50 μ de fendas na interface. As fendas não foram mostradas pela radiografia convencional. De acordo com os próprios autores, a OCT tem a vantagem de mostrar a região restaurada, bem como a fenda, e precisar a localização de sua posição.

Amaechi et al.[9] avaliaram quantitativamente as mudanças minerais em uma lesão de cárie com base na eficácia das medidas preventivas para remineralizar a lesão numa fase incipiente. Eles monitoraram as mudanças ao longo do tempo no estado mineral da cárie, usando OCT com um sistema que poderia coletar varredura-A (profundidade *versus* curva de refletividade), varredura-B (imagens longitudinais), varredura-C (imagens transversais a uma profundidade constante). Os dentes bovinos foram submetidos à desmineralização em solução tampão ácida por três dias, com imagens tiradas antes de desmineralização e após três dias de desmineralização. Considerando que as varreduras B e C descrevem qualitativamente a lesão, a varredura-A mostra a profundidade (mm) da refletividade resolvida (dB) do tecido dentário e foram utilizados para a análise quantitativa. Os resultados mostraram que R (dB mm) diminuiu com o tempo de desmineralização crescente, e que a perda percentual de refletividade (R%) no tecido desmineralizado (quantidade de perda mineral) aumentou com o tempo de desmineralização, mostrando que a OCT pode monitorar quantitativamente as mudanças minerais de uma lesão cariosa em longo prazo. Materiais protéticos (p. ex., metal, compósitos, restaurações indiretas cerâmicas/coroas) também têm sido observados com a OCT, mostrando a sua potencial vantagem em relação aos métodos convencionais através da visualização de defeitos estruturais e de restaurações marginais *antes* dos defeitos significativos ocorrerem, minimizando, assim, a perda dental e a substituição de restaurações.[2,7] Apesar da acessibilidade da ponta da sonda até a área de interesse ser comumente o fator limitante para esta aplicação, a OCT também identifica facilmente a adaptação marginal do metal à margem cavo-superficial e visualiza os aspectos internos e a adaptação marginal das restaurações de porcelana e de compósitos.

Na periodontia, devido dos detalhes microestruturais dos tecidos moles periodontais, a OCT oferece potencial para identificar doença periodontal ativa antes da perda significativa de osso alveolar ocorrer. Registros visuais do contorno do tecido periodontal, profundidade de sulco, e inserção do tecido conjuntivo, são possíveis. A OCT é um método eficaz para a geração de imagens de alta resolução, imagens da secção transversal das estruturas orais, com estudos de imagens *in vivo* mostrando muito mais detalhes estruturais dos tecidos dentários comparados com as medidas anteriores.[2,7]

Na endodontia, a sonda da OCT pode ser usada para obter uma imagem detalhada e microscópica através da parede circunferencial em torno do canal radicular para a camada externa de cemento.[10] A sonda também pode obter imagem da anatomia e da limpeza das paredes do canal radicular e medir a espessura exata da parede dentinária, que ajuda a prevenir a instrumentação em excesso e a perfuração da parede do canal. A OCT também poderia ser extremamente útil no diagnóstico de fraturas verticais.[11]

A tomografia de coerência óptica tem aplicações potenciais na odontologia como um método não invasivo para imagens da microestrutura dental. As imagens das secções transversais exibem detalhes microestruturais que não podem ser obtidas com as modalidades de imagem atuais. Usando esta nova tecnologia, registros visuais do diagnóstico precoce de processos de desmineralização e remineralização, defeitos do dente e falhas na restauração, doença periodontal, displasias de tecidos moles, lesões pré-cancerosas, e da anatomia do canal radicular, são possíveis. A OCT é um meio auxiliar de diagnóstico que pode ir de encontro aos desafios odontológicos de prevenção e intervenção precoce.

LASER DE ALEXANDRITA

O laser de alexandrita é um laser de estado sólido que emprega pedras preciosas chamadas alexandrita.[12] O laser de alexandrita (crisoberilo [$BeAl_2O_4$] dopado com íons cromo [Cr^{3+}]) tem sido um sistema de laser disponível comercialmente para aplicações médicas[13] e pode ser bombeado com lâmpadas de *flash* pulsadas, lâmpadas de arco contínuas, ou lasers de diodo.[14] Seu comprimento de onda principal é 752 nm. Um intervalo de 710 a 280 nm é possível sob condições operatórias ótimas. Um laser de alexandrita de frequência dupla (2ω) é possível usando um conversor médio. Um cristal de bário beta-borato (β-BaB_2O; BBO) é usado para criar frequência dupla de 752 a 376 nm. Neste comprimento de onda, existe uma boa absorção em água e em hidroxiapatita, que pode ser explorada para preparo de tecidos duros dentais[15-19] (Figs. 17-3 e 17-4).

Na medicina, lasers de alexandrita têm sido usados especialmente para procedimentos dermatológicos, tais como remoção de tatuagem profissional e traumática, remoção do nevo de Ota, tratamento das veias das pernas, e remoção de pelos.[20-23] Para remoção de pelos, seu uso clínico é bem-estabelecido devido ao seu comprimento de onda adequado, o

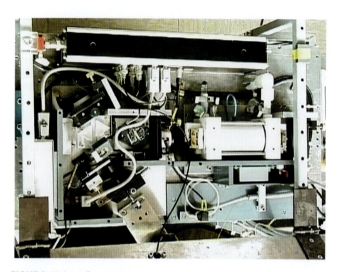

FIGURA 17-3 • Componentes de um laser de alexandrita. (Cortesia de Dr. Peter Rechmann.)

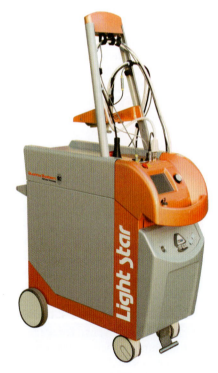

FIGURA 17-4 • Protótipo do laser de alexandrita. (Cortesia Quanta System SpA.)

qual está na média do espectro de absorção de melanina e tem como alvo a melanina do pelo.[21]

Na odontologia, o uso do laser de alexandrita tem sido avaliado em várias especialidades (p. ex., periodontia, endodontia) para remoção de tatuagem por almágama e também para remoção de tecido duro. Em 1991 e 1992, Rechmann, Henning, e colaboradores[18,24] foram os primeiros a demonstrar que uma ablação rápida e eficaz da estrutura dentária cariada foi possível usando um laser de alexandrita de frequência dupla (377 nm, duração de pulso de 100-200 ns, taxa de repetição acima de 110 Hz). Em 1994, Jennett et al.[25] estudaram o uso do laser de alexandrita (750 nm; 200 μs/pulso, 700 mJ/pulso, 350 J/cm² na superfície, 0,25 Hz). Estudos da dureza Knoop e microscopia eletrônica de varredura (MEV) foram realizados nas amostras tratadas. O corante de escolha foi o verde de indocianina (VIC) devido a seu pico de absorção encontrar-se diretamente no espectro do comprimento de onda da alexandrita, com três concentrações testadas (0,5%, 1,0%, 1,5%). Os autores não observaram sinais de ablação quando o corante não foi usado com o comprimento de onda de 750 nm. A cavidade mais profunda foi obtida com 1,5% de concentração de VIC; as cavidades não mostraram evidências de carbonização. A análise da dureza sugeriu que o laser diminuiu significativamente a dureza do esmalte em torno da zona de irradiação. No esmalte lesionado, os valores médios de dureza diminuíram em 6,16%. Os autores concluíram que estudos em longo prazo serão necessários para embasar a significância clínica destes achados. Durante a ablação, registros da temperatura não mostraram nenhuma alteração significativa na temperatura da câmara pulpar. Interessantemente, sem o corante, nenhuma cavitação ocorreu, e existiu um aumento de temperatura de 3° C a 4° C na cavidade pulpar. Aparentemente, ambos os comprimentos de onda puderam remover os tecidos duros, mas somente em um caso com o uso do corante em um comprimento de onda de 750 nm.

Em 1995, Rechmann e Henning[26] foram os primeiros a reportar que o laser de alexandrita de frequência dupla (337 nm, 100 ns, Q-switched) poderia remover seletivamente cálculos dentários sem ablação do esmalte ou cemento subjacente. Baseado na diferença da absorção entre dentina e cálculo subgengival, eles assumiram que o comprimento de onda do laser de alexandrita pode ser favorável para a ablação seletiva de cálculo. Seus estudos revelaram que o laser de alexandrita em uma fluência de 1 J/cm² e em uma taxa de repetição de pulso de 55 Hz sob refrigeração com água, pode ablacionar seletivamente cálculos supragengivais e subgengivais. Com estes parâmetros, o laser de alexandrita não causa dano morfológico na superfície do esmalte ou no cemento radicular,[16] embora uma alteração extremamente discreta da composição (p.ex., redução mínima do feixe de amido II) tenha sido detectada no cemento lesionado por espectroscopia no infravermelho transformada de Fourier (IVTF).[27] Também, durante a remoção do cálculo, os lasers de alexandrita podem retirar seletivamente a placa microbiana não corada.[15]

Rechmann et al. também demonstraram que não existe dano à polpa após a remoção dos cálculos com o laser de alexandrita em 1,5-6 J/cm² e 70 Hz (duração de pulso de 1 μs) com refrigeração com água em cães. Pilgrin et al. suportaram fortemente o uso do laser de alexandrita de frequência dupla para remoção de cálculos (377 nm, 1 μs, 70 Hz, resfriamento com água), embora o mecanismo de ablação seletiva ainda não tenha sido totalmente esclarecido. O desenvolvimento deste laser para o uso clínico é amplamente esperado devido a sua excelente habilidade para remover seletivamente cálculos da superfície do dente ou da raiz sem ablação da estrutura do dente. Porém, o uso de luz na parte ultravioleta (UV) do espectro é uma preocupação, e futuros estudos são necessários para demonstrar a segurança e a efetividade deste laser de alexandrita de frequência dupla na prática clínica e para desenvolver um apropriado equipamento laser para o uso clínico.[29]

Na endodontia, Jelinkova et al.[30] avaliaram os efeitos do laser de alexandrita (0,75 μ; 250 mJ, 1 Hz, 30 pulsos) na redução bacteriana do canal radicular. A irradiação do laser de alexandrita pode se espalhar pelo espaço do sistema de canal radicular e penetrar no tecido em torno da dentina, com a capacidade de matar efetivamente as bactérias: 100% de *Nocardia asteroides* e *Micrococcus albus*, 60% de *Streptococcus sanguinis*, e 40% de *Lactobacillus*. O aumento da temperatura não foi medido. Dostalova et al.[31] verificaram o efeito do laser de alexandrita de frequência dupla (375 nm; 1 Hz, *spot size* de 320 μ; 200 pulsos; energia de 1 mJ) na limpeza e morfologia do canal radicular. As imagens em MEV revelaram que amostras com irradiação laser tiveram os túbulos dentinários abertos com nenhuma fratura ou modificações na superfície. O estudo verificou que o laser de alexandrita pode ser útil para a limpeza do sistema de canal radicular. Estudos futuros devem avaliar o aumento da temperatura na superfície radicular. A melhor metodologia para realizar a irradiação do sistema de canal radicular deve ser também considerada.

No campo da estética odontológica, Jelinkova et al.[32] testaram os lasers de alexandrita (750 nm) com um agente clareador ativado por laser em dentes escurecidos. O laser de alexandrita com um agente clareador ajudou a alcançar o matiz do dente desejado após curto tempo de exposição (400 s) do que o laser de neodímio:ítrio-alumínio-granada (Nd:YAG) dopado, com nenhum efeito adverso. Nenhuma fratura ou modificações essenciais da superfície foram observadas.

Shah e Alster[33] descreveram a remoção de tatuagens por amálgama na mucosa por laser de alexandrita Q-switched (755 nm; 5,5 J/cm² aplicado através de peça de mão colimada de 3 mm). Clareamento significativo da tatuagem foi notado após o terceiro tratamento. O comprimento de onda de 755 nm tem sido apontado com mais vantagens do que o laser de rubi de 694 nm para remoção de tatuagem, pois ele tende a causar menos destruição do tecido da epiderme como um resultado da diminuição da absorção de seu maior comprimento de onda pela melanina epidermal. O comprimento de onda discretamente maior do laser de alexandrita permite menos absorção de melanina e penetração profunda no tecido reduzindo, desta maneira, alterações de pigmentos da pele e aumentando absorção por um pigmento de tatuagem atual.[20] Como resultado, a incidência de efeitos colaterais indesejados, tal como a hipopigmentação permanente, é minimizada com o tratamento com o laser de alexandrita Q-switched.[33] As características dos lasers de alexandrita permitem rápidas sessões de tratamento com mínimo desconforto.[20]

Embora as vantagens e características técnicas de um sistema laser de alexandrita de frequência dupla, compacto, pulsado, tenham sido estudadas para preparo cavitário em esmalte/dentina, vaporização/coagulação de tecido mole, e esterilização,[34] pouca pesquisa está disponível nas aplicações odontológicas dos lasers de alexandrita. Estudos adicionais são necessários para determinar o potencial do dimensionamento do laser,[29] bem como protocolos de segurança para cada aplicação clínica. O conceito sobre luz UV também requer estudos futuros para demonstrar a segurança clínica deste laser.[35] Porém, baseado no conhecimento atual,[20] o laser de alexandrita pode remover seletivamente cálculos do dente ou da superfície radicular sem ablação da estrutura dentária e parece ser um equipamento clínico promissor.

DESINFECÇÃO FOTOATIVADA E REDUÇÃO MICROBIANA

A redução de micro-organismos é o principal objetivo de vários procedimentos na prática odontológica diária, especialmente no tratamento do canal radicular e do tecido periodontal. Protocolos que fornecem significativa redução microbiana têm estabelecido esta modalidade como um coadjuvante ao tratamento de infecções dentais, especialmente em pacientes com micro-organismos resistentes e complicações anatômicas.

O aumento da temperatura resultante da irradiação com laser de alta potência pode causar desnaturação proteica e pode destruir micro-organismos, com altos índices de descontaminação.[36] A terapia com laser de baixa potência (LBP) não é capaz de aumentar a temperatura tecidual,[37] e não se pode esperar o mesmo efeito antimicrobiano quando a LBP é usada como modalidade clínica única.[38] A respeito disto, lasers de baixa potência têm sido estudados e introduzidos clinicamente para a redução microbiana. Seu efeito antimicrobiano é alcançado pela associação de lasers de baixa potência a fotossensibilizadores extrínsecos, o que resulta em aumento de espécies reativas de oxigênio (ERO).[39] Estes causam danos às membranas celulares, mitocôndrias, e DNA,[40-42] e a destruição microbiana é inevitável. Este processo é chamado de *desinfecção fotoativada* (DFA), também denominada terapia fotodinâmica (TFD), fotoquimioterapia, e fotossensibilização letal (Cap. 15).

A capacidade antimicrobiana da TFD tem sido usada para aperfeiçoar a redução microbiana durante a terapia convencional na periodontia, endodontia, odontologia restauradora, e implantologia.[43-46] Inativação viral e tratamento do vírus do herpes tipo I (HSV-1) também têm sido relatados.[47]

A desinfecção fotoativada apresenta várias vantagens sobre agentes antimicrobianos tradicionais. A TFD promove rápida morte microbiana, e não existe necessidade de manter concentrações altas do fotossensibilizador na área infectada, como com antissépticos e antibióticos.[48] A principal vantagem é atribuída ao seu local de ação; a TFD afeta exclusivamente micro-organismos no sítio da deposição do fotossensibilizador, embora drogas sistêmicas tenham ação através do corpo.[49] Além disso, a TFD não danifica ou altera estruturas adjacentes, tais como tecidos periodontais e periapicais, mesmo quando altas concentrações de fotossensibilizador e alta densidade de energia são usadas.[50]

Para um tratamento eficaz das infecções bacterianas, é indispensável ter uma fonte de luz adequada e um fotossensibilizador capaz de se ligar ao patógeno-alvo, dessa forma o fotossensibilizador pode ser aplicado subgengivalmente ou nos tecidos orais superficiais. A fonte de luz mais frequentemente usada para fotossensibilização na odontologia é o laser de baixa potência, pois (1) apresenta um feixe de espectro estreito que permite uma interação mais específica com fotossensibilizadores, (2) pode ser acoplado a fibras ópticas, e (3) não causa aumento da temperatura tecidual, como observado com fontes de luz policromáticas.[51,52] O uso de diodos emissores de luz (LEDs) também tem sido relatado.[53]

Muitos fotossensibilizadores estão disponíveis para a TFD; porém, a desinfecção de patógenos orais geralmente necessita o uso de fotossensibilizadores carregados com cátions, tal como azul de toluidina, azul de metileno, e conjugados de poli-l-lisina-clorina-e6.[54,55] A interação entre fotossensibilizadores e micro-organismos ocorre dentro de poucos minutos, e este período (tempo de incubação ou de pré-irradiação) deve ser respeitado antes da irradiação laser começar.[39,55]

As desvantagens da TFD incluem perda da padronização e ausência de um protocolo estabelecido. Pesquisadores têm começado a avaliar somente a ação antimicrobiana da TFD, já que muito ainda permanece para ser elucidado a respeito da fonte de luz ideal, o fotossensibilizador mais adequado para cada tipo de bactéria e tecido-alvo, e a densidade de energia e configurações de potência. A respeito disso, protocolos adaptados de estudos *in vitro* e *in vivo* têm apresentado resultados científicos seguros e favoráveis que já permitem a aplicação clínica da TFD.

INFLUÊNCIA DA DURAÇÃO DE PULSO NA APLICAÇÃO DO LASER DE ALTA POTÊNCIA

Lasers de alta potência são frequentemente usados na prática diária da odontologia. A variedade de comprimentos de onda e sua interação com diferentes cromóforos permitem aplicações para muitas propostas, nos tecidos orais moles ou duros. Os resultados dependem de numerosos parâmetros, incluindo comprimento de onda, energia de pulso ou fluência, duração de pulso, e taxa de repetição. A ablação com laser do tecido duro e remoção seletiva de cáries dentais têm atraído atenção, pois são considerados procedimentos seguros[56] que reduzem a dor[57,58] e diminuem significativamente o barulho e vibrações de uma broca convencional.[59]

A interação do laser com o tecido duro dental pode resultar em remoção eficiente e segura da estrutura dental comprometida. Esta condição é alcançada quando dano térmico lateral e mecânico e características finais de superfície são rigorosamente levadas em consideração.

Estudos recentes têm focado na influência da duração do pulso e no processo de ablação. O desenvolvimento de dispositivos laser de alta tecnologia permite agora a seleção da duração de pulso na faixa de microssegundos (1 s = uma milionésima parte [0,000001] do segundo), nanossegundos (1 ns = uma bilionésima parte [10^{-9}] do segundo), e, por último, picossegundos (1 ps = uma trilionésima parte [10^{-12}] do segundo) e femtossegundos (1 fs = uma quadrilionésima parte [10^{-15}] do segundo). O equipamento inclui diferentes comprimentos de onda na UV, visível, e regiões do infravermelho de espectro eletromagnético, tal como o 2.940 nm (laser de Er:YAG nos modos pulso de funcionamento livre e Q-switched), 9.300 nm (laser de CO_2 TEA), 9.600 nm (lasers de CO_2 e CO_2 TEA), 10.600 nm (laser de CO_2), 308 nm (laser de XeCl), 2.780 nm (laser de Er,Cr:YSGG), 1.064 nm (laser de Nd:YAG com sistema de amplificador regenerador [RGA]), e 425 nm (laser de femtossegundo visível de baixa potência).[60-64]

Considerando que o aumento na temperatura e o dano térmico periférico podem provocar fratura, fendas ou derretimento do tecido dental duro[65-68] e inibição de cicatrização e necrose óssea, é aceito que pulsos de alta potência, com durações de pulso menores do que o tempo de relaxamento térmico, são necessários para evitar desnaturação térmica de tecidos adjacentes às superfícies irradiadas.[62,69] Durações de pulso mais longas são responsáveis por induzir dano e estresse termomecânico ao tecido, pois elas permitem que a energia térmica seja acumulada e penetre profundamente.[70]

Estudos na duração de pulso do processo de ablação indicam que não somente o limiar de energia para ablação diminui,[70] mas que as formas morfológicas da cavidade são alteradas quando pulsos ultracurtos são usados.[71-73] Embora lasers com duração de pulso ultracurto estejam sendo desenvolvidos (fs), pulsos na ordem de µseg já são considerados extremamente curtos.[74] O tempo de relaxamento tecidual para o esmalte é de 100 µs, e durações (50 µs) de pulso supercurtas (PSC) já são suficientes para uma precisa ablação.[60] Pulsos com 100 µs de duração (pulsos muito curtos, PMCs) são considerados o padrão para o trabalho de rotina, bem como pulsos curtos (PCs), com 300 µs. Durações de pulso de 700 µs (pulsos longos) e 1.000 µs (pulsos muito longos) são indicados para tecidos moles desde que a energia térmica residual promova coagulação. Devido à redução da duração do pulso para picossegundos e nanossegundos, estudos estão usando agora comprimentos de onda não previamente utilizados na ablação dos tecidos dentais (p. ex., lasers de Nd:YAG).[75-78]

O uso de duração de pulso mais curta e intensidade de energia mais alta acelera o processo de ablação.[79] Isso resulta em uma rápida vaporização da água presente no tecido irradiado, que causa a rápida microexplosão de moléculas de água e remove estruturas de tecido duro.[80,81] Neste caso, a eficiência da ablação é melhorada; dano térmico residual reduzido é induzido devido à minimização da difusão de calor; resistência ácida do esmalte para cáries é aumentada[82,83]; e menos vibração é provocada. O resultado é a redução de estímulos dolorosos para a polpa, maior conforto ao paciente e aceitação do tratamento.[84]

LASERS DE DIÓXIDO DE CARBONO

O laser de CO_2 é um laser baseado em uma mistura de gás que contém CO_2, hélio (He), nitrogênio (N_2), e possivelmente algum hidrogênio (H_2), vapor de água, e xênon (Xe). Tais lasers são eletronicamente bombeados por descarga de gás. Moléculas de N_2 são excitadas por descarga dentro de um nível vibracional metaestável e transferem sua energia de excitação para moléculas de CO_2 quando elas colidem. O hélio serve para reduzir o nível de laser para mais baixo e para remover o calor. O hidrogênio e o vapor de água podem ajudar a reoxidar o monóxido de carbono (CO) formado na descarga para CO_2. Estes lasers emitem tipicamente em um comprimento de onda de 10,6 µ (10.600 nm), mas existem outros tipos da região de 9 a 11 µ, particularmente em 9,6 µ (9.600 nm).

Sistemas de lasers tais como o CO_2 permitem radiação de energia muito alta para serem focados em um ponto muito pequeno e apresentam aplicações em muitas áreas da odontologia. Para aplicações odontológicas, todos os lasers de CO_2 trabalham em um modo de não contato e podem ser operados em ondas contínuas (OC) ou feixes pulsados.[85]

TIPOS DE LASERS E APLICAÇÕES NA ODONTOLOGIA

Os três principais comprimentos de onda do laser de CO_2 usados nos procedimentos odontológicos são o 9,3, 9,6, e o 10,6 µ (9.300, 9.600, e 10.600 nm). Mesmo com tais comprimentos de onda similares, a absorção por tecidos biológicos é diferente, e, desta maneira, as aplicações clínicas podem variar. Tecidos minerais dentais (esmalte e dentina) têm fraca absorção em um espectro visível (400-700 nm) e infravermelho próximo (1.064 nm).[86,87] Lasers de CO_2 são bem-absorvidos por tecidos biológicos, pois eles são altamente absorvidos por água e, no caso do comprimento de onda de 9,6 µ, interagem fortemente com faixas de absorção de apatita, principalmente com grupos fosfato e carbonato. Desta maneira, o laser de CO_2 de 9,6 µ pode ser usado para ambos os tecidos duro e mole.

Para procedimentos odontológicos, lasers de CO_2 de *atmosfera transversa excitada* (TEA) têm uma pressão de gás muito alta e uma série de elétrodos e entradas de gás ao longo do tubo. Os lasers TEA são operados somente em modo pulsado (descarga de gás não estável em altas pressões) e são adequados para médias de potência de dez kilowatts, mas eles requerem diferentes desenhos de cavidade óptica e, assim, são mais caros e difíceis de operar. Porém, o laser TEA é o laser de CO_2 mais eficiente para remoção de tecido duro e opera em uma taxa de repetição de poucos Hz com durações de pulso de 0,1 a 0,2 ms, resultando em picos de energia na taxa de gigawatts.[86] Este comprimento de onda tem sido amplamente relatado para ablacionar esmalte dental, pois produz radiação na região do infravermelho próximo que coincide com algumas faixas de absorção da apatita.[88] Lasers de CO_2 convencionais emitem luz a 10,6 µ, que também é fortemente absorvida por mineral. Porém, a absorção de comprimentos de onda de 9,3 µ e 9,6 µ está em uma ordem de magnitude maior do que para o laser de CO_2 convencional.[88]

O Laser de CO_2 9,3 µ

Resultados usando o laser de CO_2 a 9,3 µ em tecidos duros (esmalte e dentina) mostram aplicações clínicas promissoras para este comprimento de onda.[89,90]

Estudando os efeitos dos lasers de CO_2 na morfologia do esmalte dental, McCormak et al.[89] demonstraram que alterações de superfície podem ser produzidas em baixas fluências se os comprimentos de onda usados são eficientemente absorvidos por tecidos duros. A exposição incluiu uma extensa gama de condições do laser de CO_2 (9,3, 9,6, 10,3, e 10,6 μ), com 5, 25, ou 100 pulsos em fluências absorvidas de 2, 5, 10, ou 20 J/cm² e largura de pulso de 50, 100, 200, e 500 μs. Pulsos mais longos em condições de fluências constantes diminuem a extensão de derretimento da superfície e fusão de cristais, e o número total de pulsos de laser entregues no tecido não afetou significativamente alterações de superfície enquanto ao menos cinco a dez pulsos foram usados. Dentro dos comprimentos de onda do laser de CO_2, as diferenças observadas nas alterações de superfície do esmalte foram dramáticas. Na dentina, os efeitos do laser de CO_2 9,3 μ mostraram nenhuma cratera ou fissura, mas muitas partículas pequenas fusionadas e reendurecidas na superfície, sugerindo que a irradiação laser afetou somente a superfície da dentina (<20 μ), e que deveria ser menos prejudicial à polpa dentária para a ablação da dentina.[91]

Ambos os lasers de CO_2 9,3 μ e 9,6 μ têm sido extensivamente estudados para a prevenção de cáries. Muitos estudos nos últimos trinta anos têm demonstrado o potencial do pré-tratamento com laser do esmalte ou da raiz dental para inibir subsequente dissolução induzida por ácido ou alterações semelhantes a cáries artificiais in vitro.[92-94] O objetivo global está em determinar os parâmetros ótimos para a irradiação com o laser de CO_2 que inibirão efetivamente cáries dentais (primária ou secundária) no esmalte e dentina. Featherstone et al.[92] relataram que a inibição com laser de CO_2 de lesões artificiais semelhantes a cáries no esmalte dental variou de 40% a 85% para todas as condições de laser testadas, comparavelmente a inibição com tratamentos diários com dentifrícios à base de fluoretos, com mínima elevação da temperatura de subsuperfície (<1° C a 2 mm de profundidade).

O uso de lasers de CO_2 em preparos cavitários pode resultar em efeitos de prevenção de cáries na estrutura dental preparada e diminuição do processo de desmineralização após procedimentos de restauração (prevenção de cáries secundárias).[82,93,95] Fried et al.[82] conduziram estudos de dissolução de superfícies de esmalte dentário bovino modificado por ablação por escaneamento de alta velocidade com laser de TEA CO_2 9,3 μ. Lasers de TEA CO_2 ajustados para forte absorção de mineral de hidroxiapatita próximo a 9 μ são bem adequados para a ablação eficiente de tecidos duros dentais se o pulso do laser é aumentado para mais que 5 a 10 μ, para evitar fenômenos de blindagem plasmática. Além disso, lasers TEA CO_2, como mencionado anteriormente, podem ser operados em taxas de repetição muito altas e são inerentemente menos caros e mais versáteis do que os lasers de érbio. Uma superfície de esmalte com resistência aumentada à dissolução ácida é produzida após a ablação com laser de CO_2 se taxas de escaneamento significativamente altas são usadas, com ou sem refrigeração com água. O laser de CO_2 9,3 μ pode até ter maior potencial para prevenção de cáries do que o fluoreto tópico.[95]

Wilder-Smith et al.[96] investigaram os efeitos cirúrgicos e colaterais do laser de CO_2 9,3 μ no tecido mole, especificamente a largura e a profundidade da incisão, bem como sua efetividade. A profundidade de incisão correlacionou positivamente com a média de potência; potências mais altas produziram incisões mais profundas. Os autores também verificaram que o dano colateral aos tecidos adjacentes foi relatado para o modo emissão pulsada do laser. Múltiplos fatores foram encontrados para influenciar o resultado da irradiação com o laser 9,3 μ. Uma ampla gama de efeitos cirúrgicos e colaterais pode ser alcançada com um equipamento laser específico, dependendo dos parâmetros de configuração selecionados.

Embora o comprimento de onda do laser de CO_2 9,3 μ revele benefícios e aplicações promissoras em diferentes especialidades da odontologia, ainda existe uma falta de estudos in vivo para embasar seu uso na prática clínica.

O Laser de CO_2 9,6 μ

O laser de CO_2 9,6 μ tem sido investigado para diferentes aplicações na odontologia, tais como preparo cavitário e prevenção de cáries (odontologia restauradora), tratamento do canal radicular (endodontia), e também para o manuseio de tecidos ósseo e mole (cirurgia oral).

Embora estudos de prevenção de cáries tenham usado diferentes comprimentos de onda do laser de CO_2, 9,6 μ parece ser o comprimento de onda de escolha. Para produzir efeitos similares de inibição de cáries usando laser a 9,6 μ e um laser a 10,6 μ, um aumento de 14 vezes na densidade da energia é necessário quando o comprimento de onda de 10,6 (10.600 nm) é usado.[88] Lasers pulsados fornecem um método de aumentar a densidade de potência pico enquanto mantém a densidade de energia por pulso em níveis baixos (centenas de mJ/cm²), minimizando desta maneira a deposição de energia cumulativa.[86,97] Isso significa que alterações como fusão, derretimento, perda de carbonato, e recristalização dos cristais de esmalte podem ser confinadas em uma região com superfície fina sem afetar a dentina e a polpa subjacente.[88]

Viscovini et al.[98] relataram outra alternativa para a prevenção de cáries ainda não explorada – o uso de lasers de CO_2 onda-guiado, operando em altas taxas de repetição (kHz), com pulsos na duração de 100 ms e potências de pico mais baixas (100 W). A vantagem deveria ser a simplificação da tecnologia e baixo custo deste sistema comparado com o sistema de laser de TEA CO_2.

Observações dos efeitos do laser de CO_2 na morfologia do esmalte dental revelaram evidências de derretimento, fusão de cristais, e esfoliação em uma forma dependente do comprimento de onda.[89] A fusão de cristais ocorreu em fluências tão baixas quanto 5 J/cm² por pulso em comprimentos de onda de 9,3 μ e 9,6 μ, em contraste para nenhuma fusão de cristais com 10,6 μ. Pulsos maiores em condições de fluência constante diminuem a extensão do derretimento da superfície e da fusão de cristais.

Slutzky-Goldberg et al.[99] examinaram o efeito da energia do laser de CO_2 9,6 μ na microdureza dos tecidos duros dentais humanos (esmalte e dentina) comparados com aquele de preparos cavitários realizados com broca de alta rotação, para determinar a aplicabilidade deste laser no tratamento clínico. Eles concluíram que o uso clínico da energia do laser de CO_2

9,6 µ para preparo cavitário em dentina requer maiores análises. Também, o efeito dos lasers de CO_2 na permeabilidade da dentina foi mostrado como sendo uma terapia promissora na clínica.[99]

Estudando os efeitos térmicos do comprimento de onda 9,6 µ durante a remoção do tecido duro (dentina), Nair *et al.*[100] investigaram os efeitos pulpares a curto e longo prazo de preparos cavitários em dentes humanos sadios. Embora estes resultados histológicos preliminares sugiram que o laser induziu somente a uma mínima resposta do complexo dentina-polpa quando usado como uma ferramenta de perfuração de tecido duro (com configurações de energia específicas, duração de pulso dentro de um tempo de relaxamento térmico), grandes ensaios clínicos envolvendo vários tipos de dentes são necessários para chegar a conclusões definitivas para a ampla aplicação clínica deste laser para procedimentos clínicos.

Para o laser ser aceito, uma análise histológica usando um laser de CO_2 9,6 µ mostrou que seu efeito no tecido pulpar dentário deve ser similar ou menos nocivo do que aqueles causados pela broca de alta rotação. Este estudo em animal também mostrou que lasers não produziram dano perceptível à polpa e parece ser um método seguro para remover tecidos duros dentais.[101]

Investigações da decomposição térmica induzida por laser do esmalte dental tem demonstrado uma redução na taxa de dissolução ácida, tamanho das lesões artificiais semelhantes a cáries, e reatividade ácida.[92,97,102] Adicionalmente, pesquisadores têm correlacionado a perda de carbonato a partir do esmalte dental com uma redução na dissolução ácida. Minerais dentais consistem de hidroxiapatita com muitas substituições, principalmente carbonato (3%-5% por peso), a qual afeta grandemente a reatividade ácida. Zuerlein *et al.*[103] determinaram a profundidade precisa de modificação (p. ex., decomposição induzida termicamente) do esmalte dental (perda de carbonato) prevista nos melhores parâmetros de irradiação laser. A profundidade de modificação é consistente com o modelo que incorpora a profundidade de absorção e duração tempo/pulso de relaxamento térmico. Porém, a irradiação repetida é necessária para a remoção completa de carbonato.

Aplicações do laser de dióxido de carbono na cirurgia oral e implante odontológico também têm sido reportadas. Para algumas indicações, o tratamento com laser tem se tornado o estado da arte comparado com técnicas convencionais. Uma revisão da literatura relata que o maior desenvolvimento foi a introdução do laser de CO_2 9,6 µ.[104] Este laser pode preservar tecidos com quase nenhum efeito adverso e tem sido usado para tratar lesões pré-malignas, para DFA intraoperatório, e para tratamento da peri-implante, reportadamente melhor do que as técnicas convencionais. Porém, maiores estudos são necessários para avaliar protocolos padronizados.

Para aplicação em endodontia, um estudo comparativo da permeabilidade da dentina após apicectomia e tratamento de superfície com irradiação com laser de TEA CO_2 9,6 µ e Er:YAG mostrou uma redução na permeabilidade para o corante azul de metileno para ambos os comprimentos de onda.[105] Esta aplicação clínica é importante, pois falha nas apicectomias é geralmente atribuída à permeabilidade da superfície da dentina, bem como a falta de um adequado selamento marginal do material de retropreparo, o qual permite a percolação de micro-organismos e seus produtos a partir do sistema de canal radicular para a região periodontal, comprometendo a cicatrização periapical. A aplicação de radiação com laser pulsado de CO_2 nos canais radiculares com fibras de AgCl pode abrir os túbulos dentinários e fundir a hidroxiapatita; porém, é necessário maior desenvolvimento na tecnologia da fibra para alcançar resultados previsíveis.[106]

O Laser de CO_2 10,6 µ

Ao contrário de outros comprimentos de onda de CO_2, o laser de CO_2 10,6 µ tem sido estudado não somente *in vitro*, mas também *in vivo*, pois o sistema é comercialmente mais disponível para o uso clínico.

No campo da prevenção de cáries, muitos estudos têm sido conduzidos para verificar o potencial do efeito da irradiação com laser de CO_2 10,6 µ na redução da solubilidade do esmalte[107-111] sem comprometer a vitalidade pulpar.[109]

O laser de CO_2 10,6 µ tem sido extensivamente usado na cirurgia oral para o manejo de tecido mole (tecido periodontal, mucosa oral). Os efeitos nas doenças do tecido mole oral mostraram algumas vantagens para o laser de CO_2, tais como uma maior redução do tempo operatório, procedimento mais simples, diminuição da infecção pós-cirúrgica, e diminuição ou eliminação da contratura da ferida e cicatrização (na cirurgia pré-protética do tecido mole).[112]

Muitos autores têm se referido ao laser de CO_2 como um equipamento importante no tratamento das lesões orais, tais como no tratamento de carcinomas, múltiplos carcinomas superficiais,[113] lesões pré-malignas,[113-117] e hemangiomas.[115,118] O laser de CO_2 permite excisão precisa da lesão e mucosa envolvida e também um excelente espécime para verificação histológica das margens.[113,119]

Avaliando os efeitos do laser de CO_2 no contorno do tecido ósseo irradiado durante procedimentos de biópsia, Krause *et al.*[120] verificaram que todos os espécimes, independentemente da composição do tecido, densidade de energia, ou número de feixes de energia, exibiram uma camada distinta de tecido carbonizado residual, uma zona de necrose térmica caracterizada por coagulação tecidual, e uma zona de tecido exibindo dano térmico. Por outro lado, Frentzen *et al.*[121] mostraram que histologicamente, uma osteotomia usando pulsos de 80 µseg com o laser de CO_2 resultou somente em dano mínimo para a ablação óssea nos parâmetros especificados, e que este procedimento com laser pode ter vantagens sobre instrumentos mecânicos.

Pinheiro *et al.*[122] investigaram uma possível forma de reduzir o dano térmico durante cirurgia com uso do laser de CO_2 da mucosa oral. O dano tecidual foi avaliado por meio do estudo das alterações nos mastócitos e na atividade do lactato e de-hidrogenase de sucinato. Resultados revelaram que feridas com lasers sem refrigeração, mas não com feridas com lasers pré-refrigerados, foram associadas significativamente com altos níveis de degranulação de células mastócitos do que feridas com bisturi.

Lin *et al.*[123] reportaram no efeito do comprimento de onda do laser de CO_2 10,6 µ na permeabilidade dentinária, usando um laser de emissão contínua e uma pasta bioativa de vidro-DP (DPGP) recentemente desenvolvida para fundir ou ligar fendas dentais ou linhas de fraturas. Ambos o DPGP e esmalte dental têm fortes faixas de absorção em 10,6 µ. Desta maneira, sob irradiação com laser de CO_2, DPGP e esmalte devem ambos ter uma absorção eficaz e derreter juntos. Análises morfológicas revelaram que as massas derretidas e os cristais tipo placa formaram uma firme ligação química entre o esmalte e o DPGP. Espera-se que esta técnica de DPGP associada com a irradiação laser seja uma alternativa para o tratamento de fendas e fraturas dentárias, mas futuros estudos são necessários para confirmar esta hipótese.

CONCLUSÃO

Pesquisas recentes com laser focam na tomografia de coerência óptica (OTC) no diagnóstico dental, nas novas aplicações odontológicas para os lasers de alexandrita, e para a desinfecção fotoativada na prática diária. Lasers de dióxido de carbono, incluindo o protótipo TEA, têm mostrado também ser eficazes em muitos campos da odontologia, com vantagens tais como menor sangramento, remoção seletiva de tecido, curto tempo de operação, e redução da dor pós-operatória. Estudos futuros mostraram a viabilidade do uso dessas novas tecnologias como instrumentos diários em muitas aplicações clínicas. Outros comprimentos de onda, tais como lasers de érbio, também têm sido amplamente investigados, mas não são assunto deste capítulo.

Referências

1. Gimbel C: Optical coherence tomography diagnostic imaging, *Gen Dent* 56:750-757 (quiz 758-759, 768), 2008.
2. Otis LL, Everett MJ, Sathyam US, Colston BW Jr: Optical coherence tomography: a new imaging technology for dentistry, *J Am Dent Assoc* 131:511-514, 2000.
3. Colston BW Jr, Everett MJ, Da Silva LB, et al: Imaging of hard- and soft-tissue structure in the oral cavity by optical coherence tomography, *Appl Opt* 37:3582-3585, 1998.
4. Huang D, Swanson EA, Lin CP, et al: Optical coherence tomography, *Science* 254:1178-1181, 1991.
5. Hee MR, Puliafito CA, Wong C, et al: Quantitative assessment of macular edema with optical coherence tomography, *Arch Ophthalmol* 113:1019-1029, 1995.
6. Coker JG, Duker JS: Macular disease and optical coherence tomography, *Curr Opin Ophthalmol* 7:33-38, 1996.
7. Everett MJ, Colston BW, Da Silva LB, Otis LL: Fiber optic based optical coherence tomography (OCT) for dental applications. Fourth Pacific Northwest Fiber Optic Sensor Workshop, 1998, Portland, Ore.
8. de Araujo RE, de Melo LSA, Freitas AZ, et al: Applying optical coherence tomography in dental restoration, *IEEE Xplore* [serial online], 2005. http://ieeexplore.ieee.org.
9. Amaechi BT, Higham SM, Podoleanu AG, et al: Use of optical coherence tomography for assessment of dental caries: quantitative procedure, *J Oral Rehabil* 28:1092-1093, 2001.
10. Shemesh H, van Soest G, Wu MK, et al: The ability of optical coherence tomography to characterize the root canal walls, *J Endod* 33:1369-1373, 2007.
11. Shemesh H, van Soest G, Wu MK, Wesselink PR: Diagnosis of vertical root fractures with optical coherence tomography, *J Endod* 34:739-742, 2008.
12. Ishikawa I, Sculean A: Dentistry in periodontics. *In Proceedings of First International Workshop of Evidence-Based Dentistry on Lasers in Dentistry*, Chicago, 2007, Quintessence, p 239.
13. Wailling JC, Peterson OG, Jensen HP, et al: Tunable alexandrite lasers, *IEE J Quant Electron* 16:1302, 1980.
14. Scheps R, Getely BM, Myers JF: Alexandrite laser pumped by semiconductor lasers, *Appl Phys Lett* 23:2288-2290, 1990.
15. Rechmann P, Hennig T: Selective ablation of dental calculus with a frequency-doubled alexandrite laser. Medical applications of lasers III, *Proc SPIE* 2623:180-188, 1996.
16. Rechmann P, Hennig T: SEM Investigations of the cementum surface after irradiation with a frequency doubled alexandrite-laser, *Proc SPIE* 2672:176-180, 1996.
17. Rechmann P, Hennig T: Basic and applied studies with the frequency-doubled alexandrite laser: an overview, *J Acad Laser Dent* 10:15-17, 2002.
18. Hennig T, Rechmann P, Pilgrim CH, et al: Caries selective ablation by pulsed lasers, *Proc SPIE* 1424:99-105, 1991.
19. Pilgrim C, Rechmann P, Goldin DS, Hennig T: Measurement of efficiency in calculus removal with a frequency-doubled alexandrite laser on pig jaw, *Proc SPIE* 3910:50-58, 2000.
20. Alster TS: Q-switched alexandrite laser treatment (755 nm) of professional and amateur tattoos, *J Am Acad Dermatol* 33:69-73, 1995.
21. Eremia S, Li CY, Umar SH, Newman N: Laser hair removal: long-term results with a 755-nm alexandrite laser, *Dermatol Surg* 27:920-924, 2001.
22. Khoury JG, Saluja R, Goldman MP: Comparative evaluation of long-pulse alexandrite and long-pulse Nd:YAG laser systems used individually and in combination for axillary hair removal, *Dermatol Surg* 34:665-670 (discussion 670-671), 2008.
23. McDaniel DH, Lord J, Ash K, et al: Laser hair removal: a review and report on the use of the long-pulsed alexandrite laser for hair reduction of the upper lip, leg, back, and bikini region, *Dermatol Surg* 25:425-430, 1999.
24. Rechmann P, Hennig TH, von den Hoff U, Kaufmann R: Caries selective ablation using a 2nd harmonic alexandrite laser. Third International Congress on Lasers in Dentistry, 1992, Salt Lake City, pp 123-124.
25. Jennett E, Motamedi M, Rastegar S, et al: Dye-enhanced ablation of enamel by pulsed lasers, *J Dent Res* 73:1841-1847, 1994.
26. Rechmann P, Hennig T: Selective ablation of sub and supragingival calculus with a frequency doubled alexandrite laser. Lasers in Dentistry, *Proc SPIE* 2394:203-210, 1995.
27. Rechmann P, Hennig T: Fourier transform infrared spectroscopy (FTIR) of laser irradiated cementum, *Proc SPIE* 4950:115-121, 2003.
28. Rechmann P, Hennig T, Reichart P: Periodontal treatment with the frequency-doubled alexandrite laser in dogs. Lasers Dentistry, *Proc SPIE* 3910:35-41, 2000.
29. Aoki A, Mizutani K, Takasaki AA, et al: Current status of clinical laser applications in periodontal therapy, *Gen Dent* 56:674-687 (quiz 688-689, 767), 2008.
30. Jelinkova H, Dostalova T, Duskova J, et al: Er:YAG and alexandrite laser radiation propagation in root canal and its effect on bacteria, *J Clin Laser Med Surg* 17:267-272, 1999.
31. Dostalova T, Jelinkova H, Nemec M, et al: X-ray opaque waveguide for dentistry, *Photomed Laser Surg* 22:221-225, 2004.
32. Jelinkova H, Dostalova T, Nemec M, et al: Laser radiation tooth bleaching, *Laser Physics Lett* 1:617-620, 2005.

33. Shah G, Alster TS: Treatment of an amalgam tattoo with a Q-switched alexandrite (755 nm) laser. *Dermatol Surg* 28:1180-1181, 2002.
34. Steiger E, Maurer N, Geisel G: Frequency-doubled alexandrite laser: an alternative dental device, *Proc SPIE* 1880:149-155, 1993.
35. Aoki A, Sasaki KM, Watanabe H, Ishikawa I: Lasers in nonsurgical periodontal therapy, *Periodontol 2000* 36:59-97, 2004.
36. Schoop U, Kluger W, Moritz A, et al: Bactericidal effect of different laser systems in the deep layers of dentin, *Lasers Surg Med* 35:111-116, 2004.
37. Dickers B, Lamard L, Peremans A, et al: Temperature rise during photo-activated disinfection of root canals, *Lasers Med Sci* 2007.
38. Ishikawa I, Aoki A, Takasaki AA: Potential applications of erbium:YAG laser in periodontics, *J Periodont Res* 39:275-285, 2004.
39. Wainwright M: Photodynamic antimicrobial chemotherapy (PACT), *J Antimicrob Chemother* 42:13-28, 1998.
40. Bhatti M, MacRobert A, Meghji S, et al: A study of the uptake of toluidine blue O by *Porphyromonas gingivalis* and the mechanism of lethal photosensitization, *Photochem Photobiol* 68:370-376, 1998.
41. Bhatti M, Nair SP, Macrobert AJ, et al: Identification of photolabile outer membrane proteins of *Porphyromonas gingivalis*, *Curr Microbiol* 43:96-99, 2001.
42. Harris F, Chatfield LK, Phoenix DA: Phenothiazinium based photosensitisers—photodynamic agents with a multiplicity of cellular targets and clinical applications, *Curr Drug Targets* 6:615-627, 2005.
43. Christodoulides N, Nikolidakis D, Chondros P, et al: Photodynamic therapy as an adjunct to non-surgical periodontal treatment: a randomized, controlled clinical trial, *J Periodontol* 79:1638-1644, 2008.
44. Garcez AS, Nunez SC, Hamblin MR, Ribeiro MS: Antimicrobial effects of photodynamic therapy on patients with necrotic pulps and periapical lesion, *J Endod* 34:138-142, 2008.
45. Giusti JS, Santos-Pinto L, Pizzolito AC, et al: Antimicrobial photodynamic action on dentin using a light-emitting diode light source, *Photomed Laser Surg* 26:281-287, 2008.
46. Hayek RR, Araujo NS, Gioso MA, et al: Comparative study between the effects of photodynamic therapy and conventional therapy on microbial reduction in ligature-induced peri-implantitis in dogs, *J Periodontol* 76:1275-1281, 2005.
47. Smetana Z, Ben-Hur E, Mendelson E, et al: Herpes simplex virus proteins are damaged following photodynamic inactivation with phthalocyanines, *J Photochem Photobiol B* 44:77-83, 1998.
48. Malik Z, Hanania J, Nitzan Y: Bactericidal effects of photoactivated porphyrins: an alternative approach to antimicrobial drugs, *J Photochem Photobiol B* 5:281-293, 1990.
49. Chan Y, Lai CH: Bactericidal effects of different laser wavelengths on periodontopathic germs in photodynamic therapy, *Lasers Med Sci* 18:51-55, 2003.
50. Komerik N, Nakanishi H, MacRobert AJ, et al: In vivo killing of **Porphyromonas gingivalis** by toluidine blue–mediated photosensitization in an animal model, *Antimicrob Agents Chemother* 47:932-940, 2003.
51. Bevilacqua IM, Nicolau RA, Khouri S, et al: The impact of photodynamic therapy on the viability of *Streptococcus mutans* in a planktonic culture, *Photomed Laser Surg* 25:513-518, 2007.
52. Prates RA, Yamada AM Jr, Suzuki LC, et al: Bactericidal effect of malachite green and red laser on *Actinobacillus actinomycetemcomitans*, *J Photochem Photobiol B* 86:70-76, 2007.
53. Wood S, Nattress B, Kirkham J, et al: An in vitro study of the use of photodynamic therapy for the treatment of natural oral plaque biofilms formed in vivo. *J Photochem Photobiol B* 50:1-7, 1999.
54. Soukos NS, Hamblin MR, Hasan T: The effect of charge on cellular uptake and phototoxicity of polylysine chlorin(e6) conjugates, *Photochem Photobiol* 65:723-729, 1997.
55. Jori G, Fabris C, Soncin M, et al: Photodynamic therapy in the treatment of microbial infections: basic principles and perspective applications, *Lasers Surg Med* 38:468-481, 2006.
56. Dostalova T, Jelinkova H, Krejsa O, et al: Dentin and pulp response to erbium:YAG laser ablation: a preliminary evaluation of human teeth, *J Clin Laser Med Surg* 15:117-121, 1997.
57. Keller U, Hibst R: Experimental studies of the application of the Er:YAG laser on dental hard substances. II. Light microscopic and SEM investigations, *Lasers Surg Med* 9:345-351, 1989.
58. Dostalova T, Jelinkova H, Kucerova H: Er:YAG laser ablation: evaluation after two-years-long clinical treatment, *Proc SPIE* 3248:23-32, 1998.
59. Komori T, Yokoyama K, Takato T, Matsumoto K: Clinical application of the erbium:YAG laser for apicoectomy, *J Endod* 23:748-750, 1997.
60. Dayem RN: Evaluation of the ablation efficacy and morphology of some hard tissues irradiated with different types and modes of laser, *Lasers Med Sci* 2007.
61. Tsen KT, Tsen SW, Chang CL, Hung CF, Wu TC, Kiang JG: Inactivation of viruses by coherent excitations with a low power visible femtosecond laser, *Virol J* 4:50, 2007.
62. Dela Rosa A, Sarma AV, Le CQ, et al: Peripheral thermal and mechanical damage to dentin with microsecond and sub-microsecond 9.6 μm, 2.79 μm, and 0.355 μm laser pulses, *Lasers Surg Med* 35:214-228, 2004.
63. Koort HJ, Frentzen M: The effect of TEA-CO_2-laser on dentine. Third International Congress on Lasers in Dentistry, 1992, Salt Lake City.
64. Sheth KK, Staninec M, Sarma AV, Fried D: Selective targeting of protein, water, and mineral in dentin using UV and IR pulse lasers: the effect on the bond strength to composite restorative materials, *Lasers Surg Med* 35:245-253, 2004.
65. Zach L, Cohen G: Pulp response to externally applied heat, *Oral Surg Oral Med Oral Pathol* 19:515-530, 1965.
66. Boehm R, Rich J, Webster J, Janke S: Thermal stress effects and surface cracking associated with laser use on human teeth, *J Biomech Eng* 77:189-194, 1977.
67. Sandford MA, Walsh LJ: Differential thermal effects of pulsed vs. continuous CO_2 laser radiation on human molar teeth, *J Clin Laser Med Surg* 12:139-142, 1994.
68. Shariati S, Pogrel MA, Marshall GW Jr, White JM: Structural changes in dentin induced by high energy, continuous wave carbon dioxide laser, *Lasers Surg Med* 13:543-547, 1993.
69. Van Gemert MJ, Welch AJ: Time constants in thermal laser medicine, *Lasers Surg Med* 9:405-421, 1989.
70. Kimura Y, Wilder-Smith P, Arrastia-Jitosho AM, et al: Effects of nanosecond pulsed Nd:YAG laser irradiation on dentin resistance to artificial caries-like lesions, *Lasers Surg Med* 20:15-21, 1997.
71. Grad L, Mozina J: Laser pulse shape influence on optically induced dynamic processes, *Appl Surf Sci* 127-129, 1998.
72. Papadopoulos DN, Papagiakoumou E, Khabbaz MG, et al: Experimental study of Er:YAG laser ablation of hard dental tissue at various lasing parameters. 7th International Conference on Laser Ablation, 2003, Crete.
73. Nishimoto Y, Otsuki M, Yamauti M, et al: Effect of pulse duration of Er:YAG laser on dentin ablation, *Dent Mater J* 27:433-439, 2008.
74. Luka M, Marin ek M, Grad L: Dental laser drilling: achieving optimum ablation with the latest generation Fidelis laser system, *J Laser Health Acad* 2, 2007.

75. Lizarelli RF, Kurachi C, Misoguti L, Bagnato VS: A comparative study of nanosecond and picosecond laser ablation in enamel: morphological aspects, *J Clin Laser Med Surg* 18:151-157, 2000.

76. Lizarelli RF, Kurachi C, Misoguti L, Bagnato VS: Characterization of enamel and dentin response to Nd:YAG picosecond laser ablation, *J Clin Laser Med Surg* 17:127-131, 1999.

77. Lizarelli RF, Moriyama LT, Bagnato VS: Temperature response in the pulpal chamber of primary human teeth exposed to Nd:YAG laser using a picosecond pulsed regime, *Photomed Laser Surg* 24:610-615, 2006.

78. McDonald A, Claffey N, Pearson G, et al: The effect of Nd:YAG pulse duration on dentine crater depth, *J Dent* 29:43-53, 2001.

79. Melcer J, Farcy JC, Hellas Gand Badiane M: Preparation of cavities using a TEA CO_2 laser. Third International Congress on Lasers in Dentistry, Salt Lake City, 1992.

80. Luka M, Marin ek M, Grad L: Super VSP Er:YAG pulses for fast and precise cavity preparation, *J Oral Laser Appl* 4, 2004.

81. Delfino CS, Souza-Zaroni WC, Corona SAM, et al: Effect of Er:YAG laser energy on the morphology of enamel/adhesive system interface, *Appl Surf Sci* 252, 2006.

82. Fried D, Featherstone JD, Le CQ, Fan K: Dissolution studies of bovine dental enamel surfaces modified by high-speed scanning ablation with a lambda = 9.3-μm TEA CO_2 laser, *Lasers Surg Med* 38:837-845, 2006.

83. Wheeler CR, Fried D, Featherstone JD, et al: Irradiation of dental enamel with Q-switched lambda = 355-nm laser pulses: surface morphology, fluoride adsorption, and adhesion to composite resin, *Lasers Surg Med* 32:310-317, 2003.

84. Anic I, Miletic I, Jukic Krmek S, et al: Vibrations produced during erbium:yttrium-aluminum-garnet laser irradiation, *Lasers Med Sci* 2008 (Epub).

85. Gonzalez CD, Zakariasen KL, Dederich DN, Pruhs RJ: Potential preventive and therapeutic hard-tissue applications of CO_2, Nd:YAG and argon lasers in dentistry: a review, *ASDC J Dent Child* 63:196-207, 1996.

86. Wigdor HA, Walsh JT Jr, Featherstone JD, et al: Lasers in dentistry, *Lasers Surg Med* 16:103-133, 1995.

87. Frentzen M, Koort HJ: Lasers in dentistry: new possibilities with advancing laser technology? *Int Dent J* 40:323-332, 1990.

88. Rodrigues LK, Nobre-dos-Santos M, Pereira D, et al: Carbon dioxide laser in dental caries prevention, *J Dent* 32:531-540, 2004.

89. McCormack SM, Fried D, Featherstone JD, et al: Scanning electron microscope observations of CO_2 laser effects on dental enamel, *J Dent Res* 74:1702-1708, 1995.

90. Darling CL, Fried D: Real-time near IR (1310 nm) imaging of CO_2 laser ablation of enamel, *Opt Express* 16:2685-2693, 2008.

91. Kimura Y, Takahashi-Sakai K, Wilder-Smith P, et al: Morphological study of the effects of CO_2 laser emitted at 9.3 μm on human dentin, *J Clin Laser Med Surg* 18:197-202, 2000.

92. Featherstone JD, Barrett-Vespone NA, Fried D, et al: CO_2 laser inhibitor of artificial caries-like lesion progression in dental enamel, *J Dent Res* 77:1397-1403, 1998.

93. Takahashi K, Kimura Y, Matsumoto K: Morphological and atomic analytical changes after CO_2 laser irradiation emitted at 9.3 microns on human dental hard tissues, *J Clin Laser Med Surg* 16:167-173, 1998.

94. Konishi N, Fried D, Staninec M, Featherstone JD: Artificial caries removal and inhibition of artificial secondary caries by pulsed CO_2 laser irradiation, *Am J Dent* 12:213-216, 1999.

95. Can AM, Darling CL, Ho C, Fried D: Non-destructive assessment of inhibition of demineralization in dental enamel irradiated by a lambda = 9.3-μm CO_2 laser at ablative irradiation intensities with PS-OCT, *Lasers Surg Med* 40:342-349, 2008.

96. Wilder-Smith P, Dang J, Kurosaki T, Neev J: The influence of laser parameter configurations at 9.3 microns on incisional and collateral effects in soft tissue, *Oral Surg Med Pathol Radiol Endod* 84:22-27, 1997.

97. Kantorowitz Z, Featherstone JD, Fried D: Caries prevention by CO_2 laser treatment: dependency on the number of pulses used, *J Am Dent Assoc* 129:585-591, 1998.

98. Viscovini RC, Cruz FC, Telles EM, et al: Frequency stabilization of waveguide CO_2 laser by a digital technique, *Int J Infrared Millimeter Waves* 22:757-772, 2001.

99. Slutzky-Goldberg I, Peleg O, Liberman R, et al: The effect of CO_2 laser on the microhardness of human dental hard tissues compared with that of the high-speed drill, *Photomed Laser Surg* 26:65-68, 2008.

100. Nair PN, Baltensperger M, Luder HU, Eyrich GK: Observations on pulpal response to carbon dioxide laser drilling of dentine in healthy human third molars, *Lasers Med Sci* 19:240-247, 2005.

101. Wigdor HA, Walsh JT Jr: Histologic analysis of the effect on dental pulp of a 9.6-μm CO_2 laser, *Lasers Surg Med* 30:261-266, 2002.

102. Rodrigues LK, Nobre-dos-Santos M, Featherstone JD: In situ mineral loss inhibition by CO_2 laser and fluoride, *J Dent Res* 85:617-621, 2006.

103. Zuerlein MJ, Fried D, Featherstone JD: Modeling the modification depth of carbon dioxide laser-treated dental enamel, *Lasers Surg Med* 25:335-347, 1999.

104. Deppe H, Horch HH: Laser applications in oral surgery and implant dentistry, *Lasers Med Sci* 22:217-221, 2007.

105. Gouw-Soares S, Stabholz A, Lage-Marques JL, et al: Comparative study of dentine permeability after apicectomy and surface treatment with 9.6 μm TEA CO_2 and Er:YAG laser irradiation, *J Clin Laser Med Surg* 22:129-139, 2004.

106. Onal B, Ertl T, Siebert G, Muller G: Preliminary report on the application of pulsed CO_2 laser radiation on root canals with AgCl fibers: a scanning and transmission electron microscopic study, *J Endod* 19:272-276, 1993.

107. Lakshmi A, Shobha D, Lakshminarayanan L: Prevention of caries by pulsed CO_2 laser pre-treatment of enamel: an in vitro study. *J Indian Soc Pedod Prev Dent* 19:152-156, 2001.

108. Klein AL, Rodrigues LK, Eduardo CP, et al: Caries inhibition around composite restorations by pulsed carbon dioxide laser application, *Eur J Oral Sci* 113:239-244, 2005.

109. Steiner-Oliveira C, Rodrigues LK, Soares LE, et al: Chemical, morphological and thermal effects of 10.6-μm CO_2 laser on the inhibition of enamel demineralization, *Dent Mater J* 25:455-462, 2006.

110. Tagliaferro EP, Rodrigues LK, Nobre-dos-Santos M, et al: Combined effects of carbon dioxide laser and fluoride on demineralized primary enamel: an in vitro study, *Caries Res* 41:74-76, 2007.

111. Steiner-Oliveira C, Rodrigues LK, Lima EB, Nobre-dos-Santos M: Effect of the CO_2 laser combined with fluoridated products on the inhibition of enamel demineralization, *J Contemp Dent Pract* 9:113-121, 2008.

112. Kato J, Wijeyeweera RL: The effect of CO_2 laser irradiation on oral soft tissue problems in children in Sri Lanka, *Photomed Laser Surg* 25:264-268, 2007.

113. Strong MS, Vaughan CW, Healy GB, et al: Transoral management of localized carcinoma of the oral cavity using the CO_2 laser, *Laryngoscope* 89:897-905, 1979.

114. Flynn MB, White M, Tabah RJ: Use of carbon dioxide laser for the treatment of premalignant lesions of the oral mucosa, *J Surg Oncol* 37:232-234, 1988.

115. Luomanen M: Experience with a carbon dioxide laser for removal of benign oral soft-tissue lesions, *Proc Finn Dent Soc* 88:49-55, 1992.

116. Van der Hem PS, Egges M, van der Wal JE, Roodenburg JL: CO_2 laser evaporation of oral lichen planus, *Int J Oral Maxillofac Surg* 37:630-633, 2008.
117. Pinheiro AL, Frame JW: Surgical management of premalignant lesions of the oral cavity with the CO_2 laser, *Braz Dent J* 7:103-108, 1996.
118. Apfelberg DB, Maser MR, Lash H, White DN: Benefits of the CO_2 laser in oral hemangioma excision, *Plast Reconstr Surg* 75:46-50, 1985.
119. Bornstein MM, Winzap-Kalin C, Cochran DL, Buser D: The CO_2 laser for excisional biopsies of oral lesions: a case series study, *Int J Periodont Restorative Dent* 25:221-229, 2005.
120. Krause LS, Cobb CM, Rapley JW, et al: Laser irradiation of bone. I. An in vitro study concerning the effects of the CO_2 laser on oral mucosa and subjacent bone, *J Periodontol* 68:872-880, 1997.
121. Frentzen M, Gotz W, Ivanenko M, et al: Osteotomy with 80-μs CO_2 laser pulses: histological results, *Lasers Med Sci* 18:119-124, 2003.
122. Pinheiro AL, Browne RM, Frame JW, Matthews JB: Assessment of thermal damage in precooled CO_2 laser wounds using biological markers, *Br J Oral Maxillofac Surg* 31:239-243, 1993.
123. Lin CP, Tseng YC, Lin FH, et al: Treatment of tooth fracture by medium-energy CO_2 laser and DP-bioactive glass paste: the interaction of enamel and DP-bioactive glass paste during irradiation by CO_2 laser, *Biomaterials* 22:489-496, 2001.

Glossário

Donald J. Coluzzi, DDS

A

Ablação Remoção de tecido utilizando energia térmica. Também chamada de *vaporização*, embora não seja tecnicamente correto.

Absorção Transferência de energia radiante para o tecido-alvo, resultando em uma alteração neste tecido.

Amplificação Processo que ocorre dentro do ressonador óptico pelo qual uma emissão estimulada produz uma inversão de população.

Atenuação Declínio observado na energia enquanto um feixe passa através de um meio absorvente ou de dispersão.

B

Bombeamento Processo de aplicação de energia ao meio ativo a partir de uma fonte de energia externa.

Braço articulado Sistema de entrega do laser que utiliza segmentos de um tubo oco acoplado a espelhos em ângulo reto e permite a propagação do feixe laser ao longo do seu comprimento.

C

Cavidade laser Veja Ressonador óptico.

Ciclo de emissão Relação, geralmente expressa como uma porcentagem, entre a duração de um pulso individual e o tempo total desse pulso mais o intervalo entre esse e o próximo pulso. Por exemplo, se o laser é operado em 10 Hz com uma duração de pulso de 0,01 segundos, tem um intervalo de 0,09 segundos, por um tempo total de 0,1 segundos. O ciclo de emissão seria 10%. Chamado também de *ciclo de trabalho*.

Ciclo de trabalho Veja Ciclo de emissão.

Coagulação Desnaturação observada das proteínas do tecido mole que ocorre a 60º C. Nesta temperatura pode ocorrer hemostasia.

Coeficiente de absorção Medição da quantidade de absorção da energia do laser, expressa como um número relativo por centímetro quadrado (cm^2).

Coerência Termo que descreve todas as ondas radiantes propagando em fase, tanto temporal quanto espacialmente.

Colimação Condição em que todas as ondas eletromagnéticas estão paralelas, sem praticamente nenhuma divergência.

Comprimento de extinção Espessura de uma substância em que 98% da energia do laser incidente são completamente absorvidos.

Comprimento de onda Distância entre dois pontos similares de uma onda; por exemplo, de pico a pico, medido em metros.

Comprimento focal Distância entre as lentes focais e o ponto focal, que é o lugar onde a potência do feixe do laser e a energia são entregues em seu valor máximo. Geralmente é medido em milímetros (mm). Em fibras não revestidas, lasers distribuídos por fibra óptica, o comprimento focal é essencialmente zero, porque a maior emissão está no final, usada em contato com o tecido. Em outros sistemas de entrega, como o braço articulado, o ponto focal é geralmente de um a vários milímetros do final do sistema de entrega.

Cromóforo Composto ou molécula que absorve luz normalmente ocorrendo em tecidos, que atrai comprimentos de onda específicos da energia do laser.

D

Densidade da potência Medição de potência por unidade de área, geralmente expressa como watts por centímetro quadrado (W/cm^2); chamada também de *intensidade*, *irradiância* e *radiância*.

Densidade de energia Medição de energia por unidade de área, geralmente expressa em joules por centímetro quadrado (J/cm²). Chamada também de *fluência*.

Divergência Grau observado de propagação do feixe laser enquanto aumenta sua distância a partir da abertura de emissão ou do ponto focal. O oposto de *colimação*.

Dopagem Adição de um elemento ao cristal do laser, resultando em um comprimento de onda específico de energia emitida. Por exemplo, alterando um cristal de ítrio-alumínio-granada (YAG) com o elemento das "terras raras", érbio (Er).

Duração do pulso Medição da quantidade total de tempo que o pulso é emitido. Chamada também de *largura de pulso*.

E

Efeito térmico Para lasers, a absorção da energia radiante pelo tecido, produzindo um aumento na temperatura.

Emissão espontânea Liberação de energia (um fóton) quando a partícula previamente excitada retorna ao seu estado fundamental ou de repouso.

Emissão estimulada Liberação de energia (um fóton) a partir de uma partícula já excitada pela interação com uma partícula de energia idêntica, produzindo duas partículas coerentes. Esse processo foi teorizado por Einstein e é a base para o funcionamento do laser.

Energia Capacidade de realizar trabalho, expressa em joules (J).

Energia radiante Energia transferida por uma onda eletromagnética; chamada também de *radiação*.

Érbio (Er) Elemento "terras raras" que é usado para dopar um cristal de ítrio-alumínio-granada (YAG) ou de ítrio-escândio-gálio-granada (YSGG).

Espalação Um termo comumente utilizado para descrever o processo pelo qual os lasers de érbio removem tecido duro.

Espalhamento Mudança na direção dos fótons que se propagam através do tecido, o que poderia levar ao aumento da absorção. Esse é o efeito dominante da irradiação do laser infravermelho próximo em tecido mole. Algumas vezes é incorretamente utilizado para indicar divergência.

Espectro eletromagnético Representação gráfica de todas as formas de energia radiante, de raios gama a ondas de rádio, geralmente retratado com aumento do comprimento de onda e / ou diminuição da frequência.

Estado excitado Átomo ou molécula com elétron da(s) órbita(s) em um nível energizado ou superior ao estado de repouso. O mecanismo de bombeamento é responsável por excitar os elétrons a um nível superior.

F

Feixe laser Feixe de luz visível distribuído coaxialmente ao longo do sistema de entrega de modo que a radiação invisível do laser possa ser detectada, chamada também de luz guia.

Feixe Qualquer coleção de ondas eletromagnéticas radiantes, que pode ser divergente, convergente ou colimada.

Fibra óptica Sistema de entrega composto de uma fibra de vidro usada para propagar o feixe de laser ao longo de seu comprimento. O vidro é envolvido por um revestimento e uma jaqueta ou camadas de jaquetas.

Fluência Veja Densidade de energia.

Fonte de potência externa Sistema de energia fora do ressonador óptico do laser que promove a excitação e estimulação do meio ativo. Chamado também de *mecanismo de bombeamento*.

Fóton Uma unidade ou quantum de energia radiante.

Fototermólise seletiva Interação precisa entre laser e tecido em que a radiação é bem-absorvida e a duração do pulso é menor do que o tempo de relaxamento térmico, o que minimiza os danos no tecido.

Frequência Número de oscilações ou ciclos de uma onda, geralmente expressa por segundo.

G

Guia de onda oco Sistema de entrega que utiliza um tubo oco flexível com uma superfície interna espelhada para propagar o feixe de laser ao longo de seu comprimento.

H

Hertz (Hz) Para lasers, o número de pulsos por segundo, ou *taxa de pulso*, chamado também de *taxa de repetição*. Frequência também pode ser expressa em hertz, mas essa terminologia não é usada em discussões de laser.

I

Intensidade Veja Densidade da potência.

Inversão de população Situação dentro da cavidade laser em que a quantidade de espécies excitadas do meio ativo ultrapassa a das espécies não excitadas (as que estão no estado fundamental ou de repouso).

Irradiância Veja Densidade da potência.

J

Jaqueta Revestimento espesso e flexível envolvendo o centro de vidro de uma fibra óptica que protege o núcleo e aumenta a flexibilidade do sistema de entrega.

Joule (J) Uma unidade de expressão de energia.

L

Largura de pulso Veja Duração do pulso.

Lasant Veja Meio ativo.

Laser Amplificação da luz por emissão estimulada de radiação. Os componentes básicos são o meio ativo, fonte de energia externa ou mecanismo de bombeamento, o ressonador óptico e sistemas de entrega e colimação.

Laser de diodo Laser com um meio ativo composto por um conjunto de pastilhas semicondutoras, bombeado com uma corrente elétrica; feixes individuais são colimados e focados em um único feixe. A emissão dos comprimentos de onda pode variar do visível em uma porção térmica do infravermelho próximo do espectro eletromagnético.

Laser de dióxido de carbono (CO_2) Laser com meio ativo composto de hélio, CO_2, nitrogênio e pequenas quantidades de hidrogênio. O meio ativo é excitado por um mecanismo de bombeamento (geralmente uma descarga elétrica), e a emissão é causada pela inversão de população das moléculas de CO_2 em um intervalo de 9.300 a 10.600 nm, na porção térmica infravermelha distante do espectro eletromagnético.

M

Mecanismo de bombeamento Veja Fonte de energia externa.

Meio ativo Material dentro da cavidade óptica que, quando estimulado e amplificado em uma inversão de população, irá emitir energia do laser. Esse meio pode ser um íon, uma molécula, um cristal ou uma pastilha semicondutora. Pode ser um sólido, um líquido, um gás ou combinação de gases. Chamado também de *lasant*.

Metro (m) Unidade de medida, usado para ondas eletromagnéticas para descrever o comprimento de onda. Para lasers odontológicos, o metro é dividido por um milhão e denominado um mícron (μ) ou micrômetro (μm), ou dividido por um bilhão e denominado um nanômetro (nm).

Modo contato Contato direto do sistema de entrega do laser ao tecido-alvo. O oposto é o *modo de não contato*.

Modo de emissão chaveada Modo de operação do laser em que a emissão é um repetitivo ciclo de liga e desliga. O feixe do laser é, na verdade, emitido continuamente, mas um obturador mecânico ou controles eletrônicos segmentam o feixe do laser em pulsos. Chamado também de *modo chopped-pulse*.

Modo de emissão contínua Uma forma de aplicar a energia do laser na qual a potência do feixe permanece constante ao longo do tempo. Chamado também de *onda contínua* (OC) ou *modo OC*.

Modo não contato Sistema de entrega onde não há contato entre a fibra ou a peça de mão ou a ponta e o tecido-alvo. É o oposto de *modo de contato*.

Modo pulsado chaveado Ver modo pulsado.

Modo pulsado tipo "free-running" Modo de operação do laser no qual a emissão é verdadeiramente pulsada e não interrompida. Uma luz intensa pulsada é usada como fonte de energia externa de modo que a duração de pulso muito curto e potência de pico de milhares de watts são possíveis. Uma operação do laser nesse modo não pode ser feita em ondas contínuas.

Modo superpulsado Variação do modo pulsado em que as durações dos pulsos são muito curtas, produzindo potência pico alta. Chamado também de *modo very-short-pulsed*.

Monocromático Característica de um feixe de laser onde somente um comprimento de onda está presente.

N

Neodímio (Nd) Elemento das "terras raras" usado para dopar um cristal de ítrio-alumínio-granada. A emissão produzida é de 1.064 nm, na porção térmica infravermelha próxima do espectro eletromagnético.

P

Peça de mão Instrumento anexado à porção distal do sistema de entrega que contém o sistema de foco da lente. Em alguns casos, uma ponta adicional é anexada à peça de mão para completar a montagem.

Pluma do laser Essencialmente, a fumaça da formação de aerossóis de subprodutos resultantes da interação laser e tecido. É composta de material particulado, restos celulares, materiais inorgânicos e carbonosos, e produtos potencialmente de risco biológico.

Potência de pico Medição da potência em cada pulso.

Potência média Expressão da média da potência de pico e o laser desligado.

Potência Quantidade de trabalho realizado por unidade de tempo, expressa em watts (W).

R

Reflexão O retorno de radiação eletromagnética por superfícies em que ela é incidente. Os dois tipos gerais são reflexão especular, que é criada a partir de uma superfície lisa e polida, e reflexão difusa, que emana a partir de uma superfície rugosa.

Refração A angulação de um raio de luz enquanto uma luz passa através de um meio. Chamada também de *difração*.

Ressonador óptico (cavidade óptica) Componente de um laser contendo o meio ativo em que a inversão de população ocorre. Em cada extremidade do ressonador, superfícies refletoras ou espelhos produzem amplificação e coerência. O espelho distal é parcialmente transmissivo; quando há energia suficiente, o feixe pode sair através desse espelho. Chamado também de *cavidade laser*.

Revestimento da fibra Cobertura fina que envolve o centro de vidro em uma fibra óptica do sistema de entrega. O revestimento da fibra mantém a propagação do feixe de laser ao longo do vidro e é envolvido por uma jaqueta mais espessa para ajudar na flexibilidade.

S

Sistema de entrega Modo em que a energia do laser é transferida ao tecido-alvo. Lasers odontológicos têm sistemas de fibra óptica, de guia de onda oco e de braço articulado. Alguns desses sistemas empregam pontas adicionais.

Spot Size Diâmetro do feixe laser, o qual pode variar com a distância focal.

T

Taxa de pulso Veja Hertz

Taxa de repetição Veja Hertz.

Tempo de relaxamento térmico Quantidade de tempo necessária para que a temperatura do tecido, que foi elevada pela absorção da radiação do laser, esfrie a metade do valor imediatamente após o pulso do laser.

Transmissão Passagem da radiação eletromagnética através de qualquer meio sem causar um efeito terapêutico.

V

Vaporização Processo físico de conversão de um meio sólido ou um líquido em um gás. Para um processo odontológico, descreve a conversão de água líquida em vapor.

W

Watt (W) Uma expressão de potência.

Y

YAG Acrônimo que descreve um cristal sólido de ítrio, alumínio e granada, que pode ser dopado com vários elementos "terras raras" (p. ex., Nd) e é usado como um meio ativo para alguns lasers.

YSGG Acrônimo que descreve um cristal sólido de ítrio, escândio, gálio e granada, que pode ser dopado com vários elementos "terras raras" (p. ex., Er) e é usado como um meio ativo para alguns lasers.

Índice

A

Ablação
  de tumor, 239, 239f
  "explosiva", 82
  laser
    de fibroma odontogênico periférico, 104-105, 106f
    de lesões pré-malignas, resultados de, 99
    de mucocele, 103-104, 105f
    estudo de caso sobre, 100, 100f
    técnica de, 99, 100f
  osso, em osteotomia para implante, 120-121, 124f
  procedimentos cosméticos faciais envolvendo, 249-251
  processo de, duração do pulso e, 299-300
  tecido duro, por lasers de érbio
    "microexplosões" teoria de, 82
    velocidade de, 82
    tecido, 20
    no preparo cavitário realizado com laser, 183
      valores de potência para, 186
    por lasers de érbio, 82-83
    técnicas/procedimentos para, 94, 95f, 99-105
Absorção, com interação laser e tecido, 19, 19f, 22-23, 22f
Acupuntura, lasers terapêuticos e, 261, 261f
Agências regulatórias, 24-25
Agregado de trióxido mineral (MTA), para capeamento pulpar, 164-166
Ajuste ortodôntico, terapia laser de baixa potência para, 214, 216f
American National Standards Institute (ANSI), na segurança do laser, 24-25
Amplificação, de luz em laser, 13
Amplitude, definição de, 12
Amplitude do pulso, controle de, 21, 22f
Analgesia, laser, 188-190
  em odontologia pediátrica, 199-200
    terapia a laser de baixa intensidade em, 211, 213f
Anestesia
  para cirurgia a laser, prevenção de incêndio e, 238, 238f
  para correções de freio, em pacientes pediátricos, 203q
  para rejuvenescimento facial com laser, 249-251
  terapia laser de baixa potência para, 261
  tópica, cirurgia com laser com, 52-53
Anormalidades do rebordo alveolar, administração do laser de, para prótese, 159
Anquilose, articulação temporomandibular, 246
ANSI (American National Standards Institute), na segurança do laser, 24-25
Antibióticos, com terapia periodontal não cirúrgica assistida com laser, 36
Apicectomia, laser, 108-109, 109f
Aplicação de laser de alta intensidade, duração do pulso e, 299-300
Aplicação de selante, analgesia com laser para, em odontologia pediátrica, 199-200
Aplicações dentais futuras, 25
Apneia do sono
  uvulopalatofaringoplastia assistida com laser para, 244-245, 245f
  uvulopalatoplastia assistida com laser para, 243-244
Área de espaço biológico, 224-225, 225f
Arrendamento, em cálculo de custo, 280-281
Articulação temporomandibular (ATM)
  cirurgia com laser em, 245-246, 246f
  desconforto em, em paciente pediátrico, terapia laser de baixa potência para, 214
  desordens de, terapia laser de baixa potência para, 272, 273f
Ativador do receptor de fator nuclear kappa B (RANK) e expressão do ligante (RANKL), terapia laser de baixa potência, 263
ATM. *Veja* Articulação temporomandibular (ATM).

B

Bactéria
  entre margem restauradora e estrutura do dente, problemas de, 137, 138f
  fluorescência vermelha de, em detecção de cáries, 190
Bandagem a laser, criação de, em gengivectomia a laser de érbio, 55
Bandagem ortodôntica, exposição do dente para, terapia laser para, 207, 212f
Benefícios, de lasers dentais, 25
Bifurcação, biomodificação de superfícies radiculares e, caso de estudo sobre, 76q, 76f
Bioestimulação
  de tecido por laser, 20
  em seleção de laser, 259-261, 260f
Biofilme
  definição de, 27
  em doença periodontal, 27-28
Biofotônica, 295
Biomodificação
  bolsa, estudo de caso sobre, 74q, 74f-75f
  de superfície radicular, 72-73
    bifurcação e estudo de caso sobre, 76q, 76f
Biópsia, 96-98
  laser, 96
    anestesia para, 97
    documentação de, 97
    em paciente pediátrico, 205, 209f
    etapas do procedimento em, 98
    técnica de excisão para, 96, 97f
    técnica de incisão para, 96
    técnica da biópsia por pincelamento para, 96
Blefaroplastia, 247, 248f
Bohr, Niels, em evolução da teoria quântica, 2, 3f
Braquetes, ortodônticos, colocação de, acessos por gengivectomia para, 226, 227f
Brilho, da luz, amplitude e, 12

C

Camada carbonizada, criação de, em gengivectomia com laser de érbio, 55
Cânulas, 40, 40f
  esterilização de, 41
Capeamento pulpar, 164-166
  definição de, 164
Carcinoma
  células escamosas, de língua, excisão de, 241, 241f
  verrucoso, terapia laser de CO_2 de, 241
Cardiologistas, marketing da prática com laser para, 288
Cáries
  detecção de, lasers em, 190-193
  prevenção de, lasers em, 192
  remoção de
    em paciente pediátrico
      analgesia com laser para, 199-200
      laser de érbio para, 200
    instrumentação *vs* lasers para, 177-178, 178f, 179t, 183
Cavidade laser, 13
Center for Devices and Radiological Health (CDRH), na segurança do laser, 24-25
Cicatrização
  após terapia com laser de érbio, 82
  após terapia periodontal não cirúrgica assistida com laser, 34-36, 35f
  após uso de laser, mecanismo de, 72
  através de novo ligamento de tecido conjuntivo, laser de diodo elevado, 82

311

aumentada, em terapia laser, 52, 53f
efeitos do laser em, comparativo, 73-84
estimulação com laser de, 28
terapia laser de baixa potência promovendo, 272-273
Cicatrização de feridas. *Veja* Cicatrização.
Ciclo de emissão, 21
Ciclo de trabalho, 21
Cirurgia apical, lasers em, 171-173
Cirurgia artroscópica, Ho:YAG, da articulação temporomandibular, 245
Cirurgia de implante dental. *Veja* Implante odontológico.
Cirurgia de implante, laser de CO_2 para, 101
Cirurgia maxilofacial, cirurgia oral e, 236-254. *Veja também* Cirurgia oral e maxilofacial (OMS)
Cirurgia mucogengival, laser, 57, 58f
Cirurgia oral e maxilofacial (OMS), maior, laser em, 236-254
considerações de anestesia para, 237-238
considerações de segurança para, 237-238, 237f
para blefaroplastia, 247, 248f
para cirurgia da articulação temporomandibular, 245-246, 246f
para cirurgia plástica facial, 247-251
para lesões benignas agressivas, 241
para lesões malignas, 241, 241f
para lesões pré-malignas, 240, 240f
para lesões vasculares, 241-243
para levantamento endoscópico frontal, 247-249, 248f-249f
para ressecção de tumor, 238
para ronco e apneia do sono, 243-245
seleção de, 236-237
Cirurgia oral, para clínico geral, 91-109
laser de dióxido de carbono em, 92
laser de neodímio:YAG em, 91-92
lasers de diodo em, 91
lasers de érbio em, 92
lasers em, 7-8
lasers intraorais em, 91-92
benefícios de, 93
desvantagens de, 93
técnicas e procedimentos utilizando, 93-94
técnica de ablação em, 94, 95f, 99-105
técnica de vaporização em, 94, 95f, 99-105
técnicas de coagulação em, 94, 95f, 105
técnicas de excisão em, 94, 94f, 96-97, 97f
técnicas de hemostasia em, 94, 95f, 105
técnicas de incisão em, 94, 94f, 96
Cirurgia ortognática, 247
Cirurgia plástica facial, 247-251
procedimentos de ablação em, 249-251
procedimentos de incisão invasiva em, 247-249
Cirurgião oral, marketing da prática a laser, 288
Cirurgiões de transplante, marketing da prática a laser para, 288, 290f
Citocinas, inflamação, controle de, laser de Nd:YAG em, 80
Clareamento, dentes, lasers em, 146-149, 150f-152f
Clivagem, de fibra, 39-40, 39f-40f
após o procedimento, 221, 221f
Coagulação
em debridamento sulcular, com distribuição do laser pela fibra óptica, 32
em terapia laser, 52, 53f
laser, definição de, 28
técnicas para, utilizando laser de CO_2, 94, 95f, 105
Coerente, luz do laser como, 12
Compactação termoplastificada, em obturação do sistema de canais radiculares, 168
Comprimento de extinção, 23
Comprimento de onda, de onda de luz, 12
Conforto, paciente, em terapia laser, 52
Consentimento informado, para terapia laser, 290-292, 291f
Conservação de registros, para terapia laser, 292
Coordenador de cuidado de paciente, em marketing interno, 285
Coordenador de seguros, em marketing interno, 286
Coordenador financeiro, em marketing interno, 285
Correção de cicatriz, 251
Crianças, uso de laser em, 197-218. *Veja também* Odontologia pediátrica, lasers em.
Cromóforos
alvo, em tecido duro coronal, 178
em absorção de energia do laser, 22

Cuidado médico primário, marketing da prática com laser para, 288
Curativos, seguindo rejuvenescimento facial com laser, 250-251
Custo de oportunidade, de aquisição do laser, 280
Custo econômico, de aquisição de laser, 280
Custo, de aquisição do laser, 280, 281

D

D'Haenens, Irnee, no desenvolvimento do laser, 5-6
Debridamento
para gengivite, boca inteira, 43
para periodontite, indicação para, 48
sulcular, 31-33. *Veja também* Debridamento sulcular.
superfície radicular, laser de CO_2 em, 77
Debridamento sulcular
com distribuição do laser pela fibra óptica, 31-32
coagulação em, 32
descontaminação em, 31-32, 31f-32f
descontaminação pré-procedimento em, 31
com laser de CO_2, 32-33, 33f
cuidados pós-operatórios, 33-34
Densidade de energia, diâmetro do feixe laser e, 23, 24f
Dente(s)
anterior, trauma ao, em paciente pediátrico, terapia laser de baixa potência para, 212-214, 214f
clareamento de, lasers em, 146-149, 150f-152f
comprimento de
antes e depois do recontorno, 232t
objetivo para, comprimento de dente, bolsa, profundidade, e tecido queratinizado e, 231t
exposição de, para bandagem ortodôntica, terapia laser para, 207, 212f
extração de, laser de CO_2 em, 105-108, 108f
incluso, acesso ao, gengivectomias para, 226, 227f
parcialmente erupcionado, acesso ao, gengivectomias para, 225, 226f
proporções de, ideal, 228
Dentes anteriores traumatizados, em paciente pediátrico, terapia a laser de baixa intensidade para, 212-214, 214f
Dentista pediátrico, marketing da prática com laser para, 288
Dermatologistas, marketing da prática a laser para, 288
Descartáveis, no cálculo de custo, 281
Descartes, René, 1, 3f
Descontaminação
em debridamento sulcular, com entrega do feixe laser pela fibra óptica, 31-32, 31f-32f
pré-procedimento, 31
laser
definição de, 28
do local do implante cirúrgico, 115, 115q, 117, 118f-121f
para falha em implante, 66
para periodontite, indicação para, 48
Desenho do pôntico oval, 136, 144-146
Desinfecção
fotoativada, 299
lasers terapêuticos em, 260
sistema de canais radiculares, 166-167
Despigmentação, gengival, laser, 146, 148f
Desvantagens, de lasers, 25
Dexametasona, para inflamação, terapia laser de baixa potência comparada com, 263
Dimensionamento
e alisamento radicular, terapia a laser de baixa intensidade após, 270
laser de érbio, 82-83
Dinâmica das partículas, teoria de, 1
Discectomia, na articulação temporomandibular, 246
Documentação, de terapia periodontal não cirúrgica assistida com laser, 35f, 36, 36q
Doença periodontal, 27-28
classificação de, 41-42
diagnóstico de, 41-42
perda do ligamento clínico em, severidade de, 42
terapia laser para. *Veja* Terapia periodontal, laser.
Dor
evitar, efeitos da teoria pulsada do laser em, 188, 190
terapia laser de baixa potência, 267
úlcera aftosa, alívio de, terapia a laser para, 233, 234f
Dualidade partícula-onda de radiação de luz, Einstein em, 3

E

Edema, terapia laser de baixa potência para, 261, 262f
Educação
    continuidade, 293
    paciente, 284-286, 285f
Educação continuada, 293
Educação do paciente, 284-286, 285f
Efeito fotoacústico, de laser no tecido, 21
Efeitos adversos, mecanismos de notificação para, 293
Efeitos bactericidas
    de lasers
        na desinfecção do sistema de canais radiculares, 167, 170
        no preparo do local do implante cirúrgico, 115
        redução de dor pós-operatória e, 188, 190
    de lasers de diodo, 80-82
    de luzes de tratamento, 260
Efeitos fotoquímicos, em laser no tecido, 20
Einstein, Albert
    teoria da emissão estimulada postulada por, 13-14
    teoria quântica da luz de, 2-3
Eletrocirurgia
    para gengivectomia, cirurgia a laser comparada com, 55
    para recontorno gengival, 138
Emdogain (proteínas da matriz do esmalte), em biomodificação da superfície radicular, 73
Emissão espontânea, em cavidade laser, 13, 13f
Emissão estimulada, em cavidade laser, 13-14
Endodontia
    lasers em, 163-176
        na obturação do sistema de canais radiculares, 168-171
        para capeamento pulpar e pulpotomia, 164-166
        para cirurgia apical, 171-173
        para diagnóstico pulpar, 163-164
        para limpeza e desinfecção do sistema de canais radiculares, 166-167
        para retratamento, 171, 172f
    terapia laser de baixa potência em, 261-262
Entrega do laser pela fibra óptica, debridamento sulcular com, 31-32
Epicuro, 1, 2f
Épulide fissurada, excisão de, 154-156
    lasers em, 155-156, 155f
Ergonomia, em cálculo de custo, 281
Eritroleucoplasia, tratamento de, 240
Eritroplasia, tratamento de, 240
Escritório, em propaganda interna, 286, 286f
Esfregaço dentinário, em sistema de canais radiculares, 166
Espaço biológico, reconstrução estética e protética e, 137, 137f
Espalação
    em interação de laser e tecido, 21, 82
    em preparo cavitário, 179-181, 182f
Espalhamento, com interação laser e tecido, 19, 19f
Especialistas, marketing da prática com laser para, 288
Espectro eletromagnético, 14-15, 15f
Esterilização, de sítio cirúrgico de implante, 115, 115q
Estética, anterior, plano de tratamento para, 228-232
    dicas técnicas para, 231-232, 232f
    em situações complicadas, 230-231, 230f-231f, 231t-232t
    em situações simples, 228-230, 229f-230f
Estomatite por prótese, 161
Estomatite, prótese, 161
Expressão de OPG (osteoprotegerina), terapia laser de baixa potência, 263
Expressão de osteoprotegerina (OPG), terapia a laser de baixa intensidade e, 263
Extração(ões)
    laser de CO_2 em, 105-108, 108f
    terapia laser de baixa potência para, 262, 263f-264f

F

Fabrikant, Valentin A., em inversão de população, 4
Face
    cirurgia em, estética, 247-251
    injúrias na, em paciente pediátrico, terapia laser de baixa potência, 216, 216f
Fatores regulatórios do crescimento, para regeneração periodontal, 73
Feixes de laser colimados, 12

Fibra(s)
    clivagem de, 39-40, 39f-40f
        após procedimento, 221, 221f
    esterilização de, 41
    início, 39
    manipulação, 39
    partes de, 37-39
    peças de mão, 40, 40f
    quebra de, 39
    revelação de, 40-41
Fibroblastos, efeito da terapia laser de baixa potência em, 262, 264f
Fibroma, odontogênico, periférico, procedimento de biópsia por excisão/ablação para, 104-105, 106f
Fibrotomia circunferencial, 233-234
Financiamento, em cálculo de custo, 280
Física, laser, fundamentos de, 30
FLD (fluxometria laser Doppler), para teste de vitalidade pulpar, 163-164, 164f-165f
Fluência
    diâmetro do ponto, 23, 24f
    em lasers terapêuticos, 255
Fluorescência
    em detecção de cáries, 190, 191f
    em interação tecido e laser, 20
Fluorescência quantitativa induzida por luz (QLF), em detecção de cáries, 190-192, 191f
Fluxometria Doppler, laser, para teste de vitalidade pulpar, 163-164, 164f-165f
Fluxometria laser Doppler (FLD), para teste de vitalidade pulpar, 163-164, 164f-165f
Formação de tecido duro no sítio do pôntico ovalado, 146
Fotoativação, efeitos fotobiológicos de, 260
Fotobiomodulação, laser, 28
Fotografias, em marketing interno, 285
Fóton, definição de, 4, 12
Fotossensibilizador(es)
    para desinfecção fotoativada, 299
    uso precoce de, 1
Freio
    correções de
        em odontologia pediátrica, 201-205, 203f-204f
        lingual
            em pacientes pediátricos, 205, 206f-207f
    remoção de
        labial, 233, 233f
        lingual, 233, 234f
Freio lingual, correções de, em pacientes pediátricos, 205, 206f-207f
Frenectomia
    laser, 56-57, 56f-57f
    mandibular, em pacientes pediátricos, 203, 204f
    maxilar, em pacientes pediátricos, 203, 206f
    técnicas de incisão/excisão para, 18
Frente de ablação, na interação laser e tecido duro, 183
Frente térmica, em interação tecido duro e laser, 183
Frequência, 12
Fumaça, laser
    precauções para, 201q, 223
    retirada de, 37
Fumo, terapia de implante e, 154
Funcionários, em marketing externo, 285-286

G

Gassendi, Pierre, 1
Gengiva
    contorno de, correção de, 228, 229f
    despigmentação de, laser, 146, 148f
    forma de, correção de, 228, 229f
    hiperplásica, em paciente pediátrico, redução a laser de, 205, 207f-209f
    recontorno gengival de
        eletrocirurgia em, 138
        laser, 138-139
            procedimento para, 139
            técnicas a bisturi para, 138
    retração de, técnica duplo fio para, 138

Gengivectomia(s)
  acesso, 225-228
    para colagem ideal de braquete, 226, 227f
    para dentes inclusos, 226, 227f
    para dentes parcialmente erupcionados, 225, 226f
    para higiene oral, 227, 228f
    para opérculo sobrejacente, 227, 228f
  área de espaço biológico e, 224-225, 225f
  laser, 54-56, 54f-56f
Gengivite
  debridamento para, boca inteira, 43
  definição de, 27
  estudo de caso sobre, 44q
  terapia não cirúrgica a laser, 43
Goldman, Leon, nos aspectos biomédicos dos lasers, 7
Gordon, James P., em desenvolvimento do *maser*, 5
Granuloma piogênico, excisão de, 101, 102f

H

Hemangioma(s)
  ablação com laser de, estudo de caso sobre, 107, 107f
  características de, 241
  manutenção de, 105
  terapia laser para, 241-243
Hemostasia
  em cirurgia de tecido mole, lasers para, 203
  em terapia laser, 52, 53f
    para pacientes anticoagulados, 119-120
  técnicas para, utilizando laser de CO_2, 94, 95f, 105
Hepatologistas, marketing da prática com laser para, 288
Herpes labial, em paciente pediátrico, terapia laser para, 205, 210f
Herpes, intraoral, em paciente pediátrico, terapia laser de baixa potência, 212-214, 215f
HFID (hiperplasia fibrosa induzida por prótese), 155-156
Hidróxido de cálcio, para capeamento pulpar, 164-166
Higiene oral, ruim, acesso por gengivectomia resultante da, 227, 228f
Hiperplasia fibrosa induzida por prótese (HFIP), 155-156
Hiperplasia papilar, tratamento com laser de, 159-160, 160f
Hipersensibilidade dentinária, terapia laser de baixa potência para, 270-271
Hipervascularidade, em cicatriz, correção para, 251
Honorários, para procedimentos com laser
  definição, 283
  relatórios sobre, 283
Hooke, Robert, 1

I

Ibn al-Haytham, 1
Implante odontológico
  laser de CO_2 para, 101
  lasers em, 112-135
    aplicações de, 114-124
    futuro de, 132
    para ablação de tecido, 114, 116f
    para descontaminação e colocação do implante, 117, 118f-121f
    para implantes descobertos, 123-124, 128f-131f
    para mucosite, 124-132
    para osteotomia,
      através de tecido duro, 120-121, 124f
      através de tecido mole, 117-120, 122f-123f
    para peri-implantite, 124-132
    para pré-operatório de frenectomia, 114, 115f
    para preparo do sítio cirúrgico, 114-115
    para procedimento de enxerto em bloco, 121-123
  terapia laser de baixa potência em, 262-263, 265f
Implante(s)
  defeito, lasers no tratamento, 66, 66f
  descobertos, lasers para, 123-124, 128f-131f
  fumo e, 154
  mucosite complicadora, 124-132
    terapia assistida com laser para, 124-132
    terapia convencional para, 126
  peri-implantite complicadora, 124-132
    terapia assistida com laser para, 126-132
    terapia convencional para, 126

Infecções, complicador no rejuvenescimento facial com laser, 250-251, 251f
Inflamação, terapia laser de baixa potência para, 263-264, 266f
Inibição de prostaglandina E_2, terapia laser de baixa potência em, 264
  em periodontia, 270
  redução de dor a partir de, 267
Inserção de tecido conjuntivo (ITC)
  nova, cicatrização através, melhora por laser de diodo, 82
    como objetivo da terapia periodontal, 65, 69-70
  procedimento de nova inserção auxiliada pelo laser e, 72
Inserção. *Veja* Inserção de tecido conjuntivo (ITC); Inserção periodontal.
  nível de, ganho em, com regeneração tecidual guiada *versus* Emdogain, 73
  procedimento de nova inserção assistida com laser e, 63, 72
Interações fototérmicas, de laser e tecido, 19-20, 20f, 21t
Interleucina-1, controle de, laser de Nd:YAG em, 80
Inversão de população, em emissão estimulada, 3
ITC. *Veja* Inserção de tecido conjuntivo (ITC).

J

Janela lateral para elevação do seio em, em procedimento de enxerto em bloco para implante, 122-123, 125f-127f
Jornais, em marketing externo, 287
Joule, definição de, 12

K

Kastler, Alfred, técnica de bombeamento óptico e, 5

L

Lábio, língua, lesão vascular, em paciente pediátrico, terapia laser para, 206, 211f
Lactentes, problemas de amamentação, revisões para corrigir freio, 202-203, 204f
Ladenburg, Rudolf, emissão estimulada e, 4
Laser corante pulsado (PDL)
  para hemangiomas, 241-242
  para manchas de vinho do porto, 241
  para telangiectasias, 241
Laser de Alexandrita, 297-299, 297f
  para debridamento radicular, 28
Laser de dióxido de carbono (CO_2)
  9.3-μ, 300-301
  9.6-μ, 301-302
  10.6-μ, 302
  apicectomia utilizando, 108-109, 109f
  comprimento de ondas de, 113-114, 113f
  debridamento sulcular com, 32-33, 33f
  desfocado, bioestimulação produzida por, 260
  em cirurgia oral para clínico geral, 92
  em descontaminação e colocação de implante, 117, 118f-120f
  em odontologia pediátrica, 197
    comparado com outros lasers, 199t
  em ortodontia, 219-220
  em prevenção de cáries, 192
  em procedimentos a retalho, 65-66
  interação de tecido duro com, 179, 181f
  micropulsado
    para terapia periodontal, 29
    para terapia periodontal não cirúrgica, parâmetros para, 38t
  novo, tipos e amplificações de, 300-302
  para aumento de coroa, 58-59, 63f
  para blefaroplastia, 247, 248f
  para capeamento pulpar, 166
  para cirurgia apical, 173
  para cirurgia oral e maxilofacial, 236
  para debridamento radicular, 28
  para despigmentação gengival, 146
  para excisão de epúlide fissurada, 156
  para extração dental, 105-109, 108f
  para frenectomia, 57
    em pacientes pediátricos, 203
  para gengivectomia, 55
  para hemangiomas orais, 242-243
  para hiperplasia papilar, 160, 160f
  para implantes descobertos, 123-124

para levantamento endoscópico frontal, 247-249, 248f
para osteotomia em tecido mole para implante, 117, 122f-123f
para peri-implantite, 128-131, 132f, 134f
para procedimento de recontorno gengival, 139, 140f
para procedimento de recontorno gengival para moldagem, 131-132
para reconstrução estética e protética, 136
para redução da tuberosidade de tecido duro, 158
para rejuvenescimento facial com laser, 249, 250f
para reparar falha do implante, 66
para terapia periodontal
   cirúrgica, 61, 63
      regeneração de ligamento periodontal após, 65
   não cirúrgica, investimento de tempo com, 38t
   regenerativa, 71-72, 77-78
para vestibuloplastia, 156, 157f
peça de mão, 17f
pesquisa sobre, 300-302
propriedades bactericidas de, 28
sistema de distribuição para, 16, 16f
superpulsado, 92
técnicas de ablação utilizando, 94, 95f, 99-105
técnicas de coagulação utilizando, 94, 95f, 105
técnicas de excisão utilizando, 94, 94f, 96-97, 97f
técnicas de hemostasia utilizando, 94, 95f, 105
técnicas de incisão utilizando, 94, 94f, 96
técnicas de vaporização utilizando, 94, 95f, 99-105
Laser de érbio: YAG
   bioestimulação produzida por, 259-261
   efeitos do laser pulsado de, 188
   interação de tecido duro com, 179
   para cirurgia apical, 173
   para cirurgia oral e maxilofacial, 236
   para obturação do sistema de canais radiculares, 171
   para preparo cavitário, 178, 183, 184f-187f, 186-188
   para redução da tuberosidade de tecido duro, 158
   para rejuvenescimento facial com laser, 249
   para remoção de cáries, 178f
   para retratamento de canais radiculares, 171, 172f
   para terapia periodontal não cirúrgica, parâmetros para, 38t
Laser de hólmio: YAG (Ho:YAG)
   para cirurgia da articulação temporomandibular, 245
   para cirurgia oral e maxilofacial, 236
Laser de íon argônio, em detecção de cáries, 190
Laser de ítrio-escândio-gálio-granada dopado com érbio, cromo (Er, Cr:YSGG)
   efeitos da teoria do laser pulsado de, 188
   interações de tecido duro com, 179, 181f
   para cirurgia oral e maxilofacial, 236
   para preparo cavitário, 178, 183, 186
   para redução da tuberosidade de tecido duro, 158
   para reparar falha em implante, 66
   para terapia periodontal não cirúrgica, parâmetros para, 38t
Laser de Nd:YAG. *Veja* Laser de neodímio:YAG (Nd:YAG)
Laser de neodímio:ítrio-alumínio-perovskita (Nd:YAP), para retratamento de canais radiculares, 171
Laser de neodímio:YAG (Nd:YAG)
   comprimento de ondas de, 113
   diâmetros de fibras para, 16, 17f
   efeitos do laser pulsado de, 188
   em cirurgia oral para clínico geral, 91-92
   em odontologia pediátrica, 197
      comparado com outros lasers, 199t
      para frenectomia, 203
      para lesão vascular venosa, 206
   em ortodontia, 219
   em reconstrução estética e protética, 137
   interações tecido duro com, 179, 181f
   para aumento de coroa, 58-59
   para capeamento pulpar, 166
   para cirurgia apical, 173
   para cirurgia oral e maxilofacial, 236
   para despigmentação gengival, 146, 146q
   para frenectomia, 57
   para gengivectomia, 55
   para hemangiomas, 241-242

para manchas vinho do porto, 241
para obturação do sistema de canais radiculares, 168-171
para osteotomia em tecido mole para implante, 117
para prevenção de cáries, 192
para procedimento de recontorno gengival, 139
para redução da tuberosidade de tecido duro, 158
para retratamento de canal radicular, 171
para terapia periodontal, 29
   cirúrgica, 61
      procedimento de novo ligamento assistido com laser como, 63, 72
   não cirúrgica
      investimento de tempo com, 38t
      parâmetros para, 38t
   regenerativa, 78-80
propriedades antimicrobianas de, 54
propriedades bactericidas de, 28
sistema de distribuição para, 16, 16f
Laser(s)
   alexandrita, 297-299, 297f
   como centro de lucro, 281-283
   dental
      sistema de distribuição para, 16-18
         propriedades físicas de, 16, 16f-17f
      em contato, 16, 17f
      emissão de luz invisível, 15-16
      emissão de luz visível, 15
      modo desfocado, 18, 18f
      modo focado, 18, 18f
      periódicos relacionados para, 8
      sem contato, 16
      sociedades profissionais dedicadas para, 8, 8t
      tipos de, 28-30
   desenvolvimento de, 5-6
   efeitos nos tecidos de, 19-23
   em cirurgia oral e odontológica, 7-8
   fundamentos de, 12-26
   introdução de, na prática dental, 279-294. *Veja também* Prática dental, introduzindo lasers em.
   manutenção de, 292
   registro de, 293
   terapêutico, 255-257. *Veja também* Lasers terapêuticos.
   tipos de, desenvolvimento de, 6
Laser(s) de argônio (Ar)
   em ortodontia, 219-220
   não cirúrgica, parâmetros para, 38t
   para obturação do sistema de canais radiculares, 168-171
   para terapia periodontal, 29
   propriedades bactericidas de, 28
Laser(s) de diodo
   baixa potência, 198
   comparado com outros lasers para procedimentos pediátricos, 199t
   comprimento de onda de, 112-113
   diâmetros de fibras para, 16, 17f
   em cirurgia oral para clínico geral, 91
   em clareamento dental, 148
   em odontologia pediátrica, 197
   em ortodontia, 219. *Veja também* Ortodontia, lasers em tecido mole em.
      reembolso para, 219, 220t
      vantagens de, 219
   em reconstrução estética e protética, 137
   em terapia periodontal, regenerativa, 80-82
      indicações para, 80
   para aumento de coroa, 58-59
   para cirurgia oral e maxilofacial, limitações de, 236-237
   para despigmentação, 146, 146q
   para frenectomia, 57
      em pacientes pediátricos, 203, 204f-206f
   para gengivectomia, 55
   para hipersensibilidade dentinária, 271
   para lesão vascular venosa, em paciente pediátrico, 206
   para osteotomia em tecido mole para implante, 117
   para peri-implantite, 128, 133f
   para procedimento de recontorno gengival, 139, 140f
   para procedimento de recontorno gengival para moldagem, 131-132

para redução da tuberosidade de tecido duro, 158
para reparar falha em implante, 66
para terapia peridontal, 29
  não cirúrgica
    investimento de tempo com, 38t
    parâmetros para, 38t
  propriedades antimicrobianas de, 54
  propriedades bactericidas de, 28
  sistema de entrega para, 16
Laser(s) de érbio (Er)
  comprimento de onda de, 114
  em odontologia pediátrica, 197-198
    comparada com outros lasers, 199t
    para pericoronarite, 205
    para remoção de cáries, 200, 201f-202f
  em procedimento de enxerto em bloco para implante, 121-122
  em reconstrução estética e protética, 136
  na terapia radicular, 54
  para ablação de osso em osteotomia para implante, 120-121, 124f
  para aumento de coroa, 54, 58-59, 61f
  para cirurgia oral para clínico geral, 92
  para cirurgia periodontal, 61-63
    regeneração do ligamento periodontal após, 65
  para debridamento radicular, 28
  para despigmentação gengival, 146, 148f
  para formação de tecido duro no sítio do pôntico ovalado, 146
  para frenectomia, 57
  para gengivectomia, 55
  para implantes descobertos, 124, 130f
  para limpeza de canais radiculares, 168, 170, 170f
  para osteotomia em tecido mole para implante, 117
  para peri-implantite, 128
  para procedimentos com retalho, 65-66
  para procedimentos de aumento de coroa em tecido duro, 141
  para recontorno gengival, 139
  para terapia periodontal, 30
    regenerativa, 82-84
  ponta espiral com emissão lateral para endodontia, 167
  sistema de entrega para, 16, 16f
Lasers em tecido mole, em ortodontia, 219-235. *Veja também* Ortodontia, laser em tecido mole em.
Lasers fotobioestimulação (PBS), em odontologia pediátrica, 197-198, 210-216. *Veja também* Terapia laser de baixa potência (LILT).
Lasers frios, 210. *Veja também* Terapia com laser em baixa intensidade (LILT); Lasers terapêuticos.
Lasers PBS (fotobioestimulação), em odontologia pediátrica, 197-198, 210-216. *Veja também* Terapia laser de baixa potência (LILT).
Lasers terapêuticos
  classificação de, 255
  comprimento de ondas de, 255, 256f
  contraindicações de, 258
  dosagem de, 255-256
  efeitos colaterais de, 258
  estimulação/inibição por, 256, 257f
  mecanismos de, 255
  número de sessões com, 257, 258f
  para condições agudas *vs* crônicas, 256, 257f
  pontos de acupuntura e, 261, 261f
  pulsado, 257
  segurança de, 259
  seleção de, 259-260
    bioestimulação em, 259-260, 260f
    higiene em, 259
    potência e tempo em, 259
Lei de Arndt-Schulz, em terapia a laser em baixa intensidade, 256, 257f
Lesão(ões)
  facial, remoção de, 251, 251f
  intraoral, em paciente pediátrico, remoção e biópsia de, 205, 209f-210f
  superficial, tratamento de, 99
Lesões malignas, tratamento de, 241, 241f
Lesões mucosas, terapia a laser de baixa intensidade, 265
Lesões pré-malignas, tratamento de, 240, 240f
Lesões vasculares, em lábio inferior, em paciente pediátrico, terapia com laser para, 206, 211f

Leucoplasia
  tratamento de, 240, 240f
  verrucosa, proliferativa, vaporização de, 241
Levantamento de seio, janela lateral, em procedimento de enxerto de bloco para implante, 122-123, 125f-127f
Levantamento endoscópico frontal, 247-249, 248f-249f
Lewis, Gilbert, fóton nomeado por, 4
Ligamento periodontal, regeneração de, como objetivo da terapia periodontal, 65, 69-70. *Veja também* Terapia periodontal regenerativa.
LILT. *Veja* Terapia laser de baixa potência (LILT).
Limpeza, de sistema de canais radiculares, 166-167
Língua
  lipoma de, excisão de, 101-102, 103f
  papiloma de, excisão de, 102-103, 104f
Lipoma, língua, excisão de, 101-102, 103f
Livro de Óptica (Ibn al-Haytham), 1
LPI. *Veja* Luz pulsada intensa.
LSO (oficial de segurança de laser), 292-293
Luz
  comprimento da coerência, 260
  não coerente, efeitos biológicos de, 260
  propriedades de, 12
  pulsada intensa, para procedimentos oral e maxilofacial, 237, 237f
  relação humana com, história de, 1
  teoria(s) de
    onda, 1
    partícula, 1
    primeiras publicadas, 1
Luz pulsada intensa (LPI)
  para procedimentos oral e maxilofacial, 237, 237f
  para telangiectasias, 241

M

Maiman, Theodore H.
  no desenvolvimento do laser, 5-6
  no uso de lasers, 6-7
Mala direta, em marketing externo, 287
Manchas vinho do porto, terapia laser para, 241
Manutenção, laser, 292
Marketing
  apuramento de dispositivos do laser para, 24-25
  externo, 286-287
  interno, 284-286
  para outros profissionais, 288
masers
  desenvolvimento de, 5
  óptico, pesquisa em, 5
Maxwell, James Clerk, 1
Mecanismo de bombeamento, em cavidade laser, 13
  lasers pulsados e, 18
Médicos, marketing da prática com laser para, 288, 289f-290f, 290
Meio ativo, de cavidade laser, 13, 13f
Mesiodente impactado, em pacientes pediátricos, remoção com laser de, 206, 211f
Micrômetro, 12
Micro-ondontologia minimamente invasiva, em odontologia pediátrica, 198-199
Milijoule, definição de, 12
MIV (minimamente invasiva) odontologia, terapia a laser como, 53
Modo de emissão contínuo, 18
Modo de emissão pulsado, 18
Modo de emissão pulsado de funcionamento livre, 18
Modos de emissão, 18
MTA (agregado de trióxido mineral), para capeamento pulpar, 164-166
Mucosa alveolar, descrição de, 225
Mucosite
  complicação de implantes, 124-132
    terapia assistida a laser, 126-132
    terapia convencional para, 126
    terapia não cirúrgica para, 128
  peri-implante, terapia não cirúrgica com laser para, 41
  terapia com laser de dióxido de carbono para, 128-131, 134f
  terapia laser de baixa potência, 266, 266f-267f

N

Nanômetro, 12
Nefrologistas, marketing da prática a laser para, 288
Nervo, facial, remoção de, 251, 251f
Neuralgia pós-herpética, terapia laser de baixa potência para, 273
Neurocirurgiões, marketing da prática com laser para, 288
Neurologistas, marketing da prática com laser para, 288
Newton, Sir Isaac, 1, 2f

O

Occupational Safety and Health Administration (OSHA), na segurança do laser, 24-25
OCT. *Veja* tomografia de coerência óptica (OCT).
Óculos protetor
    para paciente, 237-238
        infantil, 203f
    para pessoal, 223, 224f, 237-238
Odontologia minimamente invasiva (MIV), terapia laser como, 53
Odontologia pediátrica
    lasers em, 197-199
        baixa intensidade, 197-198, 210-216. *Veja também* Terapia laser de baixa potência (LILT), em odontologia pediátrica.
        para analgesia para aplicação de selante e remoção de cáries, 199-200
        para consolidação de tecido com laser, 206, 211f
        para correções de freio, 201-205, 203f-204f
        para exposição do dente para bandagem ortodôntica, 207, 212f
        para herpes labial, 205, 210f
        para lesão vascular em lábio inferior, 206, 211f
        para mesiodentes impactados, 206, 211f
        para pericoronite, 205, 211f
        para procedimentos em tecido duro, 199-200
        para procedimentos em tecido mole, 201-210
        para pulpectomia, 209
        para pulpotomia, 209, 213f
        para remoção de lesão e biópsia, 205, 209f-210f
        para tecido gengival hiperplásico, 205, 207f-209f
        para úlceras aftosas, 205, 205q, 210f
        tipos de, 197
    terapia laser de baixa potência em, 268, 269f
Odontologia restauradora
    analgesia com laser em, 188-190
    lasers em, 177-196
        interação tecido duro com energia do laser fotônico e, 178-181
        para preparo cavitário, 183-188, 184f-190f
        para remoção de cáries, 177-178
        versus instrumentação convencional, 177-178, 178f, 179t, 183
Odontologia, lasers em, 7-8
Oficial de segurança de laser (LSO), 292-293
    deveres de, 292-293
OMS. *Veja* Cirurgia oral e maxilofacial (OMS).
Operculite, em paciente pediátrico, terapia laser para, 205
Opérculo, sobrejacente, acesso por gengivectomia resultando em, 227, 228f
Ortodontia
    lasers em tecido mole em, 219-235
        etapas do procedimento com, 220-224
        fornecendo instruções pós-operatórias para, 224
        para alívio da dor em úlcera aftosa, 233, 234f
        para fibrotomia circunferencial, 233-234
        para gengivectomias, 224-228
        para modelagem gengival e contorno, 228, 229f
        para proporções de dentes, 228
        para remoção do freio labial, 232, 233f
        para remoção do freio lingual, 233, 234f
        plano de tratamento com, para estética anterior, 228-232
        preparo do paciente para, 220-223, 221f-224f
        preparo para laser para, 220-223, 221f-224f
        procedimentos utilizando, 224-228
        seleção de, 219-220
        treinando para, 234-235
    terapia laser de baixa potência em, 266
Ortodontista, marketing da prática com laser para, 288

Oscilação, de onda de luz, 12
OSHA (Occupational Safety and Health Administration), na segurança do laser, 24-25

P

Pacientes anticoagulados, vantagens do laser para, 119-120
PAD. *Veja* Desinfecção fotoativada (PAD).
Páginas amarelas, no marketing externo, 287
Papiloma, língua, excisão de, 102-103, 104f
Parestesia, terapia laser de baixa potência para, 268, 268f
PDL. *Veja* Laser corante pulsado (PDL).
Peças de mão, 40, 40f
    esterilização de, 41
    laser de érbio: YAG, precoce e moderno, 183, 185f
Pediatras, marketing da prática com laser para, 288
Perfil de emergência, 141-154, 143f
    definição de, 141
    dilema com, 143-144, 144f
Perfuração de disco, na articulação temporomandibular, 246
Pericoronite
    em paciente pediátrico, terapia laser para, 41
    terapia laser de baixa potência para, 269
Peri-implantite, 124-132
    cirúrgica, 66, 66f
    terapia convencional para, 126
    terapia laser para, 126-132
    lasers de CO_2 em, 84
    lasers de érbio em, 84
    não cirúrgica, 41
Periodontia
    lasers em, 52-68. *Veja também* Terapia periodontal, laser.
    terapia laser de baixa potência em, 270
Periodontista, marketing da prática a laser para, 288
Periodontite, 61-65
    terapia não cirúrgica com laser para, 43-48
        apoio, 49, 50f
        desinfecção, boca inteira, 43-44, 45q-46q
            estudo de caso sobre, 45q-46q, 45f-46f
        indicação de avaliação de reinfecção para, 48
        indicação de debridamento para, 48
        indicação de descontaminação com laser para, 48
        indicação de sedação para, 48
        infecção, extensa, 44-48, 47q
            estudo de caso sobre, 47q, 48f
        reavaliação de, 49
    terapia definitiva em, 43-48
Peróxido de hidrogênio (H_2O_2), no clareamento dental, 146-149
Pesquisa, 295-306
    em laser de alexandrita, 297-299, 297f
    em lasers de dióxido de carbono, 300-302
    na desinfecção fotoativada e redução microbiana, 299
    na influência da duração do pulso na aplicação do laser de alta intensidade, 299-300
    na tomografia de coerência óptica, 295-297, 296f
Planck, Max, constante de Planck e, 1-2
Polpa
    injúria térmica para, a partir de instrumentação rotatória *vs* lasers, 177-178
    proteção de, terapia laser de baixa potência, 269
Ponta espiral com emissão lateral para endodontia, por laser de érbio, 167
Ponto focal, 18
Prática dental, introduzindo lasers na, 279-294
    acompanhamento dos principais indicadores de desempenho e, 282
    aproximação da equipe para, 279
    consentimento informado e, 290-292, 291f
    custo da aquisição do laser e, 280-281
    determinação de taxas e, 283
    educação para
        continuidade, 293
        paciente, 284-286, 285f
    em prática de especialidade, 280
    laser como centro de benefício e, 281-283
    manutenção do laser e, 292
    manutenção dos registros para, 292

marketing em
  externo, 286-287
  interno, 284-286, 285f
mecanismos de notificação adversos em, 293
na prática geral, 279
oficial de segurança de laser em, 292-293
organização operatória para, 292
outras considerações para, 290-293
preparando a equipe para, 283-284
preparando os pacientes para, 284-287
proposta única de venda e, 282-283
registro do laser para, 293
retorno no investimento em, 281-282, 282t
Preço, em cálculo de custo, 280
preparo cavitário
  instrumentação *vs* lasers para, 177-178, 178f, 179t, 183
  laser, 183-188, 184f-190f
    aparência minimalista de, 186, 187f
    spray de água durante, 188
  percepção de dor durante
    fatores que afetam, 188
    lasers e, 188
Problemas de amamentação, revisão para corrigir freio, 202-203, 204f
Procedimento de aumento de coroa em tecido duro, 141, 142f
Procedimento de enxerto em bloco, para implante, 121-123
  janela lateral para elevação do seio em, 122-123, 125f-127f
Procedimento de liberação do disco, na articulação temporomandibular, 246
Procedimento de novo ligamento assistido com laser, 63, 72
Procedimento de recontorno gengival, para moldagem, 131-132
Procedimentos a retalho periodontal, lasers em, 65-66
  Er:YAG, 83
Procedimentos a retalho, lasers em, 65-66
  Er: YAG, 83
Procedimentos de aumento de coroa, 57-60, 60f-63f, 141
  tecido duro, 141, 142f
  tecido mole, 141
Processo de absorção estimulada, 3
Processo de emissão espontânea, 3
Processo de emissão estimulada, 3-4
Profundidade de penetração, de vários comprimentos de onda, 23
Propriedade monocromática, da luz do laser, 12
Proteínas da matriz do esmalte (Emdogain), em biomodificação da superfície radicular, 73
Prótese fixa e reconstrução estética. *Veja também* Reconstrução estética e prótese.
  laser em, 136-153
Prótese(s) removível(eis)
  indicações para, 154
  saúde das estruturas de suporte e, 154
Prótese, removível. *Veja* Prótese(s) removível(eis).
Protéticos, marketing da prática a laser para, 288
Psoralen, uso precoce de, 1
Pulpectomia
  definição de, 209
  em paciente pediátrico, lasers para, 209
Pulpite, aguda, terapia laser de baixa potência para, 262
Pulpotomia, 164-166
  definição de, 164,209
  em paciente pediátrico, lasers para, 209, 213f
Pulsado, de lasers terapêuticos, 257

Q

Quantum, na produção do feixe de laser, 13-14, 15f
Queilite angular, a partir de próteses removíveis, 161, 161f
Quimioterápicos, adjuvantes, para terapia periodontal não cirúrgica assistida com laser, 36
Quorum sensing, em biofilme, 27

R

Radiação
  ondas de luz produzidas por laser como, 14-15
  térmica, 14-15
Radiação de luz, dualidade partícula-onda de, Einstein em, 3

Radiação térmica, 14-15
Reabsorção óssea apical, terapia a laser de baixa intensidade para, 262
Recepcionista, em marketing interno, 285
Reconstrução estética/protética, lasers em, 136-153. *Veja também*
Reconstrução estética e protética
  espaço biológico e, 137, 137f
  lasers em, 136-153
    diodo, 137
    dióxido de carbono, 136
    érbio, 136
    neodímio: YAG, 137
    para clareamento dental, 146-149, 150f-152f
    para desenho de pôntico oval, 136, 144-146
    para despigmentação gengival, 146, 148f
    para procedimentos de aumento de coroa, 139-141
    para recontorno de tecido mole, 137-139
  perfil de emergência e, 141-144, 143f-144f
Reconstrução protética removível, lasers em 154-162
  para anormalidades de tecido mole, 159-161, 160f-161f
  para excisão de epúlide fissurada, 154-156
  para redução da tuberosidade, 156-159
  para vestibuloplastia, 156, 157f
Reconstrução protética, removível, laser avançada, 154-162. *Veja também* Reconstrução protética removível, lasers em.
Recontorno gengival, definição de, 138
Redução da saliência palatina, 159
  complicações de, 159
Redução de saliência lingual, mandibular, 159
Redução do reflexo de vômito, em paciente pediátrico, terapia a laser de baixa intensidade para, 216, 217f
Redução microbiológica, pesquisa em, 299
Reflexão, com interação laser e tecido, 19, 19f
Reflexo, vômito, redução de, em paciente pediátrico, terapia laser de baixa potência para, 216, 217f
Regeneração
  de ligamento periodontal como objetivo da terapia periodontal, 65. *Veja também* Terapia periodontal regenerativa.
  de osso, estimulação por terapia laser de baixa potência, 270
Regeneração do osso, terapia a laser em baixa intensidade, 270
Regeneração tecidual guiada (RTG)
  terapia regenerativa com laser de CO_2 *versus*, 71-72
Registro, laser, 293
Reinfecção, em periodontite, avaliação de, indicação para, 48
Rejuvenescimento facial com laser, 249-251, 250f
Rejuvenescimento facial, estética, 249-251, 250f
Resfriamento com água, para lasers de CO_2, 77
Ressecção de tumor, 238
  ablação em, 239, 239f
  excisão em, 238
Ressonadores ópticos, de cavidade laser, 13, 14f
Reumatologista, marketing da prática com laser para, 288
Revista, em marketing externo, 287
Risco de incêndio, de lasers, proteção contra, 238, 238f
Ronco
  uvulopalatofaringoplastia assistida com laser para, 244-245, 245f
  uvulopalatoplastia assistida com laser para, 243-244
RTG. *Veja* Regeneração tecidual guiada (RTG)
Rutherford, Ernest, na teoria quântica, 1-2

S

Saliência mandibular, redução a laser de, 159
Schawlow, Arthur L., em inversão de população, 4
Segurança, 23-25
  de lasers terapêuticos, 259
  para terapia periodontal não cirúrgica, 37
Sinalização, em marketing externo, 286-287
Síndrome da apneia obstrutiva do sono (SAOS), uvulopalatoplastia assistida a laser para, 243-244
Sinovectomia, laser, da articulação temporomandibular, 246
Sinovite, da articulação temporomandibular, 246
Sinusite, terapia laser de baixa potência para, 271
Sistema de canais radiculares
  limpeza e desinfecção, 166-167

Índice 319

obturação de, lasers na, 168-171
terapia laser de baixa potência, 261
uso do laser em, limitações no, 166-167
Sistema de distribuição de laser de KTP (potássio titânio fósforo), 16
Staphylococcus aureus resistente a meticilina (MRSA), efeitos do laser no, 260
Superfície(s) radicular(es)
    biomodificação de, 72-73
        bifurcação e, estudo de caso sobre, 76q, 76f
        lasers de érbio em, 83-84
    debridamento de, laser de CO_2 em, 77
    efeitos do laser de Nd: YAG em, 79
        direção de aplicação e, 79
    efeitos do laser em, comparativo, 73-84

T

Tecido duro, osteotomia através, para implante, 120-121, 124f
Tecido mole, osteotomia através, para implante, 117-120, 122f-123f
Tecido queratinizado, descrição de, 225, 225f
Tecido(s)
    absorção da energia do laser por, 22-23, 22f
        limite para, 30
    carbonização de, 21
    duro, osteotomia através, para implante, 120-121, 124f
    efeitos do laser em, 19-23, 19f
        absorção como, 19-20, 19f
        espalhamento como, 19, 19f
        reflexão como, 19, 19f
        transmissão como, 19, 19f
    junção de, laser, em pacientes pediátricos, 206, 211f
    mole
        anomalias de, fabricação de prótese e, 159-161
        osteotomia através, para implante, 117-120, 122f-123f
    queratinizado, descrição de, 225, 225f
    reabilitação de, após terapia periodontal não cirúrgica assistida com laser, 34-36, 35f
    regeneração de, como objetivo da terapia periodontal, 65, 69-70. *Veja também* Terapia periodontal regenerativa.
    temperatura de, efeitos do laser em, 20, 21t, 22f
    regulação de, 23, 24f
Técnica de bombeamento óptico, 5
    no desenvolvimento do laser, 5
Técnica do fio duplo para retração gengival, 138
Técnicas a bisturi, para recontorno gengival, 138
Técnicas de excisão
    para ressecção de tumor, 238
    utilizando laser de CO_2, 94, 94f, 96-97, 97f
        para fibroma odontogênico periférico, 104-105, 106f
        para granuloma piogênico, 101, 102f
        para lipoma de língua, 101-102, 103f
        para papiloma de língua, 102-103, 104f
Técnicas de incisão
    invasiva, para cirurgia facial estética, 247-249
    utilizando laser de CO_2, 94, 94f, 96
Telangiectasias, terapia laser para, 241
Teoria da partícula de luz, 1
Teoria ondulatória da luz, 1
Teoria quântica, desenvolvimento de, 1-4
Terapia fotodinâmica, lasers em, 54
Terapia laser de baixa potência (LILT)
    acupuntura e, 261, 261f
    comparados com outros lasers para procedimentos pediátricos, 199t
    contraindicações para, 258
    documentação de, 258
    efeitos colaterais de, 258
    em cirurgia oral e maxilofacial, 237, 237f
    em implantodontia, 262-263, 265f
    em odontologia pediátrica, 197-198, 210-216
        efeito analgésico de, 218, 214f
        para ajuste ortodôntico, 214, 216f
        para dentes anteriores permanentes e decíduos traumatizados, 212-214, 214f
        para desconforto da articulação temporomandibular, 214
        para herpes primário intraoral, 212-214, 215f
        para injúrias faciais, 216, 216f
        para redução do reflexo de vômito, 216, 217f
    em odontologia, 255-278
    em ortodontia, 266
    em periodontia, 270, 272f
    em tratamento pediátrico, 268, 269f
    escolha do laser correto para, 259-261
    indicações dentais para, 261-273
    lasers de diodo em, 80
    lasers terapêuticos em, 255-257. *Veja também* Lasers terapêuticos.
    número de sessões em, 257, 258f
    para anestesia, 261
    para cicatrização de feridas, 272-273
    para condições agudas *vs* crônicas, 256, 257f
    para desordens temporomandibulares, 272, 273f
    para dor, 267
    para edema, 261, 262f
    para endodontia, 261-262
    para extrações, 262, 263f-264f
    para hipersensibilidade dentinária, 270-271, 272f
    para inflamação, 263, 266f
    para lesões em mucosa oral a partir de prótese removível, 161
    para lesões mucosas, 265
    para mucosite, 266, 266f-267f
    para neuralgia pós-herpética, 273
    para parestesia, 268, 268f
    para pericoronite, 269
    para proteção pulpar, 260
    para regeneração do osso, 270
    para sinusite, 271
    para úlceras aftosas, 261
    para vírus herpes simples, 262, 264f
    para zoster, 273
    para zumbido somatossensorial, 271-272, 273f
    segurança de, 259
Terapia periodontal regenerativa, 69-90
    laser de CO_2 em, 77-78
    laser de diodo em, 80-82
    laser de neodímio: YAG em, 78-80
    lasers de érbio em, 82-84
    lasers em
        comparação de, 73-84
        tipos de, 71-72
    na biomodificação da superfície radicular, 72-73
    objetivos de, 71
    primeiros estudos de, 71
    regeneração tecidual guiada em, 71
Terapia periodontal, laser
    cirúrgica, 52-68, 64f-65f
        aumento de coroa como, 58-60, 60f-63f
        cirurgia mucogengival como, 57, 58f
        frenectomia como, 56-57, 56f-57f
        gengivectomia como, 54-56, 54f-56f
        instruções pós-operatórias para, 64
        justificativa para, 70
        para falha no implante, 66, 66f
        procedimentos a retalho como, 65-66
        regeneração do ligamento periodontal após, 65
        ressecção, 70
        vantagens de, 52-54
    como complemento a terapia-padrão, 54, 71
    inicial, 70
    não cirúrgico, 27-52, 54
        benefícios de, 28
        cicatrização e reabilitação do tecido após, 34-36, 35f
        complicações de, 34-36
        definições de laser para, aspectos técnicos de, 37-41
        documentação de, 35f, 36, 36q
        instruções de cuidado para paciente após, 34q
        objetivos de, 30
        para gengivite, 43
        para mucosite peri-implantar e peri-implantite, 41
        para periodontite, 43-48. *Veja também* Periodontite, terapia não cirúrgica a laser para.

parâmetros de laser para, 38t
plano de tratamento para, 42-43
　considerações em, 42
　indicações para, orientações para, 42-43
quimioterápicos complementares para, 36
reações adversas para, 35-36
tipos de laser para, 28-30
objetivos de, 69-70
　com lasers em tecido mole, 30-34
　　debridamento sulcular como, 31-33. *Veja também* Debridamento sulcular.
regenerativa, 69-90. *Veja também* Terapia periodontal regenerativa.
Teste de disparo, de laser antes do procedimento, 37
Tomografia, coerência óptica, 295-297, 296f
sensível a polarização, em detecção de cáries, 192-193
Townes, Charles H., em desenvolvimento do *maser*, 5, 4f
Transmissão, com interação laser e tecido, 19, 19f
Trauma, facial, em paciente pediátrico, terapia laser de baixa potência para, 216, 216f
Treinamento, laser, para ortodontista, 234
Tuberosidade
　redução de, 156-159
　　laser, 157-158
　tecido duro, redução de, laser, procedimentos para, 158
　tecido mole, redução de
　　laser, procedimento para, 158, 158f
　　procedimento para, 157

U

Úlcera(s)
　aftosa. *Veja* Úlcera(s) aftosa(s).
　traumática, a partir de prótese removível, 161
Úlcera(s) aftosa(s)
　dor de, alívio de, terapia laser para, 233, 234f

em paciente pediátrico, terapia laser para, 205, 205q, 210f
terapia a laser de baixa potência para, 261
Unidade isolite em odontologia pediátrica, 198q
Uvulopalatofaringoplastia, assistida com laser, 244-245, 245f
Uvulopalatoplastia, assistida com laser, 243-244, 244f

V

Vaporização. *Veja também* Ablação.
　laser
　　de lesão, técnica para, 94, 95f, 99-105
　　de lesões pré-malignas, resultados de, 99
　　em recontorno gengival, 139
　　para condições inflamatórias, 101
Vestibuloplastia, 57, 58f
　laser avançado, 156
　　técnica de, 156, 157f
Vírus herpes simples, terapia laser de baixa potência, 262, 264f
Vitalidade pulpar
　laser de diodo e, 82
　teste de, fluxometria laser Doppler em, 163-164, 164f-165f

W

Website, em marketing externo, 287

Z

Zeiger, Herbert J., no desenvolvimento do *maser*, 5
Zoster, terapia laser de baixa potência para, 273
Zumbido somatossensorial, terapia laser de baixa potência para, 271-272, 273f

Acreditamos que sua resposta nos ajuda a aperfeiçoar continuamente nosso trabalho para atendê-lo(la) melhor e aos outros leitores. Por favor, preencha o formulário abaixo e envie pelos correios. Agradecemos sua colaboração.

Seu Nome: _____

Sexo: ☐ Feminino ☐ Masculino   CPF: _____

Endereço: _____

E-mail: _____

Curso ou Profissão: _____

Ano/Período em que estuda: _____

Livro adquirido e autor: _____

Como ficou conhecendo este livro?

☐ Mala direta   ☐ E-mail da Elsevier
☐ Recomendação de amigo   ☐ Anúncio (onde?) _____
☐ Recomendação de seu professor?
☐ Site (qual?) _____   ☐ Resenha jornal ou revista
☐ Evento (qual?) _____   ☐ Outro (qual?) _____

Onde costuma comprar livros?

☐ Internet (qual site?) _____
☐ Livrarias ☐ Feiras e eventos ☐ Mala direta

☐ Quero receber informações e ofertas especiais sobre livros da Elsevier e Parceiros

---

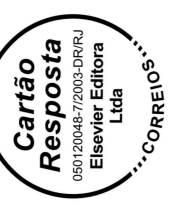

Cartão Resposta
05012-0048-7/2003-DR/RJ
Elsevier Editora Ltda
...CORREIOS...

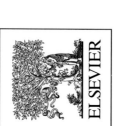

SAC | 0800 026 53 40
ELSEVIER | sac@elsevier.com.br

CARTÃO RESPOSTA
Não é necessário selar

O SELO SERÁ PAGO POR
Elsevier Editora Ltda

20299-999 - Rio de Janeiro - RJ

Qual(is) o(s) conteúdo(s) de seu interesse?

Jurídico -
☐ Livros Profissionais ☐ Livros Universitários ☐ OAB ☐ Teoria Geral e Filosofia do Direito

Educação & Referência -
☐ Comportamento ☐ Desenvolvimento Sustentável ☐ Dicionários e Enciclopédias ☐ Divulgação Científica ☐ Educação Familiar
☐ Finanças Pessoais ☐ Idiomas ☐ Interesse Geral ☐ Motivação ☐ Qualidade de Vida ☐ Sociedade e Política

Negócios -
☐ Administração/Gestão Empresarial ☐ Biografias ☐ Carreira e Liderança Empresariais ☐ E-Business
☐ Estratégia ☐ Light Business ☐ Marketing/Vendas ☐ RH/Gestão de Pessoas ☐ Tecnologia

Concursos -
☐ Administração Pública e Orçamento ☐ Ciências ☐ Contabilidade ☐ Dicas e Técnicas de Estudo
☐ Informática ☐ Jurídico Exatas ☐ Língua Estrangeira ☐ Língua Portuguesa ☐ Outros

Universitário -
☐ Administração ☐ Ciências Políticas ☐ Computação ☐ Comunicação ☐ Economia ☐ Engenharia
☐ Estatística ☐ Finanças ☐ Física ☐ História ☐ Psicologia ☐ Relações Internacionais ☐ Turismo

Áreas da Saúde -
☐ Anestesia ☐ Bioética ☐ Cardiologia ☐ Ciências Básicas ☐ Cirurgia ☐ Cirurgia Plástica ☐ Cirurgia Vascular e Endovascular
☐ Dermatologia ☐ Ecocardiologia ☐ Eletrocardiologia ☐ Emergência ☐ Enfermagem ☐ Fisioterapia ☐ Genética Médica
☐ Ginecologia e Obstetrícia ☐ Imunologia Clínica ☐ Medicina Baseada em Evidências ☐ Neurologia ☐ Odontologia ☐ Oftalmologia
☐ Ortopedia ☐ Pediatria ☐ Radiologia ☐ Terapia Intensiva ☐ Urologia ☐ Veterinária

Outras Áreas -

Tem algum comentário sobre este livro que deseja compartilhar conosco?

* A informação que você está fornecendo será usada apenas pela Elsevier e não será vendida, alugada ou distribuída por terceiros sem permissão preliminar.
* Para obter mais informações sobre nossos catálogos e livros por favor acesse **www.elsevier.com.br** ou ligue para **0800 026 53 40.**